U0393870

名誉总主编　钟世镇

总　主　编　丁自海　王增涛

钟世镇现代临床解剖学全集（第2版）

胸心外科
临床解剖学

（第2版）

Clinical Anatomy
of Cardiothoracic Surgery

（2nd Edition）

主　编　蔡开灿　丁自海

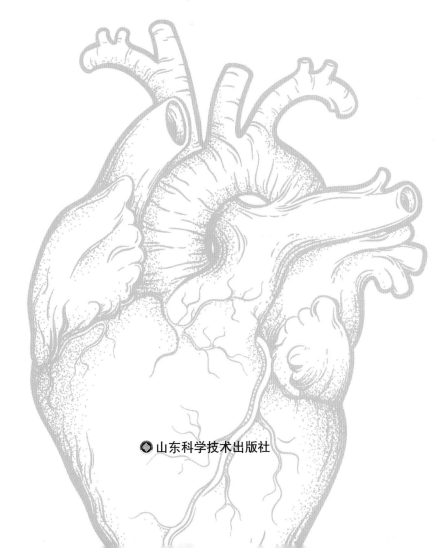

山东科学技术出版社

图书在版编目（CIP）数据

胸心外科临床解剖学 / 蔡开灿，丁自海主编 . —
2 版 . —济南：山东科学技术出版社，2021.1
ISBN 978-7-5331-9984-5

Ⅰ．①胸… Ⅱ．①蔡… ②丁… Ⅲ．①胸腔外
科学 – 人体解剖学②心脏外科学 – 人体解剖学 Ⅳ．
① R323.2 ② R322.1

中国版本图书馆 CIP 数据核字 (2019) 第 289491 号

胸心外科临床解剖学（第 2 版）

XIONGXIN WAIKE LINCHUANG JIEPOUXUE（DI 2 BAN）

责任编辑：徐日强
装帧设计：魏　然

主管单位：山东出版传媒股份有限公司
出　版　者：山东科学技术出版社
　　　　　　地址：济南市市中区英雄山路 189 号
　　　　　　邮编：250002　电话：（0531）82098088
　　　　　　网址：www.lkj.com.cn
　　　　　　电子邮件：sdkj@sdcbcm.com
发　行　者：山东科学技术出版社
　　　　　　地址：济南市市中区英雄山路 189 号
　　　　　　邮编：250002　电话：（0531）82098071
印　刷　者：山东临沂新华印刷物流集团有限责任公司
　　　　　　地址：山东省临沂市高新技术产业开发区新华路东段
　　　　　　邮编：276017　电话：（0539）2925659

规格：16 开（210mm×285mm）
印张：34.25　　字数：789 千　　印数：1 ~ 2000
版次：2021 年 1 月第 1 版　　2021 年 1 月第 1 次印刷
定价：340.00 元

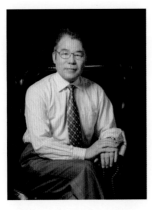

丁自海，1952年生，河南南阳人。南方医科大学教授、博士生导师、微创外科解剖学研究所所长、临床解剖学家。在临床解剖学研究领域中，特别在皮瓣外科解剖学、脊柱微创外科解剖学、腔镜外科解剖学、颅底锁孔入路解剖学及实验形态学等领域取得了一系列成果。在引进、消化和吸收国外先进临床解剖学方面做出贡献。发表论文150余篇，其中SCI论文30余篇。培养硕士、博士研究生及博士后和访问学者60余名。享受国务院政府特殊津贴。现任中国解剖学会理事、中国解剖学会护理解剖学分会主任委员、国家自然科学基金项目评审专家。任《解剖学杂志》《中国临床解剖学杂志》《中华显微外科杂志》《解剖学研究》等杂志编委。曾获军队科技先进个人称号，军队、省部级科技进步奖6项。主持国家自然科学基金和军队、省部级重大科技计划项目6项。总主编《钟世镇现代临床解剖学全集》《临床解剖学丛书》，主编《手外科解剖与临床》《显微外科临床解剖学》等专著10部，主编国家规划教材3部，主译专著8部。

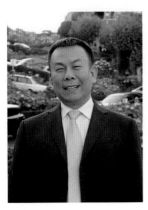

王增涛，山东大学附属山东省立医院手足外科主任，山东大学教授。2002年成功完成深低温保存断指再植手术；2007年起提出"手指全形再造"的理念，并陆续报道了手指全形再造系列新技术；在手外科与显微外科领域有多项创新与发现。2002年起在南方医科大学丁自海教授的帮助与指导下于山东省立医院建立临床解剖学研究室，并在钟世镇院士的进一步指导下，做了大量的显微外科、手外科与足踝外科的临床解剖工作，累积拍摄超过200万张解剖照片和2 000多小时的解剖学视频。自2006年开始，根据国内外同行的需求，连续14年举办"显微外科解剖与临床高级研修班"，培训了大量显微外科医师。

主编简介

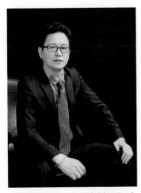

蔡开灿 医学博士、南方医科大学教授、主任医师，南方医院胸外科主任。从事胸外科临床及相关基础研究，擅长胸外科各类微创手术及胸心外科复合疑难手术，在肺癌扩大根治性手术、上腔静脉成形和重建、心房部分切除、肺动脉双袖式肺叶切除、半隆突和隆突切除重建及巨大纵隔肿瘤切除术等领域有较深造诣。现任中国医药教育协会胸外科专业委员会主任委员、中国医师协会胸外科分会委员、中国医师协会整合医学分会胸外科专业委员会常委。任《局解手术学杂志》《创伤外科杂志》编委。曾获广东省科技进步一等奖1项，全军医疗成果三等奖1项。主编、副主编专著3部，发表学术论文100余篇。

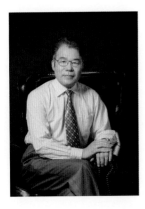

丁自海，1952年生，河南南阳人。南方医科大学教授、博士生导师，微创外科解剖学研究所所长、临床解剖学家。在临床解剖学研究领域中，特别在皮瓣外科解剖学、脊柱微创外科解剖学、腔镜外科解剖学、颅底锁孔入路解剖学及实验形态学等领域取得了一系列成果。在引进、消化和吸收国外先进临床解剖学方面做出贡献。发表论文150余篇，其中SCI论文30余篇。培养硕士、博士研究生及博士后和访问学者60余名。享受国务院政府特殊津贴。现任中国解剖学会理事、中国解剖学会护理解剖学分会主任委员、国家自然科学基金项目评审专家。任《解剖学杂志》《中国临床解剖学杂志》《中华显微外科杂志》《解剖学研究》等杂志编委。曾获军队科技先进个人称号，军队、省部级科技进步奖6项。主持国家自然科学基金和军队、省部级重大科技计划项目6项。总主编《钟世镇现代临床解剖学全集》《临床解剖学丛书》，主编《手外科解剖与临床》《显微外科临床解剖学》等专著10部，主编国家规划教材3部，主译专著8部。

PREFACE

《钟世镇现代临床解剖学全集》（第2版）

序

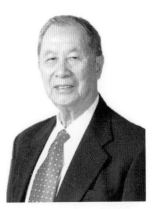

　　2008年，首版《钟世镇现代临床解剖学全集》出版时，我曾写过一个总序，着重在践行"认识新时代，把握新特点，明确新任务，落实新要求"中，对时任主编和编者们，寄予期望，希望他们能够发现本身存在的不足，努力寻找改进的措施。"光阴似箭，白驹过隙"，经过十年艰苦奋斗的创新，今天迎来了收获丰硕的《钟世镇现代临床解剖学全集》（第2版）。

　　"近水楼台先得月"，我欣喜地收到新版书稿的定稿，经过对新版书稿"跑马观花"式地浏览后，我最突出的感受是：新版本继往开来，标新立异，革故鼎新，独树一帜，别具匠心。例如：在临床前沿的微创外科解剖学领域，增添了腹膜后间隙形态结构有关规律性内容；在骨科临床方面增加了脊柱椎间孔镜应用解剖学；在临床五官科部分增加了耳、鼻、咽、喉腔镜解剖学相结合的资料；特别是在精密仪器密集、诊疗康复精准度高超的临床影像学领域，增补了许多贴近临床的应用解剖学资料。

　　"涓涓细流，归为江海。纤纤白云，终成蓝图。"老一辈专家不务虚名、讲求质量的清风高节，淋漓尽致地体现在人才辈出、后生可敬的新版本编者身上。吴阶平院士"结合手术要求探讨解剖学重点，通过解剖学进展提高手术水平"的嘱托，已由新版本的编著者们，通过"天道酬勤"的努力，实现了"万点落花舟一叶，载将春色到江南"。

　　在新版本即将付梓，嘱我写序之际，谨录三个诗句为贺："活水源流随处满，东风花柳逐时新""不是一番寒彻骨，怎得梅花扑鼻香""江山代有才人出，各领风骚数百年"。

中国工程院资深院士　钟世镇

2019年夏于广州

《钟世镇现代临床解剖学全集》（第2版）
前　言

首版《钟世镇现代临床解剖学全集》（以下简称"全集"）出版已经10年，由于"全集"各卷紧跟学科的发展趋势，针对性和实用性强，深受广大读者的欢迎。在这10年中，"全集"各相关学科的临床解剖学又有了新进展。在整形外科（包括创伤外科、显微外科、手外科等），对皮瓣小型化的要求越来越高，因此，皮支链皮瓣的解剖学研究特别是采用改进的血管铸型技术和造影技术后，又涌现出一批新成果。涉及胃肠外科、肝胆外科、泌尿外科、妇科的腹膜后筋膜和筋膜间隙的解剖操作更加规范，总结出更加实用的经验。运用骨科数字医学、智能骨科的理念，从临床解剖学研究入手，产生了一大批临床解剖学成果。南方医科大学微创外科解剖学研究所对椎管镜、椎间孔镜相关的解剖学研究，发表了一批高质量的论文。胸心外科中腔镜解剖学和手术解剖学也取得新的进展。颅脑外科新改良的颅底手术入路解剖学又有更清晰的描述。耳鼻咽喉头颈外科融入内镜检查和显微外科信息技术，对鼻颅底外科入路解剖学的研究推动了内镜鼻颅底外科的发展，对内镜入路解剖学的描述更加具体、细腻和实用。血管外科在我国起步较晚，但涉及重要血管手术操作的解剖学要点的描述有了长足进步。眼科近几年出现了眼内镜检查睫状体结构等最新成果。上述各学科的最新进展被纳入新版中，影像技术的进步也为"全集"第2版增加了许多新的影像解剖学资料，更换和增加了一大批新图，使新版的质量进一步提高。

钟世镇院士是我国现代临床解剖学的奠基人和开拓者，创立的以解决临床学科发展需要为目的的现代临床解剖学研究体系及所取得的辉煌成就已载入史册。如今，已步入耄耋之年的他，仍十分关心临床解剖学的发展，对第2版修订提出了新的希望，我们一定会认真落实。

首版分卷的几位主编退休或其他原因，不再担任第2版的主编。他们的宝贵知识已通过著书立说传诸后世，总主编向他们致以崇高的敬意。

在第2版撰稿中，我们仍然坚持站在临床医师的角度，用临床思维方法审视解剖学内容；坚持以应用解剖学为主线，以临床为依托，阐明器官的位置、形态、结构和毗邻；提供手术操作的解剖学要点，正常与异常结构的辨认及重要结构的保护和挽救，对手术中的难点从解剖学角度给予解释和提供对策；为开展新技术、新术式提供解剖学依据和量化标准。

希望《钟世镇现代临床解剖学全集》（第2版）能为我国临床相关学科的发展有所促进，为青年医师专业能力的提升和新业务的开展有所帮助。

总主编　丁自海　王增涛

2019年夏

前　言

在钟世镇院士和山东科学技术出版社的倡议下，丁自海、王增涛总主编于2016年8月在济南主持召开了《钟世镇现代临床解剖学全集》（第2版）编委会，从此拉开了本套丛书共12个分册修订工作的序幕。

《胸心外科临床解剖学》（第2版）的主编重新组织了修订队伍，在尊重首版的基础上，结合近年来临床解剖学，尤其是影像断层解剖学和微创外科解剖学的新成果及胸心外科手术的新思路，根据编者各自对临床解剖研究的理解和临床实践，历时三年余，顺利完成了修订工作，从整体上看质量有明显提高。在此，对首版主编姜宗来、于伟勇、张炎教授及全体编委表示由衷的敬意及感谢，我们是站在他们的肩上才完成了第2版的修订工作。

在修订中我们努力做到：①坚持以应用解剖学为主线，以临床为依托，以手术入路为目标，阐明解剖形态结构特征；②提供手术操作中的解剖学要点、难点，注意事项及并发症的预防和处置；③在解剖学与临床的结合上下功夫。这将有益于临床医师对应用解剖的认识和手术技能的提高。随着临床解剖学研究的深入和内镜技术的进步，胸心外科突破了传统术式限制，微创手术突飞猛进，过去被视为高难度的心脏、肺等手术成为寻常手术，这次增加的内镜手术解剖基础章节也证明了这一点。

在解剖学名词中，附于左、右房室口周缘的瓣膜分别称左房室瓣和右房室瓣，而临床上习惯称二尖瓣和三尖瓣，目前两种名词通用，故在文字描述中出现混用，阅读时注意。

解剖是一门技术，也是一种智慧。鲁迅先生曾教导我们：要"解剖别人"，也"解剖自己"。这主要是从社会学意义讲的，如从医学范畴上讲也同样适用。"解剖别人"是要走进人体解剖学实验室，在标本上练就精湛的解剖技术，熟练掌握你需要的解剖部位的层次结构和毗邻关系。"解剖自己"则是逐步完善自我修养，使自己实施的外科手术尽善尽美，使患者获得最佳的治疗效果。从这层意义上讲，一位优秀的外科医师是从解剖学实验室走出来的！

　　各位编委都是在繁忙的医疗、教学和科研工作中挤时间完成各自的修订任务，为此付出了辛勤汗水，但书稿肯定还存在不足。我们相信，在一代又一代临床医师和解剖学者的共同努力下，《胸心外科临床解剖学》一定会日臻完善，成为胸心外科医师的良师益友。

蔡开灿　丁自海

2020年初冬于广州

CONTRIBUTORS

《胸心外科临床解剖学》（第2版）

作 者

名誉总主编　钟世镇

总　主　编　丁自海　王增涛

主　　　编　蔡开灿　丁自海

副　主　编　俞世强　张兰军　殷伟强

编　　　委（以姓氏笔画为序）

丁自海　教授　南方医科大学

王　炜　副主任医师　广州医科大学第一附属医院

王月刚　副主任医师　南方医科大学南方医院

王昊飞　副主任医师　南方医科大学南方医院

刘　芳　教授　海军军医大学

刘　洋　副教授　空军军医大学西京医院

刘玉新　副教授　宁波卫生职业技术学院

刘丽文　副主任医师　空军军医大学西京医院

刘树伟　教授　山东大学齐鲁医学院

肖连祥　副主任医师　山东省立医院

吴　华　副主任医师　南方医科大学南方医院

吴元魁　副主任医师　南方医科大学南方医院

张　振　副主任医师　广东省人民医院

张兰军　教授　中山大学附属肿瘤医院

张志英　教授　海军军医大学

张露青　教授　南京医科大学

林勇斌　副主任医师　中山大学附属肿瘤医院

金　海　副教授　海军军医大学长海医院

周忠江　主任医师　南方医科大学南方医院

郑少忆　教授　南方医科大学南方医院

孟　欣　讲师　空军军医大学西京医院

赵　鹏　副教授　江南大学无锡医学院

俞世强　教授　空军军医大学西京医院

殷伟强　主任医师　广州医科大学第一附属医院

蔡开灿　教授　南方医科大学南方医院

廖　华　教授　南方医科大学

熊　刚　副主任医师　南方医科大学南方医院

学　术　秘　书　赵庆豪博士　冯思阳博士

麦世杰博士　翟坚学博士

CONTENTS

目　录

概　述

■ 胸部境界

胸部（thorax，chest）上界为胸骨柄上缘、锁骨、肩峰尖至第7颈椎棘突的连线，下界由剑突起，沿肋弓至第10肋，再由此通过第11、12肋末端向外下至第12胸椎棘突的连线。胸上部两侧与上肢之间的分界，可在体表人为地确定由肩峰向前、后经过胸大肌及背阔肌等向下至胸廓侧面的引线，也有人以三角肌前、后缘作为与上肢的分界。

由于膈肌呈穹隆状向上凸入胸部，故胸部表面的边界并不代表胸腔的真正范围。肝、脾及肾等腹腔器官位于胸壁下部的深面，即位于胸部，胸壁外伤时有可能伤及这些腹腔器官。胸膜顶、肺尖及小儿的胸腺向上凸入颈部，故在颈部手术、针灸或臂丛麻醉时有可能伤及这些胸腔器官。

■ 表面解剖

胸腔内大部分器官占据相对固定的位置，且与体表一些标志有固定的对应关系，故掌握这些器官与体表标志的对应关系，对于临床诊断、技术操作准确定位或某些治疗有重要意义。常用的观察和触摸标志包括乳房、骨性和肌性标志（图1-1~3），或在胸部体表人为划出若干标志线。

1. 乳头（papillae）　男性的乳头位置较为恒定，位于锁骨中线第4肋间隙，距前正中线约10 cm。在女性，乳房的大小和形态因年龄、种族、哺乳和体位等因素而变化，故乳头的位置也随之变化。

2. 骨性标志

（1）锁骨（clavicle）：锁骨全长容易触及，外端与肩胛骨的肩峰相关节，内端参与胸锁关节的构成。锁骨下窝位于锁骨中、外1/3段交界处的下方，其深面有腋血管和臂丛通过。在胸锁关节的后方，锁骨下静脉与颈内静脉汇合成头臂静脉；右侧有头臂干分为右颈总动脉和右锁骨下动脉；左侧有颈总动脉及锁骨下动脉上行，迷走神经在动、静脉之间下降。

（2）颈静脉切迹（jugular notch）：位于胸骨柄上缘，在切迹深面可触及气管，用手指在气管表面滑动触摸可确定气管是否位于正中线。胸骨柄上缘与第2、3胸椎椎间盘位于同一平面，二者相距5~7 cm。

（3）胸骨角（sternal angle）：为胸骨柄与胸骨体连接处向前的微隆起，男性的较女性的明显。第2肋软骨附着于两侧，为计数肋的标志。主动脉弓的起止点（即升主动脉延续为主动脉弓和主动脉弓延续为胸主动脉处）、气管的分权部、第4、5胸椎椎间盘皆位于胸骨角平面。此平面亦为上、下纵隔的分界。在胸骨角后方，两侧的胸膜反折处相距较近，几乎相贴，是描述胸膜体表标志开始的部位（图1-4）。

（4）剑突（xiphoid process）：形态、结构和大小变化较大，剑胸结合约平第9胸椎椎体。

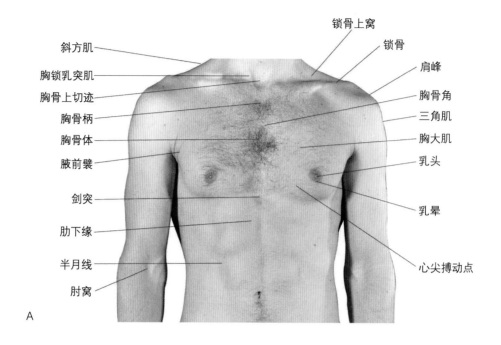

斜方肌
胸锁乳突肌
胸骨上切迹
胸骨柄
胸骨体
腋前襞
剑突
肋下缘
半月线
肘窝
A

锁骨上窝
锁骨
肩峰
胸骨角
三角肌
胸大肌
乳头
乳晕
心尖搏动点

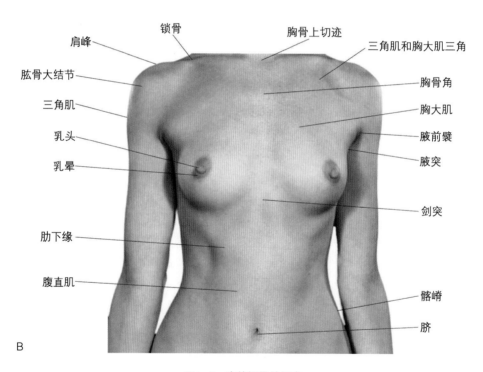

肩峰
肱骨大结节
三角肌
乳头
乳晕
肋下缘
腹直肌
B

锁骨
胸骨上切迹
三角肌和胸大肌三角
胸骨角
胸大肌
腋前襞
腋突
剑突
髂嵴
脐

图1-1 胸前部骨性标志

A.男性胸部前面观；B.女性胸部前面观

（5）肋（rib）和肋间隙（intercostal space）：第1肋大部分位于锁骨的后方，难以触及，其他各肋和肋间隙为胸部和腹上部器官的定位标志。

（6）肋弓（costal arch）：肋弓由第7～10

肋软骨构成，其最低点为第10肋软骨，约平第3腰椎。肋弓为胸腹部前面的分界线，也是肝、胆囊和脾触诊的重要标志。在肋弓的后方可摸到第11、12肋软骨的游离端。在男性较瘦者，可触到从第2肋到肋弓的全部肋和相应肋间隙。在女性，

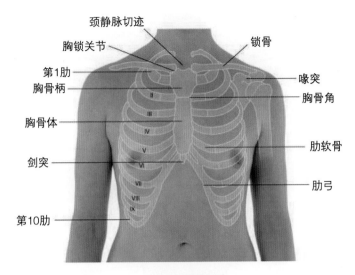

颈静脉切迹
胸锁关节
第1肋
胸骨柄
胸骨体
剑突
第10肋

锁骨
喙突
胸骨角
肋软骨
肋弓

图1-2　胸前部骨性标志

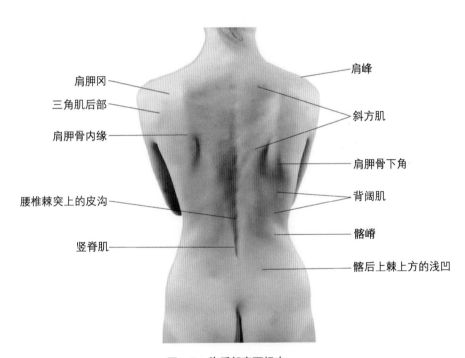

肩胛冈
三角肌后部
肩胛骨内缘
腰椎棘突上的皮沟
竖脊肌

肩峰
斜方肌
肩胛骨下角
背阔肌
髂嵴
髂后上棘上方的浅凹

图1-3　胸后部表面标志

受乳房影响，其前部肋及肋间隙不易触及。两侧肋弓在中线会合，构成向下开放的交角称胸骨下角（infrasternal angle），为70°~110°。剑突与肋弓之间形成剑肋角（xiphocostal angle），左剑肋角是心包穿刺进针的部位之一。

（7）肩胛骨：在背部，肩胛冈为肩胛骨背面近似横行的骨嵴，外上端向前外侧伸出的突起为肩峰。两肩胛冈内侧端连线平对第3胸椎棘突。上肢自然下垂时肩胛骨上角平第2肋，下角平第7肋或第7肋间隙，相当于第8胸椎椎体平面高度。

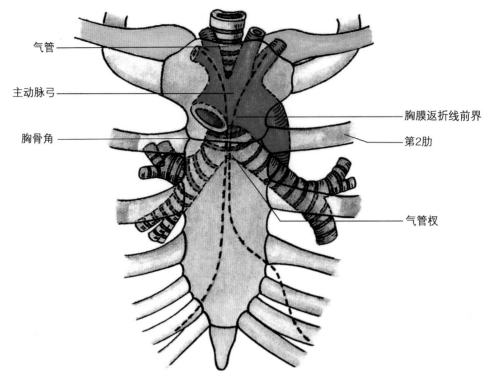

气管

主动脉弓

胸骨角

胸膜返折线前界

第2肋

气管杈

图1-4　胸骨角平面的主要结构

（8）棘突：第7颈椎棘突较长，易于触及，常作为计数胸椎的标志。胸椎棘突向后下倾斜，从上向下依次掩盖，呈叠瓦状排列。如脊柱畸形可出现棘突纵嵴侧曲或过度后突。

3.肌性标志　在肌发达者可清楚看到胸大肌、背阔肌、前锯肌及斜方肌的肌性隆起轮廓，但在皮下脂肪较厚的肥胖者，肌性标志不明显。

4.腋前、后襞　分别由胸大肌和背阔肌的下缘为基础，被覆皮肤和浅筋膜而形成，可嘱患者将手用力撑在髂骨上以充分显露出来，为胸部与上肢的分界标志。

5.胸部标志线（图1-5）

前正中线（anterior median line）：通过胸部前正中的垂直线。

胸骨线（sternal line）：沿胸骨最宽处的外侧缘所作的垂直线。

锁骨中线（midclavicular line）：通过锁骨中点所作的垂直线。在男性，该线通过乳头，在女

性则不确定。

胸骨旁线（parasternal line）：沿胸骨线与锁骨中线之间连线的中点所作的垂直线。

腋前线（anterior axillary line）：臂部贴附于躯干时沿腋前襞的垂直线。

腋中线（midaxillary line）：通过腋窝中部的垂直线。

腋后线（posterior axillary line）：臂部贴附于躯干时沿腋后襞向下的垂直线。

肩胛线（scapular line）：臂部贴附于躯干时通过肩胛下角的垂直线。

脊柱旁线（paravertebral line）：相当于各胸椎横突尖的连线。

后正中线（posterior median line）：通过胸部后正中的垂直线。

胸部通常不设横线，多以肋或肋间隙作为标志。

通过胸部标志线、肋或肋间隙可较为准确地描述胸部器官的位置和体表投影（图1-6）。

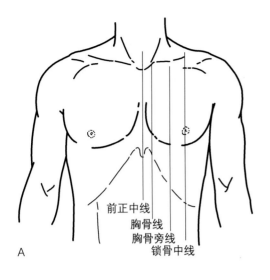

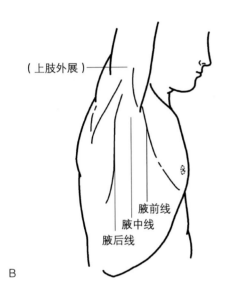

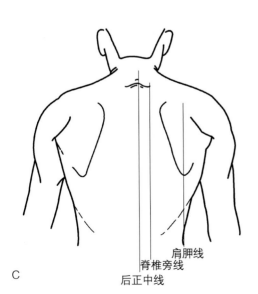

图1-5 胸部标志线
A.前面观；B.侧面观；C.后面观

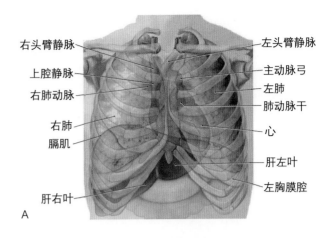

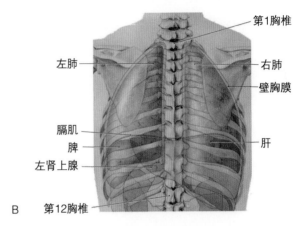

图1-6 胸部主要器官的体表投影
A.前面观；B.后面观

■ 胸部的形态和结构

1. 胸部的形态 胸部的形态与个体、年龄、性别和种族等因素有关。胸部外形呈前后稍扁、两侧对称的扁圆桶状。成人胸部的左右径比前后径约大1/4，其最大横径在第9肋平面。儿童胸部的前后径和左右径几乎相等。女性胸骨较短，胸廓入口较倾斜，胸腔容量也较小，但上位肋骨的活动性较男性的大。

胸部的外形异常可因先天发育不良所致，如脊柱畸形或肋骨畸形。也可由后天疾病引起，如佝偻病所致鸡胸、串珠胸、漏斗胸，重度肺气肿所致桶状胸，慢性脓胸和胸膜增厚所致的胸壁塌陷。有些老年人因椎间盘退化、脊柱侧弯而使胸部形态改变。外伤愈合不良也可致胸部变形。

2.胸部的结构　胸部包括胸壁和内部结构。胸壁以胸廓为基础，由前方的胸骨、肋软骨和肋骨，侧方的肋骨和后方的脊柱胸段，以及被覆、充填肋间隙的软组织围成。胸壁围成胸腔，并参与呼吸运动。胸腔内容纳纵隔、肺及其胸膜。胸腔向上通过胸腔上口与颈部相通，向下借膈肌与腹腔分隔。

每侧胸壁分为胸前区、胸外侧区和胸背区。胸前区位于前正中线与腋前线之间，胸外侧区位于腋前、后线之间，胸后区位于腋后线与后正中线之间。胸腔分为中部和左、右部。中部容纳纵隔，左、右部容纳肺、胸膜和胸膜腔等。

（丁自海）

主要参考文献

1. 姜宗来，于伟勇，张炎. 胸心外科临床解剖学. 济南：山东科学技术出版社，2010.

2. Richard L. Drake. 格氏解剖学. 41版. 丁自海，刘树伟，主译. 济南：山东科学技术出版社，2017.

3. 刘正津，陈尔瑜. 临床解剖学丛书：胸部和脊柱分册. 北京：人民卫生出版社，1989.

4. 中国解剖学会体质调查组. 中国人体质调查. 上海：上海科学技术出版社，1986.

5. 中国解剖学会体质调查组. 中国人体质调查续集. 上海：上海科学技术出版社，1990.

6. 中国解剖学会体质调查委员会. 中国人体质调查第三集. 上海：第二军医大学出版社，1999.

7. 金绍岐. 实用外科解剖学. 西安：世界图书出版公司，2007.

8. Basmajian JV, Slonecker CE. Grant's Method of Anatomy. A Cilinical Problem-solving Approach. 11th ed. Baltimore: Williams&Wilkins, 1989, 63-120.

9. Moore KL. Clinically Oriented Anatomy. 3rd ed. Baltimore: Williams&Wilkins, 1992, 33-120.

胸　壁

胸壁（thoracic wall）由胸廓（thoracic cage）及被覆其表面、充填于肋间隙的软组织和衬于其内面的筋膜及壁胸膜构成。胸廓为胸部支架，由脊柱胸段、胸骨、肋骨和肋软骨构成。被覆胸廓外面的软组织为皮肤、浅筋膜以及与上肢、腹壁和背部相连的肌；位于肋间隙内的结构包括肋间肌、血管和神经等；衬于胸廓内面的结构主要为胸横肌、胸内筋膜和壁胸膜。

胸　廓

胸廓前壁为胸骨、肋骨和肋软骨，侧壁为肋骨，后壁为肋骨和脊柱胸段。

■ 胸廓的组成

胸廓近似前后稍扁的截顶圆锥形，上窄下宽，有4个壁2个口。前壁较短，由胸骨、肋软骨和肋骨前段构成，微向前凸；后壁较长，由脊柱胸段和肋骨后段构成（图2-1）。从内侧面观，在脊柱两侧各有一宽沟，称肺沟，容纳肺后缘；侧壁圆凸，由肋骨体组成。胸廓上口（inlet of thorax）由第1胸椎椎体上缘、第1肋和胸骨柄上缘围成，呈肾形，从后上向前下倾斜，前后径约5 cm，左右径约10 cm。成人胸廓上口前缘比后缘约低2个椎骨，后缘最高点在第1肋后端与第1胸椎横突相连处，前缘最低点为胸骨上缘的颈静脉切迹。胸廓上口是胸腔与颈部的重要交通要道，有大血管、气管、食管及神经等出入，较下口相对开放。胸廓下口（outlet of thorax）则较宽阔，从前上斜向后下，由第12胸椎椎体下缘，第12、11肋及肋弓和剑突围成。两侧肋弓在前正中线相接，形成向下开放的胸骨下角（infrasternal angle），角内夹有剑突。由于形成下口的各结构不在同一平面，使胸廓下口形态较特殊，横径大而矢径小。从侧面看，胸廓下口最低处在第10肋，相当于前后矢径的中点处。膈肌将胸廓下口封闭，分隔胸腔和腹腔。

■ 胸廓各部的结构特点

胸　骨

胸骨（sternum）为似长方形扁骨，位于胸廓前壁正中，前面微凸出，后面微凹陷。男性的胸骨长约14.7 cm，女性的长约13.5 cm。胸骨可分为胸骨柄、胸骨体和剑突3部分（图2-2）。

胸骨柄（manubrium）在胸骨的上部，第3、4胸椎椎间盘水平，长约4.5 cm，最大宽径约6.2 cm，中部厚约1.2 cm。柄的上缘正中有一浅而宽的凹陷，称颈静脉切迹（jugular notch），有颈静脉弓通过而得名，又称胸骨上切迹。两侧上部有朝向后上外侧的卵圆形关节面，称锁切迹

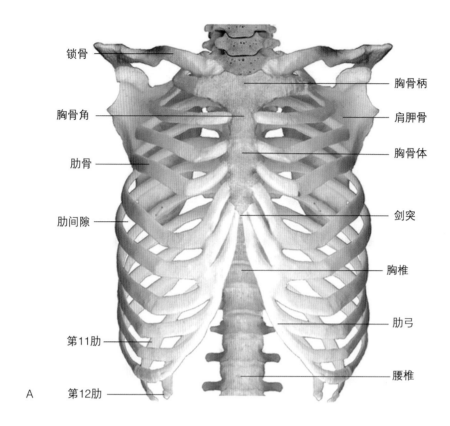

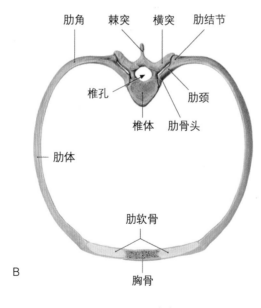

图2-1 胸廓
A.前面观；B.水平切面

（clavicular notch），与锁骨的胸骨端相关节；中份有第1肋切迹（costal notch），与第1肋相关节；下份有半个切迹，与胸骨体侧面的半个切迹合成第2肋切迹，与第2肋相关节。胸骨柄下面借纤维软骨与胸骨体相连，相邻骨面则被覆透明软骨，该结合可在纵轴上做小范围的成角运动和有

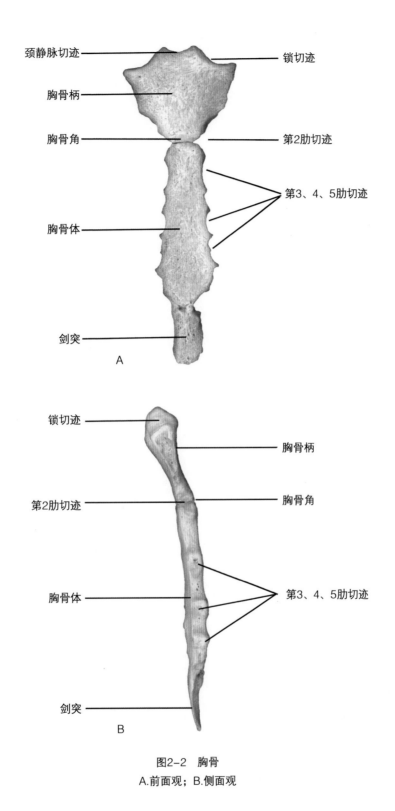

图2-2 胸骨
A.前面观；B.侧面观

限的前后移位，为呼吸运动时胸骨间的运动。约有12%的成人，柄胸结合为骨性连结，老年时完全骨化。胸骨上骨出现率为6%，胸骨上结节出现率为2.5%。

胸骨柄与胸骨体不在同一平面，二者结合部稍向前突，该部位称胸骨角（sternal angle），位于颈静脉切迹下方约5 cm处，是重要的骨性标志，两侧平对第2肋，后方正对第4、5胸椎椎间盘，常用于肋骨计数及胸椎定位。胸骨体（body of sternum）居于胸骨的中部，第5~7胸椎水平，长约10 cm，厚约1 cm，其最宽处与第5肋软骨连接。女性的胸骨比男性的短，胸骨体的长度约为胸骨柄长度的2倍，这一特征可用于鉴定胸骨的性别。胸骨体的前面有3条横嵴，是个体发育过程中胸骨体4节融合的遗迹。胸骨体侧面有第3~7肋切迹，与第3~7肋软骨相连。胸肋关节为微动关节。胸骨体孔的出现率为9.0%，纵径5.3 mm，横径5.7 mm。

胸骨剑突为胸骨的最下部，与胸骨体下端形成剑胸关节，长约5 cm，宽约2 cm，厚约1 cm。青少年期为透明软骨，成年时可有骨化。胸骨剑突上外侧面有一半关节面与第7肋软骨部分相关节。剑突形态变异较多，长短不一，可有弯曲、偏斜、穿孔（4%）或分叉（16%）。

胸骨由中线两侧的两个软骨性骨板融合而成。胸骨柄在胚胎第5个月时出现1~3个骨化中心，第1、2胸骨节的骨化来自同一个中心，并同时出现，第3、4胸骨节中心是成对的，通常在胚胎第5、6个月出现。剑突多在3岁后开始骨化，40岁前后完全骨化，与胸骨体融合，也有人剑突终身不骨化。胸骨可持续生长超过30年或终身生长。胸骨的动脉主要来自胸廓内动脉的穿支，穿支在每一肋间隙相互形成前、后胸骨动脉网，分布于胸骨。胸骨内髓下窦网引流静脉血液至胸骨静脉网，尔后汇入胸廓内静脉。

胸骨体内的骨髓终身为红骨髓，故成为临床上常用的骨髓活检部位。根据对胸骨前骨密质及松质厚度的研究，胸骨体上份为最佳穿刺部位，其骨密质较薄而疏松，易于进针（表2-1）。由于胸骨各部后骨密质均较前皮质薄，故切勿进针过深和用力过猛，以免伤及深层结构。胸骨柄有肌和韧带附着，且骨密质坚实，不宜选为穿刺部位。局部麻醉后，用穿刺针由前方刺入胸骨体松质网眼内抽吸骨髓。另外，在胸腔手术中可劈开胸骨，使心、大血管和胸腺等更容易显露。胸骨具有较强的弹性，由相对柔韧的肋软骨和弯曲的

表2-1　干燥胸骨的厚度（mm）

	胸骨柄	胸骨角	胸骨体
骨密质	1.26 ± 0.18	9.07 ± 1.75	1.75 ± 0.25
松质	8.08 ± 0.40	1.13 ± 0.09	6.39 ± 1.37

肋骨固定和支持，故较少发生骨折。但随着交通伤的增加，胸骨骨折有逐渐增多的趋势。主要致伤原因是交通事故或其他暴力直接作用于前胸引起，常伴有多根肋骨骨折或肋软骨关节脱位。胸骨角处骨质薄弱，胸骨骨折多发生在此处。由于胸骨柄较为固定，骨折后常为胸骨体连同肋骨向前或后移位。如胸骨柄向后移位，有损伤气管或主动脉弓的危险。老年人的肋软骨逐渐部分或全部骨化，弹性减小，胸骨骨折的可能性增加。

肋

肋（rib）包括肋骨和肋软骨两部分。肋共有12对，后方与胸椎相连。在前方，第1~7肋借肋软骨与胸骨直接相连，称为真肋（true rib）；第8~12肋不直接连接胸骨，称假肋（false rib），其中，第11、12肋前端游离，又称浮肋（floating rib），部分中国人第10肋亦为浮肋。不同序数的肋骨在形态上有所差异，从第1~7肋骨长度逐渐增长，从第8~12肋骨又逐渐变短。其中，第3~10肋形态比较一致，称为典型肋，而第1、2、11、12肋骨为非典型肋。第1~12肋的长度分别为14.0、21.0、26.1、28.1、26.9、27.7、28.1、29.7、28.7、26.6、19.9和14.3 cm。肋表面为一层骨密质，其内由高度血管化的骨小梁组成，含有大量红骨髓。

1. 肋骨　典型肋骨呈长条板状，弓形弯曲，有内外两面和上下两缘，可分为头、颈、结节和体部（图2-3）。后端稍膨大的部分称肋头（costal head），有关节面与胸椎体的肋凹形成关节，从肋头向后外变细，称肋颈（costal neck），

再向前外变扁平，称肋体（shaft of rib），颈与体结合处的后面突起称肋结节（costal tubercle），有关节面与胸椎横突肋凹相关节。颈上缘锐利，称颈嵴。肋体向外转为向前的转弯处称肋角（costal angle），距肋结节3~5 cm，位置表浅，容易触及。前端稍宽、粗糙，与肋软骨相关节。肋体扁而弯曲，上缘圆钝、平滑；下缘锐利、窄薄，内面有容纳神经和血管的肋沟（costal groove），肋沟向前，在肋体的前、中1/3处逐渐消失。每肋有滋养孔48个，其中第7肋最多（63个），最大口径0.6 mm。

在非典型肋中，第1肋最短，有上下两面和内外两缘。在内侧缘靠近肋体前份的上面，有前斜角肌附着所形成的斜角肌结节（scalene tubercle），结节前方有锁骨下静脉沟（sulcus for subclavian vein），有锁骨下静脉通过，后方有锁骨下动脉沟（sulcus for subclavian artery），有锁骨下动脉和下位臂丛紧贴沟底通过，所以，第1肋具有重要的临床意义。肋体下面无肋沟，前端借肋软骨直接与胸骨相结合。第2肋比第1肋稍长，接近典型肋骨。第11、12肋无肋结节，体直而短，末端钝圆（图2-4）。

除第1、11和12肋骨外，每个肋骨都有1个初级骨化中心和3个次级骨化中心：前者出现于胚胎第2个月末，与肋体骨化有关；后者出现在青春期，其中1个与肋头的骨化有关，另2个则与肋结节骨化有关。肋体、肋头和肋结节于20岁左右愈合。

典型肋骨的前部血供来自胸廓内动脉和肌膈动脉分支，后部接受胸主动脉和肋间动脉的分支。静脉回流至肋间静脉，然后汇入奇静脉。

肋骨的数目可能由于颈肋或腰肋的存在而增加，也可因第12肋阙如而减少。颈肋（cervical rib）是第7颈椎的肋成分，可能是横突的骺，但更常见的有头、颈和结节。如有肋体，其长短不定，伸向颈后三角，末端游离或与第1肋骨、肋软骨甚至胸骨相连。出现率约0.5%。颈肋多不引起任何症状，但当它压迫锁骨下动脉和臂丛下干时，会出现前臂与手内侧份疼痛、手内在肌萎缩、上肢血液循环不良等临床症状。腰肋（lumbar rib）的出现率较颈肋高，常不出现明显症状，但从下向上计数肋骨时，可能造成计数错误。

肋骨骨膜有丰富的血管，供给肋骨营养，且自身有较强的再生能力。切除肋骨后，保留骨膜，骨膜可程度不同地再生肋骨。骨膜的血供来源于肋间后动脉和肋间前动脉（图2-5）。肋间后动脉起自胸主动脉，是肋最主要的血供来源，起始处外径为2.3 mm，伴行静脉外径为3.5 mm。沿途发出许多管径细小的营养支入肋，故临床上做肋骨或肋骨膜移植修复下颌骨缺损时，常直接

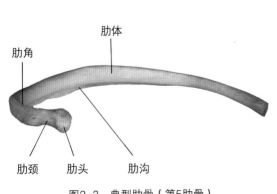

图2-3 典型肋骨（第5肋骨）

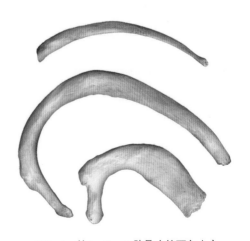

图2-4 第1、2、12肋骨（从下向上）

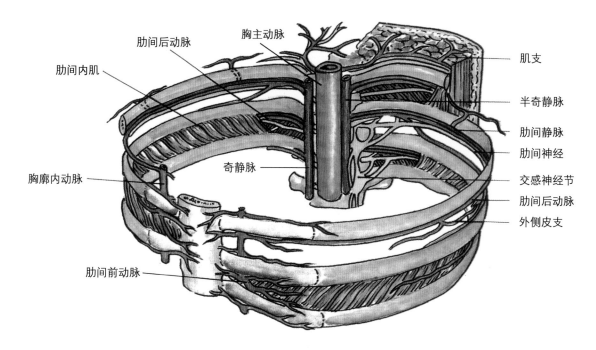

图2-5　肋间隙的结构

以肋间后动脉为蒂。肋软骨移植常切取第6~8对肋软骨的一部分。由于软骨本身没有血管，其营养依赖于软骨膜内毛细血管的供应，所以吻合血管的肋软骨移植，常保留前面的肋软骨骨膜于原位，将肋软骨连同后面的软骨膜及血管同时取出。血管蒂宜选取胸廓内血管束或肌膈血管束。由于肋骨骨膜的成骨作用，术后肋骨可以再生。

　　肋骨骨折在胸部伤中占61%~90%。不同的外界暴力作用方式所造成的肋骨骨折病变具有不同的特点。肋骨骨折的部位与胸壁结构及外力作用有关。从受力方向看，直接暴力可使肋骨受撞击部位发生断端向内的骨折，甚至刺破胸膜和肺，造成血胸或气胸（pneumothorax）；而间接暴力，如胸廓前后方受挤压，易导致肋骨中部断端向外的骨折。从肋骨的长度与胸廓的关系来看，第1~3肋由于受到锁骨、肩胛骨的保护，第11、12肋前端游离，故很少发生骨折；而第4~10肋是胸廓最突出的部分，易受到外力打击而发生骨折。从肋骨形态看，肋角处的弯曲度大，容易

发生骨折。在肋骨与肋软骨结合处，由于两种不同密度的组织对外力的传导不一致，也是骨折易发生部位。在儿童，肋骨富有弹性，不易折断，而在成人，尤其是老年人，肋骨弹性减弱，容易发生骨折。

　　2. 肋软骨（costal cartilage）　肋软骨为软骨雏形的前部未骨化并持续存在的部分，系扁圆形透明软骨，有2面、2缘和2端。肋软骨赋予胸廓极大的弹性和活动度。青少年人肋软骨弹性强，可保护肋骨和胸骨不易骨折；老年人肋软骨表面常有钙化，使其弹性降低而变脆。完全性钙化常见于第1肋软骨，其出现年龄，在男性为31岁，女性为36岁。非完全钙化则在第1~11肋软骨均可见到，但出现率不同，出现率最高者为第5肋软骨，其次为第4、6肋软骨，第12肋软骨一般不钙化。非完全钙化多见于肋软骨边缘部，最早出现年龄为18岁。上、下位肋的肋软骨，连续地改变其长度和方向，其中第5~7肋软骨从相应的肋骨尖端伸向内下，再转向内上与胸骨相接，长而弯曲，在

肋的运动中是活动度最大者。第1~7肋软骨与胸骨侧缘构成胸肋关节，第8~10肋软骨未到达胸骨，各与上位肋软骨的下缘以纤维结缔组织相连，共同构成肋弓（costal arch）（图2-6）。第1胸肋关节为不动关节，第2~7胸肋关节均为微动关节。

3. 脊柱胸段 脊柱胸段由12块胸椎、椎间盘及韧带相连而成。胸椎（thoracic vertebra）椎体呈心形，矢状径较横径大，后缘较前缘高，椎体后部有一对肋凹与肋头相接（图2-7）。胸椎椎体由上至下逐渐加大，第3胸椎椎体的横径较小，第5~7胸椎椎体的左侧有胸主动脉经过，故椎体较扁平。胸椎椎体切面由纵行及横行骨小梁构成，老年人骨质疏松，横行骨小梁常消失而纵行骨小梁明显，椎体可压缩成扁形或楔形。胸椎棘突细长，伸向后下，彼此叠掩。在12个棘突中，上4个的排列形式接近颈椎的，中间4个最为典型，几乎垂直向下，下4个则逐渐接近腰椎的。胸椎椎孔呈圆形，矢状径为1.5 cm，第11、12胸椎的稍大。第1胸椎椎孔横径与第7颈椎的相似。第2、3胸椎的横径稍小，第4~10胸椎的较恒定，约1.5 cm，第11、12胸椎的逐渐增大。胸椎椎孔较小，是因为胸脊髓节段本身较其上、下方的颈膨大和腰骶膨大细小。由于椎管狭小，故发生肿瘤、骨折时

易压迫脊髓。

胸椎的关节突呈近似额状位，上关节突朝后外，下关节突朝前内，适合于相邻胸椎之间的旋转运动，但由于肋骨、肋软骨和胸骨与胸椎相连，使其活动范围受限，因而有利于保护胸腔内重要器官。

4. 胸廓的连结 胸廓是胸腔壁的骨性基础和支架，由12个胸椎、12对肋和胸骨借关节、软骨连结而组成（见图2-1）。

肋骨后端与胸椎之间有肋头关节（joint of costal head）和肋横突关节（costotransverse joint）（图2-8）。肋头关节由肋头与椎体肋凹组成，关节囊附于肋头关节面周缘与两个椎骨半关节面周缘，有囊韧带、肋头辐射韧带加强。多数肋头关节内有关节内韧带将关节腔分成上、下两个滑膜腔，第1、11和12肋头关节内则无这种分隔。肋横突关节由肋骨结节关节面与横突肋凹组成，囊外有肋横突韧带加强。两关节都是平面关节，且同时运动（联合关节），运动轴是通过肋颈的斜轴，运动时肋颈沿此运动轴旋转，肋骨前部则上提、下降和两侧缘做内、外翻活动，从而使胸廓矢状径和横径发生变化。

第1肋软骨和胸骨柄之间为直接连结，第2~7

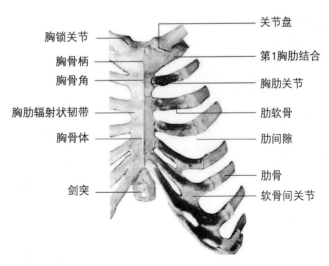

图2-6　肋骨与肋软骨连结（胸骨和肋软骨左侧半冠状切面）

肋软骨与胸骨之间形成微动的胸肋关节，第8~10肋软骨不直接与胸骨相连，而分别与其上方的肋软骨形成软骨关节（图2-6）。

■ 胸廓的形态差异

胸廓有前后（矢状）径、左右（横）径和上下（垂直）径。胸廓的形态有明显的年龄和体形差异。成人胸廓左右径比前后径约大1/4，左右径最大处在第9肋平面。新生儿至2岁期间呼吸运动纯为腹式，胸廓呈桶状，前后径和左右径相近。随年龄增长，逐渐出现胸式呼吸，到成人即以胸式呼吸为主。老年人胸廓长而扁。肥胖体型人的胸廓短而宽，瘦长体型人的胸廓则狭长。男性胸廓各径线长度较大，前后径为13 cm，横径为27 cm，上部与下部直径变化大，即上小下大，胸廓上口的倾斜度较小，上部肋骨的活动度较小；女性胸廓前后径11 cm，横径25 cm，短而钝圆，胸腔容量小，上口倾斜度大，上位肋骨活动度也较大。如脊柱后凸时，与凸部上方脊柱相连的肋及胸骨向下移位，使胸廓横径减小，矢状径增大，身体缩短；脊柱侧凸时，凹侧胸廓的肋间隙变窄，凸侧肋间隙增宽，胸廓丧失左右对称的形态。

肋间隙序数及活体判定具有重要的临床意义，心、肺及膈各部的位置常以此为标准进行描述和记载，如心尖的位置一般在第5肋间隙前正中线左侧7~9 cm处。肋间隙的序数与其上方肋骨的序数一致，即第5肋间隙位于第5肋骨的下方。由于第1肋骨部分被锁骨遮盖，故肋骨序数一般从第2肋骨开始触摸计算，且第2肋骨有胸骨角作为明

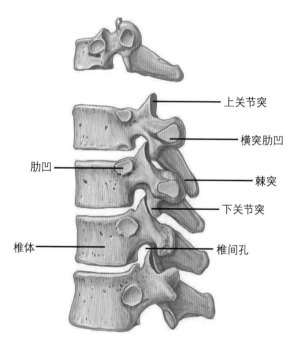

图2-7 胸椎的形态

（上关节突、横突肋凹、肋凹、棘突、下关节突、椎体、椎间孔）

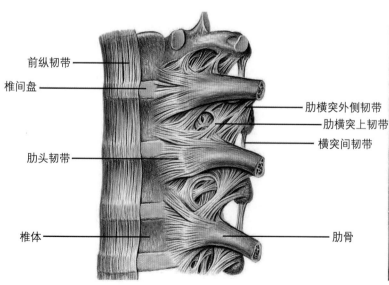

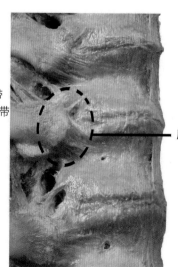

图2-8 肋椎关节

（前纵韧带、椎间盘、肋头韧带、椎体、肋横突外侧韧带、肋横突上韧带、横突间韧带、肋骨、肋小头关节）

显的定位标志。在背部，常用肩胛骨上、下角位置做参考，肩胛骨上角平第2肋，下角约平第7肋。

肋骨前端连结的类型也有所不同：①左、右侧第10肋对称游离者占79.5%，不对称游离者占8.5%；②左、右侧第10肋对称游离、第9肋也同时对称游离者占6.0%，不对称游离占4.0%；③左、右侧第10肋为附着肋面，第11、12肋对称游离占12.0%；④第8肋和胸骨连结成为真肋，对称的占3.5%，不对称占7.5%；⑤第7肋不与胸骨连结，而与第6肋软骨结合成为假肋者占1.5%，均对称。

健康完整的胸廓各肋骨的方向均大致倾向前下，每一肋骨的胸骨端均低于其脊柱端的平面。肋间肌活动，引起肋骨和胸骨的升降移位，使胸廓的矢状径和横径发生变化。一般来说，胸廓的活动涉及椎肋关节的运动和肋的弹性。肋结节与胸椎横突构成的肋横突关节是每一个肋骨活动的支点。由于肋结节的位置靠近肋骨后端，肋体在肋结节前段的长度远较后段长，故肋骨后段的少量运动可使前段产生较大幅度的移动。肋的弹性主要取决于肋软骨的长度，尤其是肋弓，具有较大的弹性。因此，胸廓不同部位活动幅度的大小与肋骨的长度、肋软骨的长度及肋骨倾斜度成正比。胸廓上部活动度较小，下部活动度较小。

胸廓参与呼吸运动，吸气时胸廓各径均增大，前后径和横径增大是肋骨和胸骨运动的结果，垂直径的增大是膈肌收缩、膈穹下降的结果。吸气时肋颈沿自身长轴向后旋转肋体上提，并将其前端的胸骨推向前上，肋骨两侧外翻，所以胸廓的前后径、左右径均加大，呼气时做相反方向的运动，使胸腔容积减少。

正常胸廓的大小和外形个体间存在一些差异。一般来说，屈侧大致对称，呈椭圆形。双肩基本在同一水平上。锁骨稍突出、下陷。但惯用右手的人右侧胸大肌常较左侧发达，惯用左手者则相反。成年人胸廓的前后径较左右径为短，小儿和老年人胸廓的前后径略小于左右径或几乎相

等，这都属于正常范畴。常见的胸廓异常包括以下几种。

1. 扁平胸（flat chest） 胸廓呈扁平状，其前后径不及左右径的一半。见于瘦长体型者，亦可见于慢性消耗性疾病，如肺结核患者等。

2. 桶状胸（barrel chest） 为胸廓前后径增加，有的与左右径几乎相等，故呈圆桶状。肋骨的斜度变小，其与脊柱的夹角常大于45°。肋间隙增宽且饱满。见于严重肺气肿的患者，亦可发生于老年或矮胖体型者。

3. 佝偻病胸（rachitic chest） 为佝偻病所致的胸廓改变，多见于儿童。沿胸骨两侧各肋软骨与肋骨交界处隆起，形成串珠状，谓之佝偻病串珠（rachitic rosary）。胸下部前面的肋骨常外翻，沿膈肌附着的部位其胸壁向内凹陷形成的沟状带，称为肋膈沟。若胸骨剑突处显著内陷，形似漏斗，谓之漏斗胸（funnel chest），占先天性胸廓畸形的90%以上。由于漏斗胸向内压迫和减小胸腔容积，它不仅是一个美容问题，严重者时常导致不能耐受运动和生理性心肺功能不全。胸廓的前后径略长于左右径，其上下距离较短，胸骨下端常向前突起，似禽类胸，称为鸡胸（pigeon chest）。

4. 胸廓变形 见于胸骨或肋骨先天或后天发育不良致其变形（图2-9）。胸廓一侧膨隆多见于大量胸腔积液、气胸，或一侧严重代偿性肺气肿。胸廓一侧平坦或下陷常见于肺不张、肺纤维化、广泛性胸膜增厚和粘连等。

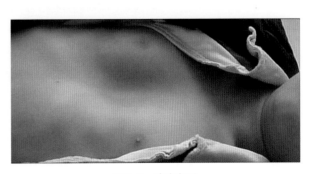

图2-9 胸廓变形

5. 胸廓局部隆起　见于心脏明显肿大、心包大量积液、主动脉瘤及胸内或胸壁肿瘤等。此外，还见于肋软骨炎和肋骨骨折等，前者于肋软骨突起处常有压痛，后者于前后挤压胸廓时，局部常出现剧痛，还可于骨折断端查到骨摩擦音。

6. 脊柱畸形引起的胸廓改变　因脊柱前凸、后凸或侧凸，导致胸廓两侧不对称，肋间隙增宽或变窄，胸腔内器官与表面标志的关系发生改变。严重脊柱畸形所致的胸廓外形改变可引起呼吸、循环功能障碍，常见于脊柱结核等。

胸壁的层次解剖

胸壁软组织可按临床应用分为浅、中、深层（图2-10），各层中结构的多少、厚薄、大小等因部位不同存在差异。

■ 浅层结构

皮　肤

胸部前面及两侧的皮肤较薄，尤以腋窝、胸骨前面、锁骨下部及乳头区处最薄。胸部后面正中部分及肩胛区的皮肤最厚。除胸部前面的皮肤外，其他部位的皮肤有较大的移动度。胸前部皮肤面积大，颜色、质地与颌面部接近，可用于颌面部创伤的修复。胸部一些区域的皮肤都可找到特定的皮动脉，可制成带血管蒂的皮瓣。胸前、后部正中线处皮肤的活动度最小。胸后上部皮肤含有许多较大的皮脂腺，易因腺管堵塞而发生皮脂腺囊肿。

浅筋膜

浅筋膜（superficial fascia）的发育与坚韧程

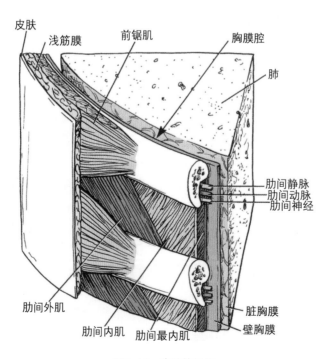

图2-10　胸壁软组织

皮肤　浅筋膜　前锯肌　胸膜腔　肺　肋间静脉　肋间动脉　肋间神经　脏胸膜　壁胸膜　肋间外肌　肋间内肌　肋间最内肌

度，因营养状况、性别、年龄及部位不同差异较大。胸部前外侧面的浅筋膜含脂肪较多，胸骨区含脂肪较少。女性胸部前面的浅筋膜分两层包绕乳腺（mammary gland）。肩胛区及脊柱旁的浅筋膜坚韧，后正中线上的浅筋膜几乎不含脂肪，紧密固定于棘上韧带。在浅筋膜内有皮神经、浅血管、淋巴管及乳腺等。

1. 皮神经（cutaneous nerve） 来自肋间神经和颈丛。胸骨区皮肤有肋间神经（intercostal nerve）前支分布，胸骨柄区及邻近部位有颈前皮神经分布，锁骨下部第2肋平面以上有锁骨上神经（supraclavicular nerve）分布。胸部前、侧面第2肋以下有第2~11肋间神经前支分布（图2-11）。皮神经的分布有节段性和重叠支配的特点。由于锁骨上神经发自第3、4颈神经，所以脊髓C4~T2之间任何一处病变，在胸前上部所查到的感觉障碍区皆相同，不能依此决定病变平面，须仔细检查背部及上肢。胸部后面有第3~11肋间神经后支分布，斜方肌上部浅面皮肤尚有锁骨上神经后支分布。因此，皮神经在胸部皮肤的节段分布是：锁骨下部为第4颈神经，胸部前面为第2~7胸神经，胸骨区仅为第2~6胸神经，胸部后面为第3~11胸神经。

2. 浅血管

（1）动脉：胸前、外侧部浅动脉主要有胸廓内动脉的穿支、肋间后动脉外侧穿支分布。胸肩峰动脉和胸外侧动脉也分支分布于胸侧壁。在女性，胸廓内动脉的第2~6穿支和肋间后动脉的穿支分布至乳房。

（2）静脉：胸壁浅静脉在浅筋膜中形成较稠密的静脉网。胸前部浅静脉直接或通过与肋间前静脉的交通支汇入胸廓内静脉（internal thoracic vein）；胸前下部的浅静脉通过腹壁上部的静脉汇入胸廓内静脉；胸前上部的浅静脉汇入颈前静脉或颈静脉弓，或汇入颈阔肌浅面的浅静脉；胸壁外侧的浅静脉汇入胸外侧静脉（lateral thoracic vein），再进入腋静脉；上外侧浅静脉与上肢浅静脉之间有丰富的吻合。

胸壁的浅静脉网中有一条较长的胸腹壁静脉（thoraco-epigastric vein），连接腹前壁上部的浅静脉与胸外侧静脉，而腹壁的浅静脉经脐部通过肝圆韧带中的附脐静脉与肝门静脉交通（图2-12）。因此，胸腹壁静脉构成上、下腔静脉之间与门、腔静脉之间的重要侧支吻合。当门静脉高压时，血液可取道胸腹壁静脉经上腔静脉回心。胸腹壁静脉中的静脉瓣，在上部朝向上，在下部则朝向下开放。因肝门静脉或下腔静脉梗阻而使胸腹壁静脉扩大时，静脉瓣可闭锁不全。

3. 淋巴回流 胸壁的浅淋巴管主要汇入腋淋巴结。背阔肌与斜方肌浅面的淋巴管汇集成10~12条淋巴管，汇入腋淋巴结肩胛下群。胸大肌与前锯肌浅面的淋巴管汇入腋淋巴结胸肌群。胸骨附近的淋巴管汇入胸骨旁淋巴结，且两侧淋巴管在胸骨前面跨过正中线相互交通。胸前上部有少数淋巴管向上跨过锁骨，汇入锁骨上淋巴结。

■ 中层结构

深筋膜

胸前外侧区的深筋膜分为浅、深两层。

1. 浅层 较薄弱，覆盖于胸大肌和前锯肌表面，向上附于锁骨，向下与腹外斜肌表面的筋膜相移行，内侧附于胸骨，向后与胸背部深筋膜浅层相续。

2. 深层 深层位于胸大肌深面，向上附于锁骨，向下包裹锁骨下肌和胸小肌，在胸小肌下缘与浅层会合，并与腋筋膜相续。其中张于喙突、锁骨下肌和胸小肌上缘的部分称锁胸筋膜（clavipectoral fascia）。该筋膜向上包绕锁骨下肌附于锁骨，向下包绕胸小肌通过支持带附于腋深筋膜（图2-13）。锁胸筋膜在第1肋与喙突之间增厚，形成肋喙突韧带。锁胸筋膜覆盖腋血管和腋窝的神经干，但被头静脉、胸肩峰血管、胸外侧神经等自腋窝前壁出入腋窝的神经血管穿

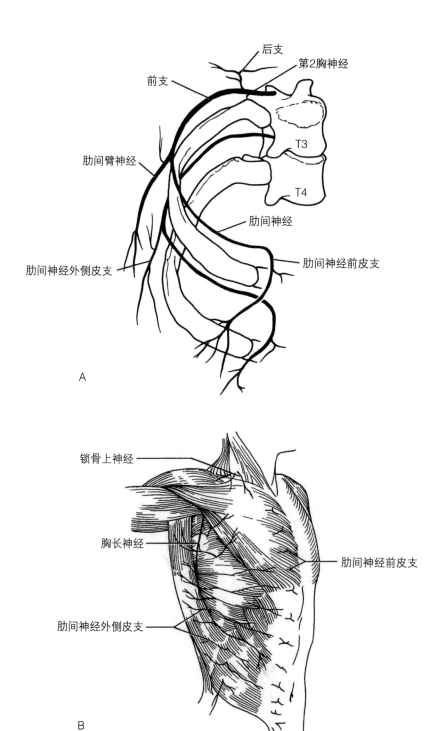

图2-11　胸前外侧壁的皮神经
A.肋间神经走行；B.皮神经分布

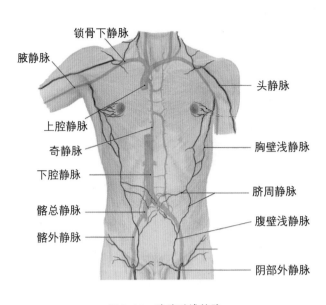

图2-12 胸腹壁浅静脉

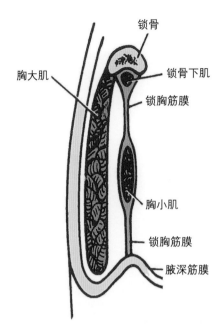

图2-13 锁胸筋膜（矢状面观）

过。手术切开锁胸筋膜时应注意保护胸内、外侧神经，以免损伤而导致胸大、小肌瘫痪。

肌 层

胸廓浅层肌，前部有胸大肌、胸小肌，前下部有腹直肌、腹外斜肌、腹内斜肌和腹横肌，后外侧部有背阔肌、斜方肌、菱形肌、大圆肌、小圆肌、前锯肌、下后锯肌和竖脊肌等。这些肌的形态、大小、所处位置、肌纤维方向及作用各不相同。大部分肌起点范围大，止点范围小，呈扇形，位置表浅，血供来源多，可分别裁制成肌瓣或肌皮瓣。

1. 胸大肌（pectoralis major） 呈扇形，宽而厚。起点范围大，可分为锁骨部、胸肋部和腹部（合称胸腹部）（图2-14）。只有人类和类人猿才有胸大肌锁骨部。

胸大肌锁骨部起自锁骨内侧半，肌腹长12 cm。肌腹外上缘与三角肌前缘之间有三角胸大肌间沟，肌腹下缘掩盖胸肋部上方，仅止端与胸肋部有3.4 cm长的愈合。胸肋部起自胸骨、第1~6肋软骨和腹直肌鞘。除起端外，胸肋部和腹部之间没有

自然分界线，可合称为胸腹部。胸肋部上部肌束止于止腱的前层，下部来自第6、7肋软骨的肌束，止于止腱的后层。腹部肌束内侧3/4与胸肋部的肌束平列，外侧1/4向上方卷至胸肋部的后面，移行于止腱后层的上部。胸大肌止腱扁平，宽5.5 cm，长3.6 cm，厚2.0 cm。止腱分前、后两层，前层较厚。止于肱骨大结节嵴。主要作用是使肱骨内收，可协助肱骨内旋，上提肋助深吸气。锁骨部可屈肩关节。切除胸大肌的一部分或大部，在其他肌的代偿下，不至于造成明显的功能障碍。

胸大肌的血供主要来自胸肩峰动脉，其次有胸廓内动脉穿支分布肌的内侧份和下份；来自腋动脉的胸外侧动脉等分布肌的腹部（图2-15）。胸大肌的神经主要来自胸内、外侧神经。肌的各部有相应独立的主要血管神经分布，因此，胸大肌各部可分别做成肌瓣。

2. 胸小肌（pectoralis minor） 位于胸大肌的深面，为三角形扁肌（图2-16）。胸小肌以3或4个肌齿起自第2~5诸肋骨和肋软骨结合处，向上外方止于肩胛骨喙突。胸小肌长约10 cm，起始处肌腹宽8.0 cm，止腱宽1.5 cm，肌中、外1/3交

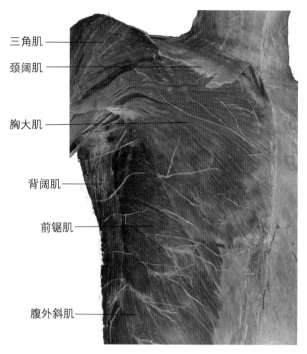

三角肌
颈阔肌
胸大肌
背阔肌
前锯肌
腹外斜肌

图2-14　胸大肌和皮神经

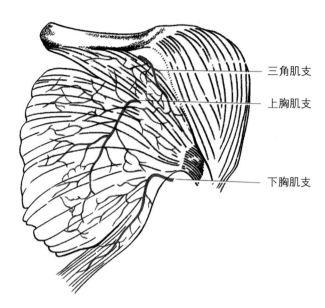

三角肌支
上胸肌支
下胸肌支

图2-15　胸大肌的血供

界处的肌质较厚。胸小肌收缩时可牵引肩胛骨移向前下内方。若固定肩胛骨，也可上提肋骨，因而胸小肌也是辅助的深呼吸肌。

胸小肌的血供来自腋动脉、胸肩峰动脉、胸外侧动脉和胸最上动脉。有2~3支肌动脉者为多，其中总有1支肌动脉管径在1.5 mm以上，同时各分支间吻合丰富。因此可用任一支动脉作为肌瓣之蒂。静脉与动脉伴行，但关系不密切。神经来自胸前内、外侧神经，以胸内侧神经为主。在肌的内侧半，血管、神经的走行与肌纤维方向一致，这有利于临床上将该肌劈成若干肌束采用。

3. 锁骨下肌（subclavius）　位于锁骨下面，起自第1肋软骨和肋骨的交界处，向外上止于锁骨近肩峰端的下面，止点在喙锁韧带与肋锁韧带之间（图2-16）。可牵引锁骨向内下方以固定胸锁关节，若上肢带固定，则上提第1肋骨。锁骨下肌位于锁骨与上肢的大血管和神经干之间，锁骨骨折时有保护这些结构的作用。锁骨下肌受锁骨下神经支配。

4. 前锯肌（serratus anterior）　紧贴胸廓外侧面，为一宽大的扁肌，上部为胸大肌、胸小肌所遮盖（图2-17）。前锯肌起自上8~9个肋骨，肌束斜向后上内方，经肩胛骨之前，止于肩胛骨内侧缘。前锯肌按肌束的起止和功能，可分为上、中、下部：①上部来自第1、2肋，沿肩胛骨主旋轴止于肩胛骨上角，在上肢旋转时能固定肩胛骨；②中部来自第2~4肋，止于肩胛骨脊柱缘，能协助肩胛骨前移；③下部来自第5肋以下诸肋，止于肩胛骨下角，可使下角旋向上外，并协助臂上举。前锯肌和菱形肌共同作用，可使肩胛骨的脊柱缘紧贴胸廓。两肌之一瘫痪或萎缩，可使肩胛骨的脊柱缘或下角离开胸廓而突出于皮下，形成所谓的"翼状肩"。"翼状肩"患者若上举上臂或推物时，其肩胛骨下角更为突出。

前锯肌的血供来自胸最上动脉、胸外侧动脉和胸背动脉。胸最上动脉主要供应前锯肌上部。胸外侧动脉沿胸小肌下缘行走，主要供应前锯肌中部。胸背动脉干沿肩胛骨腋窝缘下行于背阔肌

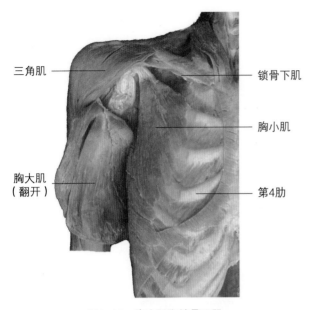

图2-16 胸小肌和锁骨下肌

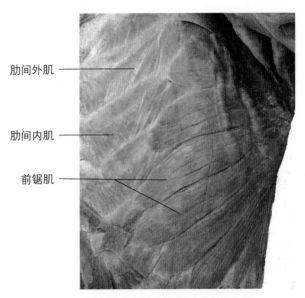

图2-17 前锯肌和肋间肌

腱内侧、前锯肌外侧，远端在第3或4肋间水平分为背阔肌支和前锯肌支。前锯肌支以1支（48%）和2支（50%）为多，直径约2 mm，长29 mm，在第4~5肋间进入前锯肌，主要供应前锯肌下部。前锯肌的静脉与动脉伴行，以2支（54%）为多，直径约2 mm，长29 mm。前锯肌的神经是胸长神经，1支，直径2 mm，长68 mm。胸长神经行走于胸背动脉之前，与胸背动脉的前锯肌支平行行走。

5. 斜方肌（trapezius） 为三角形阔肌，位于项部和背上部浅层（图2-18）。斜方肌以腱膜起自上项线内侧1/3，以及自枕外隆凸至第12胸椎棘突之间的全部背正中线结构，即项韧带、第7颈椎和全部胸椎棘突等。斜方肌根据其止点的不同可分为3部：肌上部纤维向下外行，止于锁骨外侧1/3的后缘及其附近骨面；中部纤维平行向外，止于肩峰内侧缘和肩胛冈上缘的外侧部；下部纤维向上外行，止于肩胛冈下缘的内侧部。肌中部纤维较厚，尤以颈胸交界处最厚，腱也最长。斜方肌起点长约4 cm，锁骨上止点长约5 cm；肩峰处水平宽约15 cm；上部厚约12 mm。斜方肌上、下部轮流收缩可使肩胛骨向外上方旋转，帮助上肢

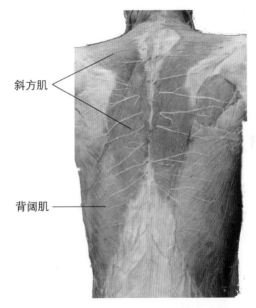

图2-18 斜方肌和背阔肌

上举。全肌收缩使肩胛骨向脊柱靠拢。该肌瘫痪时，可以形成塌肩。

斜方肌的血供主要来自颈横动脉。颈横动脉多为单干（71%），长约4 cm，口径约2 mm，多越过臂丛前方，在斜方肌深面、肩胛提肌外侧

缘处分成浅、深两支。浅支（颈浅动脉）口径约2 mm，沿斜方肌上部的前份向上行，多供应斜方肌上、中部，并与枕动脉降支吻合。深支（肩胛背动脉）口径约2 mm，在提肩胛肌、菱形肌的深面，沿肩胛骨脊柱缘下行，多供应斜方肌中、下部纤维。颈横动脉的伴行静脉多为1支（90%），口径约3 mm。颈横静脉多汇入颈外静脉或锁骨下静脉。此外，斜方肌上部还恒定地接受枕动脉分布。斜方肌的运动神经为副神经。副神经在入肌之前常接受来自第3、4颈神经分支。副神经入肌处约在肩锁关节上3横指与锁骨上缘之上2横指交界处。副神经在入肌处与颈横动脉和其浅支伴行向后，至肩胛冈上缘与肩胛骨脊柱缘交点处再转向下行。副神经由入肌处向前与颈横动脉分别行走，动脉来自胸锁乳突肌锁骨头与锁骨夹角处；神经来自胸锁乳突肌后缘中点稍上处。副神经的分支分别分布于斜方肌上、中、下部。

6. 背阔肌（latissimus dorsi） 为全身最大的扁肌，位于腰背部及胸的后外侧，以腱膜通过胸腰筋膜后层，起自下6个胸椎棘突、腰椎棘突、骶正中嵴及髂嵴后1/3；其上、下部还以肌束分别起自肩胛骨下角和下3~4个肋骨（图2-18）。起始部的腱膜上窄下宽，中份宽5.0 cm，厚0.5 cm。腱膜上部深面与下后锯肌腱膜愈合，背阔肌肌腹上缘长18.5 cm，中点处厚0.4 cm；前缘长31.4 cm，中点处厚0.3 cm。肌性部分在下部与腹外斜肌及前锯肌等结合较紧，但上份与深层结构结合疏松。肌纤维向外上方集中，以扁腱绕大圆肌腱，止于结节间沟底。背阔肌腱与大圆肌腱之间有一恒定的黏液囊（背阔肌囊）。背阔肌腱宽2.8 cm，长4.1 cm。背阔肌总长约30 cm。背阔肌可使肱骨后伸、内收、内旋。当上肢上举被固定时，背阔肌可引体向上。

背阔肌的血供来自胸背动脉、肋间动脉和腰动脉（图2-19）。胸背动脉是背阔肌的主要血供来源，沿背阔肌深面近前缘处下行，分成内、外侧支入肌。动脉干长8.1 cm，口径0.2 cm，伴行静

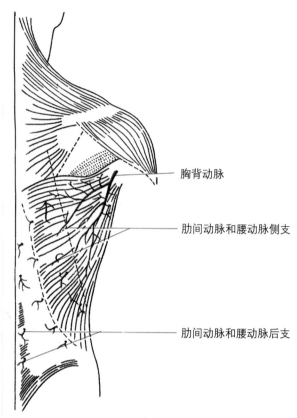

图2-19 背阔肌的血供

脉口径4 mm。胸背动脉供应肌的肩胛线以外的部分，所供范围约占全肌的2/3。胸背动脉内侧支肌外段长2.1 cm，口径1 mm。内侧支在肌内沿肌束行向内稍偏下，分布于肌的内上部，其分布范围为一近似长方形的区域，约占胸背动脉供血区的1/3。肋间动脉和腰动脉分别以其外侧支、后外侧支、后支形成纵行排列的3组节段性动脉，分别分布于肩胛线以内的肌、肌和腱膜交界区及腱膜起始部。

背阔肌由胸背神经支配，该神经下行一段之后才与胸背血管伴行，在入肌前也分内、外侧支，在肌内的行径与胸背动脉的内、外侧支一致。神经外径为2 mm，可取长度为95 mm。

背阔肌内各组血管之间吻合丰富，因而以胸背动脉为蒂可采用背阔肌作肌（皮）瓣。背阔肌的主要血管、神经恒定地分为内、外侧支，二者

在肌内有明确的分布范围。背阔肌的肌皮血管在肌质部及其浅面吻合丰富，但在腱膜部及其浅面吻合较差。因此以胸背血管为蒂的肌（皮）瓣，在腱膜浅面的皮肤容易坏死。背阔肌的功能可以被其他肌代替，即使背阔肌大部被切除，也不会造成明显功能影响。

7. 胸骨肌（sternalis） 位于胸大肌的浅层，浅筋膜的深面，居胸骨的一侧或两侧。胸骨肌大多为长条形，肌纤维与胸骨基本平行。中国人胸骨肌的出现率（13%）比欧洲人（4%）高，新生儿的胸骨肌相对比成人的大。胸骨肌的神经来自胸前神经或肋间神经。胸骨肌的来源说法不一，有人认为是皮肌，与颈阔肌同类；有人认为是腹直肌或胸锁乳突肌的延续，以退化皮肌的说法较为合理。

胸壁浅层肌中最常见的变异是起止点的扩大或缩小，如胸小肌的起点可扩大到第1肋或第6肋，止点可扩大到肩关节囊；前锯肌的起点可缺少来自第1、第8或第9肋的肌齿等。胸大肌、胸小肌、斜方肌可全部或部分阙如。

动脉和神经

1. 动脉

（1）胸肩峰动脉（thoracoacromial artery）：为腋动脉第2段的分支，经胸小肌上缘上方穿锁胸筋膜，发出胸肌支供应胸小肌，再进入胸大肌后面。

（2）胸外侧动脉（lateral thoracic artery）：为腋动脉第2段的分支，向下绕经胸小肌的下缘，分支供应胸小肌、胸大肌及胸壁前外侧的组织，与胸肩峰动脉及肋间动脉外侧支之间有吻合。

（3）肩胛下动脉（subscapular artery）：发自腋动脉第3段，通过腋窝下行，发出旋肩胛动脉后成为胸背动脉，在背阔肌前缘深面下行，供应邻近结构。

（4）颈横动脉（transverse cervical artery）：分出的降支沿肩胛骨内侧缘下降，位于菱形肌与上后锯肌之间。

2. 神经

（1）胸内、外侧神经（medial and lateral thoracic nerve）：胸外侧神经起自臂丛外侧束，绕胸小肌上缘穿过锁胸筋膜，分支供应胸小肌及胸大肌。胸内侧神经起自臂丛内侧束，绕胸小肌下缘，分支供应胸大、小肌。

（2）胸长神经（long thoracic nerve）：在腋窝内侧壁的前锯肌表面下降，位于菱形肌与上后锯肌之间。

■ 深层结构

肋间肌和肋间膜

每一肋间隙（intercostal space）有3层肌及其延续的腱膜（肋间膜），肌与腱膜附着于肋骨上、下缘的骨膜。肋骨的上、下缘由于有肌附着，骨折时不易移位，骨折后愈合也较快。手术中需切除肋骨时，沿肌肉附着方向剥离骨膜，肋上缘由后向前剥离，肋下缘由前向后剥离，这样操作较为容易，且不致撕裂肌的纹理。

在肋间隙中，肋间肌由浅至深可分3层：第1层是肋间外肌（intercostales externi），肌纤维由上位肋骨的下缘斜行向下前，至下位肋骨的上缘，这层肌由肋结节稍外侧延伸至肋软骨，移行为肋间外膜，直达胸骨边缘。第2层为肋间内肌（intercostales interni），肌纤维在上位肋骨的下缘与下位肋骨的上缘之间伸向下后，由胸骨外侧缘一直抵达肋角的外侧，续为肋间内膜，向内附着于肋结节及邻近的胸椎（图2-10，17，20）。第3层即最深层肌，包括肋间最内肌（intercostales intimi）、肋下肌、胸横肌及其筋膜，三者共同形成一个不甚完整的层次。

肋间肌在保持肋间隙的强度方面，是共同起作用的。呼气时制止胸廓外凸，吸气时则制止内陷。平静呼吸时，一般认为肋间肌的作用不大。

深吸气时，第1肋由前、中斜角肌固定，此时肋间外肌的收缩将其他肋骨的前部上提，只有下位肋骨被下后锯肌和腹肌固定于原位。肋骨上提，使胸廓的前后径和左右径都增大。肋间内肌收缩可将肋骨下拉，使胸廓外径减小。

胸横肌（transversus thoracis）是腹横肌向上的延续，起自胸骨剑突和胸骨体下份后面，肌纤维呈扇形散开，向上止于第2~6肋软骨内面和下缘（图2-21）。此肌可降肋，助呼气，由肋间神经支配。

在横突和肋骨之间有肋提肌（levator costarum），仅位于背部，上8对较短为肋短提肌，下4对较长，跨过一肋，为肋长提肌，其作用为上提肋骨以助吸气。均受脊神经后支支配。

上后锯肌和下后锯肌

上后锯肌（serratus posterior superior）位于菱形肌深面，起于项韧带下部，第6、7颈椎和第1、2胸椎棘突，肌纤维斜向外下方，止于第2~5肋骨肋角的外侧面，作用为上提肋骨以助吸气。下后锯肌（serrata posterior inferior）位于背阔肌中部的深面，借腱膜起自下位2个胸椎棘突及上位2个腰椎棘突，肌纤维斜向外上方，止于下4肋骨肋角外面，作用为下拉肋骨向后，并固定肋骨，协助膈肌的吸气运动（图2-22）。受肋间神经支配。

胸内筋膜

胸内筋膜（endothoracic fascia）是在胸廓和肋间肌内面与壁胸膜之间的一层结缔组织，位于肋间最内肌、胸横肌、肋骨及肋软骨的内面及胸椎椎体的前面（图2-10）。胸内筋膜在不同的部位厚薄不一：位于脊柱两侧的较厚，临床上可经此剥离壁胸膜、施行后纵隔手术或进行胸膜外人工气胸；向前在胸廓两侧，此层较薄且疏松，肺切除术中，如果脏、壁胸膜两层粘连严重，则可分离壁胸膜与胸内筋膜，将肺连同壁胸膜一并切除；胸内筋膜至肋软骨部发育较差，在膈肌上面

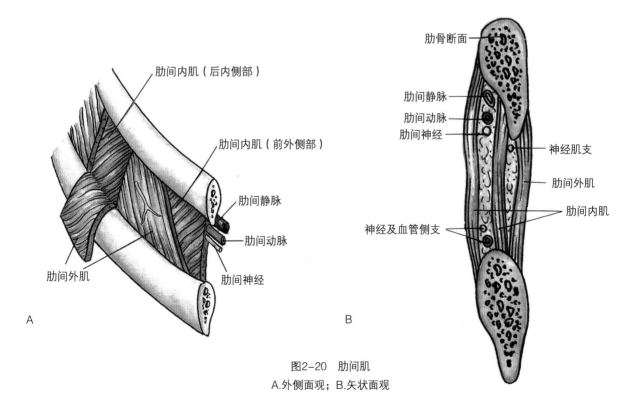

图2-20 肋间肌
A.外侧面观；B.矢状面观

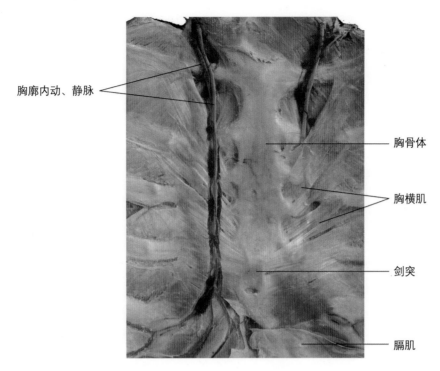

图2-21　胸横肌

胸廓内动、静脉

胸骨体

胸横肌

剑突

膈肌

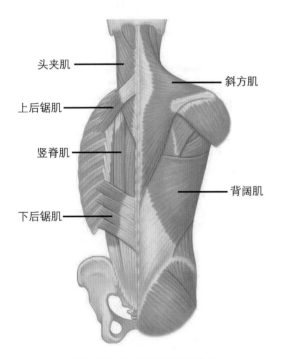

图2-22　上后锯肌和下后锯肌

头夹肌

斜方肌

上后锯肌

竖脊肌

背阔肌

下后锯肌

消失，使膈胸膜与膈肌紧贴，故膈肌损伤极易合并膈胸膜损伤；高于胸廓上口水平的胸内筋膜称胸膜上膜，明显增厚，并含有少量肌纤维，使筋

膜紧张而坚韧，呈穹隆状张于胸膜顶的上方、第1肋内缘与第7颈椎横突之间，对胸膜顶有固定和保护作用。

壁胸膜将在第4章中与胸膜腔一同描述。

血管和神经

1. 血管

（1）肋间动脉（intercostal artery）：包括肋间前动脉（anterior intercostal artery）和肋间后动脉（posterior intercostal artery）。肋间前动脉来自胸廓内动脉（internal thoracic artery）或肌膈动脉（musculophrenic artery），每一肋间隙内各有2支。肋间后动脉直接起自胸主动脉，每一肋间隙有1支，在肋角之前，分成上、下支，分别于上位肋骨的下缘和下位肋骨的上缘走行。肋间静脉与同名动脉伴行，肋间前静脉注入胸廓内静脉，肋间后静脉直接注入奇静脉系统（图2-23）。肋间神经与肋间血管伴行于肋间内肌与肋间最内肌之间（图2-10，11）。

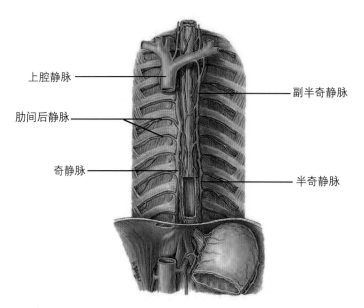

上腔静脉

副半奇静脉

肋间后静脉

奇静脉

半奇静脉

图2-23　肋间后静脉和奇静脉

（2）胸廓内动脉（internal thoracic artery）：起自锁骨下动脉第1段，有的也起自锁骨下动脉第2、3段或甲状颈干等。距胸骨外侧缘1.2~1.5 cm，紧贴胸前壁第1~6肋软骨后面下行，沿途发出胸骨支、肋间前支和穿支，分布于胸骨、肋间隙和胸前壁浅层软组织。约在第6肋软骨平面附近，分为腹壁上动脉和肌膈动脉。胸廓内动脉长约19 cm，起始部外径3 mm，在第2肋间隙处外径2.5 mm，第4肋间隙处外径2 mm。胸廓内动脉在第3、4肋间平面以下部分与胸膜壁层间隔有胸横肌（图2-24）。在该区自外向内分离胸廓内动脉时，由于胸横肌的保护，不易损伤胸膜和心包壁层；而由内向外分离动脉时，可以胸横肌作为层次标志，需切开胸横肌后才能显露血管。胸廓内动脉上段与壁胸膜之间无胸横肌，仅有胸内筋膜相隔，手术分离动脉时，需注意避免损伤胸膜。由于第2、3肋间隙前端较宽，于此处结扎胸廓内血管较方便。在胸骨旁心包穿刺时，应紧靠胸骨边缘进针，避免损伤此血管。肌膈动脉在第7~9肋软骨后方向下外侧行走，分布于膈肌。主干在近第9肋处穿膈肌，成为腹壁上动脉。

胸廓内静脉（internal thoracic vein）每侧有2支，与胸廓内动脉下半部伴行，在第3肋软骨附近合成1支，左侧注入左头臂静脉，右侧注入右头臂静脉或上腔静脉与头臂静脉交角处。

2. 肋间神经（intercostal nerve）　为胸神经前支，在肋角后方的一段走在两肋的中间，位于动脉的上方；至肋角前则转位到动脉下方，走在肋沟中。神经沿途分出的肌支供应邻近的肌肉及分出皮支至前侧及背部皮肤（图2-10，11）。第1对肋间神经很小，不分支到皮肤，参与臂丛。第2对肋间神经有分支分布于上臂内侧，称为肋间臂神经（intercostobrachial nerve），伤后可产生臂内侧麻木，胸部疾病或肺癌累及第2肋间隙后端时，也会出现臂内侧麻木症状。下6对肋间后动脉背支和肋间神经末梢分布于腹壁，称为胸腹神经，并有分支分布到膈外缘，所以肋间神经损伤可出现胸痛，而下部肋间神经伤则可有腹痛或腹壁肌麻痹。肋间血管神经束靠近肋沟走行，静脉在上，动脉居中，神经在下。在腋中线以前及肋角以后，肋间血管神经均暴露在肋间隙中，仅在肋角到腋中线间的一段位于沟内。因此，在进行胸腔

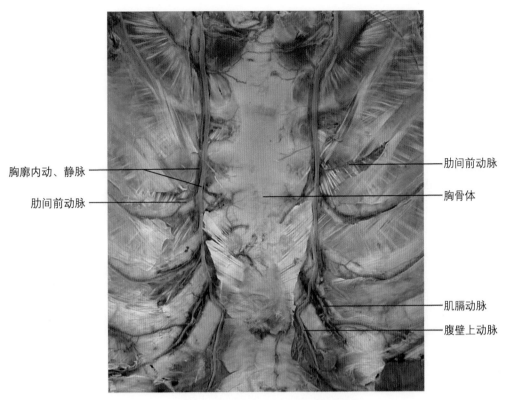

胸廓内动、静脉 ——

肋间前动脉 ——

—— 肋间前动脉

—— 胸骨体

—— 肌膈动脉

—— 腹壁上动脉

图2-24 胸廓内动脉（胸前壁后面观）

穿刺时，最好于中间部沿下位肋上缘进针，以免刺伤主要的血管神经。如果在腋中线以前作胸腔穿刺，应在两肋间的中点进针。进行肋间神经阻滞麻醉时，可在腋中线沿肋骨下缘进针，略超过肋骨下缘时注射麻醉药，多能取得满意效果。

在胸骨角水平以上，胸前壁皮肤由锁骨下神经分布（C3、C4）；在胸骨角以下，肋间神经前皮支和外侧皮支按顺序分布于胸前壁皮肤。胸后壁皮肤由脊神经后支分布。一条肋间神经除支配相应区域的皮肤外，还分布于肋骨、肋软骨、肋间肌和衬于肋间隙的壁胸膜。第7~11肋间神经离开胸壁并进入腹前壁，支配腹前壁相应的皮区、肌肉和壁腹膜。后者具有重要的临床应用意义，因为胸壁的疾病，有时表现为从肋间隙至腹前壁相应皮区的疼痛。例如，肺梗死或肺炎伴胸膜炎，侵犯到肋胸膜，也会导致腹痛、压痛和腹肌强直。这种情况出现的腹痛称为牵涉痛（referred pain）。

上位肋间神经分布于覆盖胸壁外面的皮肤和内面的壁胸膜；第7~11肋间神经分布于腹壁外面的皮肤和内面的壁腹膜，所以，肋间神经阻滞可麻醉这些区域。此外，相邻的肋骨骨膜也被阻滞。肋间神经阻滞适应于胸、腹部软组织挫裂伤的修复，缓解肋骨骨折引起的疼痛和建立无痛的呼吸运动。阻滞胸腹部前外侧壁的感觉在腋中线，即外侧皮神经分出之前阻滞肋间神经。肋骨的计数可从第2肋往下数。必须在肋骨下缘进针，使针尖接近肋下沟，以使麻醉药渗入到神经周围。该处血管神经束的排列，由上到下的顺序依次是肋间静脉、动脉和神经，在腋中线，肋间神经位于肋间内肌和肋间最内肌之间。针尖超过肋下沟并刺破壁胸膜将导致气胸。针尖刺入肋间血管将引起出血，这是常见的并发症，所以在注入麻醉药之前必须回抽。

乳 房

■ 女性乳房

乳房位置和形态

乳房（breast）为皮肤的特殊分化器官，女性乳房为哺乳器官，又是女性的第二性征。乳房的位置因其形态、发育等而异。

发育完全成熟的乳房，位于第2~6肋软骨、胸骨线与腋中线之间。整个乳房约2/3位于胸大肌表面，其余1/3位于前锯肌表面，其内下部则位于腹外斜肌腱膜表面。乳头正对第4肋间或第5肋骨（图2-25）。乳房的实际范围常超出上述界限。造影显示，乳管系统向上可达锁骨，向内可至中线（不与对侧乳管吻合），向外可抵背阔肌外缘。此外乳腺组织还在不同程度上延伸到腋顶，这部分突起称腋尾（即腋突），它由乳腺外侧份向上延伸形成。腋突有的较大，致使腋窝处形成一明显的隆凸，需与腋窝脂肪瘤或腋淋巴结肿大相鉴别。

临床上为方便检查，常通过乳头做垂直线和水平线，并围绕乳晕外做环形线，据此将乳房分为内上象限、内下象限、外上象限、外下象限及乳头区。检查乳房时，即按上述顺序进行，必要时可做X线检查，正常乳腺组织X线下影像密度较均匀（图2-26）。

乳头表面皮肤薄而细嫩，中央矮柱状突起为乳头（nipple）。乳头表面有许多凹陷，凹内有15~20个输乳管的开口，称输乳孔。乳头周围色泽较深的环形区称乳晕（areola of breast），乳晕的颜色随人的肤色和乳房的生理状态而异。少女呈蔷薇色，妊娠第2个月后变为深褐色。乳晕表面有许多散在的小突起，为乳晕腺的开口，分泌脂样物质，有保护乳晕皮肤的作用，使之不易皲裂。乳晕的皮下组织中除含有丰富的皮脂腺和汗腺外，还含有平滑肌纤维，收缩时可使乳头挺直，利于婴儿吸吮。

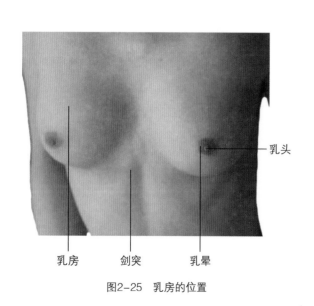

图2-25 乳房的位置

乳房　　　剑突　　　乳晕　　　乳头

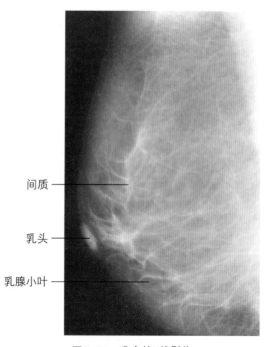

图2-26 乳房的X线影像

间质　　乳头　　乳腺小叶

女性乳房的结构

构成乳房的主要基础是乳房体，乳房体由乳腺和间质所组成。其外形似"丶"，尾端即腋突，向上跨过胸大肌外缘，穿腋筋膜孔，伸入腋腔，尖端可达第3肋水平，在腋腔内与胸肌淋巴结邻接。腋突位于深筋膜深面，而乳腺的其余部分则位于浅筋膜内。

1. 乳腺（mammary grand） 为复管泡状腺体，包括乳管和腺泡两部分。每一乳管分支及其所属腺泡先组成乳腺小叶，再由若干乳腺小叶组成乳腺叶。整个乳房有15~20个乳腺叶。乳腺叶呈轮辐样放射状排列。每一乳腺叶各有1条导管引流至乳头，称输乳管。总计有15~20条输乳管，以乳头为中心呈放射状排列。输乳管在近乳头基部（乳晕深面）呈梭形膨大，称输乳窦，有暂时储存乳汁的作用。窦以外的末段输乳管口径又缩小，最后开口于乳头。

每个乳房所含乳腺叶的数目是固定不变的，而腺小叶的数目和大小却可以有很大变化。一般来说，青年女性的腺小叶数多且体积大。绝经期后小叶明显萎缩。

从乳管系统的组织结构来看，不同部位的被覆上皮与管周围的组织结构各不相同。输乳管口为复层鳞状上皮，狭窄部为移行上皮，自壶腹至收集小管为单层柱状上皮，而腺泡则为立方上皮。在小叶范围内，上皮的外层还有胶原质鞘（基底膜）或为单层平滑肌纤维，再外层为上皮下结缔组织包围在小乳管和腺泡周围，管内型腺纤维瘤的主要病理变化即为上皮下结缔组织增生。更外层为管周结缔组织和腺泡周围结缔组织，这层组织异常增生即形成管周型的腺纤维瘤，乳腺肉瘤也发生于此层组织内，乳腺增生性病变均可见此层组织增生。乳腺最外层结缔组织为一般结缔组织，通常不构成病变的基础（图2-27）。

2. 间质 乳管系统之外的组织为间质，由纤维结缔组织和数量不等的脂肪组成，并容纳血管、神经和淋巴管等结构。

乳腺是皮肤的衍化物，因此成体乳腺整个包裹在浅筋膜的浅、深层之间。浅筋膜的浅层包裹于乳腺组织浅面。此层筋膜虽较薄弱，但却恒定存在，手术时易于辨认，是乳腺癌根治术剥离皮瓣时的重要标志。整个乳房后部为浅筋膜深层所包裹，它与深筋膜之间有一明显的潜在性间隙，内含疏松结缔组织，使整个乳房在胸壁上有一定的移动性，偶见少量乳腺组织经深筋膜突入到深面的肌组织内。另外，从浅筋膜深层也有纤维束穿过间隙与胸大肌深筋膜相连，这些纤维束又称乳房后悬韧带。当晚期乳腺癌侵及深筋膜和胸大肌时，乳房的移动性将大为降低，甚至固定在胸大肌上，手术时须将胸大肌及其筋膜一并切除。

Cooper韧带位于乳房体的内部，即乳腺叶之间及小叶与小叶之间，这些纤维隔连于浅筋膜浅层，对乳房有固定和悬吊作用，并使乳房在胸前有一定的活动性，于直立时乳房不致明显下垂，又称乳房悬韧带（图2-28）。其临床意义在于：凡乳腺癌或其他伴有纤维化乳腺病变侵及此韧带时，因韧带挛缩可引起皮肤凹陷，呈"橘皮样变"。

乳房的血管和神经

1. 乳房的动脉 主要有胸廓内动脉穿支、腋动脉的分支和上位肋间动脉的前穿支（图2-29）。

（1）胸廓内动脉穿支：主要是上4个肋间穿支，它们各自在相应的肋间隙近胸骨缘处穿肋间肌出胸腔，沿途发支至肋间肌和胸大肌。终支穿胸大肌胸肋部肌束浅出至皮下组织，分布到乳房内侧份。这些穿支中以第2肋间穿支最为粗大，出现率占58%，其次是第1穿支，占34%。二者常紧贴第2肋软骨上下缘分别由第2和第1肋间隙穿出。手术时一般可在胸骨侧缘附近，第2肋软骨上下缘处找到这两条较大的血管。其他肋间穿支位置常

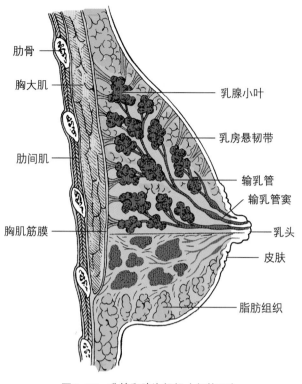

图2-27 乳管和腺泡组织（矢状面）

图中标注：肋骨、胸大肌、肋间肌、胸肌筋膜、乳腺小叶、乳房悬韧带、输乳管、输乳管窦、乳头、皮肤、脂肪组织

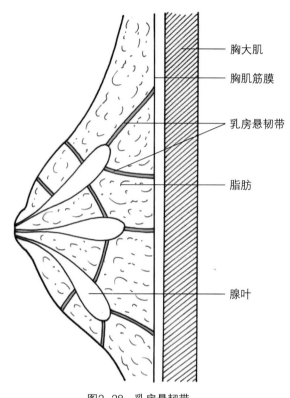

图2-28 乳房悬韧带

图中标注：胸大肌、胸肌筋膜、乳房悬韧带、脂肪、腺叶

不甚恒定。胸廓内动脉穿支在分布到乳房时，常先行于浅层脂肪组织内，最终进入深层。其走行方向趋向乳头，沿途发分支与邻近血管吻合。

（2）腋动脉的分支：供应乳房的腋动脉分支有以下几支。①胸肩峰动脉：多数起自腋动脉第2段，穿锁胸筋膜后，在胸大肌深面分2~4肌支。其供应乳房的胸肌支经胸大肌三角肌间隙或在锁骨下方穿胸大肌锁骨部肌束浅出后垂直下行，分布于乳房外上份，并趋向乳头会聚。②胸外侧动脉：起自腋动脉第2段，分支供应胸侧壁肌、皮肤和乳房的外侧份。③直接乳房支：供应乳房的动脉也可直接起自腋动脉或肱动脉。一般沿腋中线或腋前线行向下内，分布于乳房的外侧份。

（3）肋间动脉前穿支：主要来自第2~4肋间前动脉。这是一系列较细小的穿支，位置在胸廓内动脉穿支的外侧2~3cm。除上述肋间前动脉穿支外，肋间后动脉外侧皮支也发出乳房支，分布于乳房深面。

2. 静脉　乳房具有丰富的皮下静脉网，位于浅筋膜浅层的深面。乳房浅静脉多呈横向引流至胸廓内静脉，部分与对侧的吻合，偶见横向和纵向走行，向内上引流至颈前静脉。由于浅静脉位置表浅，接近皮肤，因此，妊娠时可见浅静脉显著扩张。

深静脉大致与动脉伴行，分3条途径回流。①胸廓内静脉穿支：是乳房最大的静脉。最上位2个肋间静脉较其他肋间静脉粗大。胸廓内静脉汇入同侧头臂静脉，然后通过右半心进入肺毛细血管，此途径是乳腺癌转移到肺的主要途径。②腋静脉属支：乳房的静脉向上汇入腋静脉。③肋间静脉：主要引流乳房深部的静脉，这些静脉向后与椎静脉系相交通，最后汇入奇静脉。

3. 神经　乳房接受交感神经和脊神经支配。

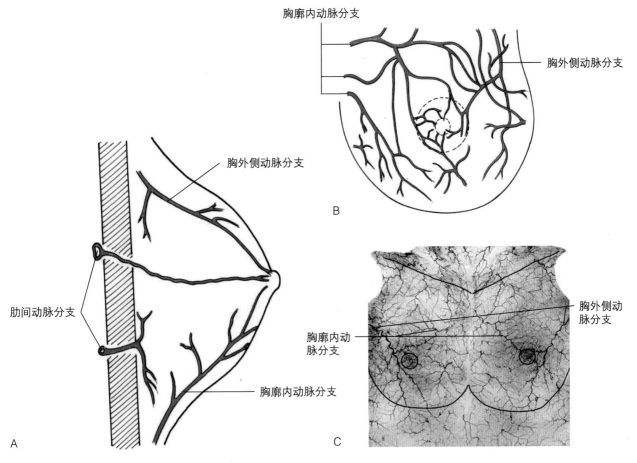

图2-29 乳房的血供
A.矢状面观；B.前面观；C.动脉造影

交感神经低级中枢位于第2~6脊髓胸节侧角内，节前纤维通过白交通支进入相对应的交感干神经节。交换神经元后，节后纤维通过第2~6肋间神经外侧皮支（乳房外侧支），分布到乳房，司腺体分泌和平滑肌收缩。

乳房上部的皮肤由第3、4颈神经支配。通过颈丛的锁骨上神经分布到胸上份（包括乳房上份）皮肤。乳房外侧份皮肤由上位第3~6肋间神经的外侧皮支支配（图2-30）。这些皮支在腋前线附近穿前锯肌肌齿间浅出至皮下组织。乳房内侧部皮肤则由肋间神经前皮支支配。

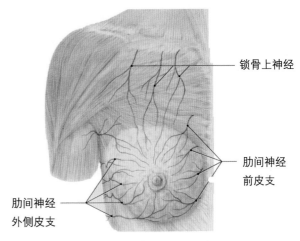

图2-30 乳房的神经分布

乳房的淋巴回流

1. 淋巴管　乳房的淋巴管由皮肤和乳腺小叶间的毛细淋巴网和淋巴丛组成（图2-31）。

（1）乳房皮肤的淋巴管：乳房的真皮下有浅、深层淋巴管网。乳头和乳晕处的浅网位于真皮的乳头下层，网较密集。输乳管口及汗腺、皮脂腺和乳晕腺口周围都有毛细淋巴管网。浅层淋巴管网注入深层淋巴管网。深网较为稀疏，由深网发出的淋巴管在皮下组织浅层吻合成丛，称乳晕下淋巴管丛（Sappey淋巴丛）。乳晕也有浅、深淋巴管网，由网发出的淋巴管在皮下组织浅层形成乳晕周围淋巴丛。由乳晕下和乳晕周围淋巴丛发出的集合淋巴管，注入局部淋巴结。

（2）乳腺实质的淋巴管：起自乳腺小叶周围结缔组织内的毛细淋巴管网。由网发出的淋巴管在小叶间结缔组织内血管和输乳管的周围吻合成丛，并沿输乳管向乳头聚集，汇入Sappey淋巴丛。由该网发出的淋巴管向后注入胸大肌筋膜上淋巴管丛或Sappey淋巴丛。

2. 淋巴流向　乳房的淋巴主要引流至腋淋巴结，一部分引流至胸骨旁淋巴结，少数引流至锁骨上淋巴结、膈下淋巴结等局部淋巴结（图2-31）。

（1）引流至腋淋巴结：乳房中央部和外侧部的淋巴管通常汇集为数条集合淋巴管，行向外上方，绕过胸大肌外缘，然后沿胸外侧动、静脉向上，注入腋淋巴结前群，有的穿腋筋膜孔及腋窝脂肪组织，直接注入腋淋巴结中央群。这是乳房淋巴引流的主要途径。

乳房的腋淋巴结引流有两个侧副途径：①乳房底部起自乳房后淋巴丛的集合淋巴管，可穿过胸大肌，经过胸肌间淋巴结（又称Rotter淋巴结，位于胸大、小肌之间）或直接走向胸小肌上缘，伴随胸肩峰血管，穿锁胸筋膜，注入腋淋巴结尖群。乳腺癌经此途径转移时Rotter淋巴结常受累，因此，乳腺癌根治时需将胸大、小肌一并切除。②乳房上方和内侧的集合淋巴管，约有1/3先向

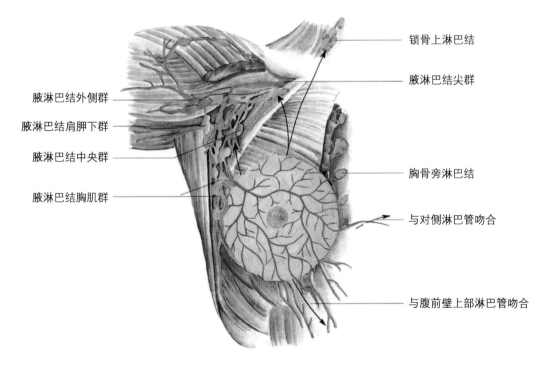

腋淋巴结外侧群　———
腋淋巴结肩胛下群　———
腋淋巴结中央群　———
腋淋巴结胸肌群　———

———　锁骨上淋巴结
———　腋淋巴结尖群
———　胸骨旁淋巴结
———　与对侧淋巴管吻合
———　与腹前壁上部淋巴管吻合

图2-31　乳房的淋巴管及引流方向

外绕过胸大肌外缘，再向上、向内，在胸大、小肌之间或胸小肌后方至腋窝尖，注入锁骨下淋巴结。这是更为直接的引流途径，是乳房上内侧部癌肿预后不良的原因。

（2）引流至胸骨旁淋巴结：乳房内侧和中部的集合淋巴管，伴随肋间动、静脉穿支向内行，穿过胸大肌和第1~5肋间隙，注入胸骨旁淋巴结，两侧的淋巴结总数有7~10个。

（3）引流至对侧乳房淋巴管：乳房内侧部一部分浅淋巴管可由皮下组织越过中线与对侧乳房的淋巴管吻合。胸大肌后面的一部分深淋巴管也可越过中线到达对侧乳房。

（4）引流至膈下淋巴结：乳房内、下部的淋巴管，经深筋膜淋巴管可与腹直肌鞘淋巴管丛、腹膜下淋巴管丛及膈下淋巴管丛相交通。

（5）引流至肋间后淋巴结：正常情况下，肋间后淋巴结收集肋间肌、胸膜、脊柱和椎旁肌的淋巴，不收纳乳房的淋巴，不参与乳腺癌早期扩散过程。乳腺癌一旦侵及肋间肌，癌细胞即可通过肋间隙的收集淋巴管，引流至肋间后淋巴结，造成胸膜和脊柱转移。

乳房的发育和异常

1. 乳房的发育　乳房源于外胚层。其发育和发展经历了胚胎期、幼儿期、青春期、月经期、妊娠期、哺乳期，以及经绝后的老年期等不同阶段。女性乳房自青春期开始（国人在12~16岁），在内分泌影响下逐渐发育成熟，至妊娠期、哺乳期、绝经期后经历变化较大，功能特殊，病变多见，尤为临床所重视。成年未孕妇女的乳房多呈半球形或圆锥形，紧张而富有弹性。其大小、形状个体差异较大，主要因所含纤维组织和脂肪的多少不同所致。哺乳期的乳腺高度增生肥大，乳房呈球形，授乳期后的乳房变扁平。老年期乳房明显萎缩变小，松弛下垂。

2. 乳房的先天性异常　有两种表现：一种是数目减少，如乳房发育不全、无乳房或无乳头

等；另一种是数目增加，如副乳房、副乳头等。前者比较罕见，常与胸壁畸形合并发生。后者比较常见。这两种情况，都可给乳房的正常功能带来一定影响。

乳房的发生始于胚胎第6周，最早出现一条从腋窝到腹股沟的"乳线"（图2-32），是由外胚层上皮细胞增厚所形成的。这条乳线在成人位置相当于由腋窝起始，通过乳头，再到腹股沟内侧端的一条假设线。乳线出现后，在此线上形成6~8个乳头状突起，即原始乳房。在人类，乳线下2/3段很快消失。原始乳房除胸部的一对保留外，其余的都在出生前退化消失。如果不退化消失，即为多乳头或多乳房症。灵长类的猴等也保留一对胸部乳房。牛、羊等乳线的上段退化，原始乳房发育成一对腹股沟乳房。猪、犬等则仍为多乳房。无论哪种动物的乳房，其位置都在原始乳线上。

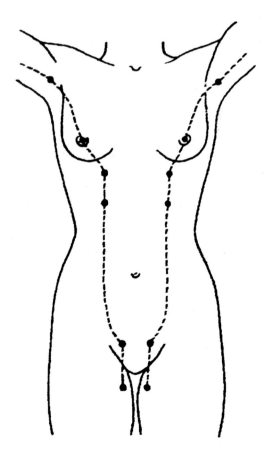

图2-32　乳线（虚线表示胚胎期乳线所经之处及额外乳腺的好发部位，黑点表示副乳房）

凡乳房数目多于两个者都属多乳房，正常以外的乳房又称副乳房，其大小不定，含有乳腺组织。部分副乳房有乳头。无乳头的乳房又称迷走乳房组织，有恶变的可能。副乳房最常见于乳线的上端，即正常乳房的外上方近腋窝处，位置偏内，或在正常乳房和脐之间的乳线上，位置偏外。一般外侧副乳房较内侧者大，腺组织发育也较好，有分泌功能，常在月经期、妊娠期或哺乳期出现胀痛性包块。哺乳期甚至可出现乳头流出乳汁。

先天性乳头回缩是指乳房发生过程中，外胚层细胞向间充质下陷形成凹状结构，表皮层的基底细胞也随之增生，同时下降形成乳芽，至胚胎第3个月才发育成乳管。但乳头原始凹陷结构直到出生前不久，才向上凸起形成外凸的乳头。在此过程中，皮肤外凸可能始终不发生而终身保持凹陷状态。

3.乳房回缩

（1）炎性乳头回缩：授乳期妇女，输乳管的任何阻塞，将阻碍分泌物的正常排出，导致输乳管壶腹淤积和感染，形成脓肿。这种脓肿可能从乳晕边缘处的皮肤溃破形成瘘。如瘘管炎症持续或反复发作，引起输乳管周围组织纤维性变，

常致乳头回缩或朝向改变。

（2）与乳腺癌相关的乳头回缩：由于癌变侵及Cooper韧带引起该韧带挛缩，表面覆盖皮肤因粘连固定而受到牵拉出现凹陷。癌肿如位于乳头下方，侵及输乳管和导管周围的结缔组织，则引起组织粘连固定，向内牵拉乳头，造成乳头内陷。如癌肿位置偏于一侧，会导致乳头偏向癌肿侧。

■男性乳房

男性乳腺发育较晚，70%男孩在青春期乳房稍突出，乳头下可触及纽扣大小的腺体，较硬，多有轻微触痛；乳头甚为敏感，一侧或双侧出现，多在几个月或1年消失。如无消退或渐进增大，将来可发展成男性乳房肥大症，此症也可发生在成年、中年和老年人。其主要组织学变化与新生儿相似。乳管中度延展，管腔加宽，较大乳管内可见少量分泌物。16~17岁后开始萎缩，管腔缩小或闭塞，管周围结缔组织呈胶原性改变。男性乳腺的变化较微，但永不形成小叶，没有真正分泌乳汁的腺泡，这是男性乳房不能分泌含蛋白乳汁的原因。

胸壁皮瓣与肌皮瓣的解剖学基础

■胸壁皮瓣的解剖学基础

胸前内侧区

该区皮肤血供来自胸廓内动脉的穿动脉，呈节段性分布。4条穿动脉分别在2~5肋间隙胸骨旁约1.5 cm处穿出，一般以第2穿动脉为主支，其次是第1穿动脉（图2-33）。第2穿动脉的出现率为78%，蒂长约23 mm，外径约1 mm，分布面积达36 mm^2。胸廓内动脉在第2肋间隙平面的外径

2.7 mm，必要时可取一段该动脉为蒂。该区皮瓣的静脉为穿静脉，第2穿静脉外径为0.8 mm，注入胸廓内静脉。胸前内侧区皮肤薄，色泽、质地与头颈部皮肤相近，可做成胸前内侧皮瓣（图2-34），用于头颈部整形。

胸前外侧区

该区皮瓣除了胸前内侧区皮瓣的优点外，还具有部位隐蔽，血管多，蒂长，供区可直接缝合的优点，是良好的皮瓣供区。主要皮肤动脉为胸外

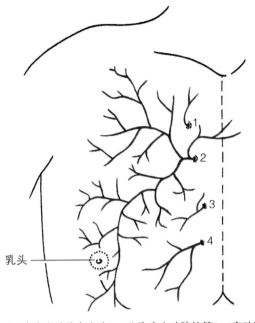

图2-33 胸廓内动脉穿支（1~4为胸廓内动脉的第1~4穿动脉）

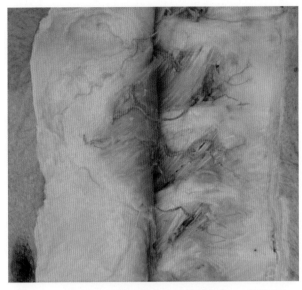

图2-34 胸前内侧皮瓣（示分布于皮瓣的第1~4穿动脉）

侧皮动脉，出现率为96.7%（图2-35）。该动脉来源于腋动脉或肱动脉主干，或两动脉交界处（占62.1%）。动脉走行恒定，起始处外径0.8 mm，蒂长80 mm，分布面积63 cm²，可做成胸前外侧皮瓣（图2-36）。浅静脉为胸腹壁静脉，汇入腋静脉，外径约3 mm。

背阔肌—胸大肌区

该区皮瓣多为轴型动脉供应，主要是胸外侧动脉的皮支。此区皮瓣血供以胸外侧动脉为主支者占53.3%。血管干沿胸小肌下缘走行，起始处动脉外径2 mm，蒂长68 mm，分布面积48 cm²，其皮支的长轴与胸大肌下缘平行。皮瓣区的静脉为胸腹壁静脉，外径3 mm。以肩胛下-胸背动脉的皮支为主支者占33%，外径3 mm，蒂长54 mm，分布面积56 cm²。皮动脉长轴与背阔肌外侧缘平行。同名伴行静脉外径1.5 mm。以此血管蒂可做成胸大肌肌皮瓣。

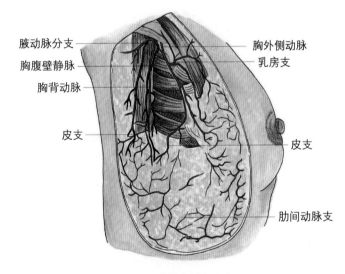

图2-35 胸前外侧皮动脉

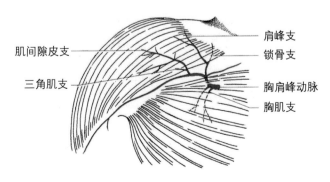

图2-36 胸前外侧皮瓣的血供

胸背区

该区皮肤动脉是胸肩峰动脉的三角肌支的浅支，出现率为98%，多数在胸大肌三角肌沟内侧半浅出到皮下，起始处外径为1 mm。如以三角肌支为蒂，动脉外径可达2 mm以上，蒂长36 mm，分布面积80.6 cm²，最大可达154 cm²。伴行静脉的外径为2 mm，汇入头静脉。该区有锁骨上神经中间支分布，属感觉神经，中间支宽2 mm，可作为神经蒂吻接。

肩背区

该区动脉来自旋肩胛动脉的直接皮肤动脉（图2-37），出现率为100%，其中有63%为单干型，其余为上、下支型。旋肩胛皮肤动脉起始处外径为1 mm，单干长2 mm，分布面积11 cm²。旋肩胛动脉起始端的外径为2.5 mm，如以旋肩胛动脉为蒂，蒂长可达36~49 mm。旋肩胛皮动脉有1~2支静脉伴行，外径2 mm，汇入旋肩胛静脉，汇入处的外径3 mm。皮动脉的起始点位于肩胛骨腋缘，距肩胛骨下角约9 cm处，该区皮瓣皮区广阔且隐蔽，血管干粗，位置表浅而恒定，是良好的带蒂皮瓣供区。

■ 胸壁肌皮瓣的解剖学基础

胸大肌肌皮瓣

胸大肌血供丰富，常以其带蒂的肌充填脓性胸腔或作为修补胸壁缺损的材料。血供主要来自胸肩峰动脉、胸廓内动脉穿支和胸外侧动脉，运动神经是胸内、外侧神经。胸大肌各部有相对独立的血管神经分布。可按胸大肌不同部位做成肌皮瓣（图2-38）。

1. 胸大肌锁骨部肌皮瓣　胸大肌锁骨部肌腹长12 cm，起点宽59 mm，厚8 mm；起点宽48 mm，厚7 mm。主要血管来自胸肩峰动脉的锁骨支和三角肌支。锁骨支外径1 mm，蒂长13.5 mm，分布于锁骨部的内侧半；三角肌支的外径2 mm，蒂长3.4 cm，分布于锁骨部的外侧半。两支之间吻合丰富，可任选其中一支作为血管蒂。伴行静脉外径分别为1.6 mm和2 mm，汇入腋静脉。神经来自臂丛外侧束，穿出锁胸筋膜处横径为2 mm，干长9 mm。

2. 胸大肌胸肋部肌皮瓣　胸肋部上缘长15 cm，中点处厚5 mm。血供主要来自胸肩峰动脉的胸

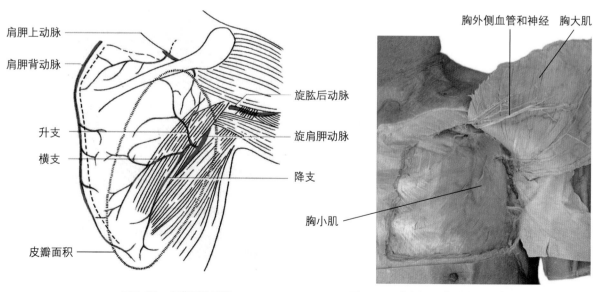

图2-37　肩背区的动脉

肩胛上动脉
肩胛背动脉
升支
横支
皮瓣面积
旋肱后动脉
旋肩胛动脉
降支

图2-38　胸大肌肌皮瓣（示肌皮瓣的血管神经蒂）

胸外侧血管和神经　胸大肌
胸小肌

肌支，外径2 mm，蒂长37 mm；伴行静脉外径2 mm，汇入腋静脉；神经来自臂丛外侧束，穿筋膜处横径1 mm。

3. 胸大肌腹部肌皮瓣　胸大肌下缘长21 cm，中点处厚6 mm。血供主要来自胸外侧动脉、胸肩峰动脉或腋动脉发出的外侧胸肌支。均有伴行静脉，神经来自胸内侧神经，有2~4支。

胸小肌肌皮瓣

胸小肌位于胸大肌的深面，起自第3~5肋骨的前端，肌纤维向外上走行，止于肩胛骨喙突水平前内缘的外侧半。胸小肌长约10 cm，起始处肌腹宽8 cm，中、外1/3交界处最厚，约5 mm。血供来源多，有腋动脉的分支胸肩峰动脉、胸外侧动脉和胸上动脉，一般有2~3支，各支间有丰富的交通吻合，其中总有一支外径大于1 mm，故可任选一支为蒂。静脉与动脉关系不密切。神经来自胸前内、外侧神经，以胸前内侧神经为主。该肌切除后，有胸大肌代偿，不致引起明显的功能障碍。

前锯肌肌皮瓣

前锯肌位于肩胛下肌与肋骨间的胸壁侧面，呈锯齿状；起自上8肋的外面及上缘，向后止于肩胛骨脊柱缘的肋面全长。血供来自腋最上动脉、胸外侧动脉和胸背动脉，分别供应该肌的上、中、下部。其中，胸背动脉在第3、4肋水平分为前锯肌支和背阔肌支（图2-39）。前锯肌支多为1~2支，外径2 mm，蒂长29 mm。静脉与动脉伴行，外径2.5 mm。支配神经是胸长神经，仅1支，横径2 mm，长68 mm。临床上常以胸背动脉或肩胛下动脉和胸长神经为蒂，用前锯肌第5~8肌齿部分作为肌皮瓣，保留肌的上、中部，术后不致引起明显的功能障碍。

斜方肌肌皮瓣

斜方肌肩峰处宽15 cm，上部厚13 mm；血供主要来自颈横动脉，外径2 mm，长约4 cm。该动脉在肩胛提肌外侧缘分为浅、深支，外径均为2 mm。伴行静脉外径3 mm，汇入颈外静脉或锁骨下静脉。该肌受副神经支配，神经分支分别支配斜方肌的上、中、下部。取斜方肌上、中部为肌皮瓣时，以颈横动脉浅支或枕动脉为蒂，神经以副神经在不同部分的分支为蒂（图2-40）。

背阔肌肌皮瓣

背阔肌上缘长18 cm，上缘中部厚4 mm；前缘长31 cm，前缘中部厚3 mm。血供来自胸背动脉，外径2 mm，蒂长8 cm，伴行静脉外径4 mm。该肌受胸背神经支配，神经横径2 mm，切取长度可达9 cm。以胸背动脉和胸背神经为蒂，可取整个背阔肌作为肌皮瓣，亦可以胸背动脉的内、外侧支的分布范围，取部分背阔肌作为肌皮瓣（图2-41）。

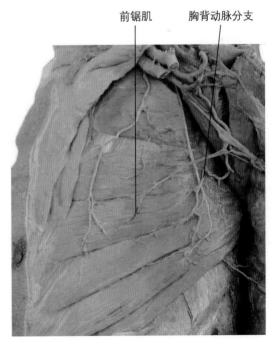

前锯肌　　胸背动脉分支

图2-39　前锯肌肌皮瓣及其血供

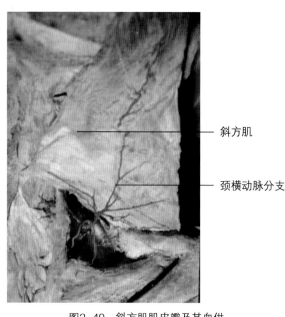

斜方肌

颈横动脉分支

图2-40　斜方肌肌皮瓣及其血供

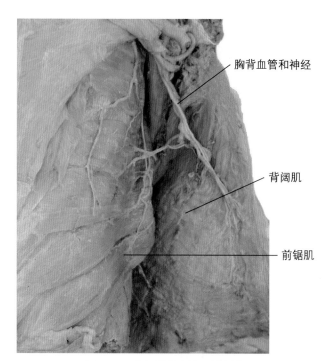

胸背血管和神经

背阔肌

前锯肌

图2-41　背阔肌肌皮瓣及其血供

（丁自海　廖　华）

胸壁创伤修复的解剖学基础

■ 多发肋骨骨折

结构基础与病理变化

　　肋骨、肋软骨与胸骨、胸椎共同构成胸廓，是胸部的支架。肋骨长而弯曲，位置表浅，外伤常易波及。肋骨骨折在胸部创伤中最为常见，一根或多根单处肋骨骨折，其骨折两端肋骨仍能支持着胸廓，对呼吸循环功能影响较小。但在多根肋骨多处骨折，或多根肋骨骨折合并肋骨和肋软骨交界分离或合并胸骨骨折时，两骨折端之间的肋骨失去支持，使该处胸壁软化，称为连枷胸（flail chest），即吸气时，胸腔内负压增大，软化部分向内凹陷；呼气时，胸腔内负压减小，该处胸壁向外凸出（图2-42），形成与健康胸壁呼吸运动方向相反的 "反常呼吸"，从而使两侧胸腔压力不平衡，纵隔随呼吸来回摆动，影响血液回流心脏，引起循环功能紊乱。胸壁创伤和肋骨骨折所致的胸部疼痛，严重限制胸廓的活动幅度；创伤后气道内分泌物增多，患者又因疼痛不敢深呼吸和咳嗽，呼吸道易被分泌物所阻塞；肺挫伤所致的肺间质、肺泡-毛细血管膜及肺泡内出血、水肿，氧的弥散功能降低，患者可出现低氧血症，严重者可引起呼吸衰竭。

外科处理

　　多根多处肋骨骨折除按一般肋骨骨折处理外，还需对胸壁软化区进行固定，以消除胸壁的反常呼吸运动，常用的固定方法有以下几种。

1. 包扎固定法 以厚敷料垫盖在胸壁骨折部位，施中等力量用绷带或胸带加压包扎。此方法适用于搬运途中临时固定，或反常呼吸范围小、幅度较轻的患者。

2. 悬吊牵引法 以巾钳或不锈钢丝绕过折断的肋骨，用牵引绳系于巾钳尾部连接在牵引架的固定滑轮上，坠以2~3 kg重量做牵引共2~3周（图2-43）。其优点是固定效果较好，缺点是身体活动受限明显，现临床上已很少用。

3. 胸壁外固定牵引法 在胸壁软化区的中央选择1~2根能持力的肋骨作为牵引点。局部浸润麻醉后，用消毒的肋骨牵引钩沿肋骨的上缘刺入皮肤，紧贴肋骨的胸膜面绕过肋骨并将其钩住，轻轻将肋骨提起，固定在牵引架上，调节螺丝松紧度，使胸壁复原，牵引时间为2~3周（图2-44）。

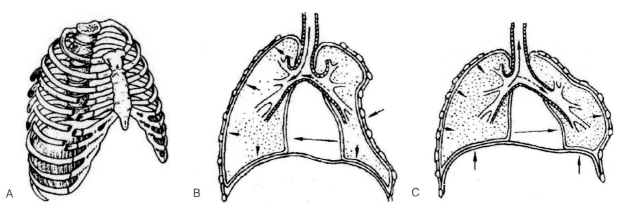

图2-42 多发多处肋骨骨折

A.肋骨多根双处骨折；B.浮动胸壁致使生理紊乱，吸气状态；C.浮动胸壁致使生理紊乱，呼气状态

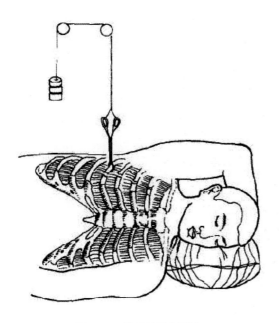

图2-43 肋骨悬吊牵引法

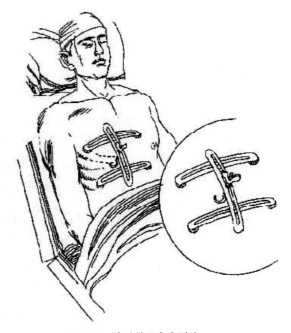

图2-44 胸壁外固定牵引法

4. 骨折内固定法　于全身麻醉气管插管控制呼吸下进行。选胸前外侧切口或胸后外侧切口，自肋间开胸探查肺、膈肌、纵隔脏器损伤情况，止血。暴露肋骨骨折部位，行肋骨固定（图2-45）。常用方法有：①钢丝内固定法：肋骨骨折两端钻孔，用不锈钢丝扭紧固定。②Judet固定架肋骨固定法。根据肋骨骨折的情况，选择合适的Judet固定架，按肋骨之弯曲形态加以弯曲，将固定架锐角侧（55°）的2个爪或3个爪安放在肋骨的下缘，然后用专用钳将固定架紧紧固定在肋骨骨折的部位上；③克氏针肋骨内固定法：在肋骨骨折的前后断端相应处各钻一小孔，用直径1.5~2.0 mm的克氏针，自一端的小孔穿入，然后穿过浮动段肋骨的髓腔，再从另一端的小孔穿出，两断端小孔外各露出克氏针1 cm长，略加弯折。

5. 铝片条加胶布胸壁外固定法　在原胸壁胶布固定的基础上，在胸壁软化区外加2~3条宽16 mm，厚1.5~2.0 mm的铝片，长度超过两端肋骨骨折线5 cm。铝片依患者胸廓形态塑形，置于第1层胶布固定的外面，再用5 cm宽胶布分别将各铝片条紧贴于第1层胶布上，最后用7 cm宽胶布按胸壁胶布固定方法在其外加强固定。本方法操作简单，取材较易，固定后胸壁制动稳定可靠，有利于患者早期下床活动。但胸壁皮肤损伤者不宜采用，不能使胸壁塌陷畸形复位。

■ 开放性气胸

结构基础与病理变化

胸膜腔内的负压，依赖于胸壁的完整和胸膜腔的密闭才得以保持。负压的存在是肺能经常处于扩张状态的必要条件。由枪伤、爆炸伤、刀伤或交通、工矿意外事故造成的胸壁组织撕裂及缺损，胸膜腔与外界大气相通，空气可随呼吸自由出入胸膜腔，负压环境不复存在，产生开放性气胸（open pneumothorax），使呼吸循环功能受到严重影响，如不及时救治，可在短期内死亡。其主要病理生理变化是：①伤侧胸膜腔负压消失，肺被压缩萎陷，丧失气体交换功能；同时，纵隔向健侧移位，健侧肺也受到一定压缩。②可发生纵隔摆动，吸气时，健侧胸膜腔负压增大，

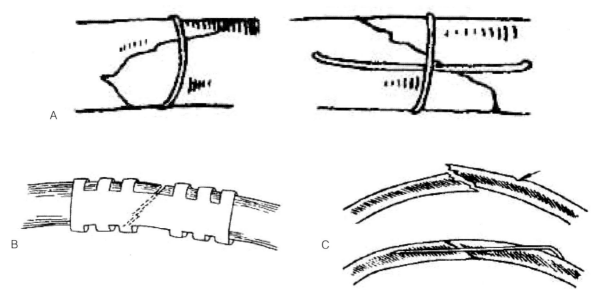

图2-45　常用肋骨骨折内固定法
A.钢丝内固定；B.Judet固定架固定法；C.克氏针肋骨内固定

使两侧胸膜腔压差增大，纵隔移向健侧；呼气时，健侧胸膜腔负压减小，伤侧胸膜腔气体从伤口逸出，纵隔随之向伤侧移位。这种伴随呼吸运动的纵隔摆动，不仅妨碍上、下腔静脉的回心血流，同时刺激肺门、纵隔神经，引起胸膜肺休克（图2-46）。③呼吸气体发生变化，因伤侧肺萎陷，使肺动脉血未经充分氧合就回流到左心，实际上起到右向左分流作用，使动脉血氧分压及饱和度下降。另外，呼气时，健侧肺内气体大部分呼出体外，同时也有少部分进入伤侧气道内；吸气时，使肺吸入的气体不仅来自外界的空气，也有一部分来自伤侧气道内的残气，造成部分残气在两肺间来回流动。时间稍久即可造成缺氧、发绀及严重的呼吸困难。胸壁缺损越大，其病势越重。若胸壁缺损直径大于气管内径，处理稍不及时，就可导致死亡。

外科处理

开放性气胸一经诊断，必须立即处理，以挽救伤员生命。

1. 急救处理 原则是立即封闭胸壁伤口，使开放性气胸变为闭合性气胸，然后再按闭合性气胸处理。其方法是在患者呼气末迅速用大块凡士林纱布封闭伤口，外加无菌纱布敷盖，用绷带加压包扎，保证密封不漏气（图2-47）。有呼吸困难时，要行胸腔穿刺减压或放置胸腔闭式引流。

2. 手术处理 开放性胸部伤口处理越早，其并发症越少。手术主要是对伤口进行早期彻底清创，闭合胸壁伤口或修补缺损。除非有胸内持续出血、重要脏器损伤或异物存留，一般不行胸腔内手术。

胸壁缺损小，可在局部麻醉下清创。清创的重点是剪去失活的软组织，摘除异物及游离骨片，修整肋骨残端，彻底止血。常规安放胸腔闭式引流，按层缝合肌肉、筋膜和皮肤。胸壁缺损较大，要在全身麻醉、气管插管及控制呼吸下进行手术。胸壁缺损可采用下列方法修补：①带蒂肌瓣填塞法。游离附近的胸壁肌束，一般以骶棘肌最合适。将肌束游离至所需长度，切断一端肌束，牵至缺损边缘，沿缺损周围以丝线缝合固定，将缺损完全封闭（图2-48）。皮肤缺损可用转移皮瓣修复。②肺填塞法。将肺膨胀后，用细丝线将肺与胸壁缺损边缘间断缝合，用肺封闭胸壁缺损，其表面用转移肌皮瓣覆盖（图2-49）。

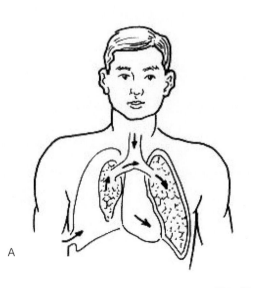
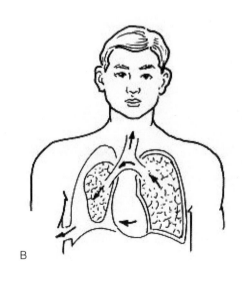

图2-46 开放性气胸

A.吸气时；B.呼气时

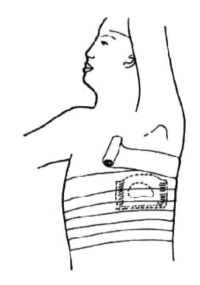

图2-47 封闭胸壁伤口

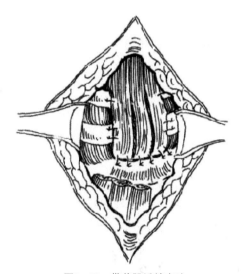

图2-48 带蒂肌瓣填塞法

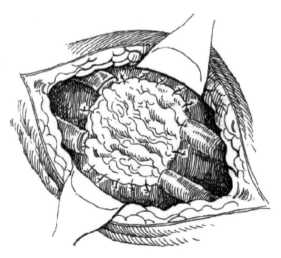

图2-49 肺填塞法

③人工代用品修补法。用医用涤纶片及其他医用人工编织物，剪至需要大小，缝于缺损边缘。为防止胸壁大片缺损修补后出现反常呼吸，可用克氏针插入肋骨两断端或用不锈钢丝于缺损的上、下肋之间围绕2~3圈。由于人工编织物抗感染力低，对有严重污染的胸壁缺损，不宜采用人工代用品修补。

■ 张力性气胸

解剖基础与病理变化

胸部闭合性或穿透性损伤均可引起张力性气胸（tension pneumothorax）。气体可来源于与胸腔相通的活瓣状胸壁伤、肺裂伤或支气管破裂。由于单向活瓣作用，吸气时，胸膜腔内压力降低，空气经开放的活瓣进入胸膜腔；呼气时，活瓣因胸膜腔内压减小而关闭，空气不能排出。胸膜腔内气体不断增加，压力逐渐增高，使肺组织被压缩萎陷，并将纵隔推向健侧，使健侧肺间接受压，呼吸通气面积减少。同时肺动脉血流经不张的肺组织所产生的"右向左分流"，引起严重的低氧血症。由于纵隔移位，心的大血管扭曲，上、下腔静脉失去胸膜腔负压的作用，回心血流受阻，心排出量锐减，引起循环衰竭（图2-50）。

外科处理

张力性气胸的治疗原则是迅速排气减压，解除对肺和纵隔的压迫。

1. 急救处理　用大号注射针头从前胸第2或第3肋间隙刺入胸膜腔并固定，然后将针尾端用橡皮管连接于水封瓶，使胸膜腔内气体持续排出。需转运的伤员，可在针尾端栓一橡皮指套，其顶端剪一小口，呼气时小口开放，气体外逸，吸气时指套小口闭合，使外界气体不能进入胸腔，可持续将胸腔内气体排出，达到转运途中方便安全（图2-51）。

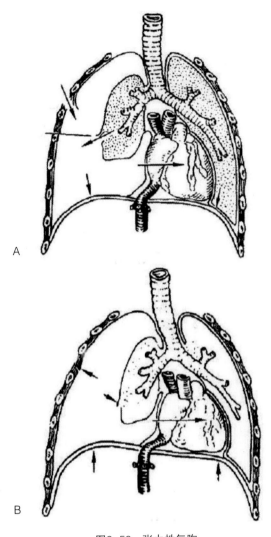

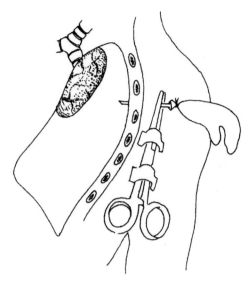

图2-51 针头橡皮囊排气法

图2-50 张力性气胸
A.吸气时；B.呼气时

2. 胸腔闭式引流 治疗张力性气胸的主要方法。即经肋间安置胸腔闭式引流。单纯排气，胸腔闭式引流选在锁骨中线经第2肋间隙置管；若为了同时排气及排血，则经较低的肋间隙置管，一般选在腋中线经第6肋或第7肋间隙置管为宜（详见本章"胸壁疾病外科处理的解剖学基础"）。

（陈和忠）

胸腔穿刺与引流的解剖学基础

▪ 胸腔穿刺术

胸腔穿刺（thoracentesis）是胸外科最常用的诊断和治疗技术之一。可用于诊断和治疗结核性脓胸、急性脓胸早期、自发性气胸、中等量以下的创伤性血胸、气胸及手术后胸腔残留胸液者的排液、排气和胸腔减压。

结构基础与操作要点

胸腔穿刺需熟悉胸膜返折线的位置，因为它

标志着胸膜腔的范围，并注意肋纵隔隐窝、肋膈隐窝的部位，选择最佳穿刺点。

1. 根据X线检查或胸部叩诊选择穿刺点 单纯气胸排气在锁骨中线第2肋间隙，胸腔积液则根据胸液所在部位，选肩胛线第7~9肋间，腋后线第7、8肋间，腋中线第6、7肋间或腋前线第5肋间。有气液面的穿刺排液，穿刺点选在与气液平面相应的肋间。包裹性积液或很小的脓腔，可用超声检查做皮肤定位标记。

2. 穿刺应注意避开肋间血管神经　肋间血管和神经均在肋角处进入肋沟，行于肋间内肌和肋间最内肌两层之间，其排列关系自上而下依次为静脉、动脉和神经。肋间动脉在近肋角处常分出一副支，沿下位肋的上缘向前行。故在肋间隙前部穿刺，应在上、下肋之间进针。但在肋角后，因为肋角内侧肋沟消失，肋间血管和神经位于肋间隙的中间，穿刺应选择在下位肋的上缘进针，以免损伤肋间血管神经（图2-52）。穿刺时要缓缓进针，并注意掌握针的方向和深度，至阻力突然减小之后，接通注射器，试抽吸，有液、气抽出，说明穿刺成功。

3. 抽液量　诊断性胸腔穿刺，抽液50~100 mL即可；治疗性抽液，在患者无反应的情况下，应尽量抽尽液体，液体抽尽后可注入抗生素液冲洗或保留适量的抗生素液。结核性脓胸注入抗结核药物。

4. 病情观察　穿刺过程中要随时观察患者的呼吸、脉搏和面色等变化。若患者出现胸闷、胸痛、心悸、呼吸困难、面色苍白、出冷汗等，应立即停止操作，让患者平卧，并做相应处理。

并发症及其防治

1. 气胸　是最多见的并发症，常因针尖刺破肺胸膜所致。防治的要点一方面是在穿刺过程中嘱患者平静呼吸，避免咳嗽和憋气；另一方面选对穿刺部位和在穿刺过程针尖插入不宜过深。穿刺中若怀疑气胸，可继续抽液、抽气，若气体抽不尽可终止操作，行胸部X线检查，胸腔少量积气可继续观察，若胸腔大量积气，影响患者通气功能，应安置胸腔闭式引流。

2. 出血　胸腔穿刺引起大量出血罕见，多因损伤肋间血管或胸内较大血管所致。防治的关键是穿刺中应注意针尖方向和深度，对纵隔、心、大血管附近的局限性积液、积脓，胸穿时要慎重。要注意鉴别损伤性出血与血性胸液。前者抽出后短期内凝固，后者为陈旧性不凝固血性胸液。一旦怀疑损伤性出血，应立即停止穿刺，严

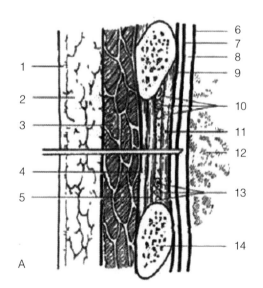
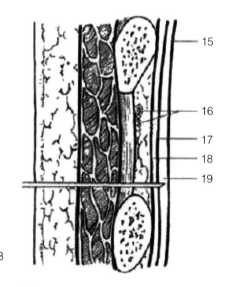

1.皮肤；2.浅筋膜；3.胸壁肌；4.肋间外肌；5.肋间内肌；6.脏胸膜；7.壁胸膜；8.胸膜腔；9.胸内筋膜；10.肋间后血管和肋间神经的上支；11.肋间最内肌；12.肺；13.肋间后血管和肋间神经的下支；14.肋骨；15.脏胸膜；16.肋间后血管和肋间神经；17.壁胸膜；18.胸内筋膜；19.胸膜腔。

图2-52　肋间结构及穿刺入路
A.胸前壁；B.胸后壁

密观察数小时。

3. 心动过缓及低血压 胸腔穿刺过程中患者偶尔会发生心动过缓或低血压,这时患者感到软弱无力或出冷汗。应立即停止穿刺,让患者平卧。几小时后再穿刺,大多数不会再发生低血压。

4. 肺水肿 抽出胸液或气体,使肺迅速复张,可以发生相应部位的复张性肺水肿,临床上少见。对大量胸腔积液患者,采用分次抽液大多可避免发生肺水肿。此种肺水肿一般预后良好,3~4天即自行消退。

■ 胸腔闭式引流

胸腔闭式引流(closed chest drainage),其目的在于排出胸膜腔内积气、积液,保持胸膜腔内负压,以维持肺的膨胀状态和保持纵隔于中间位,保证心、肺功能正常。

用于排气目的的引流,一般选择锁骨中线第2肋间隙;若以引流液体为目的,引流管宜安放在胸腔较低位置,通常在腋中线第6或第7肋间隙。引流管放置过低,可因膈肌上升挤压引流管而致引流不畅。包裹性胸腔积液应在X线透视定位、再经诊断性胸腔穿刺确定脓腔所在之后,方给予闭式引流。手术方法可分为经肋间置管法和经肋床插管法两种。

1. 经肋间置管引流法 患者取半卧位,选定肋间隙,局部浸润麻醉胸壁各层。继之行胸腔穿刺,抽得气体或液体,证明定位准确。平行肋间隙做2~3 cm切口,用中血管钳在上、下肋之间分离肌层,并向胸内施力穿破壁层胸膜,此时可见气体或液体溢出。迅速夹住引流管前端,顺着分开的伤口送入胸腔,连接水封瓶(图2-53)。送入胸腔管的长度以引流管的侧孔距壁层胸膜2~3 cm为宜。床旁安放闭式引流,连接水封瓶后看引流是否通畅,术后根据X线检查调整胸腔内管的长度。

2. 经肋床插管引流法 亚急性脓胸或慢性脓胸,因壁层胸膜增厚收缩,使患侧胸廓塌陷,肋间隙变窄,经肋间引流难以实行,需经肋床插管引流。手术取侧卧位,沿拟切除肋骨段做局部浸润麻醉,顺肋骨走行做6~8 cm长皮肤切口,依次切开皮下、肌层,直达肋骨骨膜,沿肋骨切开5 cm长骨膜并剥离之,然后用肋骨剪切除此段肋骨。经肋骨床切开胸膜进入胸腔(图2-54)。若胸膜呈板状增厚,可做部分胸膜纤维层切除。吸出胸膜腔内脓液,用手指探查脓腔并分开分隔性粘连,置入大口径的胸腔引流管(图2-55),依次缝合胸壁各层,固定引流管,连接水封瓶。

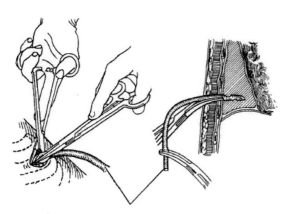

图2-53 经肋间置管胸腔闭式引流法

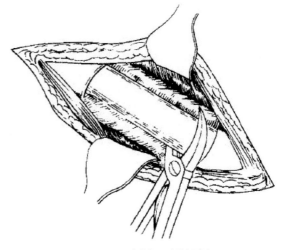

图2-54 经肋床切开插管引流

■ 胸腔开放引流

胸腔开放引流（open chest drainage）必须具备以下条件：①胸膜已增厚，纵隔已固定，开放后不会引起像开放性气胸所致的病理生理改变；②每日引流的脓液量少于20 mL，以减少换药次数，减轻脓液对皮肤的刺激。方法有以下两种。

1. 已行胸腔闭式引流者　可将引流管在皮肤切口外2~3 cm处剪断，以别针横向穿过引流管，并用胶布将别针固定于胸壁皮肤，外覆以多层纱布（图2-56）。

2. 未行闭式引流者　慢性脓胸未做闭式引流者，先按经肋床插管的方法，置入大口径的引流管，然后再用别针、胶布固定。

■ 纵隔引流

纵隔部筋膜间隙，向上与颈部通连，向下通过腹膜后间隙，与腹、盆、会阴甚至下肢的筋膜间隙相通连。纵隔气肿时，进入纵隔的气体如果不断增加，压力逐渐升高，可使血管受压，造成血液回心障碍，并可窜向身体其他部位造成皮下气肿。像气管或支气管损伤后出现的明显纵隔气肿、纵隔内感染，应行上纵隔引流。在胸骨柄上缘做3~5 cm长弧形横切口，切开颈阔肌，分开胸骨舌骨肌束，剪开气管前筋膜，伸入手指向下做钝分离至气管杈平面，使气体或脓液充分溢出减压，再选择适当时机行气管或支气管修补。经胸骨正中劈开的纵隔内手术如胸腺瘤摘除、胸内甲状腺瘤摘除，各种心内直视手术，术后均需安放纵隔引流。

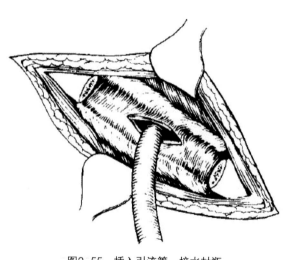

图2-55　插入引流管，接水封瓶

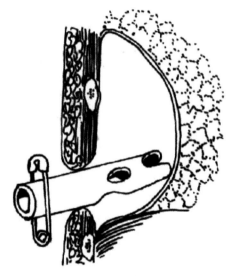

图2-56　开放引流

（陈和忠）

胸壁疾病外科处理的解剖学基础

■ 胸壁结核

胸壁组织（包括骨骼和软组织）因结核菌感染而形成脓肿或慢性窦道，称为胸壁结核

（tuberculosis of chest wall）。多见于青少年，中老年体弱者亦可发病。胸壁结核是全身结核的一部分，主要继发于肺或胸膜结核。由于结核性破坏，组织坏死液化，形成寒性脓肿；有时肋骨

被破坏，在肋间肌内、外形成哑铃形冷脓肿（图2-57）；寒性脓肿破溃穿透皮肤，成为结核性窦道或溃疡。

胸壁结核的治疗包括全身（内科）和局部（外科）治疗。如肺部及其他脏器也有结核和结核症状者，应先加强全身抗结核治疗和营养支持，待症状控制和病情稳定后再进行局部手术治疗。

较小的胸壁结核脓肿，或年老体弱不能耐受手术的患者，可在全身抗结核药物治疗的同时做脓肿穿刺排脓及局部注入抗结核药物，部分患者可痊愈，疗效不好时再考虑手术。

胸壁结核病灶清除手术的原则是：彻底清除所有胸壁呈结核性变的组织，消灭残腔，加压包扎。浅层脓肿清除可在局部麻醉下进行。切开皮肤的长度应超过其脓肿边缘3~4 cm，沿脓肿周围分离切开肌层，尽量不分破脓肿而做完整切除。若脓腔已破，应吸净脓液，把所有病变组织清除，冲洗创面，局部可放链霉素粉剂0.5~1.0 g，逐层缝合，加压包扎。结核灶单纯累及肋骨骨膜时，应用刮匙将受累骨膜刮除。若已累及肋骨或由肋骨结核所引起者，应将受累肋骨段一并切除。深部脓肿或并有慢性窦道者，应在全身麻醉气管插管下手术。切开窦道前，先从窦道口注入亚甲蓝，作为切除范围标记。沿窦道呈梭形切口，将瘘口一并切除，沿亚甲蓝着色标记清除所有结核病灶，包括肋骨、肋骨膜及肋间肌。有时窦道被肉芽组织阻塞，亚甲蓝不能通过，故术中应仔细探查窦道分支及范围，注意常有肋间窦道引至肋骨后方的深部脓肿中（图2-58），同时可有肋骨破坏呈酥糖状，有时脓肿呈哑铃形，甚至深部脓肿大于浅部脓肿。需仔细将这些受累的肋骨或覆盖于深部脓肿之肋骨切除，切除范围应彻底。切除深部脓肿腔壁的全部组织，如切除有困难，则应将干酪样物及脓肿腔壁尽量搔刮干净（图2-59），然后游离邻近的带蒂肌瓣填充于残腔内，并用羊肠线缝合固定，撒入链霉素粉，放引流条，逐层缝合，加压包扎。

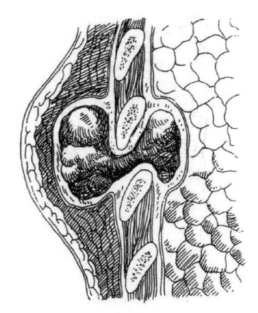

图2-57　胸壁结核哑铃形脓肿

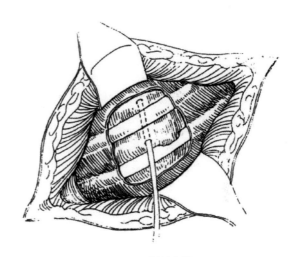

图2-58　探寻窦道

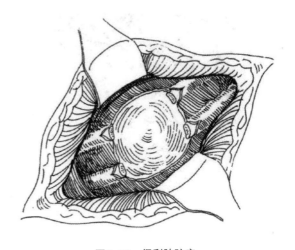

图2-59　搔刮脓腔底

■ 胸壁肿瘤

胸壁肿瘤（tumor of chest wall）是指胸壁深层组织，如肌肉、血管、神经、骨膜、骨骼等组织发生之肿瘤，但不包括皮肤、皮下组织和乳腺的肿瘤。

胸壁肿瘤分原发性和继发性（或转移性）两类，原发性肿瘤又分为良性和恶性两种，恶性者多为肉瘤。继发性肿瘤占胸壁肿瘤的半数以上，多来自他处恶性肿瘤的转移，如肺、乳腺、肾、胃、食管、直肠等处癌肿，也有来自邻近器官肿瘤的直接侵犯，如周围型肺癌向邻近的胸膜、肋骨浸润，造成肋骨破坏或病理性骨折，引起胸壁疼痛，但肿块多不甚明显。

胸壁肿瘤不论良性或恶性，只要身体条件许可，均应及早进行手术切除。对已明确的良性肿瘤，可行局部切除；恶性肿瘤，以及不能肯定为良、恶性者，均应行广泛的、整块的切除。根据肿瘤的大小及部位，术者应在术前充分预计手术切除的范围及胸壁重建的方法，准备好重建胸壁所需要的人工材料。对大块切除者，术后应防止胸壁软化所造成的反常呼吸。

手术切口应根据肿瘤的范围及重建胸壁的方法来决定。肿瘤未侵及表层肌肉和皮肤，可采用弧形皮瓣切口，以加强胸壁缺损的保护（图2-60）。如皮肤已受累时，可沿肿瘤长径做梭形切口，切缘距离肿瘤3 cm以外（图2-61），连同受累的皮肤与肿块一并切除。良性肿瘤处的肌层未受侵犯时，将正常的肌肉层向两侧游离开，暴露出肿瘤，切除肿瘤组织或肿瘤侵犯的肋骨。恶性肿瘤除将受累的肌肉一并切除外，暴露的手术范围要大，应包括瘤体上、下的正常肋骨（图2-62）。先从肿瘤旁正常的肋间切开，伸入手指，从胸腔内探查肿瘤的范围，连同病变肋骨及上、下各一根正常肋骨、壁层胸膜、肋间组织与血管神经和该区域的引流淋巴结整块切除，两端切除处应距肿瘤5 cm。若肿瘤已累及肺表面，可做适当的肺楔形切除。

胸骨肿瘤可做胸骨部分或全部切除，必要时可连同两侧锁骨头一并切除。胸壁肿瘤切除后所造成的胸壁缺损，如面积小于6 cm×6 cm，特别是位于胸后壁有较厚层肌肉保护，可不做胸壁重建，而将两侧的肌层直接拉拢缝合。较大面积的胸壁缺损，特别是在前或外侧胸壁缺损，必须采用胸壁重建方法。

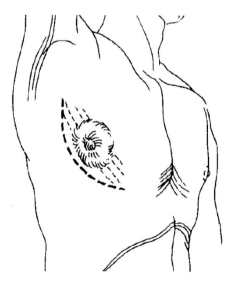

图2-60　弧形切口

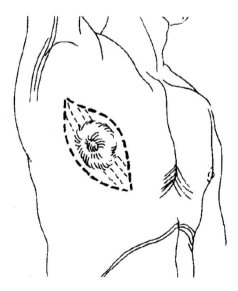

图2-61　梭形切口

胸壁缺损可采用下列一种或多种方法进行重建。

1. 自体组织重建法 即利用带蒂胸大肌、背阔肌肌瓣或其他材料修补缺损，临床上常用。女性患者有时可利用转移同侧乳房或对侧乳房来修补缺损。胸膜有粘连或增厚的患者，有时也可将肺缝合在缺损的周边来修补。缺损的位置较低时，可将膈肌拉至缺损处，并与缺损边缘缝合来修补。胸骨的部分或全部缺损，利用两侧胸大肌在中线互相对拢缝合作修补，常可获得相当满意的效果。

2. 人工材料重建法 适用于较大的胸壁缺损。常用的人工材料有Marlex网、涤纶布和有机玻璃板条等。Marlex网的优点是坚固并有拉力，能形成稳固的胸壁支架（图2-63）；另外它的异物反应较小，有时甚至在感染的组织中也能存留。涤纶布基本上也具备与Marlex网相似的优点，且易剪裁和适形，是修补胸壁缺损的较好材料（图2-64）。必要时亦可取自身的1根正常肋骨分成两半，架桥固定在缺损肋骨的两端，以加强胸壁的稳定性，减轻反常呼吸（图2-65）。浅部肌层切除时，可转移带血管蒂肌瓣覆盖于支架之上。

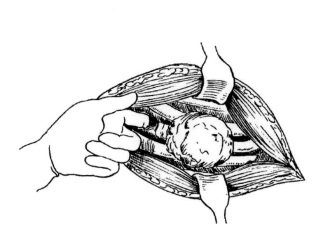

图2-62 暴露肿瘤

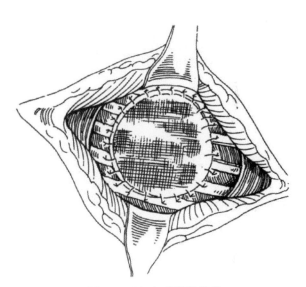

图2-63 Marlex网修补缺损

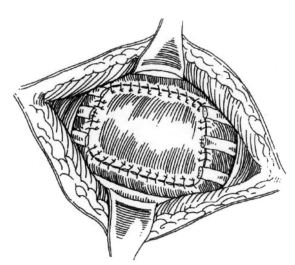

图2-64 涤纶布修补缺损

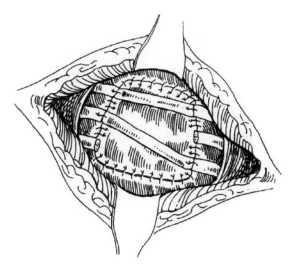

图2-65 自体肋骨加固

（陈和忠）

胸壁畸形外科处理的解剖学基础

■ 漏斗胸

漏斗胸（funnel chest）是胸骨、肋软骨及一部分肋骨向脊柱凹陷的畸形，形如漏斗，故称漏斗胸。多自第3肋软骨开始到第7肋软骨，向内凹陷变形，在胸骨剑突的上方凹陷最深，剑突的前端向前方翘起（图2-66）。肋骨的前部，由后上方急骤向下方斜走，胸廓上下变长，前后距离缩短，严重者胸骨下端最深凹陷处可与脊柱接触，甚至抵达脊柱的一侧。如此则可压迫纵隔器官，造成心脏受压甚或向左侧移位，产生心、肺功能障碍。

根据漏斗凹陷的位置，漏斗胸有左右对称凹陷和不对称凹陷两种类型。不对称者多为右侧凹陷较深，胸骨体腹面转向右侧，严重者可旋转90°，使胸骨体之腹侧面成为凹陷的左侧壁。

漏斗胸手术以3~5岁最适宜，3岁以前有假性漏斗胸，可能自行纠正。手术方法分胸骨翻转法、胸骨抬举法及胸腔镜辅助下漏斗胸矫形术（Nuss手术）。

胸骨翻转法

1. 上、下带血管蒂胸骨翻转术　上、下带血管蒂胸骨翻转术（sternal turn-over method）常用胸腹正中切口，女性患者考虑美容因素，可选用乳房下横切口。正中切口自胸骨角上缘沿中线至脐上2 cm，将胸大肌向两侧游离，暴露凹陷的胸骨及两侧肋骨，沿腹直肌外缘将其游离到脐水平。腹直肌在肋软骨及剑突上的附着点不作切断，只将腹直肌上端及两侧的外缘分离，以利于胸骨板的翻转（图2-67）。

在左右胸肋软骨、肋骨凹陷处稍外侧，从肋弓开始，向上逐条切断第7~3肋软骨或肋骨及肋间肌，肋间血管缝扎。在第2肋间分离出左右胸廓内

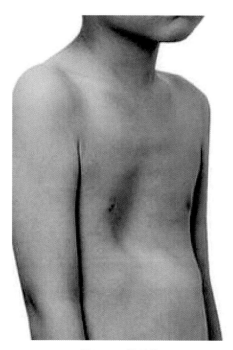

图2-66　漏斗胸

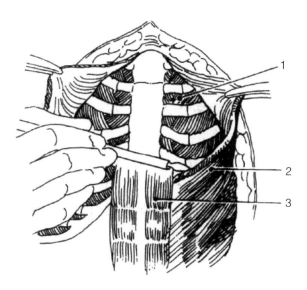

1.第2肋间肌；2.胸大肌；3.腹直肌。

图2-67　游离肌层

动、静脉，并向上、下各游离出2~3 cm，使该段血管处于充分游离可移动状态。用线锯在此肋间横断胸骨，使凹陷的肋软骨、胸骨全部游离。然后将肋软骨胸骨板带着胸廓内动、静脉及腹直肌做180°翻转，两侧胸廓内动、静脉及腹直肌均呈"十"字交叉状（图2-68）。翻转时注意保护胸廓内动、静脉，勿过度牵拉，以免撕裂或损伤血管内膜造成栓塞。适当修剪过长的肋软骨后，用不锈钢钢丝将翻转的胸骨及肋软骨固定在原处。胸骨翻转后，原来胸骨或肋软骨最凹陷处变为向前凸起，可用刀将凸起部分削平，但需注意保护胸廓内动、静脉。胸骨后放引流，逐层缝合胸大肌、皮下组织及皮肤。

2. 不对称性漏斗胸胸骨颠倒翻转术　切口与上、下带血管蒂胸骨翻转术基本相同。肌层仅游离凹陷侧胸大肌，暴露出凹陷侧胸骨和肋软骨，自肋骨骨膜上切断腹直肌。经剑突下缘游离胸骨内侧面，切开凹陷变形的肋软骨骨膜，将肋软骨剥离出来，于开始变形处予以切断。肋间肌、胸廓内动、静脉及肋间动、静脉尽量保留，用胸骨锯将凹陷之胸骨切断，连同肋软骨一并取出（图2-69）。清除附着在胸骨肋软骨板上的软组织，

并将骨板修理平整，颠倒翻转放回原胸壁处，胸骨用不锈钢丝固定，肋软骨端用涤纶线作重叠缝合（图2-70）。胸骨后放引流，缝合胸大肌及皮肤。

胸骨抬举法

1. 胸骨抬举术（sternal elevation method）　亦称Ravitch矫形术。其切口、游离肌层同上，自上而下于骨膜下切除两侧第3~7肋软骨全长，保留骨膜。切除剑突，切断附着于下部肋骨上的腹直肌肌束。分离胸骨后间隙并推开两侧胸膜返折。然后沿胸骨两侧边缘自下而上剪断附着于胸骨缘的肋间肌束和肋软骨骨膜（图2-71），使第2肋以下的胸骨能充分游离抬举。在开始凹陷的胸骨上部的前板截除0.3~0.5 cm后，用手将胸骨下端抬起，使胸骨前板对合好，用10号丝线或粗涤纶线缝合固定（图2-72）。再将第2肋软骨自前内向后外方向斜行切断，然后将两侧肋软骨的内侧端重叠于外侧端上缝合固定（图2-73），称为三点固定法。最后将肋间肌及腹直肌分别缝合在胸骨边缘和胸骨下端。

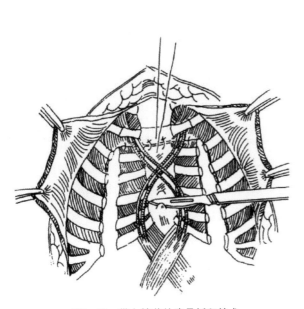

图2-68　带血管蒂的胸骨板翻转术

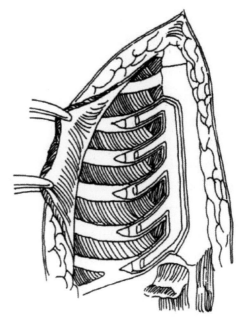

图2-69　分离凹陷侧胸骨肋软骨

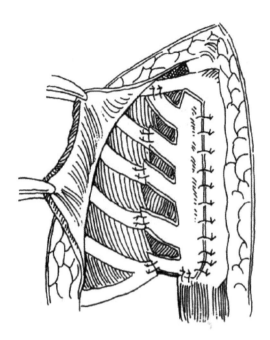

图2-70　胸骨颠倒翻转固定

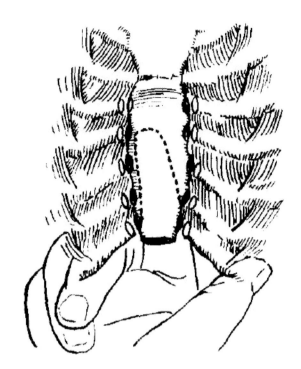

图2-71　钝性分离胸骨后壁、切断肋间肌束

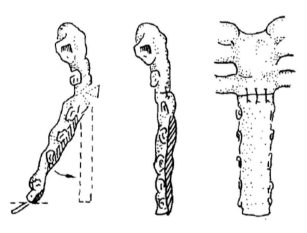

图2-72　横截胸骨上端

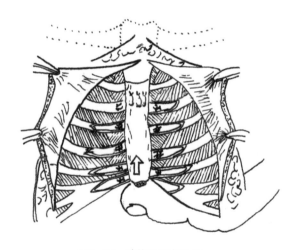

图2-73　肋软骨切断叠缝

不少术者除采用Ravitch手术原则外，还做了改进。如用自体或异体骨、金属或塑料制的条片和网架加强固定。内固定钛条须1年后取出，外固定法或克氏钢针法现已放弃不用。

2. 胸肋抬举术（sternocostal elevation method）　胸肋抬举术的切口、游离肌层同前所述。暴露凹陷的胸骨及肋软骨，于骨膜下将肋软骨游离出来，在接近胸骨处切断两侧第3~7肋软

骨，同时切断凹陷最深的剑突。用巾钳将第3~7肋软骨逐条向前上方牵拉，将向前下方斜行的肋骨、肋软骨，向上移位到肋骨环正常走行位置。切除过长的肋软骨，并缝合固定于各相应的肋软骨断端，使胸廓前后径增大。同时，由于两侧肋软骨向上牵拉的合力，将凹陷的胸骨抬起。本术式适用于10岁以下儿童。

胸腔镜辅助下漏斗胸矫形术（Nuss手术）

随着腔镜技术的不断发展，1998年Nuss教授首先介绍了胸腔镜辅助下漏斗胸矫形术（Nuss手术），由于Nuss手术采用微创技术，具有手术切口小而隐蔽、手术时间短、出血少、活动早、创伤小、无手术瘢痕、矫形效果好等优点，此手术日趋增多。

手术最佳年龄是3~7岁，主要适合广泛对称的漏斗胸，尤其合并扁平胸。Nuss手术首先为患儿测量选择合适长度的支撑架。在双上肢外展位根据正常前胸的外形调整支撑架的弯曲度。在胸骨凹陷最低点的同一水平处，两侧胸壁腋前和腋后线之间各做约2.0 cm横切口。人工气胸右侧置入胸腔镜，直视下将扩展钳沿预先选定的肋间隙缓慢向前通过胸骨下陷处，在胸骨后越过纵隔，至对侧切口穿出。把支撑架用绳连到扩展钳上，引导支撑架凸面朝后拖过胸骨后方。支撑架到位后，将其翻转，使胸骨和前胸壁凸起呈期望的形状。右侧支撑架套入固定器，将固定器缝在肋骨骨膜上，再把固定器与胸壁及支撑架缝在一起；将支撑架左侧缝在肋骨骨膜上。一般术后3年当患儿胸壁足以支撑胸骨时再去除置入物。

■ 鸡胸

鸡胸是胸骨向前方凸起的一种畸形，有3种类型（图2-74）。①Ⅰ型：胸骨整体向前突出，胸骨两侧肋软骨呈深凹陷状，剑突指向背侧。②Ⅱ型：胸骨柄、胸骨体上部及上部肋软骨向前方突出，胸骨体中部及下部肋软骨凹陷，剑突指向前面，胸骨侧面呈"Z"形。③Ⅲ型：局限于一侧有几个肋软骨突起，胸骨体无明显凹凸，仅有沿纵轴向健侧的旋转，对侧肋软骨相对显示有下陷倾向。鸡胸的治疗方法有胸骨翻转法及胸骨沉降法。

上、下带血管蒂胸骨翻转法

与漏斗胸的胸骨翻转术的操作基本相同。但鸡胸的肋骨及肋软骨过长，与漏斗胸有所不同，鸡胸的第3、4肋骨及肋软骨最长，而第5肋骨较短，在切除过长的肋软骨时应注意这一特点。胸骨翻转后，应根据实际情况适当修剪，以取得好的矫正效果。

胸骨沉降法

1. 胸骨整形沉降术（sternal plastic depression

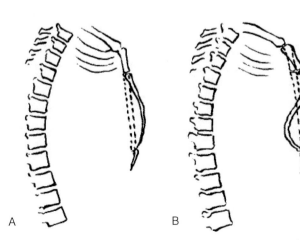
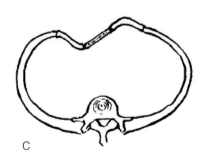

图2-74　鸡胸分型
A.Ⅰ型；B.Ⅱ型；C.Ⅲ型

method） 胸骨整形沉降术的切口、游离肌层同前。于两侧骨膜下切除畸形的肋软骨，保留软骨膜。切断附着在肋软骨上的腹直肌，从剑突下伸入手指分离胸骨后间隙。胸骨整形：①Ⅰ型，在剑突上方切除一段过长的胸骨下端，再于胸骨角下方胸骨异常弯曲处，做前板对向肋间隙的横行楔形截骨，使向前突出的胸骨拉直并将截骨处缝合，胸骨体下端再与剑突缝合（图2-75）。为使前胸壁稳定，两侧胸大肌在胸骨前缝合，腹直肌亦缝盖于胸骨前面。②Ⅱ型，胸骨整形在胸骨的第3肋间，即在明显向前突起部，做以胸骨前板为主的横断楔形截骨术。于胸骨体中部，约剑突上3 cm水平，即明显向后凹陷处，做以胸骨后板为主的横断楔形截骨术，使胸骨"Z"形畸形拉直，用不锈钢丝固定截骨处（图2-76）。③Ⅲ型，对胸骨的明显旋转，可用高位横断截骨，向反方向扭转并叠起，以"8"字形缝合固定（图2-77）。其他步骤视需要与Ⅰ型同样处理。

2. 胸肋沉降术（sternocostal depression method） 与漏斗胸的胸肋抬举术基本相同。将过长的肋软骨切除，使之恢复正常的长度，利用左、右肋骨的牵引力，将胸骨沉降到正常位置。术中掌握好肋软骨切除的长度，避免胸肋沉降后对心脏的压迫。

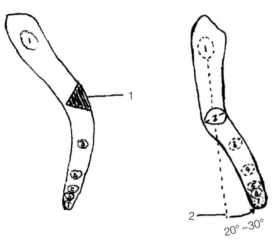

图2-75 胸骨整形（前板截骨）

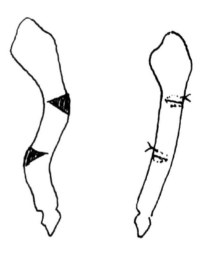

图2-76 胸骨整形前、后板截骨

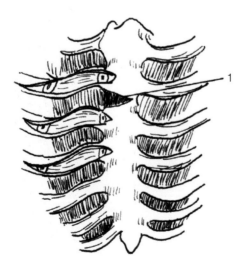
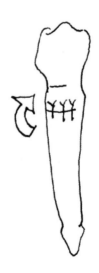

图2-77 高位截骨并固定

（熊　刚）

胸膜剥脱术与胸廓成形术的解剖学基础

胸膜是被覆于肺表面和胸壁内表面的一层菲薄的浆膜，通过脏、壁胸膜及其返折，围成胸膜囊，其潜在性间隙称为胸膜腔，腔内有少量浆液，起润滑胸膜、减少呼吸运动摩擦的作用。当胸膜受致病菌侵犯时，胸膜炎性渗出增多，引起一系列病理生理改变。

■ 胸膜剥脱术

胸膜受病菌感染后，逐渐有纤维素沉积在壁胸膜和脏胸膜表面。最初为纤维素膜，质软，由于纤维细胞的侵入，使纤维素变成致密的纤维组织。随着病程的进展，纤维组织逐渐增厚，特别是壁胸膜上的纤维层尤为显著，限制了呼吸运动，而脏胸膜上的纤维层则使肺不能复张。胸膜剥脱术（decortication）是通过剥除壁、脏胸膜增厚的纤维板，使肺复张，消灭脓腔，改善胸廓呼吸运动。此手术不仅能使肺功能得到最大地恢复，而且保持了胸廓的正常形态。但手术仅适用于肺内无空洞、无活动性病灶、无广泛纤维性变、无支气管狭窄和扩张、无结核性支气管炎、无支气管胸膜瘘的慢性脓胸患者。

手术选胸后外侧切口，切除第5或第6肋骨，切开肋骨床，沿胸膜外间隙向上向下钝性剥离壁层胸膜纤维板层（图2-78）。逐渐撑开切口，扩大剥离范围。当剥离到肺尖部或纵隔胸膜毗邻处时应注意勿损伤锁骨下血管或其他大血管。剥离纵隔面时，右侧勿损伤上腔静脉、奇静脉、右迷走神经、右膈神经（图2-79）；左侧勿损伤主动脉、左膈神经和左迷走神经（图2-80）。然后剥脱脏胸膜上的纤维板（图2-81）。少数病例可以将纤维层完整剥脱，但绝大多数病例需用小尖刀将附着于肺上的纤维层做"十"字形切口，直到脏胸膜，或先划成"井"字形小方块，然后沿分界线做钝性或锐性剥离，以达到肺能充分扩张。

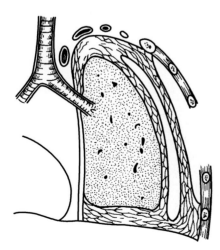

图2-78 剥脱纤维层

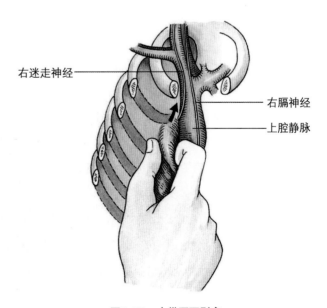

右迷走神经

右膈神经

上腔静脉

图2-79 右纵隔面剥离

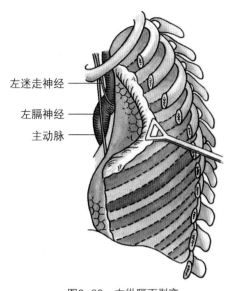

左迷走神经

左膈神经

主动脉

图2-80 左纵隔面剥离

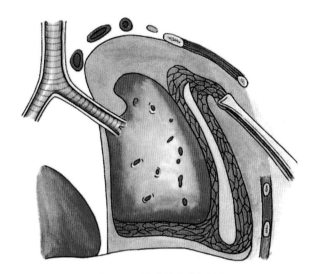

图2-81 剥脱脏胸膜纤维层

■ 胸廓成形术

胸廓成形术（thoracoplasty）是治疗慢性脓胸的主要方法，手术通过切除患侧部分肋骨和增厚的纤维层，使胸廓塌陷，消灭残腔。该手术根据是否保留或切除壁层胸膜纤维层分为胸膜外胸廓成形术和胸膜内胸廓成形术。

胸膜外胸廓成形术

胸膜外胸廓成形术是保留壁胸膜的胸廓改形术。适用于病变范围较小的脓胸或病程较短者。

采用胸后外侧切口，常规先切除第5或第6肋，于胸膜外间隙钝性剥离壁胸膜纤维板层。自上而下逐一切除所需要切除的肋骨，必要时应一并切除胸椎的横突部分。需切除第1肋时，注意保护在其上缘经过的锁骨下动脉和臂丛。第1~6肋骨切除后，视患者情况，决定是继续切除下部7~10肋骨还是分两期完成手术，一般以分期完成为稳妥。二期手术一般在一期手术后3周左右进行，原切口进入，切除第7~10肋骨的后端，前端需保留适当长度。保留之长度自上而下递增，但最长的一根不应超过腋中线（图2-82）。切除肋骨过程

中，需注意保护各肋间血管、神经，勿使胸膜破裂。术毕加压包扎胸壁3周，以使胸廓萎陷，消灭残腔。

胸膜内胸廓成形术

胸廓改形术中切除壁层胸膜增厚之纤维层者，称为胸膜内胸廓成形术。该手术需将脓腔外层各层，包括肋骨、肋间组织及增厚的脓腔壁（壁胸膜纤维层）全部切除，使胸壁的软组织充分下陷与脓腔底部粘着，从而彻底消灭脓腔。目前多应用改良胸膜内胸廓成形术，只切除肋骨及壁胸膜的纤维层，保留肋骨骨膜、肋间肌、肋间血管及神经。此手术适用于慢性脓胸及合并支气管胸膜瘘者。

用后外侧切口，先切除第5、6肋骨进入脓腔。将脓液吸净，刮除脓腔内纤维素及干酪样坏死组织，如有支气管胸膜瘘存在，注意以纱布填塞瘘口，防止脓液或血液倒流。按需要向上顺序切除第4、3或2肋骨，如第1肋骨已超出脓腔顶的范围则不必切除，否则一并切除。然后向下按需要顺序切除第7~10肋骨。切除的肋骨上下左右均应超过脓腔，特别是后缘应切除部分椎骨横突，

使椎旁无间隙存在，保证压陷的胸壁肌肉组织与脓腔内壁紧密相贴，彻底消灭脓腔（图2-83）。后沿肋床逐个切开，在胸骨端切断并翻转肋间肌，切除壁层增厚的纤维板，保留肋间肌、肋间血管及神经。刮除脏胸膜上的纤维素、脓块和干

酪样物，然后按顺序将肋间肌排列填塞于脓腔底部，用可吸收线缝合固定。左侧胸廓成形术时，前部肋软骨尽可能多地保留，以保护心脏，避免受压过剧而影响心功能。

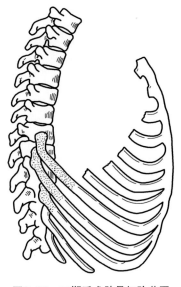

图2-82 二期手术肋骨切除范围

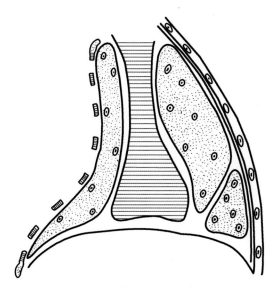

图2-83 胸壁下陷消灭脓腔

胸部手术切口选择的解剖学基础

■ 切口选择原则

由于存在胸壁固定、胸腔内脏器相对活动度差等解剖学特点，在进行胸腔内手术时，获得良好的暴露和操作视野是手术成功的关键。因此，如何正确选择手术切口尤为重要。近100年来，随着胸外科技术的不断发展，胸外科手术入胸途径也发展到多种可供选择。现代胸部手术切口既要求有良好的手术野暴露，同时要考虑减少因手术对患者带来的创伤，减少手术中和手术后对呼吸和循环功能的损害，最大限度地减少肌肉功能的损失，减少疼痛。切口选择的位置和大小，则应根据所做手术的部位、切除靶区的位置、手术操作的难度而定，同时也要根据不同医生的经验和技术做出恰当的选择。每个胸外专科医师都需要

熟悉胸部的解剖结构以及每种手术切口的优、缺点，这样才能在手术中选择正确有效的胸部切口。

■ 常用的胸部切口

后外侧切口

后外侧切口（posterior lateral incision）（图2-84）是最常用的传统开胸手术切口，可适用于肺、食管、膈肌、大血管及纵隔疾病的手术。切口起于肩胛间部，向下向前，绕于肩胛下角2横指，再向前经腋中线，止于腋前线所拟切开的肋间隙或切除肋骨的相应部位。进入胸腔的径路依手术目的而定，上肺叶切除或全肺切除常经第5肋间隙进入胸腔，主动脉手术经第4肋间隙进入胸腔，下肺叶切除、中段食管癌切除经第6肋间隙进

入胸腔，膈及食管下段癌、贲门癌手术经第7或第8肋间隙进入胸腔。

切开皮肤、浅筋膜，于肩胛下角之后自肌组织薄弱的"听三角"处沿切口向前切开背阔肌及前锯肌，向后切断斜方肌和菱形肌。提起肩胛骨，沿肩胛骨之内面扪计肋骨序数。因第1肋被后斜角肌遮盖，其肌端附着于第2肋上缘，故向上扪得最高位的肋为第2肋，然后依次向下计数，以确定肋骨或肋间部位。经肋间隙进入胸腔者，可直接切开肋间肌，切线要靠近下位肋骨，以免损伤肋间动脉。经肋床进入胸腔者，可用电刀纵行切开骨膜，以剥离器将骨膜向上下两侧推开。剥离方向为"上前下后"，即当剥离肋骨上缘时，剥离器应顺肋间外肌纤维方向，自后向前剥离，而剥离肋骨下缘骨膜时，剥离器应紧贴肋骨下缘取逆肋间外肌纤维方向自前向后剥离（图2-85，86）。使用肋骨剪剪断肋骨两端，骨膜电灼止血，切开胸膜进入胸腔。

此手术切口的优点是手术暴露好，胸腔深部操作较方便，适用于除心脏手术外的各种胸腔手术，故有人称之为标准的剖胸切口。但由于过多的肌肉被切断会导致患者术后疼痛明显，因此术侧上肢功能恢复较慢。

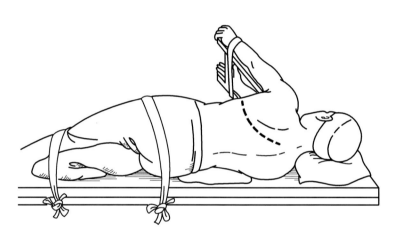

图2-84　后外侧切口

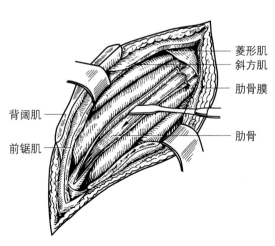

图2-85　剥离肋骨骨膜（上缘）

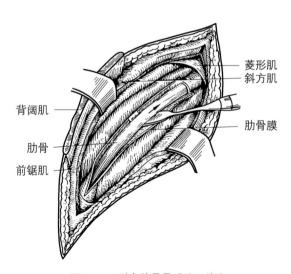

图2-86　剥离肋骨骨膜（下缘）

前外侧切口

前外侧切口（anterior lateral incision）自胸骨缘，沿第4或第5肋间隙，在乳房下皮肤褶皱做弧形切口至腋中线（图2-87）。切开皮肤和皮下组织，切断胸大肌、胸小肌和部分前锯肌，有时部分背阔肌也需要离断，按需要从第4或第5肋间隙进入胸腔。切开肋间肌时沿中线切开或偏向下一肋骨的上缘，以免伤及大的肋间血管和神经。在近胸骨旁有胸廓内动脉下行，需注意保护。如暴露欠满意，可在切口的腋下处延长成波浪形，必要时在胸廓内动脉外缘切断上位肋软骨或下位肋软骨。

此切口损伤结构少，无须切除肋骨，体位对呼吸循环功能干扰小。适用于胸内无广泛粘连、估计手术难度较小的肺叶切除，如紧急开胸心脏复苏、前纵隔肿瘤切除、心包切除、二尖瓣闭式分离手术、房间隔缺损修补术、上腔静脉与肺动脉分流术和经右胸食管肿瘤切除术。但此切口对后纵隔和后胸下部手术野暴露较差。

胸骨正中切口

胸骨正中切口（median splitting sternotomy）自胸骨上切迹上方3 cm开始，沿胸骨正中线至剑突下3~4 cm。切开胸骨骨膜和腹白线，切除剑突。用胸骨锯将胸骨沿正中线纵行劈开（图2-88）。

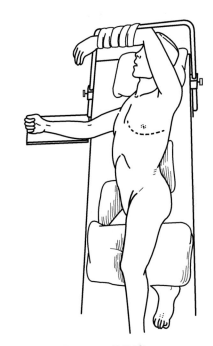

图2-87　前外侧切口

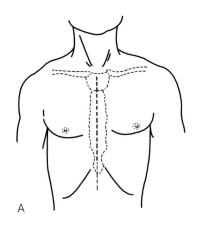

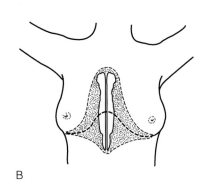

图2-88　正中劈开胸骨切口
A.纵行皮肤切口；B.乳房下波浪形皮肤切口

对女性患者，为了能够达到美观的效果，可行经双侧乳房下波浪形切口，切开皮肤、皮下组织后，再沿胸大肌筋膜向上、下潜行剥离，暴露胸骨，然后正中劈开胸骨。

胸骨正中切口最常用于各种心脏手术，被称为心血管手术的标准切口，其次用于前纵隔手术。切口上端如沿胸锁乳突肌边缘向上延伸，或加上颈领式横切口，形成颈胸联合切口，可分别暴露头臂动脉、颈总动脉等大血管干和气管。

手术中撑开胸骨时应尽量把开胸器放在切口偏下部，且不要撑得过大，以免损伤第1肋骨而有可能引起臂丛损伤。

胸骨部分劈开切口

胸骨部分劈开切口（partial division of sternum）自胸骨上切迹，沿胸骨中线至第3肋间隙平面，用胸骨锯自胸骨柄上缘向下沿胸骨中线劈开胸骨至第3肋间隙，在此平面横断胸骨（图2-89）。此切口创伤小，暴露充分，适用于前上纵隔手术，如胸腺瘤、胸内甲状腺瘤及胸骨后甲状腺肿的切除术。从此切口斜向左颈或右颈，则可完成颈胸部肿瘤切除（图2-90）。从横断的胸骨沿左侧或右侧第3肋间隙走向腋前线，右侧可暴露升主动脉或头臂动脉；左侧可暴露左锁骨下动脉，处理锁骨下动脉损伤或锁骨下动脉瘤（图2-91）。此切口加颈领式横切口，可暴露气管，用于气管狭窄切除或气管肿瘤切除手术（图2-92）。

颈、胸骨上部加腹部切口

颈、胸骨上部切口自第3肋间隙平面沿胸骨中线向上至胸骨上切迹，再斜向左颈沿胸锁乳突肌内缘达甲状软骨平面。切开颈阔肌，用胸骨锯自胸骨柄上缘向下沿胸骨中线劈开胸骨至第3肋间隙，在此平面横断胸骨。腹部作上腹正中切口（图2-93）。此切口主要用于上段食管癌手术。手术分胸、腹两组同时进行。胸组游离颈段食管至主动脉弓后（图2-94），腹腔组游离胃，在贲门部切断食管，胸段食管用钝性剥离抽至颈部，胃经过扩大后的食管床送至左颈与食管吻合。此切口创伤小，不进入左、右胸腔，对呼吸循环干扰小。

颈、胸、腹部三切口

颈、胸、腹部三切口（cervico-thoraco-abdominal triple incision）用于食管中上段癌肿

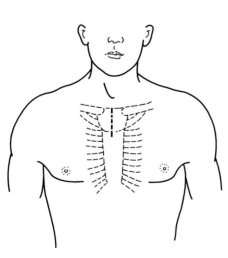

图2-89 胸骨部分劈开切口

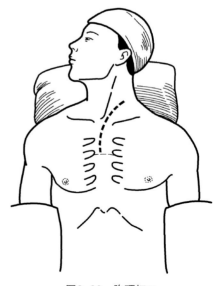

图2-90 胸颈切口

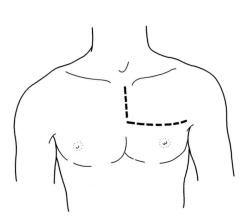

图2-91　前胸上部切口（向左或向右）

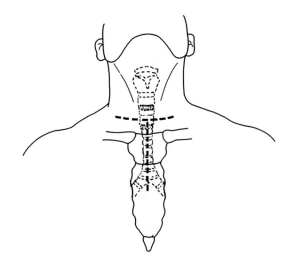

图2-92　颈胸"T"形切口

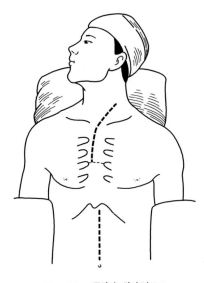

图2-93　颈胸加腹部切口

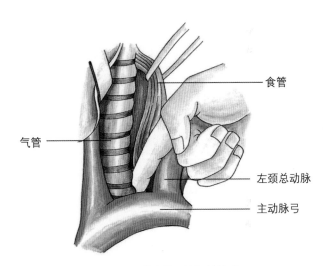

图2-94　前上纵隔的解剖关系

切除、颈部食管-胃吻合术。手术分两组同时进行。胸部为右胸前外侧切口，经第4肋间隙进入胸腔，游离胸段食管至胸顶。然后作左颈斜切口，自胸骨上切迹沿胸锁乳突肌内缘达甲状软骨上缘，切开颈阔肌，在胸锁乳突肌内缘分离舌骨肌群，在气管后暴露食管，将游离出的胸段食管送至颈部。上腹正中切口游离胃大部，将胃经扩大的食管裂孔，经食管床送至左颈侧与食管吻合（图2-95）。

此切口的优点是：①可以较彻底地切除高位食管癌；②一旦发生吻合口瘘，由于在颈部，多数可在短期内换药治愈；③手术分胸腹两组同时进行，缩短了手术时间。缺点是游离食管中下段时暴露较差。

胸腹联合切口

胸腹联合切口（combined thoracoabdominal incision）自术侧腋后线，沿第7或第8肋间隙向前下跨越肋弓，连上腹正中切口或旁正中切口。切开背阔肌、前锯肌、肋间肌进入胸腔。切开腹外斜肌、腹直肌鞘，结扎腹壁上动、静脉，切开腹横肌及腹膜进入腹腔。切断肋弓，向膈肌食管裂孔方向切开膈肌，注意避开膈神经，妥善结扎膈肌血管（图2-96）。

此切口适用于胸腹区脏器手术，如贲门癌，全胃切除，脾、肾、肝叶切除及胸腹区脏器损伤手术等。贲门癌或胃底癌探查手术，通常先做上腹正中切口，探查肿瘤可切除时，再斜向外上方延长切口。

腋下切口

1. 腋下垂直切口（transaxi-llary vertical approach） 自腋窝中心向下，沿腋中线做垂直切口，根据切开肋间隙需要，达第6、第7肋骨平面（图2-97）。切开皮肤、皮下组织，沿胸大肌与背阔肌间隙切开前锯肌。肋间隙定位以胸骨角平第2肋，依次向下数至相应肋间，切开肋间肌进入胸腔。

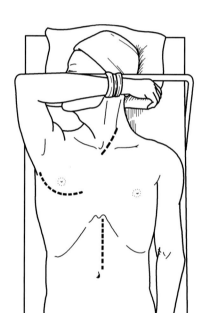

图2-95 颈、胸、腹三切口

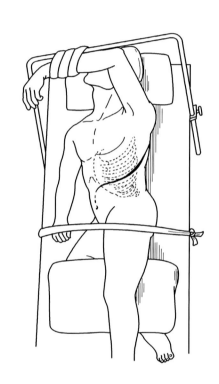

图2-96 胸腹联合切口

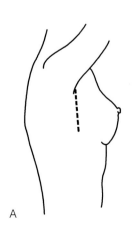

A

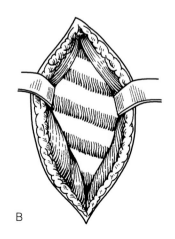

B

图2-97 腋下垂直切口
A.腋下胸切口；B.显露肋骨

此切口创伤小，无须切断胸壁大肌肉。术后患者上肢下垂，遮盖切口瘢痕而不影响美观。适用于胸内较浅在的各种手术，如肺楔形切除、肺大疱修补、胸膜疾病及4岁以下小儿的动脉导管结扎手术。

2. 腋下横切口（transaxillary transverse incision）　在腋毛边际的下缘（第2或第3肋水平）做一弧形切口，前方起自胸大肌，后方止于背阔肌（图2-98）。切开皮肤、皮下组织，分离腋窝内筋膜直达胸壁，注意保护肋间臂神经和胸长神经。如做第1肋骨切除，宜将上肢充分外展和后伸，以充分暴露腋窝。切口可能触及胸最上动、静脉。胸最上动脉细小，起自腋动脉第一段，经胸小肌深面，分布于第1、2肋间隙附近的肌肉，手术中注意结扎这支小动脉，避免从腋动脉上撕裂。分离附着于第1肋外侧缘的薄层筋膜，从腋鞘中分离血管，向上清理斜角肌间隙，把前、中斜角肌在第1肋骨上的止点处切断。注意辨认锁骨下动、静脉和臂丛与第1肋的位置关系，避免损伤锁骨下血管和臂丛神经，从胸骨端到肋骨头把第1肋骨整个取下。经第2肋间隙进入胸腔，

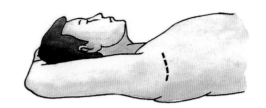

图2-98　腋下横切口

可见星状神经节及交感神经链，行胸交感神经切除术。

此切口适用于胸廓出口综合征、胸交感神经切除、肺尖部病变切除等。

剑突下小切口

剑突下小切口（xiphi lower small incision）自剑突上方，沿正中线向下，长约10 cm（图2-99）。切开胸骨前筋膜及腹白线，避免进入腹腔，切断附着在剑突上的肌肉及筋膜，切除剑突，用手指分离胸骨后间隙，暴露膈肌前部及被纤维组织和脂肪组织覆盖的心包下部。

此切口适用于心外膜起搏器安装、心包活检、心包积液开窗引流等。

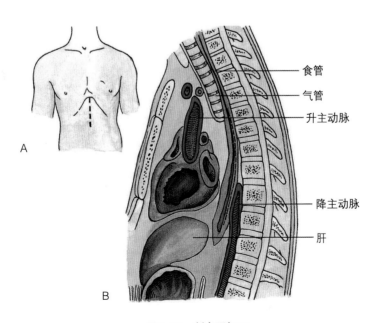

食管
气管
升主动脉
降主动脉
肝

A
B

图2-99　剑突下切口
A.切口位置；B.胸部正中矢状切面

（殷伟强）

电视胸腔镜手术的解剖学基础

胸腔镜（thoracoscopy）技术已有100余年历史。早期主要用于切断肺结核患者的胸膜粘连，使人工气胸在肺结核的萎陷疗法中起着良好的作用。随后虽有医者应用胸腔镜对胸膜病变进行诊断和治疗，但并未引起人们的重视和推广。直到20世纪90年代初，随着微型摄像系统和高清晰度显像系统的发展，以及胸腔内镜手术器械的不断创新，使得电视辅助胸腔镜外科（video assisted thoracoscopic surgery，VATS）逐渐开展起来，许多常规开胸手术可以通过VATS来进行。与开胸手术比较，其有组织损伤小、术后疼痛轻和恢复快等优点，已在国内外医院广泛开展并应用于普胸外科的大多数疾病的诊治。

1. 手术适应证

（1）胸膜腔疾病：在诊断性检查方面，主要进行胸膜病灶活检、不明原因胸腔积液的定性诊断。在治疗方面，主要适用于部分胸膜剥脱或胸膜固定术、急性脓胸的彻底引流或包膜剥脱、慢性脓胸的纤维板剥离、术后血胸的止血和血块的清除，以及夹闭胸导管治疗乳糜胸等。

（2）纵隔疾病：在诊断性检查方面，通过VATS活检可以对纵隔病变明确诊断。对肺癌、食管癌开胸手术行VATS探查纵隔并对淋巴结进行活检，以确定肿瘤的分期，并判断能否切除。在治疗方面，VATS目前应用较多的是对一些纵隔囊肿的切除（如心包囊肿、胸腺囊肿、支气管源性囊肿），以及一些较小的胸腺瘤、重症肌无力患者的胸腺切除及一些较小的后纵隔肿瘤（如神经源性肿瘤等）的切除，还可行椎旁脓肿引流。

（3）食管疾病：目前的VATS技术可以完成较小的食管平滑肌瘤切除、迷走神经切除和食管肌层切开等手术。近年，将胸腔镜应用于食管癌根治手术的报道逐年增多，对食管周围淋巴结清扫也可达到开胸的效果。

（4）肺部疾病：肺楔形切除是VATS目前开展例数最多、效果最理想的手术方式。用于治疗肺大疱引起的气胸，肺良性肿块或转移瘤，肺内结节的诊断和治疗，肺实质弥漫性疾病的诊断。VATS肺叶切除术，可用于肺良性疾病，如支气管扩张症、结核瘤、肺错构瘤、炎性假瘤的治疗。对于早期肺癌，VATS肺叶切除加纵隔淋巴结清扫，也收到与开胸手术相同的远期效果。目前胸腔镜下气管、支气管、肺动脉及上腔静脉成形术也有许多报道，均取得了不错的效果。

（5）心包、血管疾病：用VATS行心包切除、心包开窗引流或活检来诊治心包疾病，VATS用于心血管外科的手术，如治疗先天性动脉导管未闭。

2. 手术禁忌证　严重胸膜粘连，胸膜腔消失，而又难以分离一定的空间允许胸腔镜进入者；不能耐受单肺通气者，或存在严重心功能不全和心律失常者。

3. 手术操作要点

（1）患者体位与套管针安置方法

侧卧位：也称标准体位。患者呈90°侧卧，健侧朝下，腋下垫一软垫，使脊柱向上弯曲并相应扩大了肋间隙，便于置入适当大小的套管和改变套管方向。患侧手臂呈90°上抬，固定于头架上（图2-100）。

术者通常站在面向患者的一侧，第1助手站在患者的背侧，第2助手操纵胸腔镜站在术者的右侧。电视监视器最好有两台，分别置于患者的头端两侧，以便术者与助手都能清楚地观察胸腔内情况；如果只有一台监视器，可安放在患者的头端。第1个切口的位置一般为第7或第6肋间腋中线，用于置入胸腔镜；第2个和第3个切口常常置于比第1个切口高一个肋间的腋前线和腋后线（图2-101）。行肺叶切除术时也可在听诊三角上再做一个切口，用于置入切割缝合器。不同的手术、不同的外科医师，切口部位的选择略有不同。总的来说，胸腔镜入口常在腋中线第6或第7肋间，其他切口则可根据病灶位置和手术需要安置于第3~6肋间腋前线或腋后线，用于置入相应的手术器械，大多总共用3个切口就能满足手术需要。但有一个原则，切口位置要使得手术器械进入胸腔后，能与胸腔镜向同一方面推进，这样易

于使器械保持于内镜视野内。

在做第1个切口时，由于是在盲目状态下进行的，所以在切开胸壁后必须先用手指进入胸腔探查是否粘连，如有粘连应先用手指予以分离，然后再安放套管或切口保护器，其他套管则可在内镜直视下安放。根据内镜胸内全面检查结果确定第2、第3个套管的安放位置。用套管针直接穿刺胸壁时要小心，避免损伤肺组织。

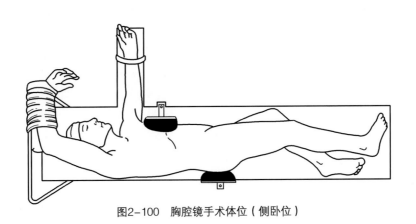

图2-100 胸腔镜手术体位（侧卧位）

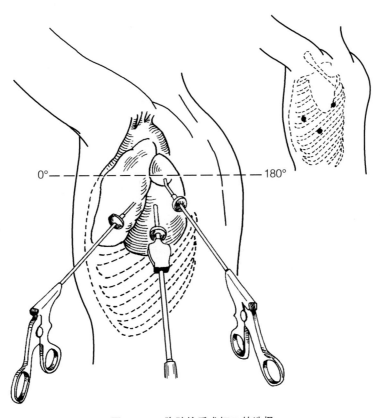

图2-101 胸腔镜手术切口的选择

仰卧位：主要用于以下3种情况（图2-102）。①前胸第2、第3肋间用于暴露肺尖及胸膜顶，对位于肺的前上方肺气肿或肺大疱破裂导致的自发性气胸特别有用；胸交感干的上部也可经此处进路到达；②仰卧位腋前线第3肋间进路可充分暴露上纵隔，包括上腔静脉、头臂干、奇静脉及上、前、中纵隔淋巴结；③腋前线第5、第6肋间安置套管能清楚地暴露心包。但必须记住心包活检或心包切开最好在左侧进行，而右侧因右心房及右心耳极为薄脆，很容易导致损伤、出血。

（2）不同病变胸腔镜进路的选择：腋线（前、中、后）是最常选用的胸腔镜进路。主要理由是此处没有丰厚的肌肉阻碍，既易于操作，又不损伤肌层。腋三角的前缘、后缘、下缘分别由胸大肌下缘、背阔肌前缘和膈肌线构成，尖端到达第2肋间水平。腋三角内进路所处的肋间水平，主要根据病变性质来决定。第3、第4肋间隙常用于治疗自发性气胸；第5、第6甚至第7肋间隙常为治疗胸腔积液的途径；第6、第7肋间隙尤为适用于胸腔转移性恶性肿瘤和胸膜间皮瘤导致的胸腔积液，也可以观察膈肌和脊柱；第4、第5肋间隙常用于肺活检等。但必须记住的是，胸腔镜入口不能太靠近病灶，因为靠病灶越近，反而无法观察清楚，也难以进行内镜下操作。而最容易的是从病灶的相对方向进入，即当病灶位于后壁时，需选用腋前线作为套管入口；前壁病灶选用腋后线径路。所以术前明确病灶位置非常重要，这不仅决定着胸壁入口的选择，也直接关系到诊断结果和治疗效果。

（殷伟强　王炜）

主要参考文献

1. 丁自海. 临床解剖学·胸部分册. 2版. 北京:人民卫生出版社, 2014.
2. 姜宗来, 于伟勇, 张炎. 胸心外科临床解剖学. 2版. 济南: 山东科学技术出版社, 2010.
3. 丁自海, 原林. 局部临床解剖学. 北京: 世界图书出版公司, 2009.
4. 刘正津, 陈尔瑜. 临床解剖学丛书·胸部和脊柱分册. 北京: 人民卫生出版社, 1989.
5. Richard L. Drake. 格氏解剖学. 41版. 丁自海, 刘树伟主译. 济南: 山东科学技术出版社. 2017.
6. 许家军. 中国人解剖学数值. 2版. 北京: 人民卫生出版社, 2019.
7. 顾恺时. 胸心外科手术学. 2版. 北京: 人民卫生出版社, 1993.
8. 张绍祥. 局部解剖学. 北京:科学出版社, 2012. 148-174.
9. Peter L. Willian. 格氏解剖学. 38版. 杨琳, 高英茂主译. 沈阳: 辽宁教育出版社, 1999.
10. 蒋跃光. 胸部创伤救治概况. 中华创伤杂志, 1995, 11:274.
11. 陈鸿义, 王俊. 现代胸腔镜外科学. 北京: 人民卫生出版社, 1997.
12. 翁国星. 电视胸腔镜手术学. 北京: 科学技术出版社, 1994.
13. 丁嘉安, 姜格宁, 高文. 肺外科学. 北京: 人民卫生出版社, 2011.
14. Basmajian JV, Slonecker CE. Grant's Method of Anatomy. A Cilinical Problem-solving Approach. 11th ed. Baltimore: Williams&Wilkins, 1989.
15. Moore KL. Clinically Oriented Anatomy. 3rded. Baltimore: Williams&Wilkins, 1992.

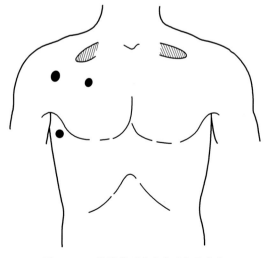

图2-102　胸腔镜手术体位（仰卧位）

胸腔出口区

胸腔出口区（chest export zone）的境界为：前界为胸骨柄，后界为第1胸椎，两侧为第1肋，是颈根部与胸部的交界处，有出入胸廓上口的大

血管、神经、淋巴导管、食管、气管、上凸的胸膜顶和颈深肌群（图3-1，2）。胸腔出口区两侧的结构不尽相同。前斜角肌是该区的重要标志。

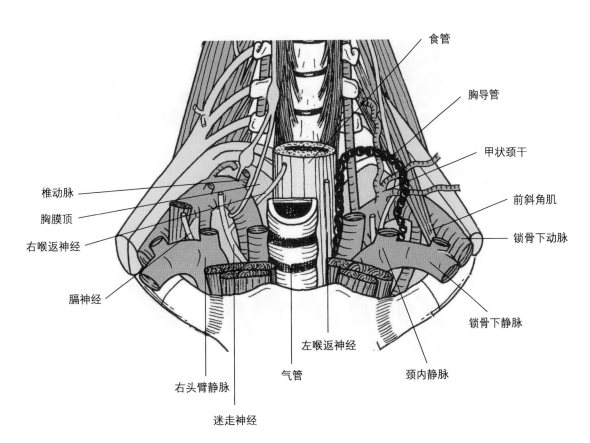

图3-1　胸腔出口区的范围和通过的器官

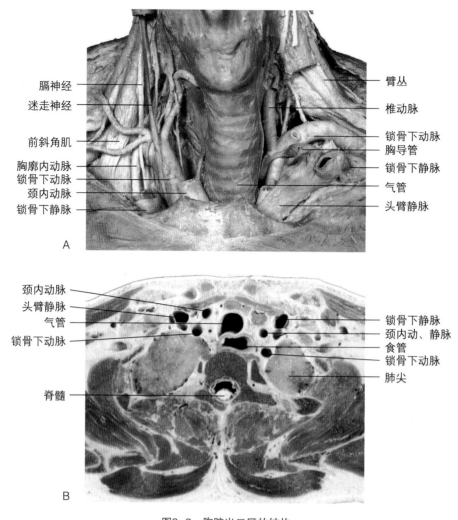

膈神经
迷走神经

前斜角肌

胸廓内动脉
锁骨下动脉
颈内动脉
锁骨下静脉

臂丛
椎动脉

锁骨下动脉
胸导管
锁骨下静脉
气管
头臂静脉

A

颈内动脉
头臂静脉
气管
锁骨下动脉

脊髓

锁骨下静脉
颈内动、静脉
食管
锁骨下动脉

肺尖

B

图3-2　胸腔出口区的结构
A.前面观；B.水平切面观

颈深肌群

颈深肌群可分为内侧群和外侧群（图
3-3），前者位于脊柱颈段的前方，亦称椎前
肌，包括头长肌、颈长肌、头前直肌和头侧直
肌；后者位于脊柱颈段的两侧，包括前、中、后
斜角肌。斜角肌与颈根部诸多重要结构关系密
切，是寻找这些结构的肌性标志。本节主要介绍
斜角肌。

1. 前斜角肌（anterior scalene）　大多数起自
第2~6颈椎横突前结节（97%），少数起自第2~5
颈椎横突前结节（3%）。肌纤维斜向外下方，

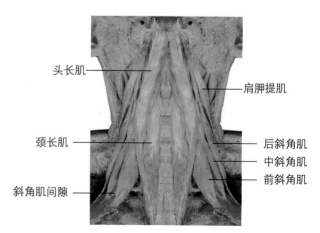

头长肌

颈长肌

斜角肌间隙

肩胛提肌

后斜角肌
中斜角肌
前斜角肌

图3-3　颈深肌群（颈部冠状切面）

止于第1肋骨前部上面及内侧缘、锁骨下动脉沟前方的前斜角肌结节，止点的后外侧为锁骨下动脉沟。据中国人资料，此肌肌腱长约2 cm，肌腹长约6 cm。前斜角肌腱性纤维束带的出现率约为21%。

2. 中斜角肌（middle scalene） 位于前斜角肌的后方，起自第2~7颈椎横突后结节，肌纤维斜向外下方，止于锁骨下动脉沟后方的中斜角肌结节及第1肋上面。中斜角肌腱性纤维束带的出现率为80%，束带的长、宽、厚分别为3 cm、0.6 cm和0.1 cm。

3. 后斜角肌（posterior scalene） 位于中斜角肌的后方，肌肉细小，有的不易与中斜角肌分离。起自第5~7颈椎横突后结节，肌纤维与中斜角肌相贴斜向下外方，止于第2肋中部外侧面中部的粗隆。

颈动脉鞘及其内容

颈动脉鞘（carotid sheath）包绕颈总动脉、颈内动脉、颈内静脉和迷走神经，由颈筋膜中层构成，上起自颅底，下续于纵隔，周围借疏松结缔组织分别与颈筋膜浅、深层相融合。在颈动脉鞘近胸腔上口处，鞘内颈总动脉居后内侧，颈内静脉居前外侧，二者之间的后外侧有迷走神经（图3-4）。在鞘内颈内静脉周围常有数个小淋巴结。

颈动脉鞘的浅面有胸锁乳突肌、胸骨舌骨肌、胸骨甲状肌、肩胛舌骨肌下腹和颈袢；鞘的深面有甲状腺下动脉横过（在左侧还有胸导管弓），并借椎前筋膜与颈交感干、椎前肌和颈椎横突等相毗邻；鞘的内侧有喉返神经、甲状腺侧叶、气管及食管等；鞘的外侧有膈神经，在左侧下端尚有胸导管。偶尔在颈动脉鞘前壁附有异常的肌，称胸骨颈鞘肌，该肌起自胸骨柄后方，与胸骨甲状肌伴行一段距离后，止于颈动脉鞘。

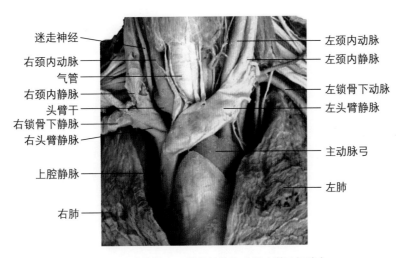

图3-4　颈动脉鞘内下段的结构和毗邻（鞘已切除）

主要血管和神经

■ 锁骨下动、静脉

锁骨下动脉

1. 锁骨下动脉（subclavicular artery）的起始与变异　左侧的较恒定地起自主动脉弓，偶尔与左颈总动脉共干（0.3%）；右侧多起自头臂干（98%），少数起自主动脉弓末端（1%），其中以食管后型多见（98%）。起始后，自胸锁关节后方斜向外侧至颈根部，呈弓状经胸膜顶前上方，穿斜角肌间隙至第1肋外侧缘续为腋动脉（图3-5）；全长左侧的约9 cm，右侧的约7 cm，起始部外径约10 mm。

左侧锁骨下动脉起始变异多系右位主动脉弓所致，较少见；而右侧锁骨下动脉起点变异多见于起自左侧锁骨下动脉起点远端即主动脉弓末段甚或胸主动脉始段，称为迷走右锁骨下动脉（aberrant right subclavicular artery），尸检出现率约1%，多与胚胎发生密切相关，此时无勾绕右锁骨下动脉的喉返神经，而仅为高位右侧喉下

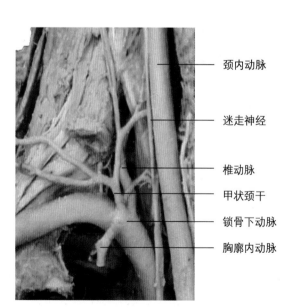

颈内动脉

迷走神经

椎动脉

甲状颈干

锁骨下动脉

胸廓内动脉

图3-5　锁骨下动脉的位置和分支

神经。两侧锁骨下动脉起点变异均可行经食管后方、食管与气管之间或气管前方，食管钡餐X线片可呈食管上胸段后壁黏膜皱襞受压征象。食管后位右侧锁骨下动脉具有重要的临床意义，即异常动脉与主动脉弓共同形成"血管环"，压迫食管与气管，从而引起吞咽困难、刺激性干咳或声音嘶哑等症状；而变异动脉受压可引起近端狭窄、闭塞缺血而导致锁骨下动脉盗血症。此种变异有的还可伴有胸导管的走行和注入部位异常，即胸导管可注入右侧静脉角或两侧静脉角。

锁骨下动脉走行变异主要为左侧锁骨下动脉半错位（穿经前斜角肌下端，约占3%）和右侧锁骨下动脉错位（经前斜角肌前方，约占2%）。

2. 锁骨下动脉的分段　左、右锁骨下动脉的起始部位不同，行程也有一定的差异。以前斜角肌为肌性标志可将锁骨下动脉的行程分为3段。

第1段，左、右锁骨下动脉呈弓形行向外侧，经胸膜顶的前方至前斜角肌内侧缘。锁骨下动脉弓的最高点常位于锁骨内、外1/3交界上方约1 cm处，颈部长度不同者其高点有一定的差异。此段动脉的毗邻较复杂，前方主要有颈内静脉、椎静脉、迷走神经及交感神经的心支通过；后方主要有交感干、喉返神经通过；后下方与胸膜顶和肺尖相邻；左锁骨下动脉的内侧与气管、食管和胸导管相邻。第2段，走行于前斜角肌后方，上方紧邻臂丛下部，下方有胸膜顶。后方为中斜角肌。第3段，走行于前斜角肌外侧缘至第1肋外侧缘之间的部分，前方与锁骨下肌、锁骨下静脉、肩胛上动脉及其静脉、肩胛舌骨肌及颈外静脉毗邻；后方与臂丛下干、中斜角肌相邻；外上方与臂丛中、上干为邻为，下方的为第1肋上面。

3. 锁骨下动脉的分支　主要分支有椎动脉、胸廓内动脉、甲状颈干和肋颈干（图3-6）。

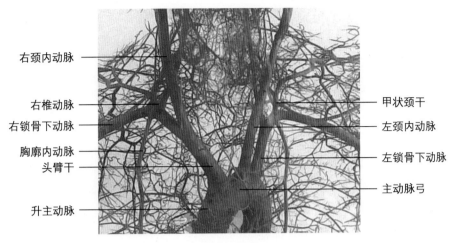

右颈内动脉 ——

右椎动脉 ——

右锁骨下动脉 ——

胸廓内动脉 ——

头臂干 ——

升主动脉 ——

—— 甲状颈干

—— 左颈内动脉

—— 左锁骨下动脉

—— 主动脉弓

图3-6　锁骨下动脉的分支（铸型）

（1）椎动脉（vertebral artery）：起自锁骨下动脉第1段上壁，也偶见起自主动脉弓和肋颈干。起始后沿前斜角肌内侧向上进入椎动脉三角内，胸膜顶前方，继而穿经上6个颈椎横突孔上行，经寰椎动脉沟，过枕骨大孔入颅。椎动脉主要分布于脑、颈部深肌、脊髓颈段及其被膜。

（2）胸廓内动脉（internal thoracic artery）：起自锁骨下动脉第1段下壁（80%），常与椎动脉起点相对应。向下经锁骨下静脉后方、胸膜顶前方入胸腔，沿第1~6肋软骨后面、距离胸骨侧缘12~15 mm处下降，至第6肋间隙（80%）分为腹壁上动脉和肌膈动脉。沿途分支分布于胸前壁、心包、膈和乳房等处。刘正津等（1989年）记载，此动脉少数起自锁骨下动脉第2段（7%）、第3段（1%）或甲状颈干，个别起自颈横动脉。右侧胸廓内动脉有5%与其他动脉以共干形式发出。有的胸廓内动脉在起点附近发出迷走外侧肋动脉（aberrant lateral costal artery）（20%），可单侧或双侧出现，营养肋间肌，并与肋间前、后动脉吻合。有10%的迷走外侧肋动脉较长，下行距离较远，外径可近似胸廓内动脉，称为副胸廓内动脉，走行于胸内筋膜浅面或肋间最内肌或胸横肌深面，或跨过肋间血管神经束。

（3）甲状颈干（thyrocervical trunk）：为一

短干，起自锁骨下动脉第1段的上壁，沿前斜角肌内侧缘上行，分为甲状腺下动脉和肩胛上动脉，前者至甲状腺下极，后者35%与颈横动脉共干或单独起自锁骨下动脉，7%起自胸廓内动脉或腋动脉，分布于肩胛区。甲状颈干发出的还有颈升动脉（在颈椎横突前方，膈神经的内侧和颈动脉鞘的后方上升，营养颈深肌、脊髓及其被膜）、颈浅动脉（经前斜角肌前方到达肩胛提肌前缘）和颈横动脉（经前斜角肌及臂丛的前方，过颈后三角到达斜方肌深面）。

（4）肋颈干（costocervical trunk）：为一短干，起自锁骨下动脉第1段或第2段的后壁，经胸膜顶上方呈弓形行向后方至第1肋颈处，分为颈深动脉和最上肋间动脉，前者上行至颈背部，行向头半棘肌，供应邻近肌；后者立即分为第1、2肋间后动脉，分别分布于第1、2肋间隙后部。

锁骨下静脉

锁骨下静脉（subclavicular vein）始于第1肋骨外侧缘，为腋静脉向上的延续。经第1肋上面，锁骨与前斜角肌之间向内行，与颈内静脉汇合成头臂静脉（图3-4），汇合形成的夹角为静脉角。左、右静脉角分别有胸导管和右淋巴导管注入。锁骨下静脉前方与锁骨及锁骨下肌相邻，后方藉前斜角肌与锁骨下动脉和臂丛相隔。前斜角肌紧贴锁骨下静脉的部分为较坚韧的腱膜性组织，宽约1 cm，厚约0.4 cm。

据国人资料，锁骨下静脉长约4 cm，外径约为1 cm；静脉角为81°（左侧）和79°（右侧）；与锁骨成向外侧开放的夹角约为38°。锁骨下静脉壁与第1肋骨骨膜、锁骨下肌和前斜角肌的筋膜结合较紧密，使锁骨下静脉管壁处于开放状态，有利于上肢静脉血的回流，但当其受到损伤时，管壁不易塌陷，易使空气进入而致气体栓塞。锁骨与锁骨下静脉之间有锁骨下肌存在，对锁骨下静脉有保护作用，这可以说明虽锁骨骨折多见，但导致锁骨下静脉损伤的报道却较少。由于锁骨下静脉位于锁骨内侧1/3的后方位置恒定，管腔较粗大，变异少，故临床常行静脉穿刺置管术。左锁骨下静脉、头臂静脉和上腔静脉的总长度为16 cm，右锁骨下静脉、头臂静脉和上腔静脉的总长度为14 cm；左、右头臂静脉与上腔静脉之间的夹角分别为47°和28°，故锁骨下静脉穿刺置管术以右侧为主。锁骨下静脉的属支主要有颈外静脉、椎静脉、肩胛上静脉和颈横静脉。

■ 神经

臂 丛

臂丛（brachial plexus）由第5~8颈神经前支和第1胸神经前支的大部分纤维交织而成，在锁骨下动脉后上方，经斜角肌间隙进入锁骨上三角（图3-7）。第5、6颈神经前支合成上干，第7颈神经前支续为中干，第8颈神经前支和第1胸神经前支的大部分纤维合成下干。各干均分为前、后两股，经锁骨中1/3段的后下方进入腋窝，合成内侧束、外侧束和后束。由各束再发出分支支配上肢等。超声技术能良好地显示第5~7颈神经根，第4、8颈神经根显示率分别为45%和40%。

在锁骨中点上方，臂丛较为集中且表浅，故

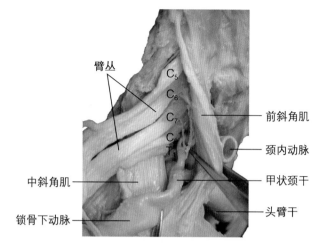

图3-7　臂丛神经根

臂丛阻滞常在此处进行，即锁骨上径路。但此处臂丛与胸膜顶和锁骨下动脉关系密切，进针时有可能刺破胸膜或血管而导致气胸或出血等并发症。

膈神经

膈神经（phrenic nerve）由第3~5颈神经前支组成。由前斜角肌上端外侧穿出，沿着该肌表面下行至其内侧缘，经锁骨下动、静脉之间由胸廓上口进入胸腔后，经纵隔胸膜与心包之间下行到达膈肌。在颈根部，膈神经前方与胸锁乳突肌、肩胛舌骨肌中间腱、颈内静脉、颈横动脉和肩胛上动脉等相邻，左膈神经前方还邻接胸导管弓。膈神经内侧相隔椎前筋膜与迷走神经、颈交感干为邻。膈神经可伴有副膈神经（accessory phrenic nerve），出现率约为48%。副膈神经可来自第3~6颈神经前支，或第5~6颈神经前支。

迷走神经

迷走神经经颈总动脉与颈内静脉之间的后方下行进入胸腔。右迷走神经在右锁骨下动脉第1段前方发出的右喉返神经，绕过动脉下方和后方返回颈部。左迷走神经在主动脉弓前方发出的左喉返神经，绕过主动脉弓的下方和后方返回颈部（图3-8，9）。

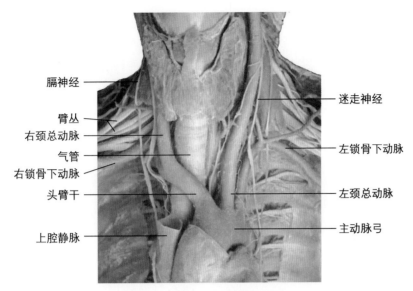

膈神经

臂丛

右颈总动脉

气管

右锁骨下动脉

头臂干

上腔静脉

迷走神经

左锁骨下动脉

左颈总动脉

主动脉弓

图3-8　迷走神经和膈神经的走行

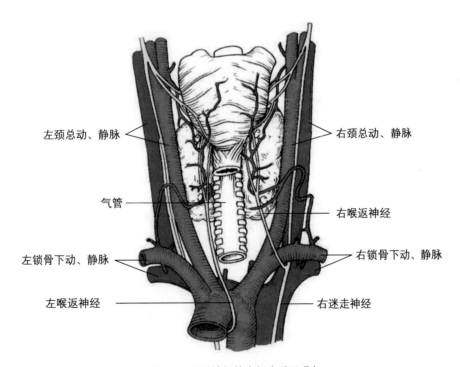

左颈总动、静脉

气管

左锁骨下动、静脉

左喉返神经

右颈总动、静脉

右喉返神经

右锁骨下动、静脉

右迷走神经

图3-9　喉返神经的走行（后面观）

■ 胸腔出口区的淋巴导管

　　在胸腔出口区两侧的淋巴导管均与局部手术关系密切，若不慎误伤，可致乳糜漏或淋巴漏。

在行胸导管逆行造影、胸导管引流术、胸导管颈内静脉吻合及侧脑室胸导管或右淋巴导管分流术时，均须掌握胸导管颈段和右淋巴导管的形态、位置和毗邻。

胸导管颈段

1. 胸导管颈段的行程　胸导管颈段是胸导管出胸廓上口至颈根部的一段弓形结构，外径约5 mm，弓顶多数可达第6、7颈椎高度。在颈根部，走行于左锁骨下动脉第1段的内侧、左颈动脉鞘的后方，行于食管与左胸膜顶间，呈弓形向前外经左侧椎动脉、甲状颈干的前方，通过左侧颈内静脉与前斜角肌之间、左侧膈神经与锁骨下动脉的前面，注入左静脉角、左颈内静脉或左锁骨下静脉。左颈干、左锁骨下干和左支气管纵隔干常注入胸导管末端，也可单独注入静脉。在注入静脉前导管内有一对瓣膜（约70%），可阻止血液逆流入胸导管。

2. 胸导管颈段的分型　依其弓高低及是否形成弓可分为4型，即高弓型（弓顶可达第6颈椎平面，36%）、低弓型（第7颈椎平面以下，38%）、斜行型（不成弓，16%）和混合型（二干，10%）。按其数目分为单干型（73%）、双干型（23%）、三干型（2%）和四干型（2%）（图3-10）。

3. 胸导管颈段的变异　胸导管注入部位变异较大。注入左静脉角的为63%，注入左颈内静脉的为16%，注入左锁骨下静脉的为10%，注入其他静脉的为11%。胸导管多以单干单口注入静脉（73%），少数以多干单口（18%）或多干多口（9%）注入。

右淋巴导管

右淋巴导管（right lymphatic duct）为一短干，由右颈干、右锁骨下干和右支气管纵隔干汇合而成，长约8 mm，外径约3 mm，多数注入右静脉角（56%），少数注入右颈内静脉（21%）、右锁骨下静脉（12%）、颈外静脉与颈内静脉的夹角（5%）、颈外静脉与锁骨下静脉的夹角（2%）、右头臂静脉（2%）、右颈外静脉（1%）或右椎静脉（1%）。偶见上述3条淋巴干不汇合或以不同形式两两汇合注入颈内静脉或锁骨下静脉。据刘牧之记载，右淋巴导管多为单干型（57%）或双干型（34%），少数为三干型（8%）或四干型（1%）（图3-11）。

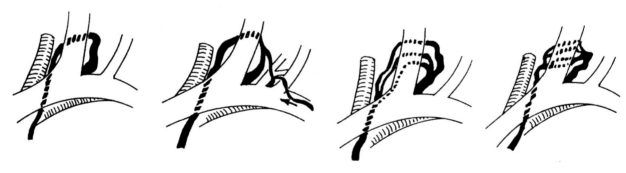

图3-10　胸导管颈段类型

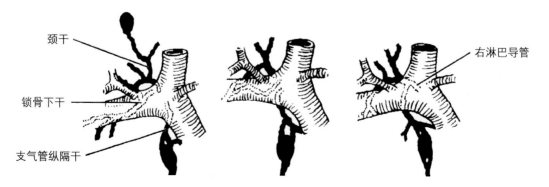

图3-11　右淋巴导管类型

■ 胸膜顶

胸膜顶（cupula of pleura）为壁胸膜经胸廓上口突入颈根部、覆盖肺尖的部分，故亦称颈胸膜（cervical pleura）（图3-2，4）。胸膜顶点位于锁骨中、内1/3交界处后方，高出锁骨上缘2~3 cm，约平第7颈椎棘突高度。一般右侧胸膜顶高于左侧胸膜顶。新生儿胸膜顶高出锁骨内侧1/3段7 mm。胸膜顶距正中矢状面的距离约为3 cm。

胸膜顶与周围结构毗邻复杂。前、中、后斜角肌分别覆盖其前、外及后方。胸膜顶前面与锁骨下动脉及其分支、锁骨下静脉、膈神经及迷走神经相邻，在左侧尚有胸导管颈部跨越；后面与第1肋、颈长肌、颈交感干、第1胸神经及最上肋间动脉相邻；外侧和上方与臂丛为邻；右内侧与头臂干、右头臂静脉和气管相邻，左内侧与锁骨下动脉及头臂静脉相邻；下方为肺尖表面的脏胸膜。

胸膜上膜（suprapleural membrane）亦称Sibson筋膜，由胸内筋膜增厚而成，自后上方将胸膜顶悬吊、固定于第7颈椎横突、第1肋颈和第1胸椎体（图3-1，12）。此膜外面常被来自斜角肌的肌纤维遮盖，又称小斜角肌（smallest scalene），收缩时可紧张胸膜上膜，增加其坚韧性。

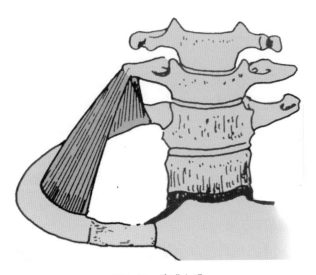

图3-12　胸膜上膜

■ 椎动脉三角

椎动脉三角（triangle of the vertebral artery）为胸廓出口区深部的重要三角区域，内侧界为颈长肌，外侧界为前斜角肌，下界为锁骨下动脉第1段，三角尖为第6颈椎横突前结节。前方有迷走神经、颈动脉鞘、膈神经和胸导管弓（左侧），后方有胸膜顶、第7颈椎横突、第8颈神经前支和第1肋颈。其内容主要有胸膜顶、椎血管、甲状颈干、甲状腺下动脉、颈交感干和颈胸神经节等（图3-13）。椎动脉三角高约3 cm，底边宽约1 cm；中斜角肌构成此三角后壁的一部分，故可作为其标志之一。椎动脉多沿颈长肌外侧缘上行，其外侧缘距离前斜角肌内侧缘5~8 mm。

■ 食管颈部和气管颈部

食管颈部

食管颈部（cervical part of esophagus）在胸廓上口与食管胸部相续。起始部在正中线居于气管后方，以后逐渐偏向左侧，在颈下部超过气管左侧缘4~6 mm，食管颈部前方与气管后面的膜性壁仅借疏松结缔组织相连（图3-1，2）。

气管颈部

气管颈部（cervical part of trachea）在胸廓上口与气管胸部相续，周围由疏松结缔组织围绕，具有一定的移动性（图3-1，2，8）。其位置在上段近环状软骨处表浅，而在近胸骨颈静脉切迹处则较深，距皮肤表面3~4 cm。但其深浅、长短与头的姿势有着密切关系。当头后仰时，气管颈部变长、位置变浅，当头前屈时，较多的气管进入胸腔，环状软骨可达胸廓上口，气管位置较深。当头向一侧旋转时，气管随之向同侧移动，食管则向对侧移动。因此，气管切开时，应取肩部垫高、头后仰且处于正中体位，容易暴露气管颈部，有利于手术。

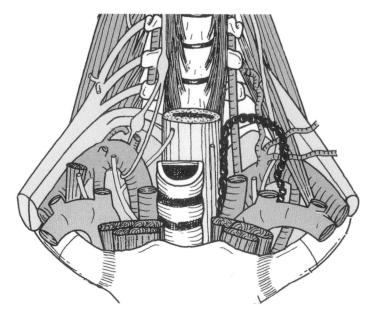

图3-13　椎动脉三角

在小儿，胸腺、头臂干、左头臂静脉甚至主动脉弓均可在胸骨颈静脉切迹稍上方越过气管前方，故施行小儿气管切开术时更应注意此种解剖关系。在气管颈部，愈近胸骨上缘，颈总动脉与气管的距离愈接近。因此，行气管切开时应强调切口的正中位。

右侧喉返神经均于第7颈椎椎体下缘平面以上进入气管食管沟，位置较高，走行变异较大；左侧喉返神经于第1胸椎椎体下缘平面以下进入气管食管沟，位置较低，且全程走行于气管食管沟内，位置恒定。

气管颈部的后方有食管紧贴其后壁下行。

（刘玉新　丁自海）

胸廓出口综合征

解剖学基础

在颈根部，前、中斜角肌与第1肋围成的间隙称为斜角肌间隙（scalene fissure），亦称为斜角肌三角（图3-14），是锁骨下动脉和臂丛出胸腔上口进入上肢的重要通道。其前边长5 cm，后边长5 cm，底边长1 cm。臂丛各干均在三角的中上部且靠近后缘，锁骨下动脉在底边前部与前边夹角处。当前斜角肌病理性痉挛、肥大、纤维化、中斜角肌止点端分散形成镰突，或有颈肋

等，可致斜角肌间隙狭窄，引起臂丛和锁骨下动脉受压而引起一系列症状，称胸腔出口综合征（thoracic outlet syndrome），也称前斜角肌综合征（scalenus anticus syndrome）（图3-15）。上述原因也可形成肩锁间隙狭窄，特别是肩后伸牵拉时，锁骨下动脉被挤压在锁骨和胸廓之间，引起肋锁综合征（costoclavicular syndrome）（图3-16）。后天所致锁骨、第1肋骨骨折愈合不良骨痂形成，或颈椎骨质增生、血管硬化、肿瘤等

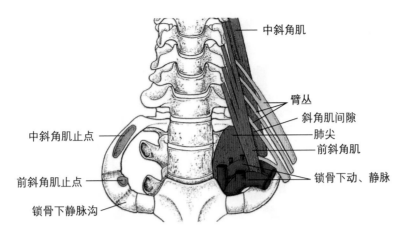

图3-14　斜角肌间隙

中斜角肌
臂丛
斜角肌间隙
肺尖
前斜角肌
锁骨下动、静脉
中斜角肌止点
前斜角肌止点
锁骨下静脉沟

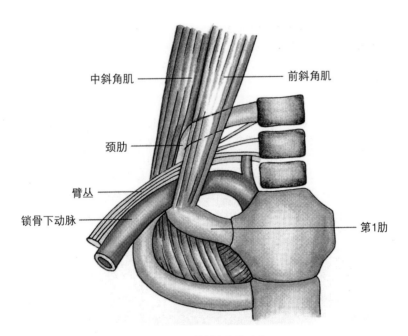

图3-15　前斜角肌综合征

中斜角肌
前斜角肌
颈肋
臂丛
锁骨下动脉
第1肋

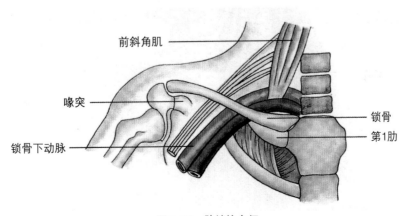

图3-16　肋锁综合征

前斜角肌
喙突
锁骨下动脉
锁骨
第1肋

均可引起该综合征。由于臂丛下干最易受压，导致前臂内侧和手部疼痛，手内肌运动障碍或萎缩；如压迫血管将累及上肢的血液供应。

颈肋是常见的病因。颈椎上的肋骨在进化中早已退化，但仍有不足1%的人残存颈肋（cervical rib），多见于第7颈椎（图3-17），颈肋后端连于第7颈椎横突，多数前端游离，少数发育良好者可连于第1肋前段的上缘。偶见于第5或第6颈椎颈肋。其大小、形态变异较大。如存在较长的颈肋，锁骨下动脉常越过其上面，从而使动脉向上移位而形成凸向上方的动脉弓，出现高位动脉搏动，有时可被误为颈动脉瘤。此畸形出生后早期并不发病，一般在20~30岁发病。颈肋在女性较男性多1倍。两侧同时有颈肋者约占50%，如系单侧，右侧多于左侧，约为3：1。根据颈肋的形态可分为4型：Ⅰ型：第7颈椎横突游离端增长和增粗。Ⅱ型：不完整颈肋，其游离端有纤维索带与第1肋相连者为Ⅱa型；其游离端无纤维索带与第1肋相连者为Ⅱb型。Ⅲ型：完整的颈肋，其前端以关节面和第1肋相连者为Ⅲa型；其前端以软骨或骨与第1肋相连者为Ⅲb型。Ⅳ型：除上述外的其他特殊形态。

颈肋综合征（cervical rib syndrome）为胸腔出口综合征的一种，临床上根据其表现分为4种类型：①臂丛下干受压型，表现为尺神经、正中神经内侧头、前臂内侧皮神经支配区的运动和感觉障碍；②臂丛中、下干受压型，除有上述临床表现外，尚有正中神经外侧头支配区的感觉障碍；③全臂丛受压型，表现为臂丛支配区的运动和感觉障碍；④非典型型型，表现为慢性心绞痛型、椎动脉受压型、交感神经刺激型和锁骨下动、静脉受压型等。X线摄片应包括整个颈椎或整个胸椎。

后天性因素有颈部、上胸部外伤后，特别是锁骨、第1肋骨骨折愈合后骨痂形成，或肱骨头脱位、颈椎骨质增生，颈部淋巴结肿大、肿瘤、血管硬化等，均可引起本综合征。

外科处理

有明显神经压迫症状或供血不良者宜及早手术。常用的手术方法为经颈途径颈肋切除和经胸途径第1肋骨切除。

1. 第1肋骨切除术　做患侧胸部后外侧切口、腋下切口或前胸切口。后外侧切口同一般胸廓改形术之切口；腋下切口可沿第3肋方向横切口伸向腋窝；前胸切口沿锁骨下缘做横切口。首先将肋骨的前缘游离开，向下推开胸膜，剥离出肋骨的下面，紧贴肋骨用剥离子细心剥离开肋骨的前缘，剥离至前斜角肌结节时，用刀或剪贴肋骨表面将肌腱慢慢划开切断。当锁骨下动、静脉及臂丛从第1肋骨上分开时，用肋骨剪将第1肋骨连骨膜一并切断取出。切除第1肋骨范围前端必须达肋软骨，后端应接近横突。如发现有颈肋或异常肌腱，则必须一并切除。手术中要特别注意避免损伤臂丛和锁骨下动、静脉。

2. 颈肋切除术　患者仰卧位，肩背部垫高，头转向健侧。平行锁骨上2 cm处做长5 cm左右的横切口，切开颈阔肌后，切断胸锁乳突肌的锁骨头。牵拉开膈神经，然后游离并切断前斜角肌，即可暴露出颈肋外缘及其纤维索带，切断索带，自颈肋前端沿肋骨向后剥离达横突端，连同骨膜将颈肋整块切除。如有肿大淋巴结、瘢痕组织性

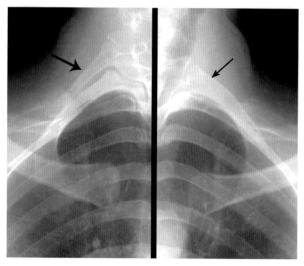

图3-17　颈肋

索带和骨疣等，也应一并切除。

（吴 华）

主要参考文献

1. 陈尔瑜, 刘正津. 解剖学析疑. 重庆: 科学技术文献出版社重庆分社, 1989.

2. 金征宇. 医学影像学. 北京: 人民卫生出版社, 2005.

3. 刘正津, 陈尔瑜. 临床解剖学丛书: 胸部和脊柱分册. 北京: 人民卫生出版社, 1989.

4. 王根本, 金保纯, 戴和璧, 等. 临床解剖学. 北京: 人民卫生出版社, 1988.

5. 张朝佑. 人体解剖学. 3版. 北京: 人民卫生出版社, 2009.

6. 中国解剖学会体质调查委员会. 中国人解剖学数值. 北京: 人民卫生出版社, 2002.

7. 马万里. 斜角肌三角的应用解剖学研究. 解剖学杂志, 1996, 19(4):364−365.

8. 王长春, 王兴文, 沙成, 等. 颈胸交界区前入路手术的解剖学研究及临床意义. 中国现代神经疾病杂志, 2009, 9(2):120−123.

9. 肖增明, 宫德峰, 詹新立, 等. 上胸椎前方手术入路的解剖及其临床意义. 中华骨科杂志, 2002, 6(3):183−186.

10. 孙明, 魏静义, 陈保俊, 等. 主动脉根部外科解剖及其与毗邻结构关系. 中华胸心血管外科杂志, 2002, 18(6): 356−358.

11. 张绍祥. 局部解剖学. 北京: 科学出版社, 2012. 148−174.

12. 刘树伟, 李瑞锡. 局部解剖学. 北京: 人民卫生出版社, 2013: 67−89.

13. 金绍岐. 实用外科解剖学. 西安: 世界图书出版公司, 2007: 292−296.

14. Hollinshead WH. Anatomy for surgeon: Vol 1. The head and neck. ed 3. New York: Harper and Row, 1982.

15. Balakrishnan A, Coates P, Parry CA. Thoracic outlet syndrome caused by pseudoarticulation of a cervical rib with the scalene tubercle of the first rib. J Vasc Surg, 2012, 55(5): 1495.

16. Bots J, Wijnaendts LC, Delen S, et al. Analysis of cervical ribs in a series of human fetuses. J Anat, 2011, 219(3): 403−409.

17. De Tran QH, Clemente A, Doan J, et al. Brachial plexus blocks: a review of approaches and techniques. Can J Anaesth, 2007, 54(8): 662−674.

18. Fodor M, Fodor L, Ciuce C. Anomalies of thoracic outlet in human fetuses: anatomical study. Ann Vasc Surg, 2011, 25(7): 961−968.

19. Furtado LV, Thaker HM, Erickson LK, et al. Cervical ribs are more prevalent in stillborn fetuses than in live−born infants and are strongly associated with fetal aneuploidy. Pediatr Dev Pathol, 2011, 14(6): 431−437.

20. Henriquez−Pino JA, Gomes WJ, Prates JC, et al. Surgical anatomy of the internal thoracic artery. Ann Thorac Surg, 1997, 64(4):1041−1045.

21. Kaur D, Jain M, Dhall U, et al. An unusual course of the thoracic duct in relation to the vertebral vessels. Singapore Med J, 2012,53(1): e1−2.

22. Khashram M, Dharmaraj RB, Ramanathan A, et al. Medical image. Unusual case of thoracic outlet syndrome. N Z Med J, 2011, 124(1330):78−80.

23. Newell RL. An anomalous muscle crossing the supraclavicular triangle: the cleidotrachelian muscle. Surg Radiol Anat, 1991, 13(3): 231−233.

24. Sharma P, Rasheed I, Ansari MA, et al. Cervical rib causing thrombosis of subclavian artery. JNMA J Nepal Med Assoc, 2010, 49(178):161−163.

25. Shoja MM, Ardalan MR, Tubbs RS, et al. The relationship between the internal jugular vein and common carotid artery in the carotid sheath: the effects of age, gender and side. Ann Anat, 2008, 190(4): 339−343.

26. Tubbs RS, Salter EG, Wellons JC, et al. The triangle of the vertebral artery. Neurosurgery, 2005, 56(2): 252−255.

4

胸膜和胸膜腔

胸　膜

　　胸膜（pleura）是一层光滑而有弹性的菲薄浆膜，衬覆于肺表面和胸廓内表面，分别称为脏胸膜（visceral pleura）和壁胸膜（parietal pleura）（图4-1）。正常成人胸膜表面积约为2 000 cm²。脏胸膜与壁胸膜在肺根处相互移行，包绕肺根并向下重叠形成三角形皱襞，称肺韧带（pulmonary ligament），有固定肺的作用，其内有小血管通过，肺切除时应注意结扎，防止出血。当气胸时，由于肺韧带的固定作用，肺被压向内侧。左侧肺韧带上邻左肺下静脉等肺根结

构，后内侧紧贴食管下胸段，故切开肺韧带暴露食管时，应注意避免损伤肺根结构。

■ 脏胸膜

　　脏胸膜被覆于肺的表面（图4-1），与肺泡紧密粘贴，由于胸膜在肺表面的反折走向，直至肺门根部，将左、右肺分隔成独立而互相贴附的5个肺叶。胸膜下的结缔组织成隔片状与肺小叶的间隔相连，垂直伸入肺内与肺紧密结合，难以分

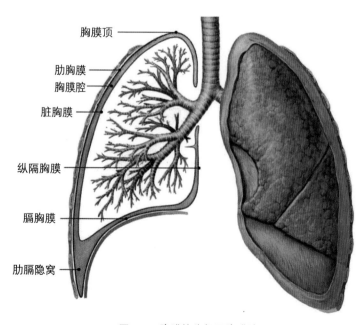

胸膜顶

肋胸膜
胸膜腔
脏胸膜

纵隔胸膜

膈胸膜

肋膈隐窝

图4-1　胸膜的分部及胸膜腔

离。当肿瘤瘤体内的瘢痕组织牵拉邻近的脏胸膜时，近病灶侧的脏胸膜向内局限性凹陷，多呈三角形，尖端指向内侧，X线影像学表现为病灶与胸膜间的线形、幕状或星状致密影，称胸膜凹陷征（pleural indentation sign），以腺癌和细支气管肺泡癌多见。

■ 壁胸膜

壁胸膜分部

壁胸膜贴附于胸内筋膜内面、膈上面、纵隔侧面和胸膜上膜的下面。根据贴附部位的不同，分别称为肋胸膜、膈胸膜、纵隔胸膜和胸膜顶4部分（图4-2）。

1. 肋胸膜（costal pleura） 紧贴两侧前、外和后侧胸壁诸肋的内面，下达膈肌部。上方为胸膜顶，内侧与纵隔胸膜相连，下方与膈胸膜相接（图4-3）。

2. 膈胸膜（diaphragmatic pleura） 两侧肋胸膜和纵隔胸膜相汇后，在下方覆盖于膈肌表面。在肋胸膜与膈胸膜相互转折处形成隐窝，称肋膈隐窝（costodiaphragmatic recess），是胸膜腔的最低部位，胸腔积液及出血首先聚积于此。

3. 纵隔胸膜（mediastinal pleura） 纵隔两侧面，其中部向外包绕肺根并移行为脏胸膜。两侧纵隔胸膜于肺门和下肺韧带处与覆盖肺之脏胸膜相会合，形成两侧胸膜腔（图4-1）。

4. 胸膜顶（cupula of pleura） 位于最高处的左、右胸廓顶部，紧贴于两肺尖部的脏胸膜，上面覆以胸膜上膜，包被肺尖上方，有固定和保护作用。在胸锁关节与锁骨中、内1/3交界处之间，胸膜顶高出锁骨上方1~4 cm。因此在进行经锁骨上臂丛麻醉或穿刺时，进针点应高于锁骨上缘4 cm，防止损伤肺尖（图4-2）。

壁胸膜与胸内筋膜之间有疏松结缔组织，易于分离，在肺切除术中如脏、壁胸膜粘连，可分离壁胸膜与胸内筋膜，将肺连同壁胸膜一并切除。

壁胸膜返折线与胸膜隐窝

壁胸膜各部之间相互转折称为胸膜反折。如肋胸膜在胸骨后方移行为纵隔胸膜，形成胸骨反折；在接近肋弓下缘处续为膈胸膜，形成肋膈反折。胸膜反折的位置不随肺的运动而改变，且在反折处形成间隙，即使肺充分扩张，也不能完全充满，这些间隙称为胸膜隐窝（pleural recesses）

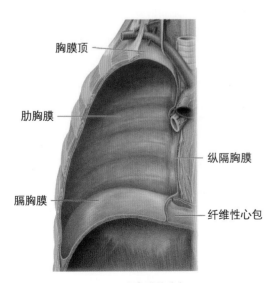

图4-2 壁胸膜的分部

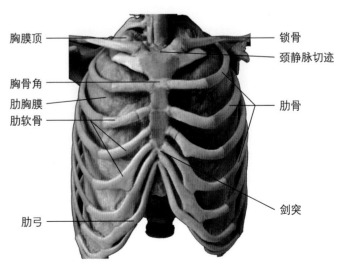

图4-3 肋胸膜的位置

或胸膜窦（图4-1）。其中，以肋纵隔隐窝和肋膈隐窝较为明显。肋纵隔隐窝（costomediastinal recess）由肋胸膜前缘与纵隔胸膜前缘相互转折形成，左侧较明显，位于胸骨左侧第4~5肋间隙后方、心包前方及肺的心切迹内侧。肋膈隐窝（costodiaphragmatic recess）是肋胸膜下缘转折续为膈胸膜处的间隙，呈半环形，自剑突向后下至脊柱两侧，左右各一。其上界相当于肺下缘，下界为胸膜腔的下缘，在呼吸运动时其大小随肺的缩小与扩张而改变。人体直立位时，肋膈隐窝的后部较深，是胸膜腔的最低点。

胸膜反折的体表投影（图4-4）用反折线来表示，标志着胸膜腔的范围，对临床心包穿刺、胸骨劈开、前纵隔手术和肾手术等具有较重要的意义。两侧胸膜顶和胸膜前界的投影，基本与肺尖和肺前缘一致。肋胸膜移行为纵隔胸膜所形成的胸骨返折是胸膜返折线的前界，它与肺前界的体表投影基本一致。上端起于锁骨内1/3上方2~3 cm处，右侧自右胸锁关节斜向下内，至第2胸肋关节水平向前正中线靠拢，再垂直向下至胸骨体下份，斜行向外，于第6胸肋关节处移行下界；左侧上份与右侧相似，但至第4胸肋关节处折向外下方，跨过第4、5肋间隙，此处最外侧点距胸骨左缘约2.5 cm，继续斜行至第6肋软骨中点移行于下界。

胸膜反折线以第2、4胸肋关节平面为前界，分为上、中、下3段。两侧中段在胸骨后相互靠拢甚至重叠。胸膜重叠出现率约26%，在开胸手术时，应注意这种情况存在的可能，以防误伤而发生双侧气胸。两侧胸膜反折线的前界在上、下两段相距较远。两上段之间，为尖向下的三角形非胸膜覆盖区，称上胸膜间区（又称胸腺三角，thymus triangle），是胸腺所在区域；两下段之间，为尖向上的三角形非胸膜覆盖区，称下胸膜间区（又称心包三角，pericardial triangle），为心和心包所在区域。下胸膜间区的心包前方无胸膜覆盖，直接与胸骨和肋软骨后面接触，故此区又

称心包裸区。两侧胸膜前界有可能出现相互重叠交错现象，出现概率为13%~26%，在正中开胸手术时应注意有这种可能性，以防损伤胸膜发生两侧气胸。左侧胸膜前界第4胸肋关节以下部分，位于胸骨后方者相对较少，因此临床心包穿刺部位选择左侧第4肋间隙距胸骨左缘1~2 cm处能够最大限度地避免损伤肺。

值得注意的是，心包裸区与左肋纵隔隐窝有时被误认为同一区域，实则二者有本质区别：心包裸区是心包未被胸膜覆盖的区域，位于两侧胸膜前反折线之间；而左肋纵隔隐窝是胸膜腔内左第4~5肋间隙前端的部分，由于存在左肺心切迹，此处胸膜腔未被肺占据。因此，前者居两侧胸膜腔之间，后者则位于左胸膜腔内。

通常情况下，心内注射的进针部位多选择心包裸区，既不伤及肺，也不会损伤胸膜。但对我国人标本的研究结果表明：右侧胸膜前界下段均位于胸骨后方，左侧居胸骨后方者也有54%，其余46%在胸骨左侧，距胸骨左缘0.2~6.0 cm不等。因此，经第5肋间隙胸骨左缘行心内注射，有可能损伤胸膜。选择左剑肋角处呈45°向上进针，相对较为安全，此处亦可作为心包积液的穿刺部位。浆膜心包前壁移行于下壁处形成心包前下窦，深度1~2 cm，无论收缩期还是舒张期均不被心脏占据。心包前下窦是心包腔的最低点，心包积液时于此处穿刺抽取积液比较彻底。

肋胸膜移行为膈胸膜所形成的肋反折，是胸膜反折线的下界，右侧起自第6~7胸肋关节后方，左侧起自第6肋软骨后方。两侧均行向外下方，其行程位置存在个体差异，在锁骨中线与第7肋间隙相交者，右侧有82%，左侧有66%；在腋中线处与第10肋平面以上相交者，两侧均有50%以上；在椎骨体外侧终止于第12肋颈下方者，右侧有60%，左侧仅有42%。

胸膜下反折线与肾和第12肋的位置关系密切。肾位于脊柱两旁、腹膜后方，后面与膈肌、腰方肌及腰大肌外侧缘相邻，第12肋越过右肾上

部、左肾中部（右肾受肝右叶的影响，比左肾低1~2 cm）。胸膜下反折线在背侧与第12肋中部相交，第12肋远侧端位于胸膜反折线之下，近侧端位于胸膜反折线以上。若第12肋较短，肾手术可取腰部斜切口，即上自第12肋下缘中点，向前下达髂前上棘前方。术前需查明第12肋的位置，以免切口过高，伤及胸膜造成人工气胸。

胸膜反折线下界在右侧剑肋角和左、右肋椎角处位于肋弓下缘的下方。右侧胸膜向下跨过右剑肋角者约占1/3，故右侧肋弓下切口应注意有损伤右侧胸膜的可能。肋椎角是第12肋下缘与第12胸椎体之间的夹角，正对肾上极后方，在肾手术

中要注意，肋椎角也是肋膈隐窝最低处，病理性胸膜腔积液首先积存于此，因此，肋椎角也是穿刺抽液的选择部位之一。

两侧胸膜下界的体表投影，比两肺下缘的投影约低2个肋骨。即在锁骨中线处与第8肋相交，在腋中线处与第10肋相交，在肩胛线处与第11肋相交，在脊柱旁平第12胸椎棘突高度。肺下缘与壁胸膜下界间形成半环形的肋膈隐窝。深呼吸时，肺下缘也不能充满此隐窝。其深度一般可达2个肋及其间隙，是胸膜腔的最低部位（图4-4）。

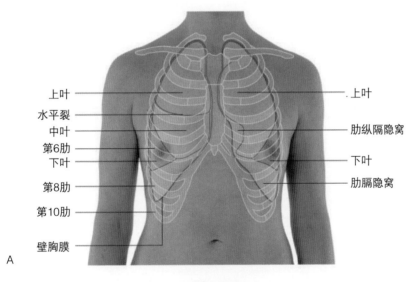

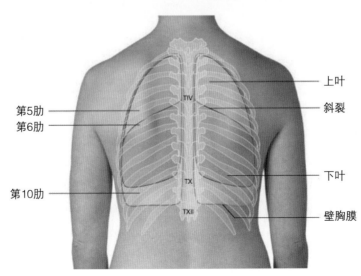

图4-4　肺和胸膜的体表投影
A.前面观；B.后面观

胸腔和胸膜腔

■ 胸腔

胸腔（thoracic cavity）由胸廓与膈围成，上界是由胸骨柄上缘、第1对肋和第1胸椎体围成的胸廓上口（apertura thoracis superior），与颈部相连；下界以膈与腹腔分隔。胸腔分3部分，左、右两侧分别为胸膜腔和肺，中间为纵隔。

■ 胸膜腔

胸膜腔（pleural cavity）为脏、壁胸膜在肺根处相互移行形成的潜在性间隙，位于胸腔内、肺的周围（图4-1）。胸膜腔左右各一，严密闭合，互不相通，呈负压（约-0.5 kPa），有少量浆液（每千克体重约0.3 mL），润滑胸膜，以减少呼吸运动时的摩擦。

胸膜腔的密闭完整和负压是维持正常呼吸的前提条件之一。胸膜腔内压比大气压低，为负压。腔内仅有少量浆液，能润滑胸膜，减少呼吸运动时的摩擦。由于胸膜腔负压及液体的吸附作用，正常时，脏、壁两层胸膜是紧密贴附在一起的，因此，胸膜腔是完全密闭的、潜在性腔隙。只有在病理性积液或外伤性气胸等情况下，才成为真实的腔隙。胸膜腔的密闭性及其中的负压，使肺经常处于扩张状态，这对于维持正常的呼吸是必需的前提条件之一。

胸腔积液

正常生理状态下，成人胸膜腔24 h能产生100~200 mL浆液，处于滤出和重吸收的动态平衡中，仅有少量液体存在于胸膜腔中。任何原因使胸液产生增多或吸收减少，胸腔内的液体超出正常范围，称胸腔积液（hydrothorax）。近年来的研究表明，胸液主要产生于胸腔顶壁胸膜。正常状态下，胸液自胸膜顶产生后向胸膜腔底部顺压力梯度流动，主要经胸膜腔底部膈胸膜和纵隔胸膜上的淋巴孔重吸收而排出。壁胸膜的淋巴孔与淋巴间隙相连，胸液及其内的蛋白、细胞等成分被壁胸膜淋巴孔吸收后经淋巴管排出。脏胸膜缺乏淋巴孔结构，不与淋巴间隙相连，对胸液的形成和吸收几乎不起作用。Negrini 等实验证明壁胸膜下淋巴管内压力低于胸液压力，胸液顺压力差由胸腔流向壁胸膜淋巴网。胸膜发生炎症时，一方面胸腔积液分泌大量增加，超出最大胸膜淋巴流量；另一方面炎性肉芽肿压迫胸膜淋巴管网或淋巴管病理性阻塞，导致排出量降低，造成胸腔积液。

胸腔穿刺术和胸腔闭式引流

1. 胸腔穿刺术（thoracocentesis）　用于诊断和治疗结核性脓胸、急性脓胸早期、自发性气胸、中等量以下的创伤性血胸、气胸及手术后胸腔残留胸液者的排液、排气和胸腔减压。穿刺点选择可根据影像学资料或直接用超声检查做定位，单纯气胸排气在锁骨中线第2肋间，胸腔积液则根据积液部位，选择肩胛下角线第7~9肋间，腋后线第7、8肋间，腋中线第6、7肋间或腋前线第5肋间。穿刺时应注意肋间血管神经的解剖结构，避免损伤。肋间血管神经在肋角处进入肋沟，行于肋间内肌和肋间最内肌之间。肋间动脉在近肋角处常分出一副支，沿下位肋的上缘前行（图4-5）。因此，穿刺点在肋间隙前部时，应在上、下肋之间进针。穿刺点在肋角后时，因为肋角内侧肋沟消失，肋间血管神经位于肋间隙中央，应选择在下位肋的上缘进针，以免损伤肋间血管神经。

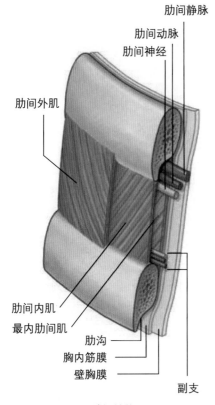

肋间静脉
肋间动脉
肋间神经

肋间外肌

肋间内肌
最内肋间肌
肋沟
胸内筋膜
壁胸膜
副支

图4-5 肋间结构

2. 胸腔闭式引流（thoracic close drainage） 是治疗脓胸、外伤性血胸、气胸、自发性气胸的有效方法。同时也是开胸术后重建、维持胸腔负压、引流胸腔内积气和积液、促进肺扩张的重要措施。其目的是排出胸膜腔内积气、积液，保持胸膜腔内负压，以维持肺的膨胀状态和保持纵隔于中间位，预防纵隔移位及肺受压。

胸腔闭式引流是一种重力引流，因此以排气为目的的引流，一般应选择锁骨中线第2肋间隙；以引流液体为目的的引流，应选择在胸腔较低位置，但引流位置过低，可因膈肌上升挤压引流管而致引流不畅，故通常在腋中线第6或第7肋间隙为宜。首先用注射器作胸腔穿刺，以确定引流位置。平行于肋间隙做皮肤切口，用血管钳分开胸壁肌层进入胸膜腔，置入胸腔引流管。引流管伸入胸腔之长度以距壁胸膜2~3 cm为宜。

气 胸

正常情况下胸膜腔内没有气体，这是因为毛细血管血中气体分压总和仅为706 mmHg，低于大气压。呼吸周期胸腔内均为负压，系胸廓向外扩张，肺向内弹性回缩对抗产生的。临床上胸腔内出现气体，称为气胸（pneumothorax），常见于以下两种情况。

1. 创伤致胸膜腔与外界空气直接相交通 外界空气经胸壁伤口或软组织缺损处，随呼吸自由进出胸膜腔，形成开放性气胸（open pneumothorax）。伤侧胸膜腔压力等于大气压，肺受压萎陷，丧失呼吸功能。健侧胸膜腔仍为负压，低于伤侧，纵隔向健侧移位，使健侧肺扩张受限。同时由于健侧胸腔压力仍随呼吸周期而增减，纵隔在吸气时移向健侧，呼气时移向伤侧，称为纵隔扑动（mediastinal flutter）。纵隔扑动引起心脏大血管扭曲及胸腔负压受损，使静脉血回流受阻，心排血量减少，引起循环障碍（图2-47）。

2. 肺或支气管与胸膜腔之间产生破口 气体从破口进入胸膜腔，当较大肺大疱的破裂或较大较深的肺裂伤或支气管破裂，其破口与胸膜腔相通，且形成活瓣。吸气时空气可从破口进入胸膜腔内，而呼气时活瓣关闭，胸膜腔内空气不能排出，称为张力性气胸（tension pneumothorax）。胸膜腔内积气积累增多，导致胸膜腔压力高于大气压，压迫伤侧肺使之萎陷，并将纵隔推向健侧，挤压健侧肺，产生呼吸和循环功能的严重障碍。高于大气压的胸膜腔内压，驱使气体经支气管、气管周围疏松结缔组织或壁胸膜裂伤处，进入纵隔或胸壁软组织，形成纵隔气肿（mediastinal emphesema）或面、颈、胸部的皮下气肿（subcutaneous emphysema）。

壁胸膜的血管、神经和淋巴引流

■ 血管

壁胸膜的动脉主要来自肋间动脉、胸廓内动脉和心包膈动脉的分支。静脉与动脉伴行，最终注入肺静脉和上腔静脉，在此不再单独描述。

1. 肋胸膜的动脉　来源于肋间动脉、胸廓内动脉的肋间支及最上肋间动脉，上部肋胸膜也可接受胸廓内动脉的肋外侧支供应。直接支发自肋间动脉及肋间支，口径较粗，在肋骨下缘或上缘进入胸膜；间接支多起自肋骨骨膜动脉及胸固有肌的营养动脉，口径细小。

2. 纵隔胸膜的动脉　主要来源于胸廓内动脉、支气管动脉、食管动脉、肋间动脉、膈下动脉等。这些动脉在胸膜下吻合成网，称为胸膜下血管丛。从血管网发出细小分支，斜向或呈切线平行进入胸膜。覆盖在食管、胸主动脉及胸腺等表面的壁胸膜，间接地接受来自这些器官的营养动脉供应。

3. 膈胸膜的动脉　来源于膈下动脉、肋间动脉及肌膈动脉等。其中膈下动脉分布范围最广，直接分支进入中央腱性部的膈胸膜，肌性部的膈胸膜动脉间接地来自膈肌的营养动脉。

■ 神经

壁胸膜由脊神经的躯体感觉神经支配，通过肋间神经分布于肋胸膜和膈胸膜周围部，通过膈神经分支分布于膈胸膜中央部、纵隔胸膜和胸膜顶。壁胸膜对机械性刺激敏感，痛阈低，定位准确。支配壁胸膜的神经，也有分支支配其他区域。因此，当壁胸膜受刺激时，产生典型的牵涉痛。例如，下6对肋间神经既分支分布于膈胸膜的周围部，也分布于下胸部和腹壁，当膈周围部的壁胸膜受刺激时，在下胸部或腹壁就可出现牵涉痛；分布于膈胸膜中央区的膈神经，传入纤维主要来自第3、4颈神经的后根，对应的皮肤节段分布区位于颈部和肩部，所以，当膈胸膜中央区受刺激时，牵涉痛常出现在颈部和肩部皮肤。

1. 肋间神经（intercostal nerve）　为第1~11对胸神经前支，位于相应肋间隙中。肋间神经在肋间内、外肌之间，肋血管的下方，沿肋沟前行至腋前线附近离开肋骨下缘，完全行于肋间内、外肌之间。肋间神经的前皮支向内分布于壁胸膜。

近年来，肋间神经阻滞术已逐渐成为治疗各种胸部疾病及手术后疼痛的重要手段（图4-6）。根据与肋骨的解剖关系，肋间神经可分为后部、中间部、前部3部分，后部为出椎间孔至肋角之间，此部由于肋沟消失，肋间神经和肋间血管位于肋间隙中间，肋间神经紧贴胸膜。中间部为肋角至肋骨骨部末端部分。此处肋间神经开始位于肋间内肌和肋间最内肌之间，肋沟最宽最深，神经与血管排列顺序自上而下依次为静脉、动脉、神经。前部肋间神经走行各有差异，但一直沿肋骨下缘前行。因此，肋间神经后部阻滞应在上、下肋骨的中间阻滞，中间部位应在肋骨的下缘阻滞，前部阻滞肋间神经应在肋弓下的腹肌内浸润。

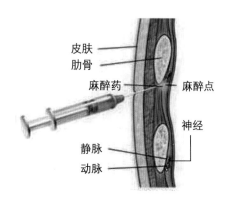

皮肤
肋骨
麻醉药　　　　麻醉点
神经
静脉
动脉

图4-6　肋间神经阻滞

2.膈神经（phrenic nerve） 是颈丛中最重要的分支，先位于前斜角肌上端外侧，继而沿该肌前面下降至肌内侧，在锁骨下动、静脉之间经胸廓上口进入胸腔，此后，有心包膈血管伴行经肺根前方，在纵隔胸膜与心包之间下行，于中心腱附近穿入膈肌。膈神经中感觉纤维分布于胸膜和心包及部分腹膜。

■ 淋巴引流

壁胸膜的间皮细胞间有很多2~12 nm的小孔，该孔隙直接与位于间皮深面的结缔组织中的淋巴管相通。壁胸膜各部的淋巴管回流不同，分别注入胸骨旁淋巴结、肋间淋巴结、膈淋巴结、纵隔前后淋巴结和腋淋巴结。

（丁自海　廖　华）

主要参考文献

1. 姜宗来, 于伟勇, 张炎. 胸心外科临床解剖学. 济南: 山东科学技术出版社, 2010: 40−67.

2. 姜宗来. 胸心外科临床解剖学图谱. 济南: 山东科学技术出版社, 2005.

3. 金绍岐. 实用外科解剖学. 2版. 西安: 世界图书出版公司, 2007.

4. 刘正津, 姜宗来, 殷玉芹. 胸心外科临床解剖学. 济南: 山东科学技术出版社, 2000: 31−61.

5. 彭裕文. 局部解剖学. 北京: 人民卫生出版社, 2008: 61−62.

6. 顾恺时. 顾恺时胸心外科手术学. 上海: 上海科学技术出版社, 2003, 22−27.

7. 俞森洋. 胸膜和胸膜腔的解剖和生理功能的研究. 中华结核和呼吸杂志, 2001, 24:13−15.

8. 汤先忻, 张云鹅, 李国文. 肺韧带的临床解剖. 广东解剖学通报, 1992, 14:14−15

9. 肖湘生, 吴华伟, 李惠民, 等. 周围型肺癌胸膜凹陷征的CT和MRI表现与病理对照. 临床放射学杂志, 2002, 21:344−347.

10. 洪丽, 安高. 肋间后血管下支的解剖学观测及意义. 解剖科学进展, 2002, 8:46−47.

11. 万欢英, 时国朝. 胸腔积液的诊断和治疗进展. 国外医学: 呼吸系统分册, 2005, 25:232−235.

12. 张盛华, 秦任甲. 呼吸过程胸膜腔内压和肺泡壁压强的产生与变化规律. 生物医学工程学杂志, 2012, 2:264−267.

13. 陈扬雷. 人体壁胸膜的血管及毛细血管. 解剖学报, 1983, 14:256−261.

14. 刘栋, 廖科丹, 罗朝权. 胸后壁胸膜腔穿刺安全区的定位. 解剖学研究, 2011, 33:347−350.

15. 李春妮, 许凤琴, 苑继承, 等. 肋间神经痛诊治的解剖学基础. 中国局解手术学杂志, 2002, 4:313−314

16. 吴蔚宇, 许夏英, 徐益萍. 肋间神经阻滞治疗285例开胸手术后疼痛综合征的回顾性分析. 上海医学, 2011, 34: 90−92.

17. 曾令权. 成人胸膜前反折线的断面解剖学研究. 重庆医科大学学报, 1992, 17: 94−99.

18. 刘海珠, 高亚利, 马志刚, 等. 肺门及肺裂的解剖与临床. 解剖与临床, 1999, 1: 12−13.

19. 罗亚非, 唐中生, 宋华. 局部解剖学中常见三角区及临床意义. 局解手术学杂志, 2009, 18:59−59.

20. 刘闯, 董建增, 张丽, 等. 心包穿刺引流部位与引流程度及安全性的关系. 中国综合临床, 2005, 21:587−588.

21. Standing S, Gray's Anatomy. The Anatomical basis of Clinical Practice. 39/E, Elsevice(Singapore)Pte Ltd. 2005.

22. Braunwald E. Heart Disease. Philadephia: Saunders Company, 1997, 1493−1496.

23. Shinohara H. Distribution of lymphatic stomata on the pleural surface of the thoracic cavity and the surface topography of the pleural mesothelium in the golden hamster. Anat Rec, 1997, 249:16−23.

24. Negrini D, Fabbro MD, Gonano C, et al. Distribution of diaphragmatic lymphatic lacunae. Am Physiol Sci, 1992, 72:1166−1172.

25. Richard L. Drake. 格氏解剖学. 41版. 丁自海, 刘树伟主译. 济南: 山东科学技术出版社, 2017.

5

膈　肌

膈肌（diaphragm）是一薄片状肌-腱性结构，分隔胸腔和腹腔，上面有胸膜覆盖，下面有腹膜衬贴（图5-1）。

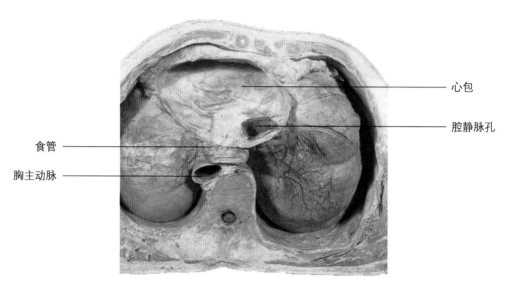

图5-1　膈肌的位置和形态（上面观）

心包

腔静脉孔

食管

胸主动脉

膈肌的形态

膈肌的中央为马蹄形的腱膜部分，称为中心腱（central tendon），中心腱的四周是纤维呈放射状排列的肌性部（图5-2）。膈肌呈穹隆形突向胸腔，由于肝的原因，通常膈肌的右半部比左半部高1~2 cm。从腹侧面看，膈顶高达第5肋间平面，相当于背侧面的第10肋平面。膈顶的高度受呼吸状态、体位和腹内脏器充盈度的影响。仰卧位，特别是头低足高位时，腹内脏器推膈向上，此时膈顶最高；而坐位或立位时，膈顶位于较低平面；侧卧时，腹内脏器被推向靠床侧，使该侧膈顶位置升高。X线检查中，正位时，膈顶位置靠内侧；侧位时，膈顶稍靠前。

膈肌的肌性部依据起点分为3部分：①胸骨部（sternal part），以两个肌束起自剑突后面，一部分起自腹横肌腱膜。该部偶尔阙如；②肋部（costal part），起点广泛，起自两侧下6位肋骨或

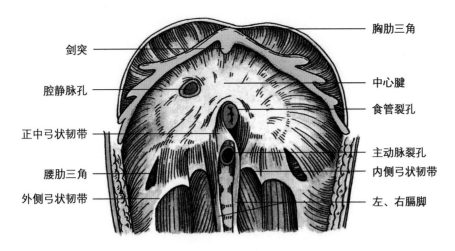

图5-2 膈肌下面观

肋软骨的内面，与腹横肌起点相交错。因此，膈肌的前部有较大缺损者可利用腹横肌协助闭合，膈后部有较大缺损者可利用背阔肌通过第11肋间隙协助闭合；③腰部（lumbar part），部分起自内、外侧弓状韧带，部分以膈脚（crus）起自腰椎体。内侧弓状韧带（medial arcuate ligament）为腰大肌鞘上缘增厚形成，由第1腰椎横突伸展至第1或2腰椎体。外侧弓状韧带（lateral arcuate ligament）为胸腰筋膜前层上缘在腰方肌前方增厚形成，由第1腰椎横突伸展到第12肋下缘及尖部。膈脚起点呈腱性，与前纵韧带相交错，右侧膈脚起自上位4个腰椎体及椎间盘的前面，左侧起自上位3个腰椎体。两侧膈脚之间为主动脉裂孔，约平第12胸椎下缘，两膈脚在主动脉前方连以腱弓，称正中弓状韧带（median arcuate ligament）（图5-3）。右膈脚常发出一束肌纤维经主动脉裂孔与食管裂孔之间向左侧伸展（图5-4）。肌的各部分肌纤维由起点走向中央，汇聚于中心腱。中心腱在初生儿远小于肌性部。随年龄的增长，肌性部逐渐变小，腱性部逐渐变大。

在膈肌各部分起点之间常遗有三角形裂隙，形成膈肌的薄弱区，可能发生膈疝。在胸骨部与肋部起点间的裂隙称为胸肋三角，其中有腹壁上血管及淋巴管通过。经肋弓与剑突的交角内通过

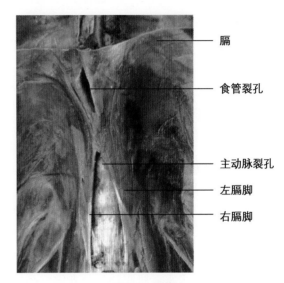

图5-3 膈脚

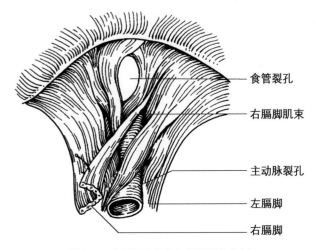

图5-4 右膈脚肌束伸向食管裂孔左侧

此裂隙进行心包穿刺时可以不伤及重要结构。肋部与腰部起点间的裂隙称为腰肋三角，三角的底为第12肋。此三角位于外侧弓状韧带的上方，紧邻肾的上端。在此三角区内肾与胸膜间仅隔以蜂窝组织及筋膜，肾周围脓肿易于经此蔓延至胸腔，进行肾手术时有破入胸膜腔引起气胸的危险，患胸膜炎时也可能经此蔓延到腹膜后间隙。

膈肌有3个大的孔（见图5-1~3）：①腔静脉孔（vena caval foramen），卵圆形，位于中心腱右侧份，平第8胸椎，至食管裂孔的距离为0.5~3.5 cm。孔内有下腔静脉通过，静脉与孔的边缘紧密贴附。右侧膈神经可有分支通过此孔。②食管裂孔（esophageal hiatus），位于膈肌后部偏左侧，约平第10胸椎。食管裂孔外径约为18 mm，内径约为11 mm，前后径约为9 mm。有3/4的人群食管裂孔由膈右脚的肌肉形成，少数人由两侧膈脚向上延续，先交叉后绕食管，再联合到一起。孔内有食管、左右迷走神经、胃左动脉的食管支及伴行静脉等通过。连接食管壁与孔边缘的膈食管韧带附着松弛，手术中易将食管游离向下牵引。③主动脉裂孔（aortic hiatus），位于正中线稍左侧，食管裂孔的后方，二者相距2~4 cm，平第12胸椎。该孔由第12胸椎体、左右膈脚及正中弓状韧带围合而成。孔中有主动脉及胸导管通过，并常有奇静脉和半奇静脉的起源支通过，有的还有内脏神经通过。除上述大孔之外，膈肌上还有一些小孔有血管、神经穿过，如内脏大、小神经穿过膈脚，交感干通过内侧弓状韧带的后方，第7~11肋间神经和血管、腹壁上血管通过膈肌处。

膈肌的血供与神经支配

■ 膈肌的血供

1. 膈肌的动脉　主要有肌膈动脉，心包膈动脉，膈上、下动脉及肋间动脉。各动脉供应区与胚胎发育过程中始基所在的位置相当。相邻血管分布区之间吻合丰富。肌膈动脉分支供应膈肌的胸骨部及肋部上面的周围部分；心包膈动脉随膈神经分布到膈肌的上面，供应邻近部分；膈上动脉供应膈肌的腰部；膈下动脉外支分布于膈肌的腰部及肋部，内支分布于中心腱区及胸骨部；下6对肋间动脉供应膈肌的肋部。

2. 膈肌的静脉　小静脉在膈上面、下面及肌内形成网状，汇集于膈下静脉与膈上静脉。左膈下静脉汇入左肾上腺静脉，再进入左肾静脉；右膈下静脉直接汇入下腔静脉。膈上静脉与心包膈动脉伴行，汇入胸廓内静脉。膈肌的静脉无瓣膜，故膈肌的血液可以流至上腔静脉或下腔静脉。此外，膈肌的静脉与食管下段静脉有吻合，构成门—腔静脉侧支循环通路之一。膈肌的静脉与纵隔部支气管邻近的静脉间也有吻合，构成大小循环间的吻合途径之一。

■ 膈肌的神经支配

膈肌主要受膈神经支配，右膈神经在下腔静脉稍外侧到达膈，左膈神经在心左缘稍外侧到达膈。在膈平面上方1~2 cm处，神经常分为若干终支，其中有2~3个细小的分支分布于膈肌的胸膜面和腹膜面，为感觉成分。膈神经大部分为肌支，在膈外首先分为3支，很快成为4支分布于膈肌的4个部分：直接进入胸骨部的称前支或胸骨支；伸向中心腱前外侧部的称前外支；一个短干分出一支朝向中心腱后外侧部，称后外支；另一支从短干分出后，向后至膈脚，称后支或脚支（图5-5）。因此，做膈肌的切口时，可沿肌性部边缘做环形切口；或由腋中线处向内做冠状切口；

也可经中心腱伸向膈神经穿入点作切口。这样都不致损伤膈神经的大分支。除了膈中心腱上、下面分布有膈神经的感觉纤维外，膈周边区域的感觉是由下6对肋间神经传递的。

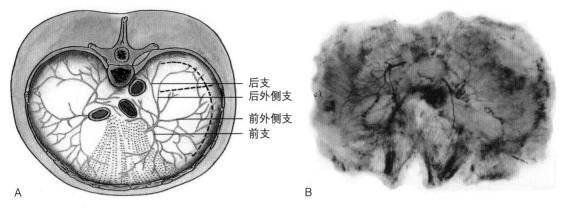

图5-5　膈肌神经支配
A.示意图，虚线表示可供选用的切口线；B.膈神经分布（Sihler染色）

（图中标注：后支、后外侧支、前外侧支、前支、A、B）

膈肌的功能

　　膈肌为重要的呼吸肌，由于中心腱与纵隔紧密相连，位置相对固定，所以膈运动时，运动最明显的部分是左、右半膈肌的穹隆形顶部。平静呼吸时，膈顶的正常上、下移动幅度为1~2 cm，深呼吸时可增大至3~6 cm，约2个肋的距离。舒缩活动以膈肌的外周肌肉部分最明显。膈肌主要参与吸气，收缩时，膈穹隆及中心腱向下移位，使胸腔的上下径距离增大，下移的幅度视收缩的强度而不同，深吸气时穹隆下降较多，中心腱也明显下降，使胸膜腔负压加大。膈肌的下降使腹压升高，腹内脏器因受推压而使腹壁隆起；膈舒张时，腹腔内脏器恢复原位，膈肌也恢复原先隆起的位置，胸腔上下径和容积缩小，产生呼气动作。在呼气之末，膈肌松弛，胸腹腔内压相等。近年有研究认为，膈肌由起自胸骨和肋骨的肋膈与起自腰椎的脚膈两部分组成，二者的发育、形态、肌毛细血管密度均不相同，在呼吸运动中所起的作用也完全不同。肋膈收缩使胸廓下部扩张，起吸气作用；脚膈收缩使胸廓下部缩小，起呼气作用。

　　在呼吸运动过程中，肋骨、胸骨和膈肌的运动是协调的。肋间肌收缩，使肋骨和胸骨上抬产生的吸气运动称为胸式呼吸。由膈肌舒缩引起的呼吸运动称为腹式呼吸。在胸式呼吸时，呼吸主要由肋间肌完成，膈则是被动地随胸腔内的压力变化而移动。在腹式呼吸时，膈肌的强力收缩使腹腔内脏有较大的移位，以致腹壁于吸气时向前凸起。正常情况下，两种呼吸形式可同时存在，只有在胸部或腹部活动受限时，才单独出现一种呼吸形式。如在妊娠后期，由于腹式呼吸受限，故以胸式呼吸为主；内脏下垂的患者，腹壁肌肉松弛无力，膈肌下降明显，运动减弱，主要靠胸式呼吸。从呼吸和循环力学的原理出发，腹式呼吸的效率要高一些，因为它能使肺通气增强并促进静脉血从腹腔回流入心，因而它是重体力劳动者、登山者和歌唱家常见的呼吸形式。随着年龄增大，胸廓的运动降低，特别是肺气肿患者，也常为腹式呼吸。

　　主动脉从膈肌后穿过，因此，血液流动不受膈运动的影响。下腔静脉因其通过膈中心腱，膈收缩吸气时，穹顶下降、腹腔容量变小和腹内脏器受压，挤压了下腔静脉内的血液。加上胸压同时降低，腔静脉孔附近的下腔静脉管腔因膈肌收缩牵拉扩大，此时，膈中心腱上的腔静脉孔得到来自3部分膈纤维向不同方向的收缩，反而更大，腔静脉回流阻力更小，促进下腔静脉内血液回流入心。另外，膈收缩伴以腹前壁肌的收缩，使腹压升高，有利于排尿、排便和分娩。因此，膈肌不只是分隔胸腹腔的简单的肌肉腱性组织，它还是保证正常呼吸、循环不可缺少的器官，而且对食管贲门功能也有重要作用。

左、右膈脚与食管裂孔关系密切，它们的发育直接影响食管胃连接部向左移动的程度及其功能。据统计，标准恒定的食管裂孔仅占46%，其余多为各种类型的变异。膈脚的腱性部分起自第1~4腰椎体及其椎间盘的前外侧，然后经由腹腔干向前向上分为左、右膈脚。右侧膈脚是构成膈食管裂孔的重要组成部分，其一部分绕过食管前右方形成裂孔的右缘，另一部分向后深入绕过食管的左后方形成裂孔的左后缘，裂孔的前缘实际上是膈脚的肌性纤维，止于中心腱。膈食管裂孔主要由肌性纤维环绕，只有少量腱性纤维，在膈肌的各个裂孔中，有的是腱性，如腔静脉孔，它没有肌肉收缩功能，因而对血流无控制作用。肌性裂孔则不然，由于含有斜行肌纤维，在每个呼吸运动周期中，裂孔的位置与膈顶保持恒定，特别是环行肌收缩对食管胃连接部还可起到剪刀样钳夹作用，对控制和调节食管胃连接部的向下蠕动、抵御胃内容物的返流、保持食管胃的一定角度，均有一定意义。

膈肌的发育

膈肌由4部分衍化发育组成，即腹侧部的横膈、两侧的胸膜腔腹膜腔膈膜、背正中部的背侧系膜和周围体壁的衍化物（图5-6）。

横膈于胚胎第3周出现，自腹侧向背侧生长，并移向尾端，发育成膈肌的中心腱，其背侧与背侧系膜的腹侧部合并。胸膜腔腹膜腔膈膜的背侧附着于体壁，最初在心包腔腹膜腔间管的尾端管腔内出现新月形游离缘，在胚胎第6周末，此缘与背侧系膜及横膈接合封闭，将胸、腹腔完全分隔。在胚胎期，胸膜腔腹膜腔膈膜构成了膈肌的大部分，但在成体的膈上，它们只是两侧较小的中间部。背侧系膜构成膈肌的正中部分，肌纤维长入后形成膈脚。胚胎第9~12周时，胸腹腔增大，并伸入外侧体壁，此时体壁的组织向内侧分裂衍化，参与组成膈肌的周缘部。

随着胚胎身体背侧生长较腹侧迅速，推动膈肌的位置明显下移。胚胎4周，横膈的位置相当于上颈部体节平面，第6周达胸部体节平面，第8周初，膈肌的背部抵达第1腰椎平面。当膈相对朝身体尾侧移动时，来自颈部肌节和支配它的第3~5颈神经也相应下降，最后迁徙到两层胸、腹膜之间，成为支配膈肌的膈神经。膈除了来自颈部肌节的肌纤维外，由体壁衍化物形成的周缘部，其肌纤维来自胸部肌节，这一部分的感觉由下6对肋间神经支配。

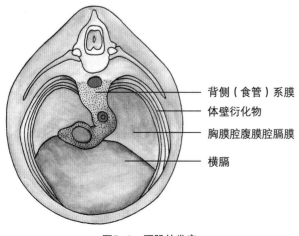

背侧（食管）系膜
体壁衍化物
胸膜腔腹膜腔膈膜
横膈

图5-6　膈肌的发育

最常见的膈肌先天性缺陷是其后外侧缺损和伴随的胸腹管疝（胸腹膜裂孔疝），其次是胸骨后疝。胸腹管疝的发生与胚胎期肠扭转固定的发育过程延迟或异常密切相关，如果肠管从卵黄囊返回腹腔在胸膜腔腹膜腔膈膜封闭胸腹管之后，则可使膈肌的腰肋三角出现缺陷，产生无疝囊的胸腹管疝。通过胸肋三角疝出的胸骨后疝，主要由于胸部肌节未长入所致，几乎都有疝囊。如果膈肌的某一部分未完全肌化，只形成一片薄膜，就成为一个薄弱区，可致膈膨出。

膈肌手术的解剖学基础

■ 先天性膈疝

胚胎期膈由几个部分融合而成。大约在胚胎第4周由体腔腹侧产生中胚层皱褶，同时向背侧方向生长，与食管腹侧的中胚层融合，形成原始横膈。第5周，胸腹腔背侧壁的两侧长出2个中胚层腹膜膈膜，并向腹侧方向生长，彼此相连，再和原始横膈融合，完全分隔胸腔与腹腔，之后胸腹膈膜、椎体和胸壁长出横膈肌的肌肉组织。如果胚胎发育过程中，横膈肌的部分发育不全或融合不全即导致先天性膈疝（congenital diaphragmatic hernia）。先天性膈疝一般是腹腔中脏器经过膈肌的先天性解剖薄弱点或缺损进入胸腔，而根据疝发生的部位，可将其分为胸腹管疝、胸骨后疝及通过膈部分缺损的疝。

1. 结构基础与病因　膈中心腱的四周是纤维呈放射状排列的肌性部，包括胸骨部和肋骨部，前者为两小片肌，起自胸骨剑突后面；后者呈片状，起自下6对肋软骨内面；后面为腰部，起自内侧弓状韧带和外侧弓状韧带，并借一对膈脚起自腰椎体前面。3部分肌肉所有肌纤维都止于中心腱。由于先天性发育原因，膈在解剖上存在着薄弱点，为膈疝的好发部位。在膈肌的腰部和肋骨部之间有腰肋三角，为胚胎期胸腹膜裂孔（胸腹管）所在位置（图5-7）。如发育缺陷，腹内脏器可经胸腹膜裂孔疝出，形成胸腹膜裂孔疝，又称Bochdalek疝，这种疝疝入的脏器往往较多，多发生于左侧。在膈肌的胸骨部与肋骨部之间，有一个小三角区域的膈缺损，称胸骨后裂孔（图5-8），发生于此处的疝为胸骨后疝，又称Morgagni疝。在胚胎发育时，如膈部分缺损，其上、下的胸、腹膜未完全闭合，可留下大小不等的膈缺损。缺损多发生在左侧，胃、结肠和脾均可经缺损处疝入胸腔。

2. 手术治疗　左侧膈疝一般采用左上腹旁正中切口或正中切口，右侧膈疝因肝的位置影响手术暴露，则可选右胸后外侧切口。找到膈缺损

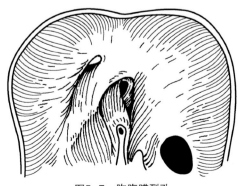

图5-7　胸腹膜裂孔

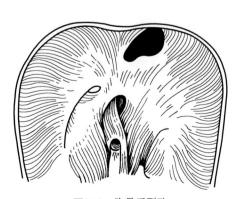

图5-8　胸骨后裂孔

部位后，轻柔地将疝出的脏器还纳入腹腔。如疝孔小，脏器复位困难，可适当剪开扩大（图5-9）。仔细探查疝周围残余的膈，若缺损不大，可以7号丝线做一排间断褥式缝合，最后一起结扎闭合（图5-10）。若缺损过大不能直接缝合拉拢，可用人工材料修补或减张缝合。

■ 食管裂孔疝

贲门及胃的一部分经食管裂孔进入胸腔，称为食管裂孔疝（esophageal hiatal hernia），是临床较为常见的一种膈疝。

1. 结构基础与病因　食管裂孔由来自膈脚的肌束围绕而成（图5-11），其中以来自膈右脚的肌纤维围绕形成裂孔两侧边缘者为最多见，少数人食管裂孔左、右两缘的肌纤维分别来自膈肌的左、右脚。裂孔的纵径为3~5 cm，横径约2 cm，主动脉裂孔位于其旁后，而腔静脉裂孔位于前方。

食管裂孔周缘与食管壁之间有结缔组织填充，这些结缔组织称为膈食管韧带，此韧带向下与膈下筋膜相连，向上则逐渐移行为食管周围筋膜。膈食管韧带具有限制食管与膈之间在裂孔处滑动的作用，对固定食管与贲门的位置非常重要。但为了适应吞咽时食管纵肌的收缩和呼吸时膈升降，彼此不会牵拉，影响功能，因而其连接并不是十分牢固，因此食管裂孔也是膈肌的薄弱点之一。一旦腹腔压力增高，就可能促使食管裂孔逐渐扩大，膈食管韧带也随之松弛，即丧失了上述相对固定的作用，使贲门和部分胃体疝入后纵隔。在仰卧位或腹腔压力增高时，贲门和部分胃体就易疝入纵隔；当直立或腹腔压力降低时，疝入的贲门和部分胃体又下滑回复原位，即滑动型食管裂孔疝，占食管制孔疝的90%~95%，大多无真性疝囊。若胃的前壁或侧壁通过扩大的食管裂孔疝入胸腔，其上覆盖的腹膜即构成疝囊，这就是少见的食管裂孔旁疝，占食管裂孔疝的5%~10%（图5-12，13）。

2. 手术治疗的解剖学基础　手术治疗原则是恢复正常解剖位置，解除生理紊乱，使膈下食管恢复正压。主要手术步骤常包括反流预防及修补裂孔疝，着重点放在抗反流方面，常用的手术方法有以下几种。

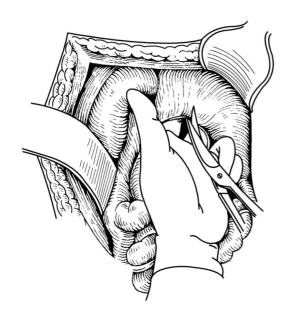

图5-9　扩大疝孔

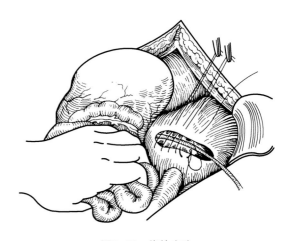

图5-10　修补疝孔

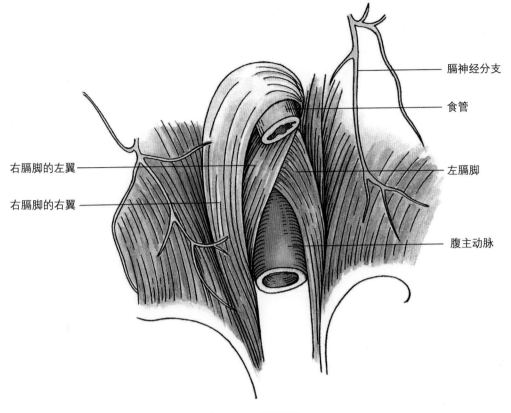

右膈脚的左翼 —

右膈脚的右翼 —

— 膈神经分支

— 食管

— 左膈脚

— 腹主动脉

图5-11 食管裂孔

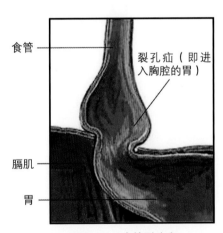

食管 —

膈肌 —

胃 —

裂孔疝（即进入胸腔的胃）

图5-12 食管裂孔疝

（1）Belsey Mark IV手术：取左后外侧切口，经第7肋间隙进入胸腔，切开疝入的腹膜囊，注意保护胃左及左膈下血管，切断胃短血管，充分游离胃底，切除胃食管结合部多余脂肪，从后侧充分暴露右膈脚左、右两翼，依据食管裂孔的大小，在两侧肌肉上用4号丝线缝合3~6针，暂不

结扎，缝针穿过肌肉时要足够深，但不包括所有肌层，以避免损伤主动脉及腹腔脏器。距胃食管连接处上、下，胃前壁与食管间做水平褥式缝合前壁及两侧壁各3针，使胃底向上包绕食管前3/4周径。食管缝线应深达黏膜下层但不要穿透管腔，在缝合纵形肌时每针缝线要斜着缝，以增加强度，不要横缝以免发生狭窄。然后再进行第2层折叠缝合，缝线先缝经膈，再缝于胃及食管，然后再折返缝经食管、胃及膈，距离前一层缝合部位各2 cm（图5-14），注意勿损伤膈下脏器。轻轻将下段食管还纳至膈下，结扎第2层褥式缝合线，操作时要注意防止撕裂食管缝线。最后结扎裂孔缝线，使缝缩后食管与裂孔间能顺利通过一示指，裂孔缝合过紧会造成狭窄，引起进食梗阻。

（2）Nissen手术：取上腹部正中切口，若裂孔位置深显露差时，可将切口向左侧斜向延长，切断肋弓。腹腔探查后，切断左三角韧带，将肝

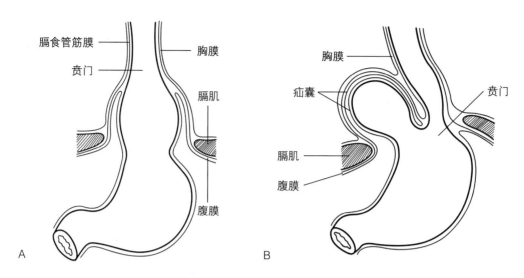

图5-13 食管裂孔疝
A.滑动型食管裂孔疝；B.食管旁疝

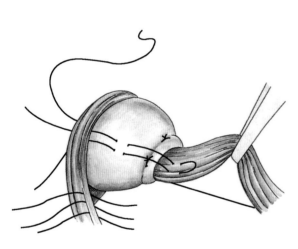

图5-14 第2层褥式缝合

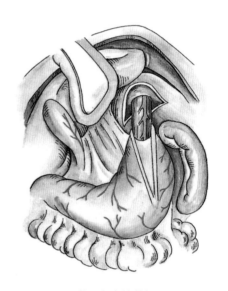

图5-15 将下段食管整复至腹部

左叶拉向右方，暴露并切开裂孔区的腹膜折返及膈食管韧带，使食管与膈肌的裂孔分开，游离出腹段食管，并绕以束带将食管牵出（图5-15）。切断胃短血管、脾动脉的胃后分支及左膈下动脉的分支，将胃底完全游离，注意勿损伤脾动脉和脾脏。完成游离后，将胃食管接合部拉向患者左侧，膈右脚修补3~4针，待胃包绕食管完成后再结扎此缝线。

食管向下牵引，将胃在食管后方从左拉向右侧，使胃自后向前呈"围领样"包裹食管（图5-16），在胃食管接合部的食管前壁与两侧胃壁间断缝合2~3针。包绕食管的长度为1.5~2.5 cm，包绕后要能在胃与食管后壁间容入1指宽。在包绕的顶端与食管后壁间缝合1针，最后结扎裂孔缝线，远端缝线先结扎，近食管壁缝线最后结扎。最后结扎线应在裂孔与食管及其管内物间可容1指宽的余地。

（3）Hill手术：Hill手术修补的原理是同时折叠食管下端，并将修补处与膈肌的正中弓状韧带固定，以保持腹内食管段的长度。

取上腹正中切口，腹部探查开始后，切断左三角韧带，向右牵拉肝左叶，暴露食管裂孔及膈食管韧带，在靠近裂孔处切断膈食管韧带，游离食管下端及胃底。将疝复位入腹腔。暴露膈正中弓状韧带的右侧边缘，修补膈右脚的裂孔，留下的间隙沿着食管可轻松通过1指宽。再将压板放在主动脉与膈正中弓状韧带之间做保护，做第2排缝合。缝线经胃食管接合部的前、后壁到膈正中弓状韧带。缝合后将胃食管接合部的右壁内翻，

缩小括约肌区域的周径，并与膈正中弓状韧带固定（图5-17）。第1针仅缝合固定膈食管韧带残余部至弓状韧带的最高点，以此缝线自上而下缝4~5针折叠固定缝线。每针缝合顺序应包括前组织束、后束及膈弓状韧带。内翻入胃食管接合部的组织量，决定修补中的张力，手术时测量下段食管腔内压力，最佳压力应为35~45 mmHg。最初两个缝线是调节压力大小的关键，调整压力到位时，再将缝线结扎。

（4）胃镜下腔内胃黏膜折叠缝合术：对于食管裂孔疝直径小于3 cm者，可以采用将内镜及其缝合装置经口送入胃的上部，将黏膜打折后缝合，使胃壁组织形成褶皱，并增加贲门口附近的紧张度，使松弛的下括约肌收紧，以达到物理性的抗胃酸反流作用（图5-18）。其优点是将手术危险性降至最小。

（5）食管裂孔旁疝修补术：选左后外侧切口，经第7肋间隙进入胸腔。于食管下三角内，可见到食管裂孔处有突入膈上之软性包块。纵行切开纵隔胸膜，逐渐解剖突入胸内之疝囊包块，直达食管裂孔处。切开疝囊，把疝囊内腹腔脏器返纳腹腔。逐一解剖疝囊达疝颈部，剪除疝囊，并在疝囊颈部行荷包缝合或贯穿缝合，然后将扩大松弛的食管裂孔间断缝合2~3针，使缝缩重建的食管裂孔能容1指为度。为加强效果，可加胃底固定术。

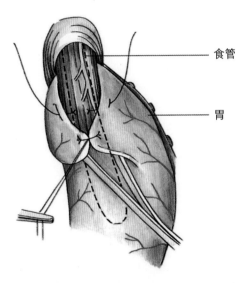

图5-16 将胃底呈"围领样"包裹下段食管

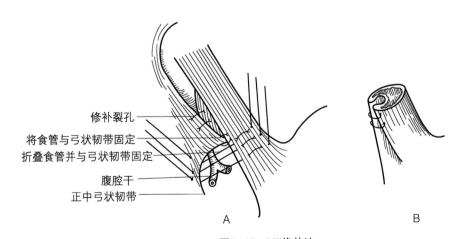

图5-17 Hill修补法
A.修补方法；B.将食管周围组织及管壁折叠缝合，缩小食管周径

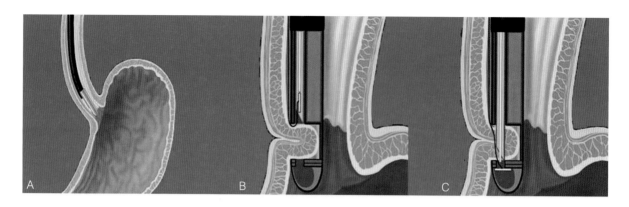

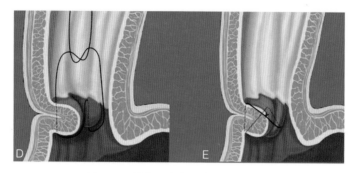

图5-18　胃镜下腔内胃黏膜折叠缝合术
A.胃镜进入胃；B.吸引；C.缝合；D.打结；E.完成

■ 膈膨出

膈膨出（eventration of diaphragm）是指膈肌发育不全、膈神经麻痹致膈萎缩所造成的膈肌位置异常升高。从病因上可分为先天性（非麻痹性）和后天性（麻痹性）两类。

1. 解剖结构与病因　先天性膈膨出是由于胚胎时期胸腹膜肌化不全或不肌化所致的膈纤维变薄，有的甚至膈纤维阙如，膈肌如半透明隔膜，由胸膜、筋膜层和腹膜构成。后天性膈膨出则是膈神经损伤或病变侵犯引起的膈纤维萎缩、退化，变薄的部分由弹性纤维组成。

2. 手术治疗　膈膨出患者伴有呼吸困难或消化道症状者，均应手术治疗。手术方法有两种。①膈折叠缝合法：提起膨隆的膈肌，用7号丝线由前外向后内方向做皱褶连续缝合膈肌，共4~6排。注意缝线不要穿透膈肌，以免损伤腹腔内脏器。最后一起打结，完成膈折叠。②膈重叠缝合法：

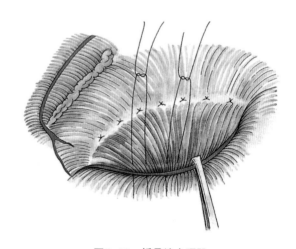

图5-19　折叠缝合膈肌

切开膜性膈肌，将一切缘拉下与肌性膈部做平行褥式缝合，再将另一膜性膈重叠于已缝合的膜性膈肌上面，并将其边缘与另一肌性膈部做间断缝合（图5-19）。为尽量保存患侧膈功能，膈肌的切开及折叠缝合应尽量避开膈神经的分支。

（刘　芳　吴　华）

主要参考文献

1. 刘正津, 姜宗来, 殷玉琴. 胸心外科临床解剖学. 济南: 山东科学技术出版社, 2000.

2. 刘正津, 陈尔瑜. 临床解剖学丛书: 胸部和脊柱分册. 北京: 人民卫生出版社, 1989.

3. Richard L. Drake. 格氏解剖学. 41版. 丁自海, 刘树伟主译. 济南: 山东科学技术出版社, 2017.

4. 中国解剖学会体质调查委员会编. 中国人解剖学数值. 北京: 人民卫生出版社, 2002.

5. 顾恺时. 胸心外科手术学. 2版. 北京: 人民卫生出版社, 1993.

6. 陈文庆. 现代胸腹结合部外科学. 北京: 人民军医出版社, 1997.

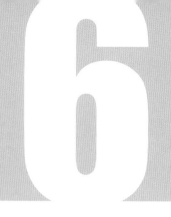

气　管

气管与主支气管是连接喉与肺之间的管道，属于下呼吸道，它们不仅是空气出入的通道，而且具有防御、清除异物、调节空气的温度和湿度的作用。

气管和主支气管

■ 气管和主支气管的形态

气管（trachea）起自环状软骨下缘，向下分为左、右主支气管，分叉处称气管杈（bifurcation of trachea）。气管杈所在平面，依年龄、性别、体型、姿势及呼吸状态而有一定差异，成人气管杈位于第4~6胸椎体平面，尸体标本测量有58%位于第5胸椎体平面。男性的稍低于女性的；体型宽胖者较体型瘦高者低；深吸气时较低，深呼气时较高；直立姿势时较低，卧位时较高。新生儿气管杈约平第3胸椎体平面，约6岁居第4胸椎体平面，10岁以后与成人的相同。气管分叉处左、右主支气管之间的夹角，从两主支气管的中线测量（中线角）为79.3°，而从两主支气管的下缘测量（嵴下角）为60.7°（图6-1）。儿童的夹角小于成人的，男、女性别差异不明显。胸廓宽者夹角较大，一般认为差值在平均值的±15°以内属正常范围。夹角明显小于正常值的可能是一侧主支气管上方受压，夹角过大则可能是气管杈下方的气管杈淋巴结肿大所致。气管杈内面形成上凸的纵嵴，呈半月形，称气管隆嵴（carina of trachea），常略偏向左侧，是气管镜检查的重要定位标志（图6-2）。

气管的长度和管径因性别和年龄而不同。依所在部位分为颈段（颈部）和胸段（胸部），两段的分界线为胸廓上口平面。颈段气管（cervical part）稍短，约占气管全长的1/3，沿颈前正中线下行；胸段气管（thoracic part）较长，约占气管全长的2/3，在胸腔上纵隔内。固定标本气管全长10.2 cm，其中男性的长10.3 cm，女性的长9.7 cm；外横径和矢状径均约2 cm，男性的稍大于女性的。用气管镜测量活体成人气管的长度，男性的为13.6 cm，女性的为12.1 cm。

主支气管（principal bronchus）为气管杈与肺门之间的管道（图6-3）。左主支气管细、长，右主支气管短、粗，固定标本左主支气管长4.7 cm，外横径为1.4 cm；右主支气管长2.0 cm，外横径为1.5 cm。气管与左、右主支气管的长度和外横径之间存在一定的比例关系。统计分析表明，在男性，气管的长度约为左主支气管长度的2.1倍，右主支气管长度的5倍；左主支气管长度，约为右主支气管长度的2.4倍；左、右主支气管横径相当于气管横径的0.68和0.76。左、右主支气管截面积之和，与气管的截面积几乎相等。左、右主支气

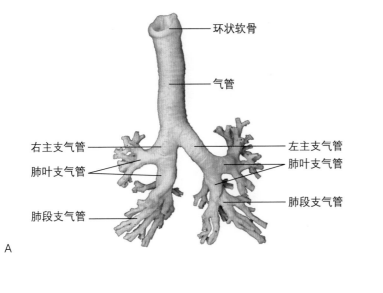

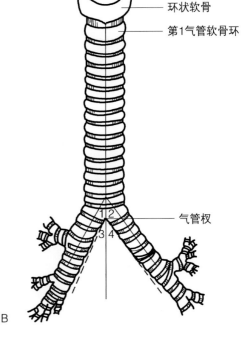

1、2.中线角；3、4.嵴下角。

图6-1　气管和主支气管
A.形态；B.夹角测量

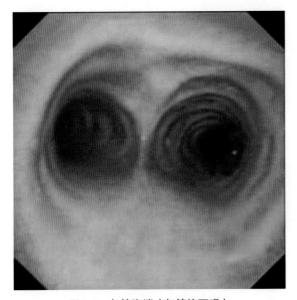

图6-2　气管隆嵴（气管镜下观）

管的偏斜度，从主支气管中线与气管中轴测量，右侧为35.3°，左侧为44°；从主支气管下缘与气管中轴线测量，右侧为23.1°，左侧为37.6°（图6-1）。右主支气管末端的体表投影位置约在右侧胸骨旁线上第2~3肋软骨间，左主支气管末端在左侧胸骨旁线上第2~3肋间隙。由于右主支气管短粗且陡直，可视为气管的直接延续，而左主支气管细长而偏斜行，故吸入性异物易落入右主支气管，插管时右主支气管较易插入，右肺特别是右肺下叶受感染或脓肿的发病率较高。

■ 气管和主支气管的结构

气管与支气管的结构相似，以软骨环为支架，相邻的软骨之间有平滑肌和结缔组织相连。气管软骨环呈"C"形，约占气管周径的2/3，气管软骨环有12~19个，有14~17个环者占87%，颈段有6~8个软骨环，可以触及，其余在胸段。男性通常比女性多1个环。几乎每一个气管软骨环都可能出现不完全的分裂，形成侧置的"Y"形。主支气管软骨环分裂的出现率较气管稍低。各气管软骨间以环状韧带（annular ligament；也称气管韧带，tracheal ligament）相连。后壁由平滑肌纤维和结缔组织构成的气管膜壁（membranous wall）所封闭（图6-4）。气管与主支气管的管

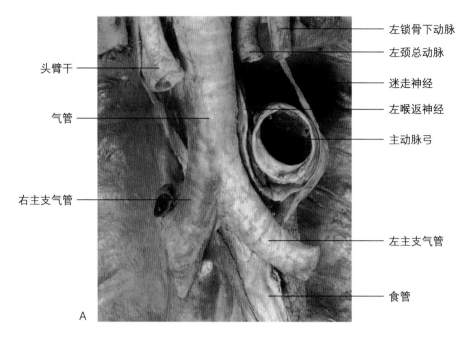

头臂干

气管

右主支气管

左锁骨下动脉

左颈总动脉

迷走神经

左喉返神经

主动脉弓

左主支气管

食管

A

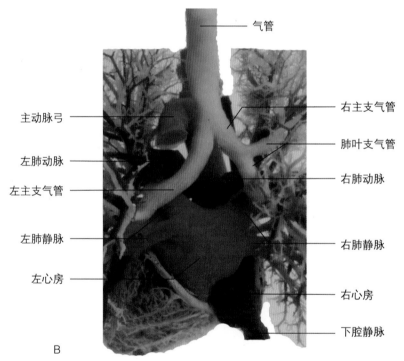

气管

主动脉弓

左肺动脉

左主支气管

左肺静脉

左心房

右主支气管

肺叶支气管

右肺动脉

右肺静脉

右心房

下腔静脉

B

图6-3 主支气管
A.前面观（标本）；B.后面观（铸型）

壁，由内向外依次由黏膜层、黏膜下层和软骨纤维层组成。黏膜层由纤毛上皮覆盖，分布有较多的肥大细胞，具有一定的防御功能，而受CO_2和尼古丁影响后，气管黏膜上皮会出现纤毛倒伏、密度降低、肿胀增粗及脱落和黏着等现象，同时杯状细胞大量增生，造成吸烟者黏膜上皮纤毛摆动减弱，排除异物能力下降，多痰。黏膜固有层由富含弹性纤维的结缔组织组成，并含淋巴组织。黏膜下层含有丰富的血管、神经、淋巴管和腺体。外膜由软骨环及其外面的结缔组织构成。

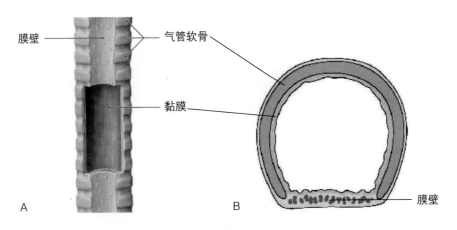

图6-4　气管膜壁
A.后面观；B.水平面观

气管和主支气管的位置和毗邻

颈段气管居颈前正中区，侧面与甲状腺及颈动脉鞘相邻，甲状腺峡覆盖第2~4气管软骨环的前面，峡的上方有由两侧甲状腺上动脉组成的动脉弓，峡的下方有甲状腺下静脉或静脉丛，约18%的人还有甲状腺最下动脉经过。胸段气管居上纵隔内，在左、右胸膜囊与肺之间，前邻胸骨柄、胸腺或胸腺遗迹及大血管，头臂干及左颈总动脉紧邻胸段气管上份的前面，升主动脉及主动脉弓跨经胸段气管下份的前面。右头臂静脉和上腔静脉沿气管右侧下行。这些大血管有时伸及颈段气管的前面，其中头臂干的出现率为5.5%，左头臂静脉的为3.6%，主动脉弓上壁有3.6%，右颈总动脉及右锁骨下动脉有1.8%。气管后邻食管，气管食管沟内有喉返神经（图6-5）。气管周围有蜂窝组织，内含一些淋巴结，迷走神经与交感神经的心支紧贴气管，它们在气管分叉处前面的蜂窝组织内分支组成心丛。胸导管、左膈神经、左迷走神经、左喉返神经，皆位于气管左侧的蜂窝组织中。由于胸段气管与胸腺、大血管、神经、胸导管及食管等重要结构紧密相邻，胸腺肿大、主动脉弓瘤或食管病变都容易压迫气管，特别是前邻众多大血管，自前方暴露气管全长有相当大的难度。

气管分叉处和主支气管起始部的前面，与主动脉弓及肺动脉分叉处相邻，左侧主支气管经主动脉弓下方、升主动脉的后方与降主动脉的前方，向左下行向左肺门，它的前面有左肺动脉斜跨。右侧主支气管经升主动脉及上腔静脉后方，向右下行向右肺门，它的前下方有右肺动脉，上方有奇静脉弓跨过。由于左侧主支气管的前、上、后三方被主动脉包绕，造成手术困难，需注意分离。

胸段气管及主支气管位置的体表投影是：自颈静脉切迹中点至胸骨角平面中点稍偏右侧，右主支气管由此点至右侧第3肋软骨的胸骨端，左主支气管由此点至左侧第3肋软骨距胸前正中线3.5 cm处（图6-6）。

气管的血液供应、淋巴引流与神经支配

气管的血液供应，上段主要来自甲状腺下动脉，下段主要来自支气管动脉，有的主动脉弓、胸廓内动脉或头臂干发出分支供应气管下段，最上肋间动脉、锁骨下动脉、胸廓内动脉等也可发出分支供应气管（图6-7）。甲状腺下动脉的气

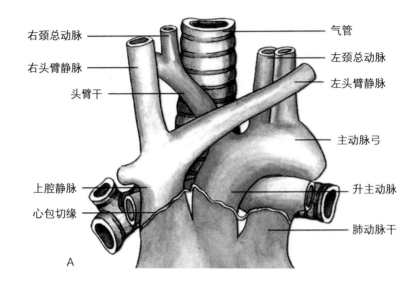

右颈总动脉 —— 气管

右头臂静脉 —— 左颈总动脉

头臂干 —— 左头臂静脉

主动脉弓

上腔静脉 —— 升主动脉

心包切缘 —— 肺动脉干

A

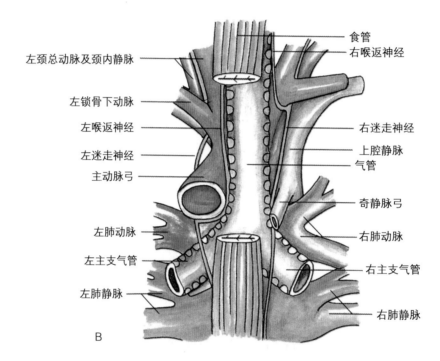

食管

左颈总动脉及颈内静脉 —— 右喉返神经

左锁骨下动脉

左喉返神经 —— 右迷走神经

左迷走神经 —— 上腔静脉

主动脉弓 —— 气管

奇静脉弓

左肺动脉 —— 右肺动脉

左主支气管 —— 右主支气管

左肺静脉 —— 右肺静脉

B

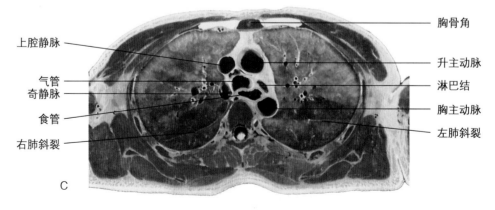

胸骨角

上腔静脉 —— 升主动脉

气管 —— 淋巴结

奇静脉 —— 胸主动脉

食管 —— 左肺斜裂

右肺斜裂

C

图6-5 胸段气管的毗邻
A.前面观；B.后面观；C.水平切面观

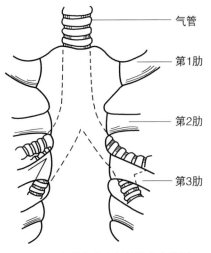

图6-6 气管与主支气管的体表投影

管支和支气管动脉上支，在颈段气管下份相互吻合，形成气管两旁的纵行血管束向上、下行，分节段发出横行分支分布到气管壁，两侧的横行血管在气管前壁中线处吻合。气管后面膜壁的血供来自气管动脉和食管动脉。根据气管的血供形态，行气管手术或颈前部手术，在气管两侧做钝性分离时，需注意保护两侧的纵行血管束。气管软骨环本身无血管分布，其营养靠软骨膜的血管供给，手术时需保留软骨膜。气管黏膜的毛细血管及静脉网非常丰富，静脉网管径粗大，对调节吸入空气的温度和湿度有重要作用。气管的静脉

图6-6中标注：气管、第1肋、第2肋、第3肋

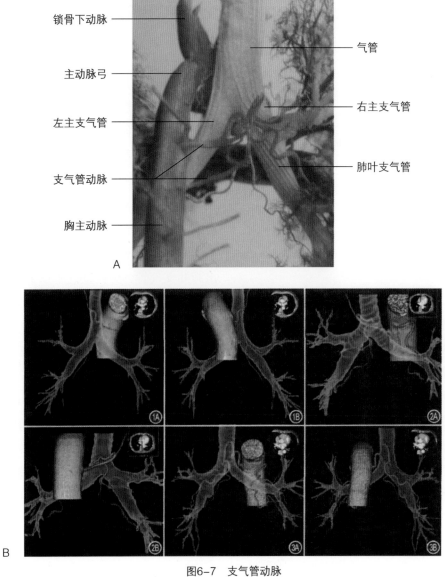

图6-7 支气管动脉
A.起源（后面观，管道铸型）；B.走行的不同类型（动脉造影）

A图标注：锁骨下动脉、主动脉弓、左主支气管、支气管动脉、胸主动脉、气管、右主支气管、肺叶支气管

主要汇入甲状腺下静脉，亦可汇入奇静脉及半奇静脉。

关于气管的器官内淋巴管，根据对实验动物兔的观察，发现气管黏膜层存在浅、深两层毛细淋巴管网，浅网的网眼较深网小，浅网毛细淋巴管汇集后注入深网，深网再汇入集合淋巴管。气管与喉的黏膜层毛细淋巴管存在交通，但数量少，故喉癌一般不易通过淋巴管道向气管转移。气管的淋巴回流至支气管旁、锁骨上及前纵隔的淋巴结，主支气管的淋巴回流至支气管旁、气管杈及气管旁淋巴结。

分布于气管的副交感神经纤维来自迷走神经干及喉返神经的分支，交感神经纤维来自颈上、下节的分支，感觉神经纤维通过迷走神经传入，这些神经纤维在气管周围及气管壁黏膜下层组成神经丛。主支气管与肺内支气管一样，受肺神经丛分支的支配。气管与支气管的感觉神经甚为丰富，对微小的机械刺激很敏感，气管黏膜受刺激时，有可能引起反射性肺水肿及肺膨胀不全，故通过气管的内镜检查或手术时，应将黏膜麻醉完善，必要时可阻滞迷走神经。

气管和支气管创伤修复的应用解剖学

由于胸壁的结构特点，气管和支气管在胸部所处位置，是造成致伤的重要因素。当胸部遭受前后挤压时，胸廓前后径变小，两肺分别向左、右侧牵拉，可导致支气管破裂。前胸承受撞击压迫，胸廓弹性反弹的剪力传导，也可造成支气管断裂。在胸部遭受暴力的瞬间，声门紧闭，气管被压于胸骨和脊柱之间，气管、支气管内压力骤升，超过其管壁的强度，可发生破裂。

气管壁内有软骨环，弹性较大，因而可保证气管腔一直处于开放状态，并具有在较大外力作用下维特管腔的横径及长度的功能。因此，气管壁缺损的修复以带血管蒂的肌骨瓣较好，通常可

切取胸锁乳突肌带锁骨骨膜瓣，其血供上2/3由枕动脉和甲状腺下动脉供给，下1/3由颈横动脉供给。如需同时修复气管壁及颈部皮肤缺损，亦可切取胸大肌带肋骨膜瓣。

支气管树的形态结构

支气管在肺内反复分支形成的树枝形态，称为支气管树（bronchial tree）（图6-8）。气管分为左、右主支气管，是第1级分支，分别伸入左、右肺门后，右主支气管分为3支，左主支气管分为两支，是第2级分支，各分布进入相应的肺叶，称为肺叶支气管（lobar bronchi），肺叶支气管在肺叶内又分为2~5支，为第3级分支，称为肺段支气管（segmental bronchi）（图6-9）。肺段支气管在肺段内反复分支，越分越细（图6-10），分至管径小于1mm时，称为细支气管（bronchiole）。每一细支气管连于1个肺小叶，细支气管在肺小叶内又分为终末细支气管（terminal bronchiole），终末细支气管又分为呼吸性细支气管（respiratory bronchiole），呼吸性细支气管又各分出2~11个肺泡管（alveolar duct），肺泡管连接肺泡囊（alveolar sac, alveolar saccule）和肺泡（pulmonary alveoli）。主支气管以侧支的形式发出肺叶支气管，肺叶支气管以下的分支形式均呈杈状，所有支气管发出分支的部分皆呈锐角，部位越低者角度越锐。

肺内支气管按支气管树各级分支功能的不同，可分为肺内传导管和肺内呼吸管。前者包括肺叶支气管、肺段支气管直至细支气管和终末细支气管，后者包括呼吸性细支气管、肺泡管、肺泡囊和肺泡。肺内传导管的管壁结构与主支气管壁相似，其不同点一是软骨环为软骨片所代替，随着支气管越分越细，软骨片也更为零碎，数量逐渐减少，至细支气管则软骨片完全消失；二是在黏膜固有层的深面为黏膜肌层，平滑肌由环行和斜行肌束交错，并有大量弹性纤维穿插交织，

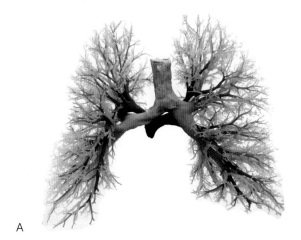

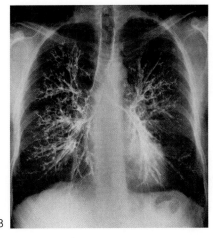

图6-8　支气管树
A.铸型（蓝色为肺动脉）；B.X线影像

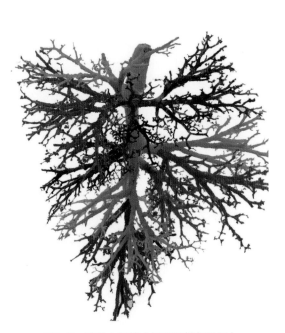

图6-9　肺段支气管（以不同颜色显示）

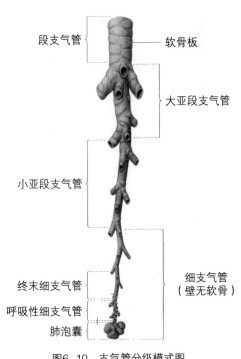

图6-10　支气管分级模式图

故富于弹性，可使支气管扩大或缩小。细支气管壁平滑肌发达，对调节出入肺泡的气流量具有重要作用，当某些原因引起小支气管平滑肌痉挛收缩，如支气管哮喘，可造成呼吸困难。

（丁自海　张志英）

气管和支气管的发生

■ 气管和支气管的发生过程

胚胎第4周时，在前肠尾段腹侧壁，即原始咽底部的正中部位，出现一头尾纵行浅沟，为喉气管沟。喉气管沟逐渐变深，并自上而下被两侧伸入的气管食管隔将前肠咽囊以下的部分分隔为腹侧的喉气管和背侧的食管两部分（图6-11）。喉气管的上段发育成喉与气管，其钝圆的下端为肺芽（lung bud），并于不久即分为左、右肺芽。胚胎第5周，右肺芽长出两个第2级肺芽，左肺芽长出一个第2级肺芽，故成体右肺有3支2级支气管，左肺有2支2级支气管。第2级支气管于胎龄第7周分出第3级支气管，即肺段支气管，一般

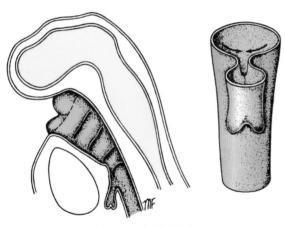

图6-11 气管的发生

右肺有10支，左肺有8支（图6-12）。胚胎第24周时，已大致形成17级分支，出现呼吸性细支气管。胎儿出生后再继续发出7级分支，直至肺泡。这些来源于前肠的内胚层管，衍化为支气管树的黏膜上皮。随着支气管黏膜上皮的发生，其周围来源于中胚层的间充质细胞逐渐聚集分化，形成黏膜固有层、黏膜下层、软骨环或软骨片、平滑肌纤维及外膜的纤维膜等。

■ 气管和支气管的发育畸形

气管和支气管的发育畸形，主要由于前肠在被气管食管隔分隔为喉气管与食管的过程中，分隔不完全或分隔不均匀造成。

1. 气管食管瘘　由于分隔不完全，使气管与食管之间留有通道。根据气管食管隔的缺失情况，气管食管瘘分为4种类型：①食管上部为盲端，下部与气管的分叉部附近相连，这种畸形往往导致吸入胃倒流出的内容物，此型约占气管食管瘘畸形的90%；②食管与气管分叉部附近有瘘管相连；③食管上部与气管分叉部有瘘管相连，食管下部的上端为盲端，此型空气不能进入胃肠道；④食管上、下部分别有瘘管与气管分叉部相连（图6-13）。

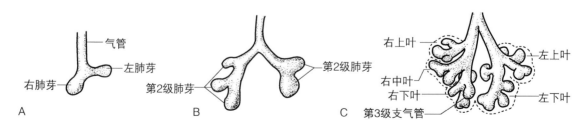

图6-12 气管与肺的发生
A.胎龄4周；B.胎龄5周；C.胎龄7周

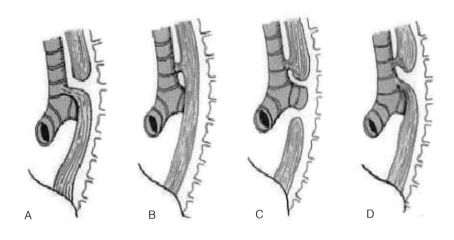

图6-13　气管食管瘘

A.食管上部为盲端，下部与气管通连；B.食管与气管相连；C.食管上部气管相连，下部上端为盲端确；D.食管上、下部分别与气管相连

2. 气管狭窄或闭缩　由气管和食管分隔不均匀所致，此种畸形常伴有某一类型的气管－食管瘘。

3. 气管憩室　气管长出一个支气管样的盲囊，其末端可伸入类似正常的肺组织中，形成"气管叶"，此畸形对异物吸入治疗有临床意义。

（丁自海　张志英）

气管和支气管镜检查的应用解剖

支气管镜（bronchoscope）检查是胸外科最常用的诊疗技术之一，它可在直视下观察气管、支气管病变情况和取活检，还可进行吸痰、止血、取异物、切除腔内肿瘤等治疗。正常气管黏膜呈淡粉红色，潮润而有光泽，各软骨环呈白色环状嵴，其间有淡粉红色浅沟。

纤维支气管镜检查一般有3种途径：经鼻插入，经口直接插入，经气管套管口插入。下面主要介绍常用的经鼻插入检查法。

用支气管镜观察气管和支气管腔，可见到平静吸气时气管腔断面近圆形，呼气时则为肾形，在强力呼吸及咳嗽时，肾形更为明显。如果平静呼吸时气管腔呈明显肾形，则可能有异常。气管腔后壁略扁平，内横径男性的为1.6 cm，女性的为1.4 cm，内矢状径男性的为1.5 cm，女性的为1.3 cm。在最下一个软骨环的内面为气管隆嵴（图6-2），气管隆嵴为短的矢状位白色软骨嵴，居气管腔中线稍偏左侧，是支气管镜检的重要标志，由此分出左、右主支气管。左主支气管内横径男性的为1.1 cm，女性的为0.9 cm；内矢状径男性的为0.9 cm，女性的为0.8 cm。右主支气管内横径男性的为1.5 cm，女性的为1.3 cm；内矢状径男性的为1.4 cm，女性的为0.9 cm。在气管隆嵴右下5~10 mm处的腋窝侧，即仰卧位时针方向的2~3点处，为右上叶支气管开口，此开口的位置可在1~5点的范围内变动。右上叶支气管口与隆嵴的位置关系常有变异，大多数右上叶支气管口在隆嵴平面下方，二者在同一平面者有13%，另有2%的人右上叶支气管口居隆嵴平面的上方。在右上叶支气管口下方约25 mm的乳部方向，即仰卧位时针方向的11~1点处，为右中叶支气管开口，此口位置可在11~3点之间变动，在中叶支气管口内10~15 mm处，有一垂直位的小嵴，分隔右中叶的内侧段和外侧段。在右中叶平面下方0~10 mm（多为3~6 mm）、时针方向的6~7点处，即中叶支气管口的相对侧，为右下叶上段开口，此口位置比较恒定。右下叶各底段口的位置在中叶支气管口下方20~30 mm处，其中位置最高，居前内侧

壁，在时针方向8~10点处，是内侧底段开口，其余前、外、后3个底段支的开口约在同一平面，其开口方向分别为前、外、后侧，即时针方向的10~1点处为前底段开口，3~5点处为外侧底段开口，6~8点处为后底段的开口（图6-14）。在气管隆嵴左下约50 mm处，有左上叶支气管和左下

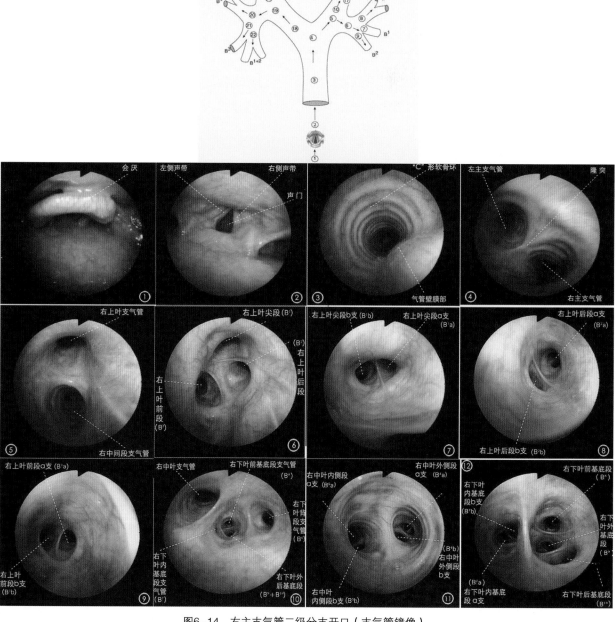

图6-14　右主支气管二级分支开口（支气管镜像）

叶支气管开口的分界嵴，此嵴位置在时针2~8点的方向上，嵴的外上方是左上叶支气管口，内下方是左下叶支气管口。在左下叶支气管口下方约10 mm处的后壁，有一水平位小嵴，此嵴分隔左下叶支气管的上段支和底段支，左下叶的前内、外、后3个底段支的开口约在同一平面，它们的开口方向较右侧相应各底段的开口方向稍偏逆时针侧，即时针6点处为上段开口，10~11点处为前内底段开口，2~4点处为外侧底段开口，4~6点处为后底段开口。方向稍偏逆时针侧，即时针6点处为上段开口，10~11点处为前内底段开口，2~4点处为外侧底段开口，4~6点处为后底段开口（图6-15）。

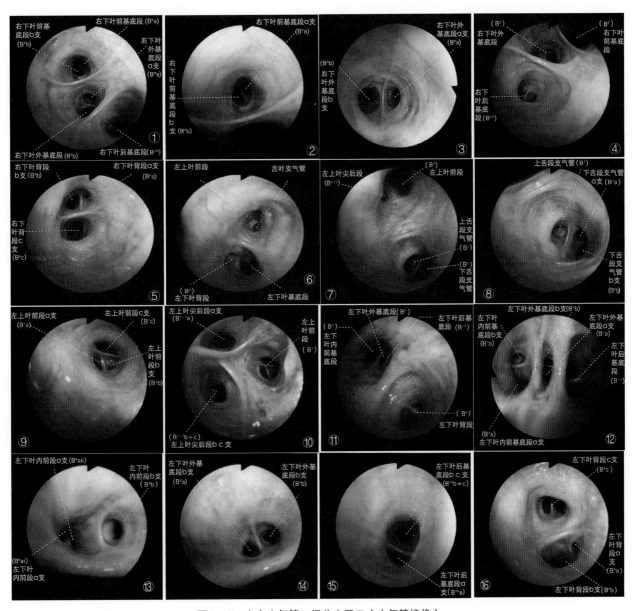

图6-15　左主支气管二级分支开口（支气管镜像）

支气管树CT影像学检查的应用解剖

由于CT技术的进步和与CT所关联的后处理软件的开发，使得支气管树的3D成像成为可能。因此，可利用气道成像工具来辅助制订介入性治疗计划，如支气管镜检的定位、手术等。

CT图像上圆形的环状软骨段位于气管上区，而下区的隆嵴附近呈椭圆形，中区呈"马蹄"形的前凸后扁表现。老年患者气管前壁可见到软骨钙化；在奇静脉弓上层面，右后纵隔胸膜在奇静脉弓上方和气管后方反折，形成气管后隐窝或称为奇静脉上隐窝；当气管旁淋巴结肿大时，在CT上可见到右肺包绕气管右后壁的带状影（右气管旁带）增厚，正常时不超过4 mm。肺窗可清楚地显示支气管与肺门的解剖结构。薄层扫描可提高肺段、亚段支气管的显示率。在肺窗应着重观察下面几个层面。

1. 左、右支气管权平面　在横断面CT图像上隆嵴水平下见较对称的椭圆形透亮结构。

2. 右上叶支气管层面　右上叶支气管开口较高，CT图像上见从水平方向自内向外的管柱状透亮影（图6-16A）。在正常情况下，右上叶支气管前壁与右上肺动脉紧邻，后壁与肺接触，因右上叶前、后段支气管与轴位上分出，故包括分权部均能在同一层面上显示为向前外和后外方走行的长管状含气透亮结构。右上肺静脉后支位于前、后段支气管分权的外侧，呈类圆形软组织密度影。因右上叶尖段支气管走行垂直，CT表现为圆形透亮影，投影于上叶支气管的远侧段。

3. 右中间支气管层面　指右上叶支气管起始部至右中叶支气管开口部的一段支气管的CT影像（图6-16B），含气的支气管前壁为右肺动脉，支气管后壁紧邻肺组织，壁厚小于2 mm。此层面可见到支气管后方的肺组织突入奇静脉-食管隐窝。

4. 右中叶支气管层面　显示向前外方向走行的管状透亮影（图6-16C），在此稍下层面上，约60%可显示中叶外、内段支气管的全貌。

5. 右下叶支气管层面　右上叶肺脊位于右中叶支气管后面，它是右下叶支气管的起始部标志。此层面多可见到圆形或椭圆形的基底段支气管（因其走行与扫描层面几乎垂直）含气透亮影，可见内基底段靠内侧，其前、外、后依次排列相应的基底段支气管（图6-16D），有时还可见到内基底段支气管内侧水平走行入左心房的右下肺静脉。

6. 左上叶支气管层面　主干与右肺动脉同层面，呈管状含气影，从主支气管分出后向外侧走行，其后方可见左肺动脉通过。左上叶尖后段支气管起始部也呈圆形含气结构，可重叠于左上叶支气管远侧部。左上肺静脉总是位于左上叶支气管前方。在此层面，多数人的左上叶前段支气管从尖后段支气管近侧段分出，呈细管状透亮影。

7. 左下叶支气管层面　左上肺脊是左下叶支气管起始部的重要标志，常用于辨别舌叶与左下叶支气管。左下叶支气管与舌叶支气管几乎在同一平面。左下叶支气管分支位置与右肺相似，但左下叶背段起始部较右侧高，内、前基底段支气管共干，左下肺静脉在左下叶支气管前面进入左心房。

8. 亚段支气管层　在胸部薄层扫描时，可提高亚段支气管的显示率。

近年来，气管3D重组在临床诊断和治疗中的作用越来越明显。层厚是支气管3D重组最重要的影响因素，薄层可提高细微结构，特别是段以下小支气管的3D显示。随着多层螺旋CT设备的快速发展，新的64~128层兼有很高的时间和空间分辨力，患者单次屏息可完成全胸部0.5 mm准直容积

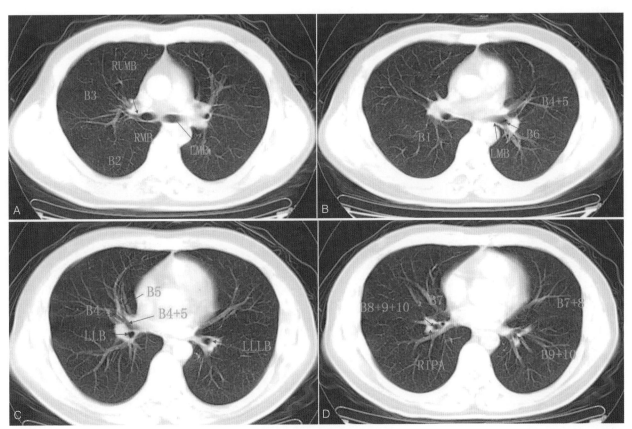

RMB.右主支气管；LMB.左主支气管；RUMB.右上叶支气管；B3.右上叶前段支气管；B2.右上叶后段支气管；BI.中间段支气管；LMB.左主支气管；B4+5.右上叶舌段支气管；B6.左下叶背段支气管；LLB.右下叶支气管；B4+5.右中叶支气管；B4.右中叶外侧段支气管；B5.右中叶内侧段支气管；LLLB.左下叶支气管；B7.右肺下叶内基底段支气管；B8+9+10.右肺下叶前外后基底段支气管主干；B7+8.左下肺前内侧基底段支气管；B9+10.左肺下叶外后支气管主干；RIPA.右下动脉。

图6-16　支气管各平面CT影像
A.右上叶支气管层面；B. 右中间支气管层面；C.右中叶支气管层面；D.右下叶支气管层面

扫描。有资料显示，用1 mm准直横断面资料所做的3D重组，能显示大部分5~6级和少量7级水平支气管。0.5 mm准直所做3D重组能显示更小一级支气管；采用单独重组，然后用叠加的方法可显示支气管与肿块、血管等的相互关系。

（丁自海）

气管与支气管手术的解剖学基础

■ 气管的安全切除长度

气管上接喉，下连两侧主支气管。国人成年男性气管长10.6 cm，女性的为9.8 cm。由"U"形软骨环（多数为14~17个），间以纤维平滑肌，构成前壁和两侧壁，后壁为膜样的纤维平滑肌组织，临床上称为气管膜部。气管分颈段和胸段，二者之间以胸腔上口为界。颈段较短，约占成人气管全长的1/3，沿颈前正中线下行。在第2~4气管软骨环的前方有甲状腺峡，两侧有甲状腺侧叶和大血管，后方有食管，喉返神经走行于气管与食管之间。气管胸段较长，约占成人气管全长的

2/3，在上纵隔内，前面有胸腺、左头臂静脉、主动脉弓，后紧靠食管。

气管在纵轴上，上下滑动的幅度约3 cm，屈颈时几乎全部气管均移入胸内，仰头时，一半以上的气管能伸至颈部。因此一般情况下，气管切除3~4 cm可以直接缝合而没有张力。有学者认为，游离右肺门和切断肺韧带，可以增加切除3 cm，因此在进行气管手术时应常规游离下肺韧带，视情况而定游离肺门；心包内游离肺血管可增加切除0.9 cm，切断左主支气管并将其移植至右中间支气管，可以增加切除2.7 cm；切断甲状舌骨肌及其韧带，行喉松解，可使喉下降2 cm。这样气管切除的总长度可达6.6 cm。

气管长度随身长而异，选择气管切除对端吻合术必须全面考虑具体对象，仔细测量气管长度，参照上述数据，制定手术方案。中老年人气管纤维化增加，弹性减弱，切除的长度应相应减少。

气管狭窄的外科处理

气管壁由黏膜层、黏膜下层和软骨纤维层构成，管壁由于有"U"形透明软骨环支撑，可防止气管坍陷，保持畅通，但有一定脆性，遇有外伤、局部病变、医源性损伤（气管插管气囊压迫或气管造口致气管溃疡或炎性肉芽肿形成）等时，常可致管壁瘢痕形成，导致管腔狭窄（图6-17）。特发性纤维性纵隔炎及放射治疗后纤维瘢痕挛缩，亦会并发气管狭窄。

气管狭窄的外科处理主要依据病因、病变的范围及其严重程度而定。术前根据气管正侧位平片、CT（必要时三维成像）或MRI和纤维支气管镜检查决定手术方案。气管狭窄手术采用气管狭窄段环行切除对端吻合术，一般狭窄段小于4 cm者较易获得成功。

颈段气管切除做颈领口式横切口。主动脉弓上的胸段气管切除可用"T"形切口，即颈领口

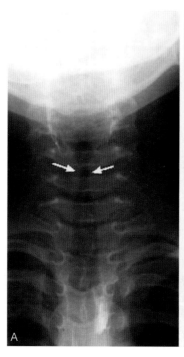
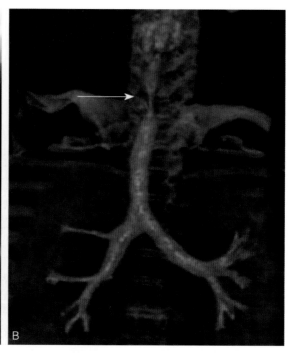

图6-17　气管狭窄
A. X线影像；B. CT影像

式横切口，并胸骨上2/3劈开。主动脉弓下的胸段气管切除选用后外侧剖胸切口，经第4肋间或第5肋床入胸腔。颈段气管2~4软骨环被甲状腺峡部覆盖，因此需用血管钳在气管和腺体之间分断甲状腺峡部，将甲状腺两叶向外侧牵开，才可充分显露气管。胸段气管暴露需将胸腺切除，结扎切断左头臂静脉，用牵引带将头臂干及左颈总动脉向两侧牵开，再将升主动脉和上腔静脉予以游离牵开，即可到达隆突部。气管暴露后，用手指探查病变部位、长度及毗邻关系。如气管狭窄部位与周围组织有严重粘连，应紧贴气管壁分离，注意保护走行于气管与食管之间两侧沟内的左、右喉返神经及位于气管后的食管。气管血液供应为节段性，气管的两侧软组织中有血管链，每个软骨环都有血管进入黏膜下层，血管链损伤则将破坏血供。故松解气管上下两残端时，仅做气管残端前壁和后壁游离，且不超过1cm，避免全周性剥离，两侧附着的组织亦不能钳夹。

气管吻合口尽可能在正常组织上进行，若残留瘢痕组织易发生再狭窄。在切断气管前，先将气管插管退至切口的近端，切断病变下端气管，将一消毒带气囊的气管插管从手术野中插入远端气管内通气（图6-18），然后切断病变上端气管，并在两断端的两侧各缝两针牵引线，交叉拉紧，使两端靠近。在颈部气管应先缝后壁，再缝前壁；在胸部气管可先缝前壁，再缝后壁。待缝合最后3~4针时，拔除下端气管插管，然后将上段气管插管通过吻合口送入远端恢复通气（图6-19）。针距为0.3 cm，边距为0.2 cm，口径不一致时，可调整针距。在屈颈状态下分别打结。为保护吻合口，促进愈合，减少吻合口漏气，防止发生血管破裂大出血，吻合口上可用胸膜、心包膜、奇静脉、胸腺等覆盖（图6-20）。

为减小吻合口张力，手术完毕时用粗丝线将下颌和前胸皮肤缝吊，使颈部固定保持在前屈位2~4周（图6-21），以利吻合口愈合。

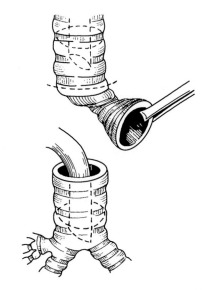

图6-18 从远端气管插入带囊气管插管

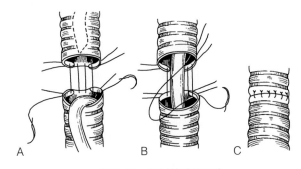

图6-19 段气管袖状切除
A.吻合后壁；B.后壁吻合完成，送下原气管插管；C.吻合完成

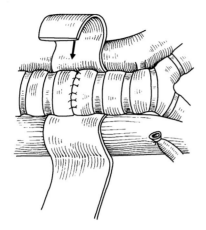

图6-20 覆盖吻合口

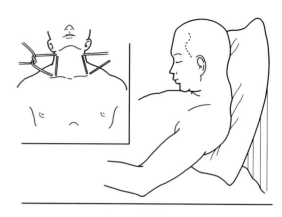

图6-21 缝合颏胸皮肤，使颈部前屈

■ 气管肿瘤的外科处理

原发性气管肿瘤少见，发病年龄多在50~60岁，男女之比为2∶1。肿瘤多来自黏膜上皮和腺体。大多数为恶性肿瘤，以鳞状上皮癌及腺样囊状癌多见。其他有类癌、黏液表皮样癌、肉瘤、燕麦细胞癌等。原发性良性肿瘤有纤维瘤、脂肪瘤、平滑肌瘤、毛细血管瘤、息肉和淋巴管瘤等。气管继发性肿瘤大多来自喉癌、支气管肺癌、食管癌和甲状腺癌等。

气管肿瘤一旦明确诊断，均应首先考虑手术切除。根据瘤体的大小、部位，选择不同的术式进行病变气管段切除和气管重建术。

气管良性肿瘤局部切除术

气管内体积小、带蒂的良性肿瘤，可切开气管壁，在管腔内将瘤体蒂部切断或连同蒂局部的黏膜一并切除，取出瘤体，全层间断缝合气管壁切口。手术要点：①术前明确气管内肿瘤部位及性质；②仅做气管前壁局部游离，勿游离两侧壁，以避免损伤气管侧壁血管链，影响切口愈合。

气管袖状切除术

气管袖状切除术是将肿瘤累及的气管段做环形切除后再对端吻合。此手术的操作及外科解剖结构可参见气管狭窄的外科处理。与之不同点是：①气管恶性肿瘤切除时，应在距病变两缘0.5 cm左右切除气管，必要时术中两切缘做快速冷冻切片，以避免残留肿瘤组织，影响患者预后和吻合口愈合；②靠近环状软骨的肿瘤不能做环形切除，该处气管内腔较窄，容易损伤声带。喉返神经在甲状软骨与环状软骨之间的后侧穿入喉部，故环状软骨的后角必须保留，不能切除。在环状软骨受到肿瘤侵犯时只能做喉切除，颈部气管做永久性造口。

气管隆嵴切除重建术

隆嵴部或其邻近区受肿瘤侵犯时，需将隆嵴切除，重建呼吸道。

手术选右胸后外侧切口，经第4肋间隙或第5肋床进入胸腔。将肺向外下方牵拉，在迷走神经与食管之间纵行切开纵隔胸膜，结扎切断奇静脉，用粗丝线牵开迷走神经。注意气管下段右前壁有上腔静脉，游离后用宽带牵开；气管分叉部与主动脉弓及肺动脉分叉部相邻；气管膜部紧贴食管，注意膜部肿瘤可能对食管的浸润粘连。右主支气管前壁紧邻升主动脉和上腔静脉，它的前下方有右肺动脉。左主支气管经主动脉弓下方、升主动脉后方与降主动脉的前方，向左下行至左肺门，形成前、上、后三方被主动脉包绕。因此游离时注意邻近这些重要解剖结构，以免损伤。游离下段气管、隆突及左、右主支气管后用纱带分别牵引，切断心包-气管韧带。在左主支气管上缝两根牵引线，于两线之间切开左主支气管，插入消毒的带气囊的气管插管，在左肺通气之下进行手术（图6-22）。在肿瘤上缘气管软骨部与膜部交界处及右主支气管各缝两针牵引线，然后切断肿瘤上缘的气管和肿瘤下缘的左、右主支气管，将隆嵴连同肿瘤一并切除（图6-23）。

隆嵴重建有两种方式：①右主支气管与气管对端吻合，然后在右中间支气管左侧切一椭圆形洞口，其口径与左主支气管口径大小相近，将左主支气管与右中间支气管行端侧吻合；②左、右主支气管内侧壁行侧侧吻合，然后将气管与完成侧侧吻合的左、右主支气管行对端吻合（图6-24）。

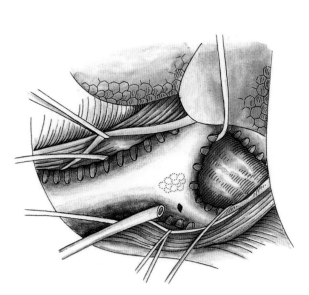

图6-22　经左主支气管膜部切口插管进行通气

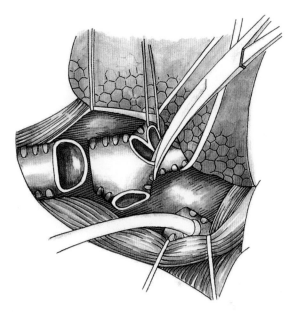

图6-23　切除隆嵴

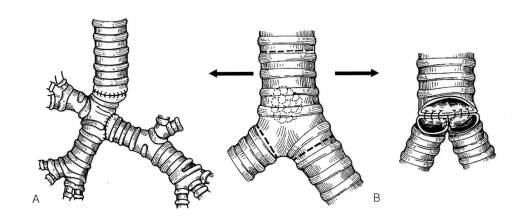

图6-24　隆嵴重建方法

A.右主支气管与气管对端吻合，右中间支气管与左主支气管端侧吻合；B.左、右主支气管侧侧吻合后，与气管对端吻合

为了减低吻合口张力，保证良好愈合，必要时可松解右肺门，游离右主支气管及右下肺韧带，可以抬高右主支气管3 cm的长度。心包内松解肺血管，可以增加0.9 cm的长度。

隆嵴与右全肺切除术

原发性右主支气管肺癌累及隆嵴，可行隆嵴与右全肺切除术。

选用右胸后外侧切口，经第4肋间隙或第5肋床进入胸腔。游离气管下段及左、右主支气管（可参见气管隆嵴切除重建术），按常规结扎离断右肺动脉及右肺上、下静脉，把右肺和隆嵴一并切除，气管与左主支气管行对端吻合（图6-25）。

隆嵴与右上肺叶切除术

原发性右肺上叶支气管肺癌累及隆嵴部，可行隆嵴右上肺叶切除术。

选右胸后外侧切口，于第5肋床进入胸腔。游离气管下段、左右主支气管及右中间支气管。常规结扎离断右上肺血管，游离下肺韧带。切断气管、左主支气管和中间支气管，将右上肺连隆嵴一并切除。然后行左主支气管与气管对端吻合，在该吻合口下方1 cm处的左主支气管切一椭圆形口，大小与中间支气管相近，将中间支气管吻合在左主支气管上（图6-26）。

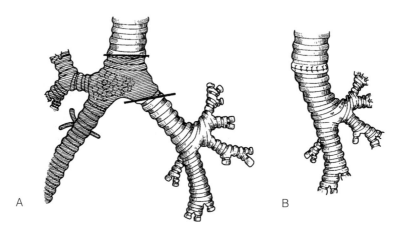

图6-25　隆嵴与右全肺切除术
A.切除范围；B.吻合方式

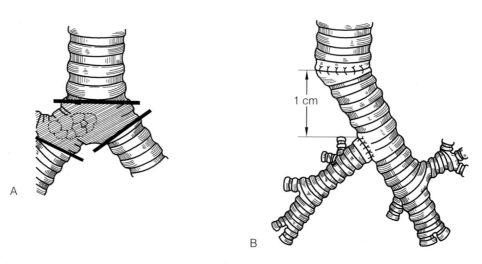

图6-26　隆嵴与右肺上叶切除术
A.切除范围；B.吻合方式

气管隆嵴与左全肺切除术

左肺上叶支气管肺癌或左主支气管肺癌侵及隆嵴部时，可行气管隆嵴与左全肺切除术。

选左胸后外侧切口，于第5肋床进入胸腔。常规处理左肺血管，游离左主支气管，为便于充分暴露和操作，可先将左肺切除，左主支气管残端暂时结扎。

因隆嵴位于主动脉弓后上方，从左胸暴露隆嵴需将主动脉弓游离翻转。切断第2~3对肋间动脉及动脉韧带，解剖左锁骨下动脉近端，充分游离主动脉弓降部并套带，将主动脉弓向前方牵拉翻转，把左主支气管从弓后拉出（图6-27），再游离气管隆嵴部及右主支气管。切断气管及右主支气管，将隆嵴切除（图6-28），然后行气管与右主支气管对端吻合（图6-29）。

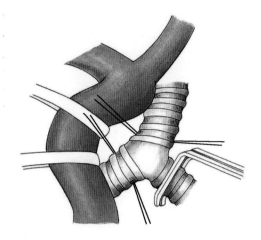

图6-27　主动脉游离后将左主支气管从弓后拉出

■ 支气管手术

支气管楔形切除术

上肺叶支气管肿瘤，单纯做上叶切除，支气管残端可能残留肿瘤组织，可选用支气管楔形切除术。

一般选胸部后外侧切口，经第5肋间隙进入胸腔。常规处理上叶肺血管，把紧贴支气管走行的肺动脉干游离开。然后做支气管楔形切除，取出上肺。手术要点：①楔形切除的基底部要尽量窄一些。因为楔形切除后，支气管断面角度越大，主支气管缝合之后的成角就越大，容易导致气道狭窄。②楔形切除其两尖端位置要恰当，前面要在软骨环的中线，后面要在膜部的中线，以避免缝合之后造成支气管对侧壁弯曲，导致气道狭窄。如果缝合后认为有可能形成气道狭窄或梗阻，应立即改为支气管袖状切除术。③充分松解下肺韧带，使下肺上移，以减轻缝合处张力（图6-30）。

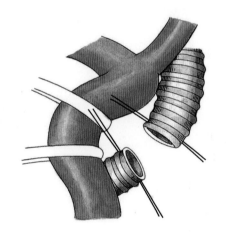

图6-28　切除隆嵴及右主支气管

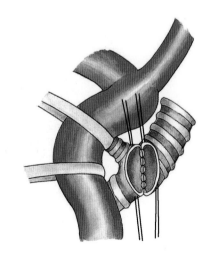

图6-29　气管与右主支气管吻合

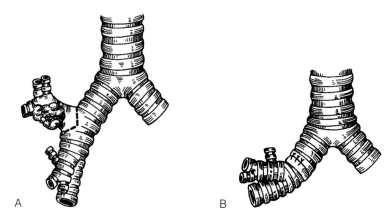

图6-30 支气管楔形切除术
A.切除范围；B.吻合方式

支气管袖状左肺上叶切除术

左肺上叶支气管开口处肿瘤或狭窄，可行左肺上叶切除及左主支气管袖状切除，并将左肺下叶支气管与左主支气管对端吻合（图6-31）。

手术可参见左上肺叶切除术。此外，还应注意：①充分游离粘连，松解下肺韧带；②将与支气管伴行的迷走神经、左肺动脉干分离出来，以粗线牵开，避免损伤；③若左主支气管与左下肺支气管口径不一致，可将左下叶支气管断端剪成斜面，或将左主支与管断端行倒"V"形切除部分支气管壁，再将切面缝合，以缩小口径；④左主支气管幽端靠近隆嵴部时，为便于暴露左主支

气管与左下叶支气管对端吻合，需将主动脉弓游离翻转（参见隆突与左全肺切除术）。

支气管袖状左肺下叶切除术

支气管狭窄累及左下叶支气管开口并接近左上叶支气管开口，或邻近左下叶开口的低度恶性肿瘤，如类癌、支气管腺瘤等，可行左肺下叶切除及左主支气管袖状切除，并将左主支气管与左肺上叶支气管对端吻合。左下叶肺癌不适合做袖状支气管切除术。

先行左肺下叶和袖状左主支气管切除，从心包内松解左肺动脉干和左上肺静脉，然后将左上叶支气管与左肺上叶一起向下翻转90°，并与左主支气管断端在高位行对端吻合（图6-32）。

支气管袖状右肺上叶切除术

右肺上叶开口处肿瘤或狭窄，可行右肺上叶切除及右主支气管袖状切除，并将右主支气管与中间支气管对端吻合（图6-33）。

手术要点：①充分分离肺的粘连，切断右下肺韧带，并向上游离至肺下静脉；②切断并缝扎奇静脉，常规处理右上叶肺血管，游离并向前牵开肺动脉干；③游离暴露右主支气管和右中间支气管，按预计切线切断支气管，把右上肺及一段

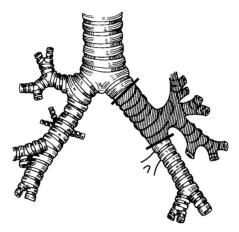

图6-31 袖状左肺上叶切除

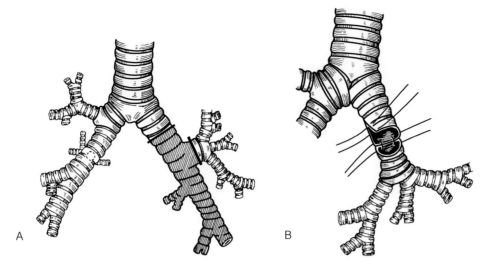

图6-32 袖状左肺下叶切除术
A.切除范围；B.吻合方式

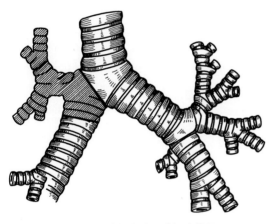

图6-33 袖状右肺上叶切除范围

右主支气管一并切除，修剪右主支气管和右中间支气管残端，使二者口径大小一致，然后行对端吻合。

支气管袖状右肺上、中叶切除术

基本方法与支气管袖状右肺上叶切除相似，但必须在心包内游离、松解肺血管，以减低支气管吻合口的张力。吻合时，右下叶支气管和右肺下叶需向上翻转，才能与右主支气管对端吻合。

（林勇斌　张兰军）

主要参考文献

1. 刘正津, 姜宗来, 殷玉琴. 胸心外科临床解剖学. 济南: 山东科学技术出版社, 2000.

2. 刘正津, 陈尔瑜. 临床解剖学丛书: 胸部和脊柱分册. 北京: 人民卫生出版社, 1989.

3. 中国解剖学会体质调查委员会. 中国人解剖学数值. 北京: 人民卫生出版社, 2002.

4. 乔泽, 尹钢, 邹胜鲁, 等. 创伤性支气管断裂的早期诊断. 中华胸心血管外科杂志, 2002, 18(2):121.

5. 吴尚洁, 周锐. 纤维支气管镜检彩色图谱. 长沙: 湖南科学技术出版社, 2005.

6. 顾恺时. 顾恺时胸心外科手术学. 上海: 上海科学技术出版社, 2003.

7. Akin Eraslan Balci, Nesimi Eren, evval Eren, et al. Surgical treatment of post-traumatic tracheobronchial injuries: 14-year experience. Eur J Cardiothorac Surg, 2002: 22(2):984-989.

7

肺

肺（lung）是呼吸系统的重要器官，为气体交换的场所，通过呼吸运动吸入氧，排出二氧化碳。肺也是内分泌器官。

肺的位置和形态

未曾呼吸过的胎儿肺内不含空气，比重约1.05，放入水中会下沉，据此可鉴别出生前死亡，或出生后是否呼吸后死亡。成人的肺比重为0.35~0.75，能浮于水面。病态肺（如肺炎）比重也会增加。肺表面的颜色可随年龄和职业的不同而异，婴幼儿的肺呈淡红色；成人由于吸入空气中的尘埃沉积于肺内，肺呈深灰色或蓝黑色，部分呈棕黑色，吸烟者为甚。成人肺的重量约等于自己体重的2%，男性的为1 000~1 300 g，女性的为800~1 000 g。健康男性成人两肺的空气容量为5 000~6 000 mL，女性略小于男性。

■ 肺的位置

肺位于胸腔内膈肌的上方，纵隔的两侧，左右各一，借肺根和肺韧带与纵隔相连（图7-1）。肺表面被覆有脏胸膜，光滑润泽，透过胸膜可见许多呈多角形的小区，称肺小叶（pulmonary lobule）。肺质软，呈海绵状，富有弹性。脏胸膜构成肺的一部分，不能作为一层剥离。肺在胸腔内只在肺根及肺韧带处与纵隔相连，其他部分皆游离，但在胸膜炎后，脏、壁层

之间可能产生粘连。肺的体积随呼吸而改变，完整的胸膜腔内的负压环境，使肺处于膨胀状态，如胸膜腔的完整性受到破坏，大气压力可使肺回缩至原体积的1/3左右。

■ 肺的形态

1.肺的外形　两肺外形不同，右肺因肝脏向上挤压，较宽而短，左肺因心脏向左挤压，较狭而长。左、右肺体积之比，男性的约10∶9，女性的约8∶7。肺的形态依空气充盈程度和胸廓的形状而变化。成人肺在呼气与吸气的中间状态时，左、右肺横径分别约为7 cm和10 cm，高度分别约为20 cm和17 cm。肺易受压变形，压力消除后又可迅速恢复原形。肺呈半圆锥形，分为上部的肺尖（apex of lung）、下部的肺底（basis of lung）（膈面）、外侧的肋面（costal surface）、内侧的纵隔面（mediastinal surface）及3个面交界处的前、后、下3个缘（图7-2）。

肺尖向上突向颈根部，在锁骨内侧1/3上方2~3 cm处，最高点可达第7颈椎横突平面。肺尖前邻锁骨下动脉、前斜角肌、锁骨下静脉、膈神

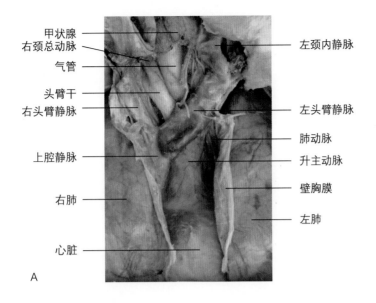

甲状腺
右颈总动脉
气管
头臂干
右头臂静脉
上腔静脉
右肺
心脏

左颈内静脉
左头臂静脉
肺动脉
升主动脉
壁胸膜
左肺

A

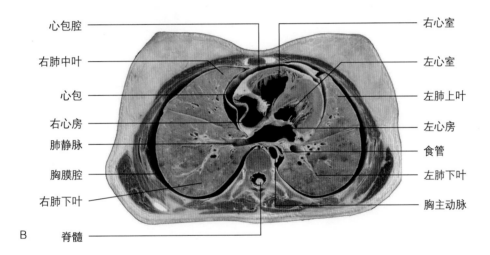

心包腔
右肺中叶
心包
右心房
肺静脉
胸膜腔
右肺下叶
脊髓

右心室
左心室
左肺上叶
左心房
食管
左肺下叶
胸主动脉

B

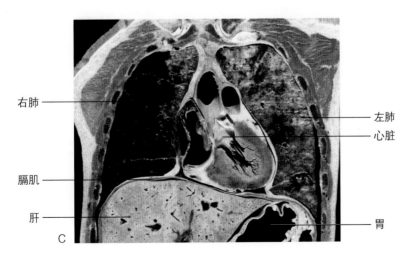

右肺
膈肌
肝

左肺
心脏
胃

C

图7-1 肺的位置
A.前面观；B.水平切面观；C.冠状切面观

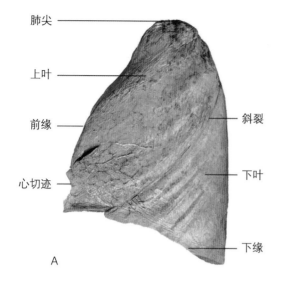

肺尖

上叶

前缘

心切迹

斜裂

下叶

下缘

A

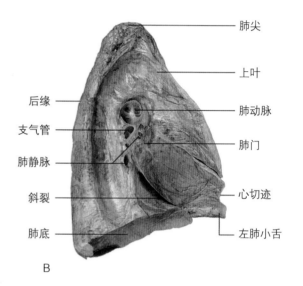

肺尖

上叶

后缘

肺动脉

支气管

肺门

肺静脉

斜裂

心切迹

肺底

左肺小舌

B

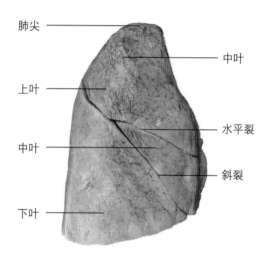

肺尖

中叶

上叶

中叶

水平裂

斜裂

下叶

C

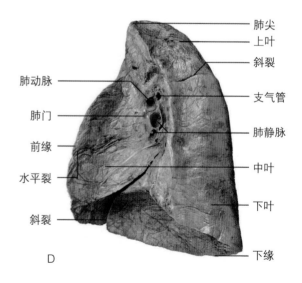

肺尖

上叶

斜裂

肺动脉

支气管

肺门

肺静脉

前缘

中叶

水平裂

斜裂

下叶

下缘

D

图7-2 肺的形态
A.左肺外侧面；B.左肺内侧面；C.右肺外侧面；D.右肺内侧面

经，左侧有胸导管跨过；后邻交感干、第1胸神经和最上肋间动脉；外侧与中斜角肌相邻；内侧毗邻在右肺尖为头臂干、右头臂静脉和气管，左肺尖为左锁骨下动脉和左头臂静脉。颈根部创伤或手术，有伤及胸膜顶和肺尖的可能。

肺底与膈顶相适应，略向上凹。右肺底隔膈肌与肝右叶的上面相邻，左肺底隔膈肌与肝左叶的上面、胃底和脾相邻。肋面平滑圆凸，与胸廓的前、侧、后壁的内面相接触。

纵隔面向肺内凹陷，可分为前、后两部分，前部与纵隔相接触，又称纵隔部，毗邻心脏，形成心压迹，心压迹的后方为肺门；后部与脊柱胸段相邻，称脊柱部，与肋骨头、交感干及椎体相邻。右肺纵隔面，在肺门上方，奇静脉通过处可见压迹，并与上腔静脉压迹相连；左肺的纵隔面，在肺门的前方及下方有心室所致的深压迹，主动脉弓绕肺门的上方及后方下行，移行为胸主动脉，沿途在肺表面形成压迹。

肺的前缘在肋面与纵隔面之间，薄而锐利。右肺前缘近乎垂直，左肺前缘下半有心切迹（cardiac notch），心切迹下方有一舌状突起称左肺小舌（lingula of left lung）。肺后缘圆钝；下缘较锐利，伸向膈与胸壁所夹的间隙内，随呼吸而上、下移动。

2. 活体肺下界投影　活体检测肺界限体表投影的数值，与固定尸体标本的测量值有一定差异，据国人正常成人200例仰卧位呼气末腹部CT观测，右肺下界的体表投影位置，在锁骨中线上有97%居第6或第7肋平面，在腋中线有92%居第8或第9肋平面，在肩胛线有91%居第11或第12肋平面，在椎体旁则有98%在第11肋平面以下，其中抵达第12肋平面以下者占70%，并有12%下达第1腰椎平面。可见，在活体肺的下界比尸体标本的肺下界位置要低得多。右肺下叶后部及肋膈后窦横过肝、肾及肾上腺，经背部穿刺或手术之前，准确确定肺下界和胸膜腔下界非常必要。

3. 肺裂　为肺叶之间的裂隙，包括斜裂和水平裂。左肺由斜裂（oblique fissure）分为上叶（superior lobe）和下叶（inferior lobe），右肺由斜裂和水平裂（horizontal fissure）分为上叶、中叶（middle lobe）和下叶（图7-2，3）。左肺斜裂后端常位于第5肋深处，但也可高至第3肋，斜向前下，在腋中线上跨过第5或第6肋，继沿第6肋间隙或第7肋上缘前行，止于第7肋骨前端或邻近的第6肋间隙。右肺斜裂在后方的起点常较左侧者低，平第3或第4胸椎棘突，约位于肩胛冈的基部平面，对第5或第4肋间隙。此裂由起点向前下斜行，沿第6肋至腋中线，再向前至第6肋间隙，止于第6肋骨与肋软骨交界处。右肺水平裂常由斜裂通过腋中线处起始，接近横行向前，或稍偏向上，止于第4肋骨与肋软骨交界处。儿童右肺水平裂的表面投影相对较成人的高。

按照肺裂划分肺叶是常用的划分方法，从外形上看比较合理，但与肺内部结构并不甚吻合。有专家认为，从临床应用上看，按照支气管的分支形式划分肺叶更为实用。左、右主支气管（1级支气管）的分支形式及其所形成的左、右两肺的解剖结构相似，由主支气管发出的2级支气管，其分布范围为肺叶，两肺上叶的支气管为左、右主支气管发出的向上行的2级支，而左肺上叶前下部的舌段支气管相当于右肺中叶支气管，此支常单独由主支气管发出，与右肺中叶支气管一样行向前，成为主支气管的向前行的2级支，两肺下叶上段支均为单独由主支气管发出的向后行的2级支，底段支为向后下行的2级支。如此，左、右肺皆可按主支气管所发出的向上、下、前、后行的4个2级支，各分为上、下、前、后4叶。

肺裂的体表投影线是：两肺斜裂在第3~4胸椎棘突外侧2~5 cm处开始，斜向外下前行，右侧者止于第6肋与肋软骨相接处，左侧者止于第6肋与肋软骨相接处稍下。右侧水平裂由右肺前缘投影线与第4肋软骨交点开始，大致沿水平方向外行至斜裂与腋中线交点。

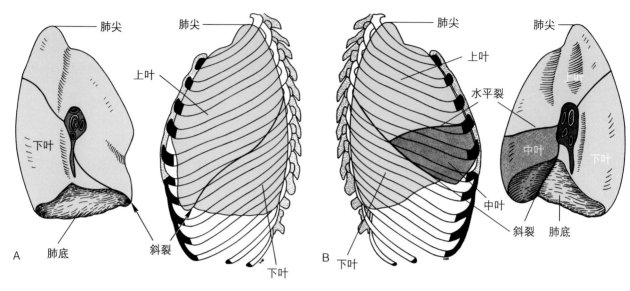

图7-3　肺裂和分叶
A.左肺；B.右肺

　　肺裂在肺的表面不一定皆呈直线走行，有的呈曲线。肺裂由表面至肺门的平面也不一定是直的，也可能出现曲线。肺裂的深度因人而异，在肺门处皆不完全分隔肺叶，相邻的肺叶有所相连。右肺斜裂的融合多在肺门后上方（出现率约为28%），故常出现下叶的后上部与上叶相连，水平裂的融合多在肺门的前下部（出现率约为62%），使中叶与上叶不完全分开。左叶斜裂的融合多在肺门上、下方（出现率约为42%）。由于肺实质的融合，一个肺叶的感染可能通过融合部扩散，手术中分离不完全肺裂时，应注意有迷走支气管和血管通过融合部的可能。

　　肺裂可能发育不完全，也可见额外肺裂（additional crack lung）和额外肺叶（additional lung）（图7-4）。额外肺裂的出现率，右肺约为20%，左肺约为30%。有的阙如（右肺肺裂阙如率约为2%，左肺肺裂阙如率约为1%）。额外肺裂的位置，可能与肺段的分界线一致，也可能不一致。与肺段分界线一致的额外肺裂，可以看作是肺段的独立分离，例如下叶比较常见的后副裂，其部位是在上段与底段之间，此裂将下叶上段分隔出背叶（dorsal lobe），或称后副叶。位

于膈面，行向肺韧带前方的下副裂，将下叶的内侧底段分隔成心叶（cardiac lobe），或称下副叶。位于左上叶舌段与其他段之间的左横裂，将左上叶的前下部分分隔成舌叶（lingual lobe），或称左中叶。与肺段分界不一致的额外肺裂，最为常见而重要的是奇静脉叶（azygos lobe），此叶的形成是由于胚胎发育过程中右肺芽的一部分，在右后主静脉（未来的奇静脉）头端所形成的静脉弓下方长向内侧，致使静脉被包埋于发育中的肺内所形成。奇静脉（azygos）连同奇静脉系膜（azygos vein mesangial）嵌入右肺上叶，形成一个额外肺裂，将右肺上叶尖部分隔为内、外两部分或前外及后内两部分，有时奇静脉系膜亦可能为横位，将右肺尖部的肋面分隔成上、下两部分，其中分隔出的内部或后内部或上部，即称为奇静脉叶，出现率约为1%。奇静脉系膜所在的额外肺裂深浅不一，在X线下奇静脉系膜呈一条细线阴影，由肺尖伸向纵隔平胸骨角处，行程略向外凸，下端扩大处为奇静脉的阴影。奇静脉叶内的支气管分支，通常并无异常，并非额外的支气管分布。X线检查可见到额外肺叶，但随着年龄的增长，肺纹理增多，给副肺叶的辨认带来困

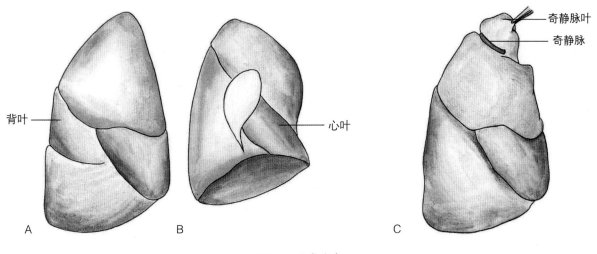

图7-4　异常肺叶
A.背叶；B.心叶；C.奇静脉叶

难。肺副叶（deputy lobe）的出现率，据国内352例X线健康检查所见为6%，其中心叶（下副叶）为3.7%，背叶（后副叶）为1.1%，舌叶（左中叶）和奇静脉叶均为0.6%。

4. 各肺叶的形态　从离体标本观察，每一肺叶均可按其所邻接或对向的部位分为若干面，面之间由缘相隔，面与缘相会于角。

（1）右肺（图7-5）：右肺上叶可分为5个面、4个缘和3个角。5个面即斜裂面、水平裂面、肋面、前纵隔面和后纵隔面。前缘将肋面与前纵隔面隔开，裂间缘界于水平裂面与斜裂面之间，下外缘将肋面与水平裂面及斜裂面分开，后缘钝，介于肋面和后纵隔面之间。肋面、前纵隔面和水平裂面在前下方相交形成前下角，肋面、后纵隔面与斜裂面相会处为后下角，肋面、前纵隔面和后纵隔面向上相会形成肺尖。在肋面有第1肋骨的压迹，可视为肺尖的下界。右肺中叶略呈锥形，底为肋面，尖朝肺门，有5个面、6个缘和4个角。5个面即水平裂面（上面）、纵隔面、斜裂面、膈面和肋面。水平裂面与肋面之间为肋上缘，斜裂面、膈面与肋面之间为肋下缘，此两缘

相交于外侧角，纵隔面与肋面以前缘相隔，该缘与肋下缘相交处为内侧角，水平裂面与纵隔面之间有纵隔上缘，斜裂面、膈面与纵隔面之间为纵隔下缘，膈面与斜裂面之间为裂下缘，在肋下缘向下最突出之点，相当于肋面、斜裂面、膈面的相会点为下角，纵隔上缘、前缘与肋上缘的相会点为上角。右肺下叶顶部尖细，底部凹陷，可分为4个面和4个缘。4个面即前面（叶间面）、椎旁面、肋面和膈面。膈面即底面，前面与肋面之间为叶间缘，肋面与椎旁面之间为肋椎旁缘，椎旁面与前面之间为肺门和肺韧带，膈面与前面、椎旁面、肋面之间为下缘。在前面（叶间面）的中份有横行的裂间嵴，嵴以上的叶间面与上叶接触，嵴以下的叶间面与中叶毗邻。

（2）左肺：左肺上叶可分为5个面、5个缘和3个角（图7-6）。5个面是肋面、前纵隔面、后纵隔面、斜裂面和膈面，膈面的存在率仅有56%。肋面与斜裂面之间为肋下缘，肋面与前纵隔面之间为前缘，肋面与后纵隔面之间为后缘，前纵隔面与斜裂面之间为纵隔下缘，如有膈面存在，此面与斜裂面之间为裂下缘。肋面上有第1肋

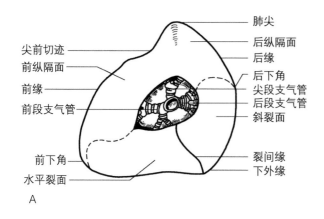

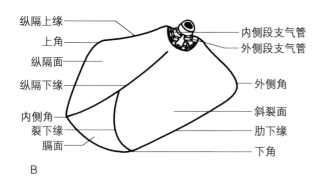

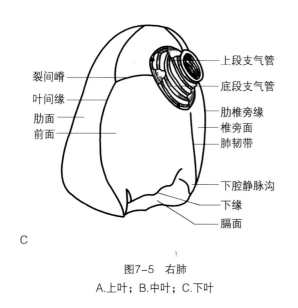

图7-5 右肺
A.上叶；B.中叶；C.下叶

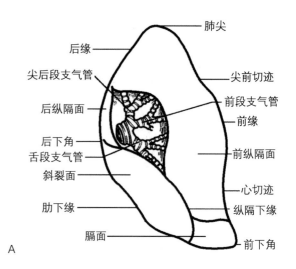

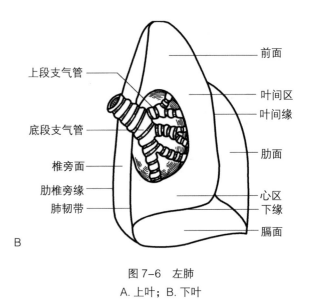

图7-6 左肺
A.上叶；B.下叶

肋面、椎旁面和膈面（底面），前面大部分与左上叶相邻的区域为叶间区，与心包相邻的区域为心区，肋面以锐利的叶间缘和前面分开，以钝圆的肋椎旁缘与椎旁面相隔，椎旁面则借肺门和肺韧带与前面分开，膈面（底面）的四周为下缘，与其他面相隔。

5. 肺形态结构的年龄变化　新生儿肺的表面光滑，呈低矮的锥体形，邻近器官在肺表面的压迹不明显。在胸腔内的位置较成人的高，下界的体表投影线在锁骨中线与第6肋相交者仅有59%，有31%与第5肋相交，在腋中线有57%与第7肋相交，而与第8肋相交者只有30%~33%，在肩胛线

压迹，压迹以上的部分为肺尖，前缘正对第1肋压迹处有尖前切迹，前缘在第4肋平面以下的部分为一个大的切迹，是左肺膈心切迹（cardiac notch of left lung），肋下缘与前缘相会于前下角，与后缘相会于后下角。左肺下叶顶尖细，底凹陷，有4个面、4个缘。4个面是前面（叶间面，斜裂面）、

与第8肋相交者为31%~37%，与第9肋相交者为35%~51%，在后正中线处有59%平第10胸椎棘突，24%~28%平第9胸椎棘突。肺门上缘的投影在胸骨角平面者占67%~70%，有23%在胸骨角平面以上，只有6%~10%在胸骨角平面以下。

人肺在成熟期后，即开始随年龄增长而出现结构老化与功能减退等萎缩性改变，一般在60岁以后最为明显。老年人由于胸椎后凸，胸骨前突，胸腔空间增大，引起末梢气道及肺泡管和肺泡腔被动性扩大，以及末梢气道和肺泡壁的弹性组织萎缩，毛细血管床减少，呈现气管及支气管口径增粗，软骨钙化，管壁变硬，末梢气道扩张，肺泡腔扩大，肺的弹性回缩力降低等老化的形态特征，常称为棉子肺。肺组织与肺容积之比，由20多岁时的11%下降至80岁时的7%，因此引起肺的功能减弱，出现气促、咳嗽、咳痰等非特异性呼吸道症状。

肺　根

■肺门

肺纵隔面中央椭圆形的凹陷称为肺门（hilum of lung），有主支气管，肺动、静脉，支气管动、静脉，淋巴管和肺丛等出入，又称第一肺门（first hilum pulmonis）（图7-7~9）。各肺叶的叶支气管和肺血管的分支或属支等结构出入肺叶的部位，称第二肺门（second hilum pulmonis）。此外。肺门处尚有数个支气管肺淋巴结，称肺门淋巴结（hilar lymph node）。

右肺门位于前胸壁第3肋及其上、下肋间隙深面，左肺门位于前胸壁第2肋间隙和第3肋深面。肺门上缘的投影平面，在前胸壁为胸骨角下方，后胸壁在第4~6胸椎棘突下面、后正中线与肩胛线之间。右肺门上界标志是奇静脉弓，中点是右上肺静脉与右肺动脉交叉处；左肺门上界标志是主动脉弓，中点是主支气管上缘与左肺动脉交界。左肺门上界略高于右肺门。疾病状态，如肺的某叶或某部分病变，引起肺体积变化，造成肺根位置上下移动，可致肺门高度改变，胸腔积液及引起膈顶升高的疾病，亦可致肺门高度异常。

■肺根的组成

肺根（root of lung）由出入肺门的各结构外包以胸膜而形成（图7-10）。成人肺根内各组成结构之间，有大量疏松结缔组织填充，儿童则几乎没有或仅有很少的疏松结缔组织填充。由于肺根内有疏松结缔组织，可在此处行局部浸润麻醉。成人肺根长约10 mm，中部宽度为3~7 cm，其外侧份被胸膜的壁、脏层转折部包绕，为纵隔段，内侧份位于心包内，为心包段。肺根至胸骨后面的距离，左、右侧分别为7~9 cm和9~10 cm；肺根后面与胸椎体前面相距，左侧为6~10 cm，右侧为5 cm，与胸廓后壁的真正距离则更大。肺根的体表投影位置，在前胸壁相当于第3~5肋软骨处，在后胸壁相当于第5~7胸椎。右肺根的位置较偏右侧，故手术时由后方入路较易暴露。左肺根前方有左膈神经、心包膈血管与肺丛，上方有主动脉弓跨过，后方有胸主动脉、肺丛和左迷走神经。右肺根前方为上腔静脉、右心房和心包，紧贴上腔静脉右缘有右膈神经、心包膈血管与肺丛，上方有奇静脉弓跨越，后方有奇静脉、右迷走神经与肺丛。两侧肺根均与大血管和神经密切相邻，故术中处理肺根时，右侧需注意保护上腔静脉和奇静脉弓，左侧需注意保护主动脉弓和胸主动脉。同时要避免刺激和损伤肺根前方的膈神经和后面的迷走神经。

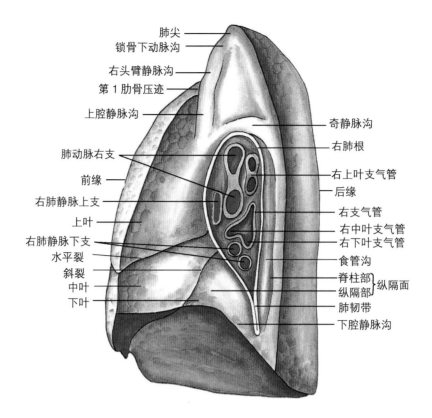

肺尖
锁骨下动脉沟
右头臂静脉沟
第1肋骨压迹
上腔静脉沟
肺动脉右支
前缘
右肺静脉上支
上叶
右肺静脉下支
水平裂
斜裂
中叶
下叶

奇静脉沟
右肺根
右上叶支气管
后缘
右支气管
右中叶支气管
右下叶支气管
食管沟
脊柱部
纵隔部 } 纵隔面
肺韧带
下腔静脉沟

图 7-7　右肺门

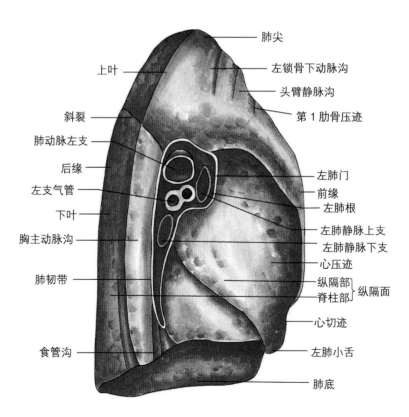

上叶
斜裂
肺动脉左支
后缘
左支气管
下叶
胸主动脉沟
肺韧带
食管沟

肺尖
左锁骨下动脉沟
头臂静脉沟
第1肋骨压迹
左肺门
前缘
左肺根
左肺静脉上支
左肺静脉下支
心压迹
纵隔部
脊柱部 } 纵隔面
心切迹
左肺小舌
肺底

图 7-8　左肺门

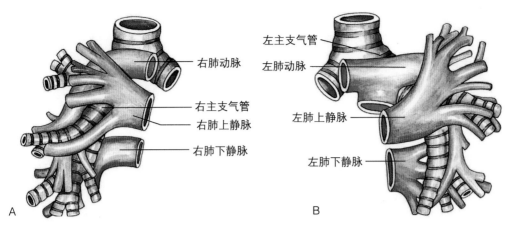

图 7-9　肺门内的结构
A. 右肺门；B. 左肺门

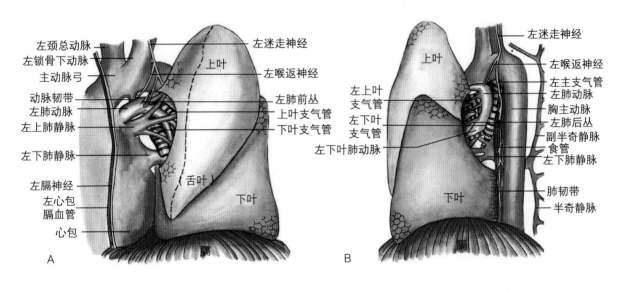

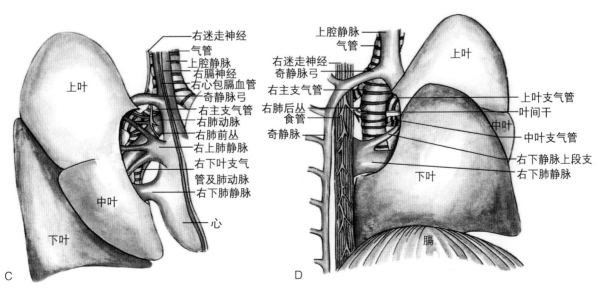

图 7-10　肺根
A. 左肺前面；B. 左肺后面；C. 右肺前面；D. 右肺后面

组成肺根的主支气管、肺动脉和肺静脉相互间的位置关系及心包包绕关系为：在肺根的心包段，主支气管及肺动脉均位于上部，而肺动脉又在主支气管前方，肺静脉位于下部，其中上肺静脉在肺动脉后下，下肺静脉位于最下方。由于心包段的范围甚小，在左侧，心包仅覆盖左上、下肺静脉的前、侧壁，包绕左肺动脉起始部周径的前半；在右侧，心包仅有很小的部位居于心包内上腔静脉后方的隐窝中。在肺根的纵隔段，肺根主要结构的位置由前向后依次为上肺静脉、肺动脉、主支气管和下肺静脉；自上而下，左侧依次为肺动脉、主支气管、上肺静脉和下肺静脉，右侧依次为上叶支气管、肺动脉，中、下叶支气管，上肺静脉和下肺静脉（图7-11）。双侧下肺静脉位置均为最低，在手术中分离切断肺韧带时，应注意保护，避免损伤而致大出血。成人肺根内各组成结构之间，有大量疏松结缔组织填充，儿童则几乎没有或仅有很少的疏松结缔组织填充。由于肺根内有疏松结缔组织，可在此处行

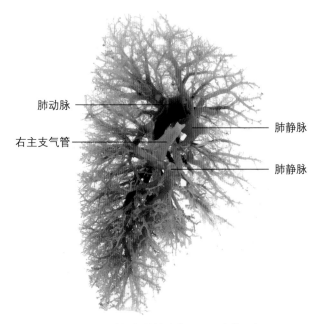

图7-11　肺根各结构的位置关系（铸型）

左侧标注：肺动脉、右主支气管
右侧标注：肺静脉、肺静脉

局部浸润麻醉。

肺根的体表投影位置，在胸前壁相当于第3~5肋软骨处，在胸后壁相当于第5~7胸椎。右肺根的位置较偏右侧，故手术时由后方入路较易暴露。

左肺根的前方为左膈神经和心包膈动、静脉及肺前丛，上方有主动脉弓跨过，后方有胸主动脉和左迷走神经与肺后丛（右迷走神经与右肺相距约1.5 cm，左迷走神经与左肺相距仅约0.8 cm），下方为肺韧带；右肺根的前方有上腔静脉，邻近心包和右心房，紧贴上腔静脉右缘有右膈神经和心包膈血管与肺前丛；上方有奇静脉弓跨越，后方有奇静脉、右迷走神经与肺后丛。肺手术中处理肺根时，要注意肺根的毗邻结构，以免损伤。

在肺门平面，出入肺的各主要结构的支数常有变异，它们的相互位置关系也不甚恒定，特别是血管分支较多时更显复杂。右肺门平面，肺动脉为1支的占50%，分为2支的占48%，分为3支的占2%。肺动脉均位于支气管前方，其中48.7%位置偏于前下，39.5%位居正前方，11.8%位置在前上方。肺静脉为2支的占98%，3支的占2%，其位置在支气管前下方和下方的分别占52.5%和42.6%。左肺门平面，肺动脉有98%为1支，仅有2%为2支。有68.7%位于支气管前上方，31.3%在支气管前方。肺静脉全部为2支，其中40%位于支气管前下，29%在支气管前方，24%居支气管下方。有的在肺门附近，主支气管周围的肺空气间隙（pulmonary air space），由主支气管发出一些小的子支气管（daughter bronchi）分布于这一区域，这些子支气管构成的肺小叶，约有64%是由与其支气管树伴行的血管供养，存在良好的侧副血供系统。因此，有些发生于此区域的疾病如肺梗死，在一个栓塞带内，可见到梗死的和未梗死的肺小叶同时存在。

肺的结构

■ 支气管肺段

　　肺由肺实质和间质构成，表面由脏胸膜包裹。肺实质主要包括肺内各级支气管和肺泡，间质包括肺内血管、淋巴管、神经和结缔组织。主支气管为1级分支，进入肺门后反复分支，越分越细，呈树枝状，称支气管树（bronchial tree）（图6-8，9）。肺叶支气管（lobar bronchi）为2级分支，肺段支气管（segmental bronchi）为3级分支（图7-12）。

　　每一肺段支气管及其分支分布的肺组织构成支气管肺段（bronchopulmonary segment），简称肺段（pulmonary segment）（图7-13）。肺段呈底部朝向肺表面、尖端朝向肺门的锥形，肺段内有肺段支气管、肺段动脉和支气管血管伴行。各支气管肺段都占据一定部位，肺段间除借表面的肺胸膜与胸膜下的小静脉支相连以外，还有少量结缔组织（肺胸膜的延续）和段间静脉，是肺段切除的标志。段间静脉收集相邻肺段的静脉血。肺段动脉与肺段支气管伴行，终末支分布至肺段的边缘。

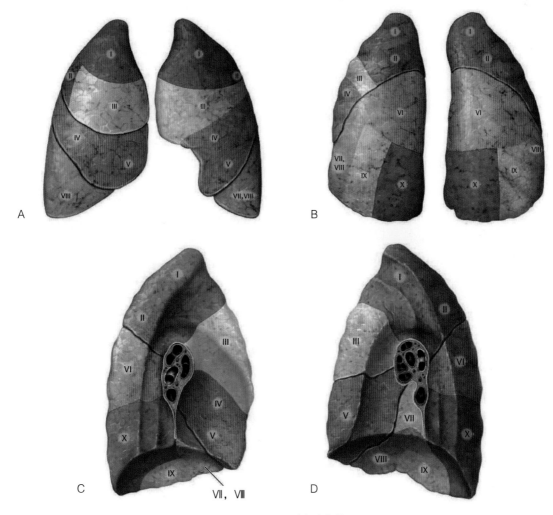

图7-12　肺段支气管
A.前面观；B.后面观；C.左肺内侧面观；D.右肺外侧面观

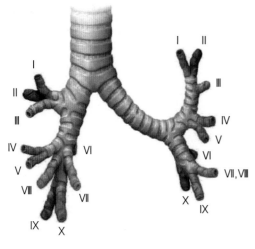

图7-13　支气管肺段

（续表）

右肺			左肺		
中叶			下叶		
外侧段	B4	S4	上段	B6	S6
内侧段	B5	S5	前内底段	B7+8	S7+8
			外侧底段	B9	S9
下叶			后底段	B10	B10
上段	B6	S6			
内侧底段	B7	S7			
前底段	B8	S8			
外侧底段	B9	S9			
后底段	B10	B10			

支气管肺段在形态和功能上有一定的独立性，若某肺段支气管阻塞，则该肺段内呼吸完全中断。轻度感染或结核，可局限在一个肺段，随着病情发展可蔓延到其他支气管肺段。根据病变范围，按肺段为单位施行肺段切除，肺段的解剖学特征具有重要的临床意义。

右肺分为10个肺段，其中上叶3段，中叶2段，下叶5段。左肺有8个肺段，其中上、下叶各4个肺段，由于上叶尖段支气管与后段支气管共干，下叶内侧底段支气管与前底段支气管共干，故肺段合并为尖后段和内侧前底段。

肺段支气管和肺段的命名是根据各肺段在肺叶内的位置来确定的，每一肺段支气管和肺段又按由上而下的顺序给予一个编号，编号也可以代表该肺段支气管和肺段的名称。左、右两肺的肺段支气管（B）和支气管肺段（S）命名见表7-1。

表7-1　肺段支气管和支气管肺段命名

右肺			左肺		
上叶			上叶		
尖段	B1	S1	尖后段	B1+2	S1+2
后段	B2	S2	前段	B3	S3
前段	B3	S3	上舌段	B4	S4
			下舌段	B5	S5

■ 肺内支气管和肺泡

肺内支气管

右主支气管进入肺门后，在右肺动脉上方由后外侧壁发出短的右肺上叶支气管（right superior lobar bronchus），长约9 mm，外径约9 mm，行向外上方，分为尖、后、前3个段支。右主支气管发出上叶支气管后，继续下行延续为右中间支气管进入斜裂，中间支气管长约18 mm，外径约12 mm。由中间支气管前壁发出右肺中叶支气管（right middle lobar bronchus）向前下外行进入中叶，长约23 mm，外径约7 mm。中叶支气管较细长，由中间支气管呈锐角发出，其根部常有淋巴结，当炎症或肿瘤致淋巴结肿大时，可压迫中叶支气管而使中叶不张，分泌物阻塞，形成中叶综合征（middle lobe syndrome）。中间支气管分出中叶支气管后进入下叶，成为右肺下叶支气管（right inferior lobar bronchus），长约4 mm，外径约11mm，向外上方发出上段支气管（superior segmental bronchus），下行成为基底干，基底干长约11 mm，分为内、前、外、后4个段支。有部分人下叶上段支气管的发出部位高于中叶支气管的发出点，这种情况可认为没有下叶支气管，手术切除下叶或上段时，应注意避免伤及中叶支气管。

左主支气管进入左肺门后，由前外侧壁发出左肺上叶支气管（left superior lobar bronchus），主干下行进入下叶为左肺下叶支气管（left inferior lobar bronchus）。成人左肺上叶支气管长约10 mm，外径约10 mm，向外偏前行进入左上叶分为段支。左肺下叶支气管长约5 mm，外径约11 mm，先向背外侧发出上段支气管（superior segmental bronchus），然后下行为基底干，长约15 mm，分为内、前、外、后底段支。

段支气管反复分支，形成细支气管（bronchiole）、终末细支气管（terminal bronchiole）、呼吸性细支气管（respiratory bronchiole）、肺泡管（alveolar duct）、肺泡囊（alveolar sac），最后形成肺泡（pulmonary alveoli）（图7-14）。

肺的呼吸单位

终末细支气管与呼吸性细支气管、肺泡管、肺泡囊和肺泡共同构成肺的呼吸单位（respiratory unit）（图7-15）。肺泡是直径约200 μm的多面形囊泡，每侧肺有3亿~4亿个，总面积达70~

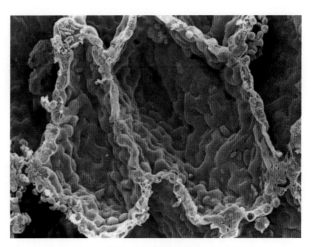

图7-14　肺泡的结构

80 m^2。肺泡壁由肺泡上皮和基膜组成。相邻肺泡之间的薄层结缔组织构成肺泡隔（alveoli septum），内含丰富的毛细血管网、弹性纤维、网状纤维、成纤维细胞、巨噬细胞等。弹性纤维有助于保持肺泡的弹性，老年人肺泡隔弹性纤维减少，影响肺泡回缩，导致肺气肿，长期吸烟使巨噬细胞释放更多的弹性蛋白酶，破坏弹性纤维，也可引起肺气肿。相邻肺泡之间有

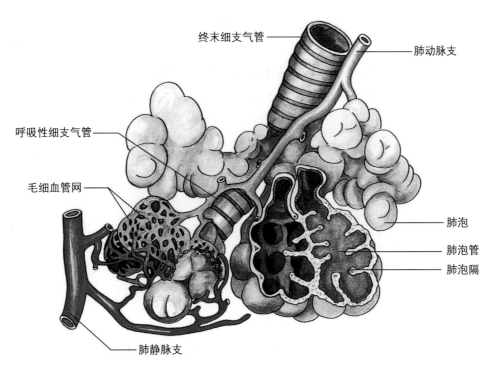

图7-15　呼吸单位

直径10~15 μm的微小孔道，称肺泡孔（alveolar pore），可平衡肺泡间气压。当某个细支气管或终末细支气管阻塞时，肺泡孔起到侧支通气作用。但当肺部感染时，病菌也可通过肺泡孔扩散，使炎症蔓延。通过肺泡菲薄的上皮与包绕肺泡表面的毛细血管网，进行空气和血液之间的气体交换。一般认为气体穿过肺泡壁及毛细血管壁靠扩散作用。肺内血管与支气管、肺泡之间，分布有大量弹性结缔组织。弹性纤维使肺成为一个有弹性的容器，它虽然没有自动增大体积的能力，但具有较强的回缩力，因此肺内弹性纤维对呼吸有重要作用。

■ 肺的血供、神经支配和淋巴引流

肺血管

肺血管根据功能不同，分为以下两个系统：①功能性血管，即肺循环的肺动脉、静脉（图7-16~20），把含有二氧化碳的血液输送到肺，完成气体交换功能；②营养性血管，即体循环的

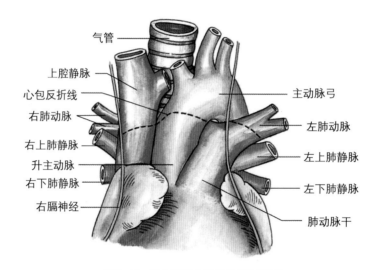

图7-16　肺血管近心段的位置和毗邻

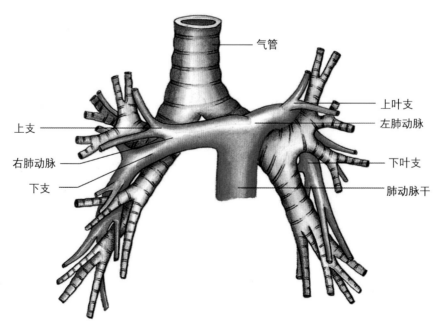

图7-17　肺动脉分支

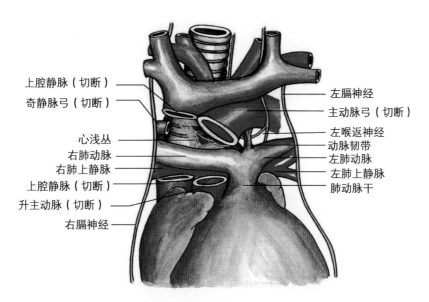

上腔静脉（切断）
奇静脉弓（切断）
心浅丛
右肺动脉
右肺上静脉
上腔静脉（切断）
升主动脉（切断）
右膈神经

左膈神经
主动脉弓（切断）
左喉返神经
动脉韧带
左肺动脉
左肺上静脉
肺动脉干

图7-18 肺动脉毗邻（前面观）

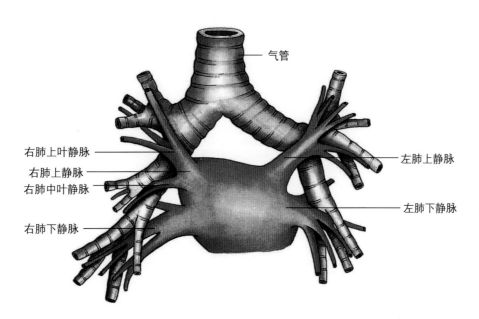

气管

右肺上叶静脉
右肺上静脉
右肺中叶静脉
右肺下静脉

左肺上静脉
左肺下静脉

图7-19 肺静脉属支（后面观）

支气管动、静脉，供给支气管、肺泡氧气和物质交换，以维持肺本身的活动和新陈代谢。

1. 肺动脉和肺静脉

（1）肺动脉（pulmonary artery）：肺动脉干（pulmonary trunk）由右心室动脉圆锥发出，起点的体表投影位置在左侧第2肋间隙或第3肋平面偏胸骨左侧。肺动脉长4.5 cm，外径3.0 cm。X

线下宽度3.8 cm。行经左主支气管前方向左后下方，在主动脉弓下平第4胸椎下缘平面分为左、右肺动脉，经肺门入肺。肺动脉进入肺内后随支气管分支走行于相应支气管的背侧和下方。

右肺动脉（right pulmonary artery）较长，在升主动脉和上腔静脉后方，奇静脉弓下方横向进入肺门，分为较小的上支（前干）分布于上叶，

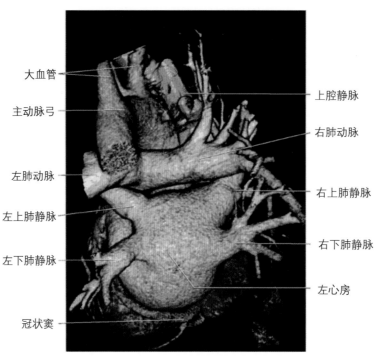

大血管

主动脉弓

左肺动脉

左上肺静脉

左下肺静脉

冠状窦

上腔静脉

右肺动脉

右上肺静脉

右下肺静脉

左心房

图7-20　肺动、静脉3D CT图像（后面观）

和较大的下支（叶间干）分布于中叶和下叶。前面与升主动脉及上腔静脉毗连，并遮掩其前壁，手术时其暴露范围受到一定限制。在上腔静脉外侧，右肺动脉前方有右膈神经下行，前下方有右上肺静脉和左心房。右肺动脉与上腔静脉之间有较紧密的结缔组织韧带相连，手术分离有一定难度。右肺动脉后邻食管及右主支气管，奇静脉弓绕右主支气管及右肺动脉上方汇入上腔静脉，术中分离时注意勿损伤致出血或食管、气管瘘。

左肺动脉（lest pulmonary artery）较短，在胸主动脉和左上支气管前方斜行进入肺门。一般分为两支分别分布于上、下叶。左迷走神经在由主动脉弓的前面下行至左主支气管后方的行程中，紧邻左肺动脉上缘。左肺动脉的外侧段前邻左上肺静脉及左膈神经。在左肺动脉上壁与主动脉弓下方之间有动脉韧带相连，动脉韧带左侧有左喉返神经经过，右侧有心浅丛。左肺动脉虽较右肺动脉短，但它前面没有大血管遮掩，故手术可暴露的范围较大，较易结扎处理。

肺动脉偶见起源变异、阙如或发育不全。异常起源的肺动脉可发自升主动脉、胸主动脉、腹主动脉、锁骨下动脉或肋间动脉。

（2）肺静脉（pulmonary vein）：左、右各有两条，分别为上肺静脉和下肺静脉，由肺泡周围毛细血管逐级汇集而成，并收纳胸膜和支气管等处毛细血管网的血液。左上肺静脉主要由左肺上叶的静脉汇集而成，长2.0 cm；左下肺静脉主要由下叶的静脉汇集而成，长1.5 cm。右上肺静脉主要由右肺上叶和中叶的静脉汇集而成，长1.5 cm，右下肺静脉主要由下叶的静脉汇集而成，长1.2 cm。肺静脉外径为1.0~2.5 cm。上肺静脉在主支气管和肺动脉下方行向内下，平第3肋水平汇入左心房的后外侧壁，上肺静脉位于肺门前部，手术时采用前入路切开肺根前面的胸膜即可显露。下肺静脉水平向前，平第4肋水平注入左心房上肺静脉口的后下方。下肺静脉位于肺根的最低部，右下肺静脉较短，位置也较深，手术结扎比较困难。正常情况下，右侧上、下肺静脉注入左心房中下部，左侧上、下肺静脉则注入于左心房上部。左、右侧的上、下肺静脉，各有11.7%和17.9%在注入前分别汇成左肺静脉干和右肺静脉干。肺静脉与左心房交界处没有静脉瓣结构，但左心房肌沿肺静脉口做套袖状伸入管腔达1~2 cm，起到类似生理上括约肌的作用，在左心房收缩时做相应的收缩，可缓解肺静脉的血液反流。

肺静脉的变异或畸形较多，肺静脉的数目，可多达5~7支。肺静脉异常引流可分为孤立性改变和伴有心脏其他畸形两类，其血流动力学改变随所伴畸形而异。异位引流的肺静脉全部或部分注入右心。完全注入右心者，经头臂静脉、上腔静脉，或直接注入右心房。不论是完全或部分的异位引流，均可能注入门静脉、左上腔静脉、静脉导管、右头臂静脉、右锁骨下静脉、畸形的单一心房、奇静脉甚至胸导管。异常的肺静脉与体循环静脉间有充分的交通存在时，少数伴有房中隔缺损者，可能存活较长一段时间，但多数会出现严重的肺高压，存活时间较短。在不完全的异常引流中，右侧多于左侧。

肺动脉的起始段和肺静脉的终末段，均被心包包绕，形成心包内段。心包通常覆盖肺动、静脉的前壁和部分上、下壁。右肺动脉4/5、左肺动脉1/2属心包内段，由于肺动脉的心包内段长于心包外段，手术时可经心包腔结扎肺动脉。左、右肺动脉心包内段的直径之间存在显著性差异，但同侧的男、女之间差异不明显。肺移植选择供体时，应与受体同性或异性同侧，避免血管内径差异造成吻合困难及并发症。先天性肺动脉狭窄行扩张术时，应将其充分扩张，保证患者术后右心室后负荷降至正常范围，对改善机体缺氧有重要意义。肺静脉的心包内段也比较长，手术时经心包腔结扎比较容易，切开心包解剖肺动脉和肺静脉，可增加游离肺血管的长度，方便手术操作。在切开心包时，右侧需注意避免损伤上腔静脉的右侧缘，左侧需注意主动脉的内侧缘，向上可切开到肺动脉干以上，分离血管和心包反折处，向

下可分离到下肺静脉，解剖出上、下肺静脉和心包间隐窝，再将上、下肺静脉游离。

2. 支气管动脉（bronchial artery）　支数和起源常有变异，双侧支气管动脉一般各有1~3支（图6-7）。左支气管动脉大多数直接起自胸主动脉或主动脉弓，多在第4~6胸椎平面起于胸主动脉前壁，少数起于右前壁、右壁、左前壁或主动脉弓下壁。右侧支气管动脉可起自第3~5肋间后动脉、胸主动脉的前壁或主动脉弓下壁、锁骨下动脉、肋颈干、胸廓内动脉等。从右肋间后动脉起始的右支气管动脉，为肋间动脉和支气管动脉的共干形式，称肋支共干。根据支气管动脉的起始部位，左支气管动脉插管时，首先要从胸主动脉开始搜寻，其顺序是：前壁、右前壁、右壁、左壁、左前壁的顺时针方向，其次在主动脉弓按下壁、后壁上部、前壁上部的顺序寻找。右支气管动脉插管时，首先也宜从胸主动脉开始寻找，按右后壁、右壁、前壁、左前壁、左壁的逆时针方向搜寻，其次在主动脉弓也按下壁、后壁上部、前壁上部的顺序寻找。起自胸主动脉的支气管动脉与胸主动脉间的下夹角多为锐角，插入导管时要注意这一形态特点。

左支气管动脉由胸主动脉发出后，多数先向左再转向下行，少数向左横行或向左上行，抵达左肺门。右支气管动脉的行程比较复杂，起自右肋间后动脉者，是右肋间后动脉行经椎间孔前面，于胸椎体的前面或右侧发出右支气管动脉，经食管后面斜向左上行，再弓形向下到达右肺门；起自主动脉者，经食管后面斜向左上，经左主支气管后面，绕到上方，横过气管分叉前方入右肺门。来自左支气管动脉的右支气管动脉支，经食管与胸主动脉之间向右上入右肺门。无论从何处发出的支气管动脉，在肺门区均贴行于支气管。

支气管动脉在肺门处分支形成广泛的交通网，并有分支分布于纵隔胸膜、心包、淋巴结和迷走神经，入肺后随支气管分支至各肺叶，除分

布于支气管壁外，还分布于肺动、静脉壁，肺淋巴结，小叶间隔，并穿至肺表面分布于胸膜。

右支气管动脉半数以上来自肋支共干，多为右第3肋间后动脉，其为胸主动脉右后壁发出的第1支肋间后动脉。肺移植时，自供体取出移植块时，注意保留此支动脉的完整，将它与受体相应的动脉吻合，以保证右主支气管的血供。

支气管动脉在达到支气管以前，可发出食管支分布于食管中1/3区域，起自胸主动脉的食管动脉亦可发小支通过肺韧带分布至肺。支气管动脉在肺外的全部行程中，与食管、气管和心包的动脉，以及纵隔部其他动脉之间，均有吻合支存在，因而在主支气管附近支气管动脉损伤后，可由此类吻合支形成代偿循环途径。

支气管静脉（bronchial vein）细小，与同名动脉伴行，其中的一部分汇集后，右侧汇入奇静脉，左侧汇入半奇静脉，也可直接汇入上腔静脉；另一部分则汇入肺静脉的属支。支气管静脉在肺韧带和纵隔的结缔组织中，与纵隔的静脉之间有吻合支，共同构成纵隔静脉系统。

支气管动脉与肺动脉的终末支存在吻合，一般在支气管在肺内的第4~8级分支处，共同分布于肺泡壁。支气管动脉与肺动脉的交通，对于调节肺循环有重要的生理功能，肺循环障碍气体交换不良时，交通支扩张，支气管动脉变粗，可代偿肺动脉输送血液，成为气体交换的血管。呼气时，随肺动脉压下降，血液由支气管动脉经吻合支注入肺动脉，支气管动脉内的氧合血，可经毛细血管前吻合支至肺动脉，以代偿供应通气差或膨胀不全的区域。同时，肺动脉与支气管动脉之间吻合支的存在，使呼吸性细支气管与肺泡区的毛细血管之间，存在丰富的侧支循环通道，使肺栓塞时不一定发生肺梗死；肺移植时不需要吻合支气管动脉；肺切除时要尽量少游离支气管残端，以免影响血供造成残端愈合不良。

3. 肺的血液供应特点 肺的血液供应来自气管动、静脉和肺动、静脉两组血管。在肺的内

外，存在支气管动脉与肺动脉，支气管静脉与肺静脉，肺动、静脉等3种动、静脉吻合系统。肺动脉与支气管动脉，在肺内的分支之间，一般认为有长、短两组吻合支，长吻合支在肺的深部，由围绕小支气管的支气管动脉支和肺动脉分支组合形成；短吻合支在肺表层的胸膜下，由支气管动脉的胸膜下支与肺动脉的小叶间分支组合形成。肺静脉与支气管静脉之间，在肺内有直接的吻合支，使支气管壁相当大的一部分静脉血直接汇入肺静脉中（图7-21）。在小支气管区域、肺的结缔组织间隔及胸膜内，肺动脉与肺静脉的分支之间，常有许多直接吻合支或固有动、静脉吻合支。在肺门区及肺外，常有肺血管与体循环血管间的吻合支，脏胸膜和肺韧带中的动脉网和纵隔静脉网，便是肺血管与支气管血管吻合的存在部位。支气管动脉与肺动脉的交通，对于调节肺循环有重要生理功能，肺循环障碍气体交换不良时，交通支扩张，支气管动脉变粗，可代偿肺动脉输送血液，成为气体交换的血管。呼气时，随肺动脉压下降，血液由支气管动脉经吻合支注入肺动脉，支气管动脉内的氧合血，可经毛细血管前吻合支至肺动脉，以代偿供应通气差或膨胀不全的肺区。这是因为肺移植时不需要吻合支气管动脉，肺切除时要尽量少游离支气管残端，以免影响血供造成残端愈合不良的道理所在。肺内动、静脉吻合支的存在，在肺内血流发生阻滞的情况下行局部代偿作用，肺气肿、肺硬化、高血压及心脏病等情况时，动、静脉间的吻合支可扩张1~2倍，支气管血管亦有扩张。先天性肺动脉狭窄或闭锁、肺脓肿、肺结核等疾病时，可见到支气管动脉的肺外及肺内部分皆明显扩张。此外，各种不同来源的胸膜下动脉，在胸膜深层形成毛细血管网，这个血管网的存在，可使肺脓肿时肺的表层组织不易坏死。

有关肺的微血管结构，据报道，肺的呼吸部似可分为3级微循环结构单位，即肺泡微循环、肺泡管及其所属范围内的微循环和呼吸性细支气

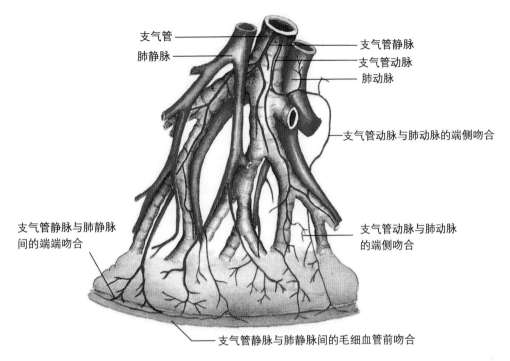

支气管
肺静脉
支气管静脉
支气管动脉
肺动脉
支气管动脉与肺动脉的端侧吻合
支气管静脉与肺静脉间的端端吻合
支气管动脉与肺动脉的端侧吻合
支气管静脉与肺静脉间的毛细血管前吻合

图7-21 支气管血管与肺血管的吻合

管所属范围内的微循环。肺泡微血管包括微动脉末支、毛细血管及毛细血管后微静脉，构成每个肺泡的微循环单位。进入肺泡的微动脉末支为中间微动脉，沿肺泡口缘行进，沿途分出的毛细血管行向肺泡底方向，在肺泡底侧汇入毛细血管后微静脉。肺泡微循环的血流变化受肺泡内压及胸腔压力的影响，呼吸运动促进肺泡微循环血流。肺泡管由一支终末微动脉供应，微动脉管壁有收缩性，有一定调节血流的功能。呼吸性细支气管及其所属范围的微血管，构成了更大范围的微循环，伴随呼吸性细支气管的微动脉，除分支到肺泡管以外，还有小侧支直接分布于呼吸性细支气管上的肺泡。肺间质主要由支气管动脉供应，间质的毛细血管稀疏。肺间质毛细血管和肺泡毛细血管有广泛吻合，这种吻合还有可控性，在支气管动脉供应受阻时，肺动脉血液可以代偿。肺内分布广泛的微血管网，使肺的血液在微循环范围内有调节机制，构成了肺成为人体内唯一能接受心室一次收缩搏出量的器官。肺的血管床是一个

低压系统，血流阻力很低，能够在压力变化不大的情况下承受很大的血流量。肺泡及其周围微血管网，以及肺间质、淋巴管等处，是肺血管内、外液体移动的区域，正常情况下，肺泡-毛细血管的通透性，淋巴管与组织间液之间都保持动态平衡，使肺既保持相对干燥，便于气体交换，又有适量水分利于组织细胞的生存和代谢，一旦这种平衡遭到破坏，将产生肺充血、肺水肿。

神 经

肺由内脏神经支配，包括感觉和运动两部分，其运动部分即分布于肺的自主神经，有交感神经和副交感神经的双重配布，二者协调共同支配肺。

交感、副交感神经在肺根前、后方形成肺丛，经肺根分布于肺。交感神经来自2~5胸脊髓节段的侧角，在相应的胸交感节交换神经元，少数也在颈交感节交换神经元，节后纤维参与组成肺丛。副交感纤维来自迷走神经。副交感神经节前

纤维通过迷走神经至肺丛，节后神经元位于肺丛或肺内支气管周围丛内。肺的感觉神经纤维与迷走神经和交感神经伴行，参与构成肺丛，胞体分别在迷走神经的结状节和上位2~3个胸段脊神经节内。感觉神经末梢分布于各级支气管的黏膜上皮、支气管壁的平滑肌层、肺泡壁及胸膜等处。一部分交感神经和迷走神经的纤维可经肺韧带进入肺内，右侧迷走神经常发出分支至气管分叉部前面和左侧主支气管前面，右侧第2胸交感节也常发出分支至肺，因而右肺手术时如麻醉不全，有可能通过上述神经联系发生左肺反射性萎陷。

肺丛不仅分布于肺，也有分支经主支气管下面分布至心包的敏锐作用反射区，心包手术时应注意。左、右侧迷走神经的肺支，除分别参与组成两侧的肺丛外，右侧迷走神经常有分支到气管分叉前面和左主支气管前面。分布于肺的神经除肺丛以外，第1、2交感神经节另有分支单独入肺。膈神经和肋间神经也发出分支至纵隔胸膜、脏胸膜和肺组织。支配肺的神经来源较多，在局麻下进行肺手术时，除阻滞交感神经和迷走神经外，还需阻滞膈神经及相应肋间神经的起始部。

副交感神经兴奋，使支气管平滑肌收缩、血管舒张和腺体分泌。交感兴奋则相反。经由迷走神经传入的感觉冲动与肺泡容积的调节有关，吸气时肺扩张，刺激肺泡壁内的牵张感受器，冲动进入延髓的呼吸中枢，终止吸气。呼气开始，肺泡及细小支气管收缩，感觉末梢再被刺激，冲动传入呼吸中枢，发出吸气冲动。如此反复，形成Hering-Breur反射，防止肺过度扩张。

对大鼠肺与体表感觉纤维来自同一感觉神经节细胞以及该神经细胞的化学性质的研究结果认为，呼吸道感觉神经既有伴交感神经走行而来源于脊神经的纤维，也有伴副交感神经走行的迷走神经感觉纤维。肺泡及肺内支气管的感觉神经支配源于双侧C1~T11的背根节和双侧迷走神经上、下节，这些神经元的周围支既分布于躯体部（胸壁、外耳等处），也同时支配呼吸器官（肺及肺

内支气管树），其作用是将内脏（肺）与体表的感觉，在冲动进入脊髓和延髓以前，汇聚于同一背根节细胞和迷走感觉神经元。

关于神经肽对气管、支气管等下呼吸道器官的调控作用，由于神经肽广泛分布于人和动物的呼吸道，参与气道口径、血流量、血管通透性及黏液分泌的调节，与支气管哮喘关系密切。动物实验证实，在气管、主支气管与肺内支气管的黏膜上皮、平滑肌层、外膜疏松结缔组织、肺泡隔、肺内血管壁及其周围，分布有5-羟色胺反应纤维，而5-羟色胺能增强肺血管通透性，使呼吸道平滑肌收缩。广泛分布于呼吸道和肺血管的血管活性肠肽，具有扩张气道平滑肌、调节黏液分泌及扩张血管的作用。在气管和支气管淋巴结的皮质和髓质，血管壁内皮及血管和淋巴窦周围，以及淋巴结被膜中，分布有P物质（SP）、神经激肽A（NKA）、神经激肽B（NKB）、降钙素基因相关肽（CGRP）等免疫反应神经纤维。淋巴结是免疫系统的重要器官，其内的淋巴细胞是免疫功能的主要执行者，气管和支气管淋巴结内存在SP、NKA、NKB、CGRP免疫反应纤维，可能与神经免疫调整作用有关，而淋巴系统参与的免疫反应有保护呼吸道的作用。

肺的淋巴引流

肺的淋巴管有浅、深两组，浅组淋巴管位于脏胸膜深面，汇集成胸膜下集合管，从各个方向向肺门集中。深组淋巴管网位于肺组织内，又可分为小叶间淋巴管和小叶内淋巴管。小叶间毛细淋巴管位于小叶之间的结缔组织隔内，发出的淋巴管主要汇入小叶间隔内静脉周围的淋巴管丛，一部分至肺动脉和支气管周围的淋巴管丛。小叶内毛细淋巴管网位于终末细支气管和呼吸性细支气管的黏膜下层和外膜，与肺动脉和肺静脉周围的淋巴丛相交通。围绕肺内支气管、肺动脉和肺静脉周围比较丰富的淋巴管，在小叶尖端相互吻合。伴随支气管与肺血管走行的淋巴集合管，可

经过肺实质内的肺淋巴结，或直接行向肺门。肺内浅、深两组淋巴管之间存在下列吻合支：①胸膜下的浅层毛细淋巴管网直接与小叶间和小叶内毛细淋巴管网吻合交通；②部分浅淋巴管可直接进入深层与深组淋巴管吻合；③一部分浅组和深组集合淋巴管在肺门处汇合。由于上述频繁的吻合交通，以致肺内浅、深淋巴管之间并没有绝对的界限。

肺的引流淋巴结有：位于段支气管及其分叉处的肺淋巴结，位于肺叶支气管处的叶支气管淋巴结，位于肺门的肺门淋巴结，位于主支气管周围的支气管淋巴结，位于气管与主支气管交角处的气管支气管上淋巴结（图7-22），位于气管分叉角内的隆突下淋巴结，位于气管周围的气管淋巴结，位于肺韧带处的肺韧带淋巴结，位于主动脉弓前上壁附近的主动脉弓淋巴结和位于主动脉弓前下壁附近的动脉韧带淋巴结。右侧的肺门淋巴结位于右上叶支气管与右肺动脉之间，如肿大可压迫上叶支气管导致支气管扩张。右中叶支气管根部周围的淋巴结也较发达，肿大时可压迫中叶支气管形成中叶不张，下叶支气管根部的淋巴结一般不集中成群。右侧气管支气管上淋巴结肿大常压迫其前方的上腔静脉，出现循环障碍。左侧气管支气管上淋巴结肿大，有时造成左主支气管受压。肺韧带淋巴结位居心脏及大血管之间，在左、右下肺静脉下方的肺韧带内，手术中清扫淋巴结时应注意寻找。动脉韧带淋巴结位于主动脉弓前下壁动脉韧带附近，此处有喉返神经经过，当这组淋巴结肿大时，压迫神经可致声音嘶哑，手术清除此组淋巴结时应注意避免损伤喉返神经。

肺内淋巴流向与呼吸活动有关，吸气时肺内一部分淋巴可经肺深部的毛细淋巴管流向浅层毛细淋巴管网，再经浅层淋巴管流向局部淋巴结。呼气时浅层毛细淋巴管内的淋巴，可经深部淋巴管流向肺门（图7-23~27）。肺的淋巴流向与肺癌的转移及肺结核的扩散有一定的关系，对这些疾病的诊断有重要意义。右上叶的淋巴管多经右侧肺门淋巴结注入右侧气管支气管上淋巴结，或直接注入右侧气管支气管上淋巴结，一部分可注入隆突下淋巴结。右肺中叶的淋巴管直接注入或经肺门淋巴结注入右侧气管支气管上淋巴

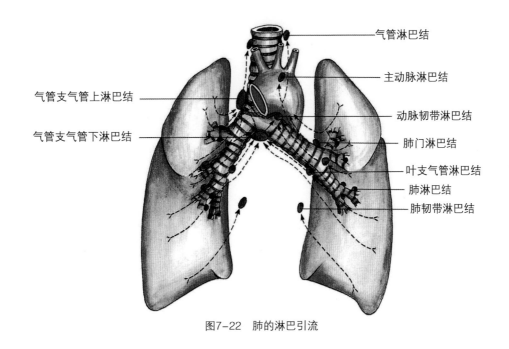

图7-22 肺的淋巴引流

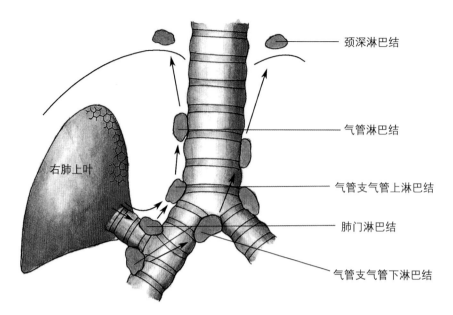

颈深淋巴结

气管淋巴结

气管支气管上淋巴结

肺门淋巴结

气管支气管下淋巴结

右肺上叶

图7-23　右肺上叶的淋巴流向

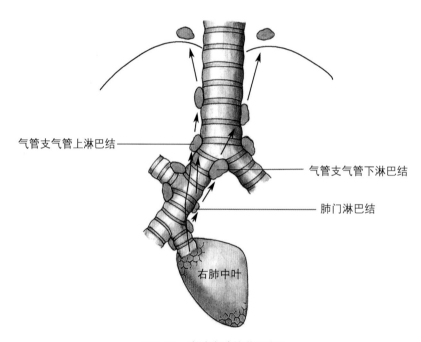

气管支气管上淋巴结

气管支气管下淋巴结

肺门淋巴结

右肺中叶

图7-24　右肺中叶的淋巴流向

结和隆突下淋巴结。右肺下叶的淋巴管可直接注入或经肺门淋巴结注入隆突下淋巴结。左肺上叶上部的淋巴管多经肺门淋巴结或直接注入主动脉弓淋巴结和动脉韧带淋巴结。左肺上叶下部的集合淋巴管则直接注入或经肺门淋巴结注入左侧气

管支气管上淋巴结和隆突下淋巴结。左肺下叶大部分淋巴管直接注入或经肺门淋巴结注入隆突下淋巴结和左侧气管支气管上淋巴结。两肺下叶底部的一部分淋巴管注入肺韧带淋巴结或食管旁淋巴结。根据各肺部淋巴引流情况可见：肺门、支

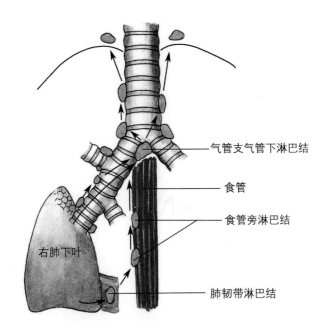

图7-25　右肺下叶的淋巴流向

气管支气管下淋巴结

食管

食管旁淋巴结

肺韧带淋巴结

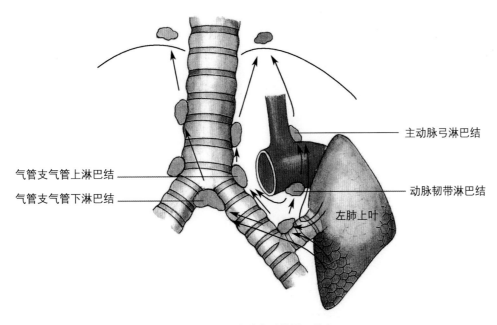

图7-26　左肺上叶的淋巴流向

主动脉弓淋巴结

动脉韧带淋巴结

左肺上叶

气管支气管上淋巴结

气管支气管下淋巴结

气管上、隆突下淋巴结是导流肺淋巴的主要淋巴结群，动脉韧带淋巴结则是左肺上叶引流的主要淋巴结。左、右两侧气管支气管上淋巴结的输出管，注入气管淋巴结，再经支气管纵隔淋巴干注入胸导管和右淋巴导管。气管淋巴结的输出管有时与颈部锁骨上三角内的斜角肌淋巴结相交通，肺癌细胞有可能向这群淋巴结转移。两肺底部一部分淋巴注入肺韧带淋巴结，其输出管向下汇入

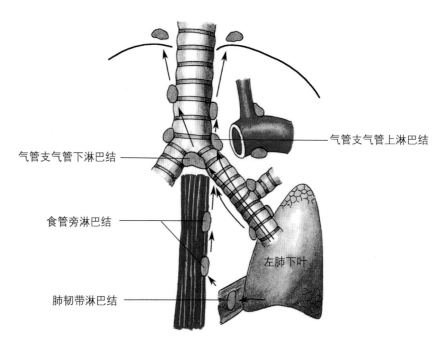

气管支气管上淋巴结

气管支气管下淋巴结

食管旁淋巴结

左肺下叶

肺韧带淋巴结

图7-27 左肺下叶的淋巴流向

腰淋巴结。故两肺下叶底部肺癌可能经此途径转移到腹部器官。

肺的淋巴管通过以下通道与颈部静脉沟交通：①右侧前气管旁链（right preparatracheal chain）；②气管-食管链（tracheo-esophageal chain）；③主动脉-颈动脉链（aorto-carotid chain）；④左支气管上和左侧返链（left superior-bronchial and left recurrent chain）；⑤膈链（phrenic chain）。它们形成许多淋巴弓，回流进入身体同侧和对侧的颈-锁骨下汇合点，气管支气管间淋巴结也可直接注入颈部静脉汇合点，左侧纵隔淋巴结链约有40%注入胸导管弓部。

淋巴干是一个功能性实体，它在颈静脉角处或经胸导管将全身的淋巴导入血液循环。有报道认为，当罹患肺癌时，即使只有一条淋巴干受到

侵犯，癌细胞发生转移的可能性已大于70%，如累及两条淋巴干，转移率可上升到90%，若肺癌细胞侵及连通对侧淋巴干的通道，血流转移率可达到100%，但进行纵隔淋巴结的局部病灶清扫，可望取得满意疗效。有学者甚至认为，在施行肺癌手术时，不论其肿瘤部位及病理类型如何，主动清除同侧胸腔内淋巴结实属必要，清除纵隔淋巴结，可使肺癌5年生存率达到9%~29%。

多数肺癌的胸内淋巴结转移遵循由近向远、由下向上、由肺内经肺门再向纵隔淋巴结的规律，少数也可发生"跳跃式"纵隔淋巴结转移。肺癌的淋巴结转移与其所在肺叶的淋巴引流途径密切相关。进行淋巴结的局部病灶清扫，可取得满意疗效，显著提高肺癌术后5年生存率。

支气管和血管在肺内的分支

■ 各肺叶的支气管和血管

右主支气管进入右肺门后，分出上叶支气管、中叶支气管和下叶支气管3支叶支气管（图7-28）。上叶支气管由右主支气管后外侧壁发出，较短，此支通常位于右肺动脉上方，故又称动脉上支气管。成人右肺上叶支气管长9 mm，外径9 mm。此支行向外上方并略向前横行，走向右上叶的中心，分为尖、后、前3个段支。右主支气管发出右肺上叶支气管后，继续下行延续为叶间干（右中间支气管）进入斜裂，叶间干长18 mm，外径12 mm。由叶间干前壁发出右肺中叶支气管向前下外行进入中叶，其长度为23 mm，外径7 mm。右肺中叶支气管较细长，由叶间干呈锐角发出，其根部常有淋巴结包绕，当肺部感染致淋巴结肿

大时，可压迫中叶支气管而使中叶不张或充气不全，炎性分泌物阻塞，加重肺的感染，可形成中叶综合征。右主支气管末端进入下叶，成为右肺下叶支气管，其长度仅4 mm，外径11 mm，先向外上方发出上段支气管，然后下行成为基底干，基底干长11 mm，再分为内、前、外、后4个底段支。上段支气管甚短且细，呈水平位走向该段。有约18%的人，下叶上段支气管的发出部位高于中叶支气管的发出点，这种形态则被认为是没有下叶支气管，此类情况手术切除下叶或上段时，应注意避免伤及中叶支气管。

左主支气管进入左肺门后，先由前外侧壁发出左肺上叶支气管，本干下行进入下叶为左肺下叶支气管（图7-29）。成人左肺上叶支气管长10 mm，外径10 mm，向外偏前行进入左上叶分

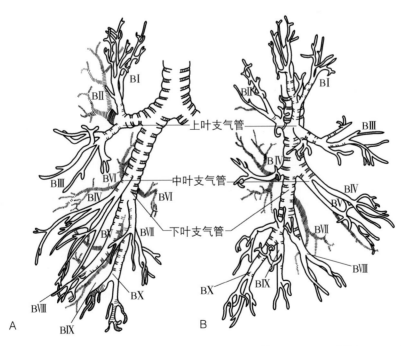

BⅠ.尖段支；BⅡ.后段支；BⅢ.前段支；BⅣ.内侧段支；BⅤ.下舌段支；BⅥ.上段支；BⅦ.内侧底段支；BⅧ.前底段支；BⅨ.外侧底段支；BⅩ.后底段支。

图7-28　右支气管的分支

A.前面观；B.侧面观

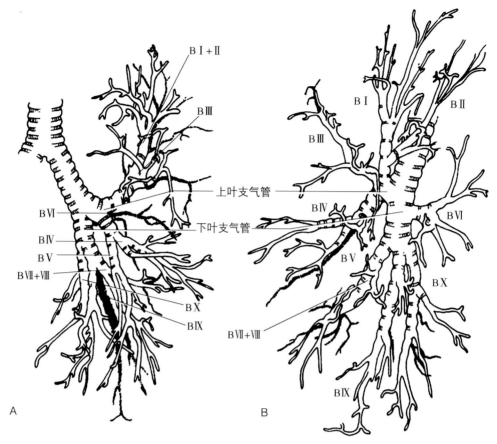

BⅠ+Ⅱ.尖后段支；BⅢ.前段支；BⅣ.上舌段支；BⅤ.下舌段支；BⅥ.上段支；BⅦ+
Ⅷ.前内底段支；BⅨ.外侧底段支；BⅩ.后底段支。

图7-29　左支气管的分支
A.前面观；B.侧面观

为段支。左肺下叶支气管长5 mm，外径11 mm，先向背外侧发上段支气管，然后下行为基底干，基底干长15 mm，再分为内、前、外、后底段支。左、右两肺下叶的上段支气管，与下叶各基底段支气管的发出方向不一致，可以视为是从主支气管的延续支上直接发出的。

左、右肺动脉入肺后，其分支形式的规律性不如支气管分支那样规整，形态变异较多，特别是分支的分裂和合干比较频繁。右肺动脉进入肺门后即发出前干（上支）至右肺上叶，与上叶支气管伴行，先位于其前面，继而位于其后外方。前干有75.3%为单支，19.3%为两支，主要分布于右上叶的尖段和前段，并常发支行向后分布于右

上叶的后段。右肺动脉发前干后，本干行向右下为下支，常更名为叶间动脉，位于支气管叶间干的后外方，向外下行进入斜裂。叶间动脉亦称右肺动脉叶间干，临床上常利用X线平片或造影术测量其外径作为诊断肺动脉高压与否的重要标志之一。但据国人资料报道，右肺动脉叶间干外径在不同个体间变异范围较大（6~16 mm），不宜用一个固定的平均数作为衡量标准，应与临床表现及其他检查结果综合进行评定。手术中需暴露叶间动脉时，要将下叶向后牵开，分离斜裂才易于找见。叶间动脉在斜裂处分为右肺中叶动脉和下叶动脉，在分出末支之前，常发出1~3支较小的分支分布于上叶后段或前段，这些小支为叶间动

脉的升支，有的中叶或下叶上段的动脉支也同时跨段分布至上叶。右上叶动脉可能有1~4支，其中2~3支的占90%，分成与段支气管相应的3支型者仅有37%，2支型者有53%。从分支形式上看，动脉分支与支气管分支相对应者仅有16%，但在分布上动脉支与支气管支基本是相互伴随的。右肺中叶动脉段支的数目，文献报道有较大差异。据国内统计，2支型的为41.3%，1支型的56.4%。在分支形式上则半数以上（57.3%）为外侧段动脉分裂，内侧段动脉不分支。由于分支形式较复杂，形成内侧与外侧支分别分布于中叶的内、外侧两肺段者只占1/3。叶间动脉分出中叶动脉后，进入右肺下叶，首先发出上段动脉支，往下改称为基底动脉干，并呈辐射状发出分支至下叶各基底段。右肺下叶动脉有4~6支的占74%，其分支数与右下叶支气管的分支数基本相同，但各肺段动脉的分支或共干比较频繁，故右下叶动脉的分支形式较复杂，但其分布较右上叶和右中叶动脉更为紧密地与支气管伴行。如有亚上段支气管存在，则有1~2支亚上段动脉支，它们多由基底动脉干发出，少数可能起自外侧底段动脉或后底段动脉。左肺动脉进入肺门后，绕支气管外上方转向后下，经舌干支气管后方降入左下叶。由左肺动脉发至左上叶的动脉支，一般不形成粗大的干，90%以上为3~5条短小的分支，动脉支的分裂和跨段较多，形态复杂，很难找出它们形态的规律性。左肺动脉的终支延续为左肺下叶动脉，在下叶支气管的后外侧下行，先发上段支，再分为各基底段动脉。上段动脉为单干型的占76.1%，双干型的为21.2%，其起源位置与上叶的舌干动脉起源相邻，有半数左右高于舌干动脉的起点，1/4左右与舌干动脉在同一平面发出。基底段动脉则90%以上的为2分支型，各动脉支的起源与分支形式较复杂，但其分布多与支气管支相伴随。左下叶亚上段动脉支多起自后底段与外侧底段动脉。

肺静脉在肺内多行于肺段与肺段之间，引流相邻两肺段的静脉血。右肺上叶的静脉支常

汇集成3支，其中有2支浅居胸膜下，1支位于斜裂之中，位于胸膜下者有1支在上叶的纵隔面，另1支在上、中叶之间的斜裂处，故切除右上叶或中叶的手术，可以此静脉的下面作为分离的标志。右肺上叶的静脉注入右上肺静脉者占80%以上，属支的形式与支气管的分支形式不相吻合。右肺中叶的静脉支汇集成1支中叶肺静脉的占48%~66%，它们多位于支气管的内下方，80%左右注入右上肺静脉。右肺下叶的肺静脉支先汇集成上支（上段静脉）、底段上静脉和底段下静脉，底段上、下静脉又汇成底段总静脉，再与上支汇合形成位于支气管后下方的右下肺静脉。底段上、下静脉的汇集形态变化较多，其中由前、外、后3个底段支组成的占44%~46%，底段静脉深居肺组织中。右肺下叶的静脉，可能有小支汇入上叶静脉，右下肺静脉也可接受来自中叶或上叶的静脉支。左肺上叶的静脉与右肺上、中叶的静脉相当，通常汇集成3支注入左上肺静脉，左上肺静脉位于支气管及动脉的前下方。约有60%以上的标本，左上叶的肺静脉中位置最低的一支引流舌段。左肺下叶的静脉和右肺下叶的静脉一样，先合成上支（上段静脉）和底段总静脉，再汇集成左下肺静脉。底段总静脉的汇集形式有90%以上是先由前底段的静脉、外侧底段的静脉和后底段的静脉，先汇集成底段上、下静脉，再合成底段总静脉。

总的来看，各肺叶内支气管、肺动脉与肺静脉的相互关系是：动脉与支气管在分支数目和形式中相互一致者甚少，但分布多为相互伴随；静脉居于段间，与支气管形态一致者更少。左肺上叶由于动脉变异多，故支气管、肺动脉、肺静脉三者在分支和分布上完全一致的基本没有，尤以尖后段变异最多，前段次之，舌段比较稳定。

在各肺叶的肺叶门平面，支气管、肺动脉、肺静脉的位置关系有一定规律。在右肺上叶门平面，肺动脉位于支气管前下和后下方的分别占44.8%和40.9%，而肺静脉位于支气管前下方和下

方的分别有61%和35%，肺动脉的位置在支气管与肺静脉之间。在右肺中叶的肺叶门平面，肺动脉在支气管上后、上方和后方的共有86.7%，肺静脉则有87%居支气管的前下、下方和前方，因此在右肺中叶门，肺动脉和肺静脉各居支气管一侧的占80%以上。右肺下叶的肺叶门平面，肺动脉全部位于支气管的前外、外侧和前方，肺静脉则均位于支气管的后内和内侧，故支气管也是位于肺动脉和肺静脉之间。在左肺上叶的肺叶门平面，分散为小支的肺动脉支位于支气管前上方、上方和后上方的共75%，肺静脉在支气管前方和前下方的有89.6%，由于左肺上叶门的上缘靠近主动脉弓，手术中需把左上叶拉向前下，剪开主动脉弓下方的胸膜，沿肺裂向下分离，才可找到左上叶的肺动脉，在上叶肺动脉的稍前下位置，可找到上肺静脉。左肺下叶的肺叶门平面，肺动脉位于支气管上方和前上方的有81%，肺静脉则有81.5%在支气管下方，三者基本呈上下排列，其顺序依次为肺动脉、支气管和肺静脉。

肺段的构成是以段支气管为中心，有相应的肺动脉段支、肺静脉段支以及淋巴管和神经纤维等共同组成。每个肺段内通常有1支，偶尔有数支肺动脉的段支与段支气管伴行，但肺动脉分支形态变异多于支气管，有时肺动脉段支可跨段分布至相邻肺段。肺静脉段支通常位于肺段之间，1支肺静脉可引流相邻肺段的血液，1个肺段的血液可汇入邻近的几条肺静脉支，肺静脉的属支形态变异又多于肺动脉。由段支气管、肺动脉及肺静脉段支为主要成分构成的肺段，实际上是肺的支气管血管段，但是，各肺段的支气管段支与肺动脉段支、肺静脉段支之间，在分支形式上通常没有什么紧密的联系。每一个肺段的形态略似圆锥体，尖向肺门，底朝肺表面。各肺段之间的肺实质是相连的，并没有明显的分界面，在肺表面也看不到肺段的分界标志，但肺段边缘部位的支气管和肺动脉，一般仅有细小的分支，相邻肺段之间也仅有少量疏松结缔组织构成相对的少血管

带。肺段的结构和功能有相对的独立性，据此，可用肺段为单位进行肺的部分切除。肺段手术时通常以位于肺段间的肺静脉段支作为探寻肺段间平面的标志，循肺静脉与肺段间的疏松结缔组织分离肺段，通常不会损伤大的支气管和肺动脉支，甚少发生漏气和出血。

肺段支气管的形式变异较多，一般按照肺叶支气管的分支数目和分布，并参考它们的开口部位，可把肺段支气管的形态分为若干型。据国人资料统计，右肺上叶支气管在上叶内向外上方发出尖段支气管、向后上方发出后段支气管、向前下方发出前段支气管的3分支型占67.5%，尖、后、前3个肺段支中的任何两支为一合干起源，而另一支单独起源的2分支型占25.2%。尖段支气管弯曲向上行至右肺尖，由于行程弯曲，通气较差，是肺结核的好发部位。尖段以第1肋压迹和尖前切迹与前、后段分界。后段位于右肺尖下方达到后外侧部，其上为尖段。前方为前段，下方为下叶上段。前段位于右肺尖下方的前内侧部，其上为尖段，后方为后段，下方为中叶，右侧毗邻右心房和上腔静脉。右上叶3个肺段的段支气管和肺动脉、肺静脉支在各肺段段门平面的位置关系是：尖、前两段的肺动脉支多数位于段支气管的前方或前下方，后段则多位于段支气管的后下方。肺静脉支以位居段支气管下方者为多，其中尖、前两段多在前下，后段静脉多在段支气管的后下。右肺中叶支气管一般分为两个段支，其中分为外侧、内侧两个段支的占84%，分为上、下两个段支的占11%。右肺中叶外侧段位于中叶的外侧份，其上为上叶前段，内侧为中叶内侧段，外下方为下叶前底段。右肺中叶内侧段居中叶的内侧份，其上方为上叶前段，外侧为中叶的外侧段，下方为膈面，内侧为纵隔面。右肺中叶内、外侧两个段的肺动脉支，在肺段门平面，有80%以上均位于段支气管上方，其中60%以上是在后上位置，静脉支则以位于段支气管前下者占多数，外侧段为60%，内侧段有69%。右肺下叶支

气管向后外方发上段支，95%的上段支为1支，其余少数可能有2支。下叶支气管发出上段支后，本干下行延续为基底干，再分为底段支，右肺下叶底段支为4支型的占46%，5支型的26%，6支型的22%。各底段支气管和亚上段支气管均有合干或分裂现象，其中外、后两底段支共干者占80%以上。在内、前、外底段支平面或其间发1~2个额外支，构成亚上段。右肺下叶上段位于下叶的上部（尖部），上方邻接右上叶后段，下方为下叶各底段，此段支气管大都行向背外侧，分布于椎旁面上半及肋面和前面，略似一个圆锥盖在底段上方，分布范围达下叶的上1/2者占58%，达到上1/3者占34%。内侧底段在下叶的内下部，它的后上方是上段，外侧为前底段，后外侧为外侧底段，前邻中叶，底面为膈面。前底段位于下叶的前下部，其后上方为上段，前方隔斜裂与中叶相邻，后方为外侧底段，内侧为内侧底段，外侧为肋面，底为膈面。外侧底段居下叶下部的后外侧，其前内方为前底段，后内方为后底段，外侧为肋面，内侧为内侧底段，上方为上段，底面为膈面。后底段在下叶的后下部，其上方为上段，前方为前、外侧底段，后外侧为肋面，内侧为椎旁面，底面为膈面。外侧底段和后底段的位置都比较深，不利于肺段切除手术的进行。右肺下叶如有亚上段存在，此段分布于上段和底段之间的区域，即肋面后份及相邻的椎旁面。国人资料报道在右肺下叶亚上段的出现率为48%，其中单支者32%，双支者16%。关于右下叶各肺段的段支气管与肺动脉、肺静脉段支的相互位置关系，在上段段门平面，肺动脉支在段支气管前上、上方和前方的占83%，肺静脉支在段支气管后下和下方者有96%。4个基底段的肺动脉支多数位居各该段支气管的偏外侧，静脉支则常偏居段支气管的内侧。

左肺上叶支气管有86.6%的先分为上、下2干，13.1%分为上、中、下3干。2干型的上干再分为尖后段支气管和前段支气管，尖后段支气管

行向后上分为尖、后支，下干也称舌干，行向前下方分为上舌干和下舌干，即上舌段支气管和下舌段支气管。3干型者通常是上干为尖后段支，中干为前段支，下干为舌干支。左上叶的尖后段位于左肺尖及左肺上叶的后上部，它的前下方为前段，下方为左肺下叶上段，后外侧为肋面，内侧为椎旁面，此段为肺结核及结核性空洞的好发部位。前段支气管行向前上分布于左肺上叶前部，左肺上叶前段位于左肺上叶上部的前下方，它的后上方是尖后段，下方为上舌段，外侧为肋面，内侧为纵隔面，后下方有一部分隔斜裂与下叶相邻。舌干多分布于左肺上叶前缘，心切迹下方肺小舌的上份和下份，这种形态占66%以上，其中上舌肺段位于肺小舌上半，它的上方为前段，下方为下舌段，外下方隔斜裂与左下叶的前内底段相邻，外侧为肋面，内侧为纵隔面。下舌段位于左上叶的前下部，它的上方为上舌段，后方隔斜裂与下叶的前内底段相邻，外侧为肋面，内侧为纵隔面，底面为膈面。左肺上叶各肺段内支气管、肺动脉、肺静脉段支的相互位置关系是：在尖后段和前段的段门平面，由于肺动脉的分支变异频繁，邻近动脉支之间的共干较多，组合相当复杂，与段支气管之间的位置关系很难找出规律，肺静脉支与支气管的相互关系则有一定规律，80%以上位于支气管的前下方。在上舌段和下舌段的段门平面，肺动脉支多在该段支气管的后上和后方，肺静脉则多在段支气管的前下或前方。左肺下叶支气管先向后外方发一支上段支，本干下行延续为基底干。两肺下叶上段支气管的行程方向与下叶支气管主干几乎相反，使该段通气较差，是肺脓肿、肺结核和肺不张的好发部位。基底干再以2分支型（86%）或3分支型（14%）分为各底段支，其中前内底段支合干起源者高达93.7%，外侧底段和后底段支合干起源者也占60%以上，外侧底段支单独起源的仅有17.6%，后底段支单独起源者有31.2%。另有15.2%为外侧底段支阙如，外侧底段支阙如时，

其分布区由前内底段支的分支分布。左肺下叶亚上段的出现率为24%，低于右肺下叶亚上段的出现率，且左侧亚上段仅见1支，此支多数在前内底段支与后外底段支之间发出，少数在上段支与前内底段支之间发出。左肺下叶上段位于左肺下叶的上部，前方隔斜裂与肺上叶的尖后段及前段相邻，肋面紧贴胸壁内面，椎旁面与胸主动脉及胸椎相邻，下方为各底段。此段位置有72.8%呈斜位覆盖于各底段的上面，其中有43%覆盖面达下叶的上2/3，覆盖肺下叶的上1/2者有50%，因而左肺下叶底段的位置较右肺下叶底段更深，手术切除时较右侧的更困难。左肺下叶前内底段居左肺下叶下份的前内侧部，它的上方为上段，前方隔斜裂与上、下舌段相邻，后方为外侧底段和后底段，外侧为肋面，内侧邻接心包，底面为膈面。左肺下叶外侧底段位于左肺下叶下份的后外侧部，其前内侧方为前内底段，外侧为肋面，底面为膈面，上方为上段，该段支气管的起点位置一般较高，有利于肺段切除手术的进行。左肺下叶后底段位于左肺下叶的后下部，它的上方为上段，前外方为前内底段和外侧底段，后外侧为肋

面，内侧为椎旁面，底面为膈面。亚上段存在时，其位置和右侧一样位于上段和底段之间，即肋面的后外侧区域。在左肺下叶各肺段的段门平面，肺段支气管与肺动、静脉支的位置关系与右肺下叶各相应肺段相似，但左肺下叶各底段肺血管的位置较右侧更趋向位于支气管的反时针侧。

总体来看，各肺叶内部段支气管、肺动脉段支与肺静脉段支之间的分支数目与分支形式有诸多差异（图7-30~34），CT图像确认肺段的主要形态依据是肺裂和肺段支气管，但肺动脉支与支气管段支位置靠近，相互伴行于段内，而肺静脉支则行于段间或亚段间，与段支气管和肺动脉段支之间联系甚少。各肺段内，段支气管、肺动脉段支、肺静脉段支的行程和位置多有变异。CT图像确认肺段的主要形态依据是肺裂和肺段支气管，但支气管在不同的CT层面上并非总能显示管腔，有时易与血管混淆，因此了解血管与支气管的位置关系，对于确认肺段有帮助。国内文献报道，两肺上叶各段的段动脉支多伴行于同名支气管的内前方，段静脉支则位于同名支气管的外后或下方，肺中叶、舌叶和肺下叶各段的段动脉

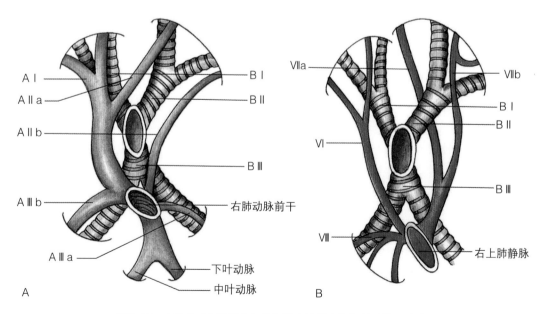

图7-30　右肺上叶各肺段支气管与肺血管段支位置关系常见形式
A.支气管与肺动脉支；B.支气管与肺静脉支

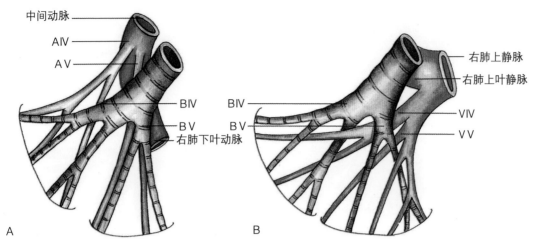

图7-31 右肺中叶各肺段支气管与肺血管段支位置关系常见形式
A.支气管与肺动脉支；B.支气管与肺静脉支

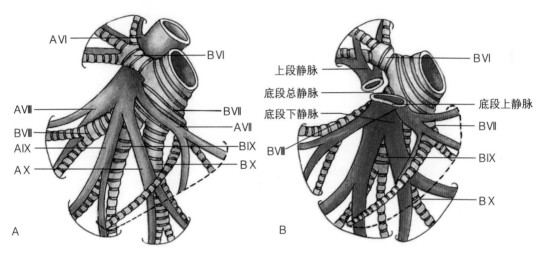

图7-32 右肺下叶各肺段支气管与肺血管段支位置关系常见形式
A.支气管与肺动脉支；B.支气管与肺静脉支

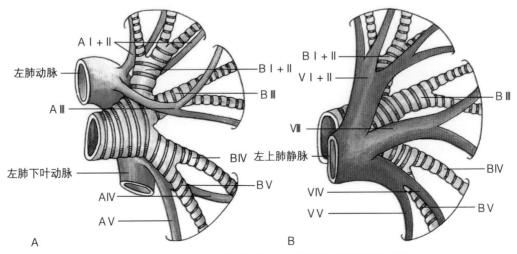

图7-33 左肺上叶各肺段支气管与肺血管段支位置关系常见形式
A.支气管与肺动脉支；B.支气管与肺静脉支

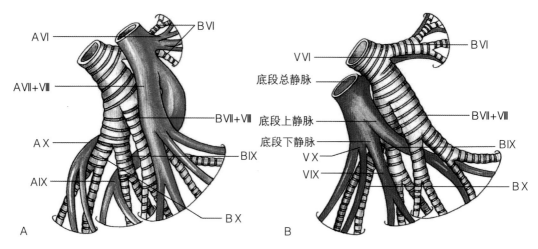

图7-34 左肺下叶各肺段支气管与肺血管段支位置关系常见形式
A.支气管与肺动脉支；B.支气管与肺静脉支

多行于同名支气管的外上方，段静脉则位于同名支气管的内下方。左肺上叶前段与舌段之间无水平裂，分段可借助前段静脉的段间支作为分隔前段与上舌段的解剖标志，该静脉位置恒定，多见于右肺动脉或中间支气管层面，居左肺上叶支气管的前内方，不与支气管伴行，肺野内其他血管纹理少。前段静脉段间支所在层面仍属前段，无此静脉则为上舌段。同样，左肺上、下舌段的分界标志为上舌段静脉的段间支，该静脉多见于基底干支气管层面上，有此静脉者为上舌段，无此静脉者为下舌段。肺下叶各底段则可以从相应的肺段支气管之间向肺肋缘的引线来划分，因基底各段间血管多有穿插，如以血管来帮助分段会有困难。支气管的CT显示，在很大程度上取决于支气管长轴与扫描层面间的几何关系，支气管长轴与扫描层面平行时最易显示，与层面垂直次之，与层面斜交时最难显示。临床CT检查时可根据各个段支气管与肺纵轴的夹角，将CT机架倾斜作斜位CT扫描，以减少体积效应，提高段支气管的CT显示率。国人资料显示，各肺段支气管长轴与肺纵轴间的下夹角方向及夹角大小的平均值为：右上叶尖段，右下173.8°；右上叶后段，后下92.2°；右上叶前段，前下81.5°；右中叶外侧段，右下40.5°；右中叶内侧段，前下45.5°；右下叶上段，后下81.1°；右下叶内底段，左下18.2°；右下叶前底段，前下20.2°；右下叶外底段，右下15.8°；右下叶后底段，后下16.7°；左上叶尖后段，左下182.8°；左上叶前段，前下92.0°；左舌叶支气管，左下26.0°；左肺上舌段，左下（外下）49.6°；左肺下舌段，左下（外下）24.4°；左下叶上段，后下86.4°；左下叶内底段，右下（内下）18.1°；左下叶前底段，前下19.0°。

肺小叶支气管和血管

肺段支气管在肺段内继续分支，当分支的管径细至1 mm以下时，称为细支气管，以细支气管为中心，与其所属肺组织组成一个肺小叶，每一个肺小叶由一个细支气管及相应的肺动脉支和肺静脉支，以及淋巴管和神经纤维构成，其形态不一，位于肺表层的肺小叶呈较大的锥形，在肺底部者多为5~15 mm大小的多面形，在肺内部为小的不规则形，相邻肺小叶之间有薄层结缔组织相隔（图7-35）。从肺表面观察肺小叶为边长约2 mm的多角形小区。每一个细支气管在一个肺

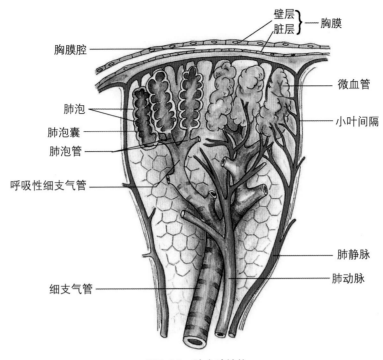

图7-35　肺小叶结构

小叶内分为大约6个终末细支气管，终末细支气管又分为数个呼吸性细支气管，每一呼吸性细支气管有2~11个肺泡管开口，肺泡管再分支为肺泡囊和肺泡，肺泡间有很薄的肺泡隔相隔，肺泡隔中有结缔组织和毛细血管床。呼吸性细支气管、肺泡管、肺泡囊和肺泡组成肺实质，肺内血管、淋巴管和结缔组织共同构成肺间质。每一个肺叶有几百个肺小叶。肺动脉小叶支与细支气管相互伴行，在肺小叶内肺动脉支随细支气管的不断分支而分支，最后在呼吸性细支气管、肺泡管和肺泡周围形成毛细血管网。每一肺小叶内的毛细血管网汇合成两条小静脉，位于小叶周边，为肺小叶静脉，肺小叶静脉再汇成肺段静脉。支气管动脉在肺内随支气管的分支分布至终末细支气管和呼吸性细支气管，分为毛细血管网，它们是否分布到肺泡管和肺泡壁，目前尚未见定论。有学者认为支气管动脉支和肺动脉支共同分布至肺泡壁上，即肺泡壁的毛细血管网一侧来自肺动脉的末支，另一侧来自支气管动脉的末支。另有学者认

为支气管动脉的终末支在终末细支气管之前，即行向肺叶间或肺表面，并不抵达肺泡，但围绕支气管树的支气管静脉与肺静脉支自由吻合，大部分血液汇流进入肺静脉。

高分辨CT可清楚显示肺小叶影像，活体影像观察肺小叶直径约10 mm，肺小叶内细支气管直径约1 mm，壁厚0.15 mm，伴随支气管的血管为动脉，抵达胸膜的血管为静脉，到达胸膜或位于血管、支气管间、不逐渐变细的线样高密度影为小叶间隔。肺小叶与小叶间隔在肺内的分布趋势为：胸膜下比中央部丰富，上、中（舌）叶比下叶丰富；中央部比肺尖和下叶各底段支气管血管束内侧丰富；纵隔面、膈面比肋面丰富。全肺的5个代表层为：主动脉弓层面，右上叶前段支气管层面，右中叶支气管层面，下肺静脉干层面和肺底膈上层面。通过肺内以肺小叶为主的微细结构观察分析，可以较全面、动态地了解肺内弥漫性病变的情况。

肺的影像解剖学

影像学所叙述的肺门与解剖学所叙述的肺门含义有所不同，X线影像学中的肺门是指组成肺根的肺动脉、肺静脉、支气管、淋巴结和神经等及其周围的结缔组织，与肺门（第1肺门）和肺叶门（第2肺门）之间的总合影像。其中肺动脉和肺静脉是肺门影像的主要成分，尤以肺动脉为主。肺动脉干的左缘参与构成心左缘影像，于左主支气管前面分为左、右肺动脉。右肺动脉经气管杈前面向右行，先发右上肺动脉支，本干下行改称叶间干，进入右肺门。右肺动脉全长及右上肺动脉的大部分位于纵隔内，周围没有肺组织形成自然对比，不能显示，因此右肺门上部正位影像是由右上肺动脉的肺内分支、右下肺动脉的返行支与右上肺静脉干及其属支形成的，由此发出分支行向肺野上方及外上方。右肺门下部正位影像则由下肺动脉及其分支形成。左肺动脉跨越左主支气管向后，再从后面绕过左上叶支气管，形成一个向上的弓形部，称为左肺动脉弓，为左肺门上部正位影像的主要部分，左肺动脉进入斜裂发出舌段动脉，参与构成上部影像，本干下行延续为左肺下动脉，发出分支构成左肺门下部影像。左肺门影像较右肺门影像的变异多，其原因有两种：一是左肺动脉弓或大或小，二是左肺下动脉或长或短。

肺门CT影像所包括的解剖结构与X线影像肺门相当，在右肺门上部，右肺上叶支气管水平，肺门前缘是由尖段肺静脉和右上肺动脉前干构成，外缘由后段肺静脉（亦称中央静脉）构成，后缘是右上叶支气管后壁。在右肺门中部右中间段支气管水平，肺门前缘由右上肺静脉上干构成，外缘由上干和叶间动脉构成，后缘是中间段支气管后壁。右中叶支气管水平，前缘由内向外依次是右上肺静脉、右中叶支气管、右中叶肺

动脉，外缘由右下叶肺动脉构成，后缘是右下叶上段支气管和肺动脉。在右肺门下部右下叶支气管层面，肺门的前外侧由右下肺动脉及其分支构成，后缘是下叶底段支气管，内侧与下肺静脉相邻，下肺静脉由于靠近后下呈水平方向走行，与下肺动脉和支气管有较明显的分界。在左肺门上部尖段支气管层面，尖后段支气管内侧是同名肺动脉，前方是尖段肺静脉，外侧是后段肺静脉（亦称半中央静脉）。左上叶支气管起始层面，肺门前缘是尖后段肺静脉和前段肺静脉，后外缘是左肺动脉弓。在左肺门下部左下叶支气管层面，肺门轮廓是由左下肺动脉及其分支构成的。

■ 肺的X线解剖

在X线片中，肺组织内含气部分在胸廓内、纵隔两旁显示为透亮区域，称肺野。正常情况下两侧肺野透亮度相同，肺叶和肺段间无明显分界（图7-36）。临床上为了描述方便将一侧肺野纵向分为3等份，称内、中、外带；以第2、4前肋下缘作水平线将一侧肺野分为上、中、下3份。

肺　裂

1. 斜裂　一般在正位片上不能显示，在侧位片上表现为自后上斜向前下的线条状阴影：右斜裂的后端起始于第4、5胸椎水平，斜向前下方走行，止于膈面距前缘2~3 cm处，与膈顶部的水平面约成50°角；左斜裂后端起始点较右侧稍高，在第3~4后肋端水平，因而其倾斜度也较右侧稍大，前下端达肺的前下角处，与膈顶水平面约成60°角。叶间胸膜面通常略有弯曲，斜裂上半部稍斜向外，下半部稍斜向内，故在侧位片上可呈"S"形。

2. 水平裂　约70%的人正、侧位胸片均可显影。在正位片上表现为右中肺野横行细线状阴影，从第6肋腋部水平自外向内延伸，并止于肺门外1 cm处。可向上或向下倾斜，左右或略成曲线。在侧位片上，横裂起自斜裂中部，向前呈水平方向走行达前胸壁。

肺　叶

两侧各肺叶在正位X线片上前后重叠，无明显界限。只能结合侧位片，依据肺裂的位置、支气管和肺血管的分布情况大致推断各肺叶的位置。

1. 右肺上叶　正位胸片上，在水平裂以上的肺野大部分属于右肺上叶，仅后方下部和下叶的上部相重叠；右侧位胸片上右肺上叶位于水平裂上方、斜裂前方。

2. 右肺中叶　在正位胸片上，中叶在水平裂以下，内邻右心缘，下接右膈顶，占据心膈角，外缘界限不清，不占据右肋膈角。右侧位胸片上中叶在前下部，位于水平裂下方和斜裂下部的前方，呈尖朝肺门的三角形。

3. 右肺下叶　在正位胸片上，上部与右上叶重叠，下部与中叶重叠。右下叶上部投影到水平裂上方，下缘接触右膈，占据右肋膈角，并与心脏右缘邻接。右侧位胸片上，右下叶位于斜裂后方，呈尖朝上的三角形。

4. 左肺上叶　左肺上叶的范围和形状大致相当于右肺上叶和中叶所占据的肺野。

5. 左肺下叶　左肺下叶的范围和形态大致相当于右肺下叶所占据的肺野。

肺　段

一般右肺分为10个肺段，左肺分为8个肺段。肺段多呈楔形，尖端指向肺门，基底指向肺的外围。正常情况下，X线平片不能显示肺段的界限，只有当肺段发生病变时（如实变或不张），才能从相邻肺段对比下识别出来。

肺　门

1. 正位肺门　后前位胸片上，肺门位于两肺中野内带第2~4前肋间处，通常左侧肺门比右侧高1~2 cm，两肺门的大小和密度大致相等。

（1）右肺门可分为上、下两部。上部约占1/3，由上肺静脉、上肺动脉及下肺动脉后回归支构成。上肺静脉下后干构成右上肺门的外缘；右肺门下部约占2/3，由右下肺动脉干构成，其正常宽度不超过15 mm，沿中间段支气管外缘平行向外下走行。右肺门上、下部相交形成一钝夹角，称肺门角。

（2）左肺门亦分为上、下两部。上部由左肺动脉及其分支、左上叶支气管和左上肺静脉及其分支构成；下部由左下肺动脉及其分支构成，常被心影所遮盖。

2. 侧位肺门　侧位胸片上，两侧肺门影大部分重叠，若以侧位气管轴线为界，右肺门略在其前下，左肺门大部分在其后上。侧位肺门影前缘为右上肺静脉干形成的椭圆形阴影，前后径约2 cm；中间纵行透亮区为气管及气管分叉，其内圆形透亮影表示支气管开口，右侧在上，左侧居下；后上缘为左肺动脉弓，下缘由两下肺动脉构成下行的树枝状影。因此，侧位肺门影似一尾巴拖长的"逗号"（图7-36）。

肺纹理

肺纹理为自肺门向肺野呈放射状分布的树枝状阴影，它主要是肺动脉的投影，肺静脉、支气管和淋巴管也参与形成。平片可显示肺纹理的多少，粗细，分布，有无扭曲、变形与移位等。肺纹理由肺门向外围延伸，逐渐变细，至肺野外带渐细小而稀少，距侧胸壁内缘约1 cm范围内的肺野基本无肺纹理可见。

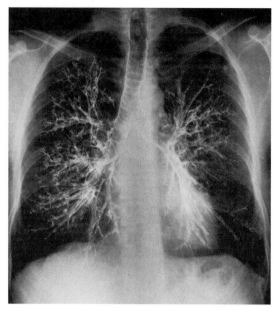

图7-36 肺的X线图像

■ 肺的CT解剖

肺

肺叶在CT肺窗图像上可清晰显示。肺内血管根据走向与成像平面的不同，可呈点状、树枝状等多种表现（图7-37）。肺裂在CT上可清晰显示，主要表现为低密度的透亮带。根据肺段支气

管和肺裂之间的界限，一般从以下几个层面去描述肺的断面解剖。

1. 颈静脉切迹层面　可显示右肺为上叶尖段，左肺为尖后段。

2. 胸锁关节层面　可显示右肺上叶尖段，后方有少量后段，左肺仍为尖后段。

3. 主动脉弓上层面　可显示右肺野前2/3为尖段，后1/3为后段。左肺野大部分仍为尖后段。

4. 主动脉弓上部层面　右肺野前外部狭窄弓状区为前段，后部为后段，二者在外侧部相连。前、后段的内方为尖段。左肺野前1/3为前段，中后部大部分为尖后段，尖后段后方边缘已出现少许下叶背段。

5. 主动脉弓层面　右肺野前后部分别为前、后段占据，尖段占内侧中部很小区域。左肺野前段及背段范围扩大，尖后段所占据范围缩小。

6. 主肺动脉窗层面　右肺前部为前段，中为后段，后为背段，而尖段已无。左肺前为前段，中为尖后段，后为背段。

7. 右肺动脉层面　右肺野后方背段范围扩大，约占前后径的2/5。中部后段范围变小，而前段范围扩大。左肺野的中部为上舌段，前方为前段，后方为背段。尖后段已无。

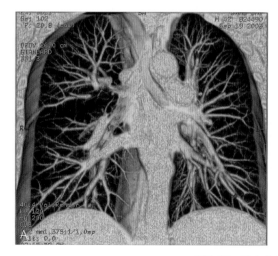
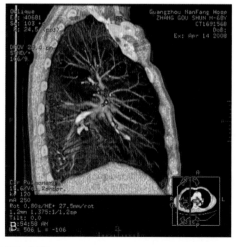

图7-37 肺内支气管和血管
A.冠状面观；B.矢状面观

8. 左心房上部层面　右肺野后方大部为背段，中部为中叶外侧段，前外部为前段，前内部为中叶内侧段。左肺后部为背段，前外侧为上舌段，前内部为前段，靠近肺门前方的为下舌段。

9. 左心房层面　右肺野前半部为中叶，中叶前内部分为内侧段，中叶的后外部分为外侧段。右肺后部偏内侧为背段。右肺中部可见前、外基底段，前基底段位于中叶外段后方，外基底段位于背段的前方。此层面上右肺5个肺段的底面全位于肋缘，并由前到后依次排列，其尖部全指向肺门。左肺野前半部为舌叶，下舌叶占据舌叶前内大部分，上舌叶窄小，位于前外侧部。左肺野后1/3为背段。舌段和背段之间为前内基底段。

10. 左心房中部层面　见双侧肺静脉进入左心房后壁。右肺前部为中叶，分别见内、外侧段。中叶几乎占据右肺的前半部，后部偏内为背段。中部已见前、外基底段。左肺前半部为舌叶，前内大部分为下舌段。左肺后1/3为背段，它的前方为前内基底段。

11. 心室层面　右肺野肺门旁已出现内基底段，其余部分同上一层面。左肺前为下舌段，后为背段，二者之间仍为前内基底段。

12. 心脏下部层面　右肺野前部为中叶内侧段，外侧段几乎消失，中叶向后沿肋缘依次为前、外及后基底段，背段已无。肺野中部内侧见内基底段。

肺　门

肺门的CT解剖和X线图像的解剖基础相似，主要由动脉和静脉的主支构成，肺动脉及其分支较为恒定，静脉的变异较大，左肺门血管空间关系比右侧变异多。一般从下面5个层面去描述肺门的断面解剖。

1. 支气管分叉层面　相当于隆突水平。两侧主支气管呈环形低密度影。右主支气管前外方可见上叶尖段支气管断面，内侧为尖段肺动脉断面，外侧为右上肺静脉后支的断面。左肺门见有尖后段支气管断面，其前方为尖后段动脉，后方为左上肺尖静脉支。

2. 右上叶支气管层面　相当于左肺动脉层面。在支气管分叉平面下1 cm处。右上叶支气管自右主支气管分出，其后缘邻接肺组织，前方为右上肺动脉的前支，呈卵圆形。外侧为右上肺静脉后支，位于前段和后段支气管的夹角内。左肺门见左肺动脉主干，其外侧可见尖后段支气管断面，其前、后方分别为左上肺动脉支和左上肺静脉支的断面。

3. 右中间支气管层面　相当于右肺动脉层面。右中间支气管指的是上叶支气管开口至中叶、下叶支气管开口之间，长约3 cm，CT显示其圆形横切面像。右下肺动脉位于中间支气管的前外侧；右上肺静脉的尖前支和后支位于右下肺动脉的前方和外侧汇合成右上肺静脉，并与右下肺动脉共同构成中间支气管前方的块状影，边缘不整齐。左侧主支气管后方有左下肺动脉，在左支气管后壁形成一轻微压迹，该动脉及其分支造成左肺门上部轮廓不整。左支气管的前方为左上肺静脉。左上肺静脉恒定位于左上叶支气管前方，左下肺动脉则位于左上叶支气管后方和下叶支气管的外侧。

4. 右中叶支气管层面　中间支气管远端分出中叶、下叶支气管，分叉处为三角形软组织影称中叶嵴，嵴尖有薄层软组织分隔中、下叶支气管。右下肺动脉位于中叶嵴的外方，呈卵圆形，右上肺静脉位于中叶支气管内侧，进入左心房的上部。左侧上叶支气管往往呈纵断面，3/4的人可显示前段与后段支气管。注意前段与舌段支气管的鉴别。舌段支气管靠近下叶背段支气管，而且有舌段动脉伴行。左下肺动脉在左下叶支气管后外方下行。

5. 左、右肺下叶支气管层面　相当于背段支气管开口以下约1 cm，下叶支气管分出前、后基底干，基底干分支方式变异大，但在同一层面中易于辨认。下肺静脉由后下向前内上斜行进入左心房。动脉分支走行相当于同级支气管外后方，与相应支气管伴行，静脉则行于内后方。基底段支气管由外向内是前、外、后、内基底支，由前向后是前、内、外、后基底支。

肺的发育与先天性畸形

■ 肺的发育

1. 肺的早期发生　肺上皮来自原始消化管的内胚层，肺间质中的结缔组织、软骨及平滑肌来自中胚层。

胚胎第4周初，头端出现一纵行浅沟，后加深并从尾端至头端逐步愈合，形成一管状盲囊，成为喉、气管、支气管和肺的原基。第4周末，管状盲囊末端膨大并分为左、右支，称肺芽（lung bud），是支气管和肺的原基（图7-38）。至第5周，左、右肺芽分别分为2支和3支，将分别形成肺叶支气管。至第2个月末，肺叶支气管分支形成肺段支气管，左肺8~9支，右肺10支。在内胚层肺芽发育形成支气管树黏膜上皮层的同时，周围的中胚层间充组织，分化发育形成支气管壁的软骨、平滑肌、血管、淋巴管和结缔组织。越远端的支气管软骨、平滑肌及弹性组织发育越晚，胎龄第5个月初，可见到第4、5级支气管中有软骨形成。神经的出现较早，胎龄第1个月末可见迷走神经分支至气管。第6个月末，出现终末性细支气管、呼吸性细支气管和少量肺泡，支气管树的分支发育大致完成，此时肺组织的主要部分及血管神经等也基本完成。胎龄第7个月，肺泡数量增多。肺泡上皮除Ⅰ型细胞外，还出现了可分泌表面活性物质的Ⅱ型细胞。在出生前数周，肺经历一个快速成熟阶段。这时肺泡加大、肺泡壁变薄，肺泡内液体逐渐被吸收，Ⅱ型肺泡细胞增多，表面活性物质的分泌量增加。在肺的发生过程中，肺从脏层间充组织获得脏胸膜，随后，肺和胸膜腔扩展，长入壁层间充组织内。

2. 肺的胚胎发育分期　分为4期。

（1）假腺期（第5~17周）：此期内肺芽向各级支气管分化，形成导气管道，但其末端为盲端，气体交换部分尚未建立，不能进行呼吸。

（2）小管期（第13~25周）：此期支气管和细支气管腔变大，肺组织已富有血管，每一终末细支气管长出两个以上的呼吸性细支气管，呼吸性细支气管的末端发出薄壁的终末囊泡，其内表面有Ⅰ型肺泡上皮细胞覆盖，在连续的扁平上皮细胞与毛细血管网之间，构成气血屏障，厚度随胎龄的增长而变薄。此期已具有呼吸的可能性。

（3）终末囊泡期（第24周~出生）：此期有许多终末囊泡发生，终末囊泡的上皮变薄形成肺泡，毛细血管行向终末囊泡，间质内毛细血管网和毛细淋巴管迅速增生，但肺泡的表面积还不够大，血管组织也未发育完善，还不能提供充分的气体交换。

（4）肺泡期（胎儿后期~出生后8岁）：终末囊泡末端被上皮下的毛细血管突入形成一个个的小隆凸，成为未成熟的肺泡，终末囊泡衍化为肺泡管口至胎儿后期，由肺泡与毛细血管共同构成的带有毛细血管网的肺泡，具有进行气体交换的功能。出生后空气吸入，使原始肺泡膨胀，肺亦随之扩张。3~8岁，肺泡的数量增多，整个肺泡的体积增大，原始肺泡转变为成熟肺泡。

胎儿肺在出生前即有呼吸功能，其力量足以把羊水吸入肺内。胎儿肺泡内约有一半充满着由肺、羊膜腔和气管腺产生的液体，这些液体通常由3条途径排出：一是胎儿娩出时因胸部受压由口鼻吐出，二是进入胎儿肺的毛细血管内，三是进

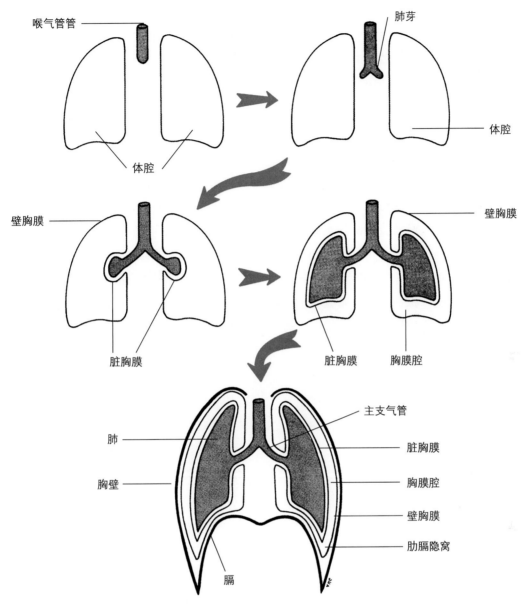

喉气管管

肺芽

体腔

体腔

壁胸膜

壁胸膜

脏胸膜

脏胸膜

胸膜腔

肺

主支气管

胸壁

脏胸膜

胸膜腔

壁胸膜

肋膈隐窝

膈

图7-38 气管和肺的发生和发育

入支气管和肺血管周围的淋巴管内。胎儿娩出肺泡内液体清除后，迅速为吸入的空气所取代，肺比重小于1，会浮于水面；死胎的肺内所含液体未能排出，肺比重大于1，会沉入水中，对法医鉴定有重要意义。

3. 支气管与肺泡上皮细胞分化

（1）支气管上皮细胞分化：在人胚肺内

支气管和细支气管上皮，甚至原始肺泡壁的黏膜上皮中，有散在的肺内神经内分泌细胞（neuroendocrine cell，NE），NE细胞是APUD（amine precursor uptake and decarboxylation）系统的组成部分，它可能是肺内化学感受器，对吸入空气中O_2和CO_2浓度变化敏感，低氧导致NE细胞数目增多，并具有缩血管功效以调节呼吸活动，对早期胚胎肺的发生发育有重要性。胎儿出生后，呼吸作用使肺内支气管氧的含量充足，无须NE细胞调节，因而产生失用性退化，只有在缺氧情况下NE细胞才重新增殖以适应功能的需要。

（2）肺泡上皮分化：肺泡表面上皮细胞的分化和气血屏障的形成，是肺发育程度的形态标志，而肺的发育程度又与出生婴儿的生存能力紧密相关。胚胎第19周已可辨认Ⅰ型肺泡上皮细胞，胚胎第20周以后，Ⅱ型肺泡上皮细胞逐渐分化，并分泌表面活性剂。肺泡表面活性剂是一种脂蛋白，其主要机能是保持肺泡正常的舒缩，保持大小肺泡之间的相对稳定，维持肺泡与毛细血管之间正常的流体静压，保持肺泡经常处于"干燥"状态，参与肺组织顺应性的调节。表面活性剂可降低空气-肺泡界面的表面张力，维持肺泡开放。至胚胎第25~28周，表面活性剂的含量已达到一定水平。胎儿娩出首次呼吸时，吸入的空气使肺泡扩张，表面活性剂迅速排入肺泡腔内，防止在空气-液体界面上产生高的表面张力，因而肺泡不致塌陷，且保留有一定量的空气。可见呼吸功能的建立与Ⅱ型肺泡上皮细胞的分化密切相关。如果表面活性剂缺乏或不足，可导致透明膜病，表现为肺泡内含有多量的类似透明膜的蛋白液体，使肺泡充气不足，为新生儿呼吸窘迫综合征的主要原因。肺泡表面活性物质的改变和肺内一些细胞的损伤，是成人呼吸窘迫综合征的重要成因。

■ 肺的先天性畸形

1. 新生儿肺透明膜病（hyaline membrane disease of newborn） 由于肺泡Ⅱ型细胞分化不良，不能产生足够的表面活性物质，致使肺泡表面张力增大。胎儿出生后，因肺泡不能随呼吸运动扩张而出现呼吸困难，故又称新生儿呼吸窘迫综合征（neonatal respiratory distress syndrome），表现为新生儿出生后不久即出现进行性呼吸困难、发绀、呼气性呻吟、吸气性"三凹征"和呼吸衰竭。主要见于早产儿，胎龄越小，发病率越高。其病理特征为肺泡萎缩、间质水肿，肺泡壁至终末细支气管壁上皮表面覆盖一层嗜伊红透明状血浆蛋白膜。

2. 副肺（accessory lung） 由肺组织构成，但与正常肺相分离，与气管相通或不相通。按照其所在位置及与之相连的器官可分为气管、支气管、食管、纵隔、膈和胸腔外膜6种。胚胎发育期间，于正常肺芽尾端，可能出现副肺芽，发育形成隔离肺（pulmonary sequestration）（图7-39）。隔离肺属于副肺的一种。如果出现在胚胎早期胸膜囊发育之前，隔离肺位于正常胸膜囊的包绕中，为叶内型，多见于下肺叶内基底段或后基底段，多数与支气管相通。如果出现在胸膜囊发育之后，隔离肺有自身独有的胸膜囊，为叶外型。叶外型隔离肺多位于胸下部，与支气管不相通，有的可与食管相通，其组成结构可能是正常肺组织，也可能是多囊性组织。隔离肺的动脉一般来自主动脉的分支。叶内型静脉经肺内静脉流入肺静脉，叶外型静脉经奇静脉或半奇静脉注入腔静脉。

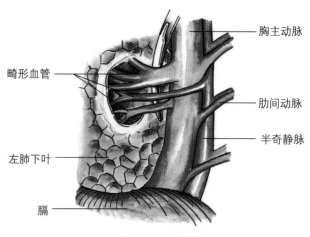

图7-39 隔离肺

3. 肺不发生和肺发育不全　如果左、右肺芽没有分化出来，或左、右肺芽分化后未能继续发育，则会造成双侧或单侧肺阙如，称肺不发生（pulmonary agenesis）。若左、右肺芽虽已形成，但其后的发育过程部分受阻，以至造成肺叶、肺段的缺失，或者支气管树虽已形成，但不能最终形成肺泡，这类畸形称为肺发育不全。造成肺发育不全最常见的原因是先天性膈疝，系因受损侧肺受到突入胸腔的腹腔脏器的压迫所致。肺不发生和肺发育不全可分为以下4种类型。

（1）肺发育不良（pulmonary hypoplasia）：即肺实质发育障碍，常见类型有肺组织未发育伴先天性膈疝、肺动脉阙如、球形肺伴支气管畸形。

（2）肺叶阙如（lung deficiency such as）：一叶或多叶阙如，常见为右中叶和右下叶阙如。纵隔向患侧移位，患侧余肺多合并其他畸形。

（3）单侧肺阙如：由于一侧肺芽发育障碍，可以是支气管闭锁，远端没有肺组织及肺血管；另有一部分表现为支气管狭窄和远端肺组织肺气肿，这是由于气体经侧支进入缺乏肺血管的肺组织而形成的主支气管阙如，继发肺阙如。左侧明显多于右侧，由于残肺换气不能代偿，患儿多在婴儿期死亡。

（4）双侧肺阙如：胚胎期肺芽不发育，发病罕见，胎儿多合并心脏等脏器畸形，大多在宫腔内死亡流产，少数出生后可有呼吸挣扎，不能维持生命。

呼吸运动

呼吸运动（breathing movement）受神经和体液的调节，呼吸运动的低级中枢位于延髓，呼吸中枢受血液中二氧化碳含量的影响。呼吸运动是在不自觉的状态下进行的。发自呼吸中枢的神经冲动，传递到颈段与胸段脊髓，经C3~5组成的膈神经支配膈肌，与T1~2构成的肋间神经支配肋间肌，形成呼吸活动自主调节的运动通路（图7-40，41），呼吸运动又是在骨骼肌的作用下实现的，因此人们可以随意控制呼吸。

呼吸运动为机体同外界环境进行气体（主要为氧和二氧化碳）交换的整个过程。分为内呼吸与外呼吸。前者指组织细胞与体液之间的气体交换过程，后者指血液与外界空气之间的气体交换过程。一般所称呼吸运动系指外呼吸。外呼吸由胸廓的节律性扩大和缩小，以及由此引起的肺被动的扩张（吸气、呼气）和歇息而实现。健康成年人安静时每分钟16~18次，而小儿每分钟20~30次，每次吸入和呼出气体约各为500 mL。人在各种不同条件下其呼吸形式亦不同。以肋骨运动为主者称为"胸式呼吸"，以膈肌和腹壁肌运动为主者称为"腹式呼吸"。

膈肌的收缩与舒张，引起膈穹隆的升降及腹腔压力的变化，使胸腔的上下径发生变化，由此完成的呼吸动作为腹式呼吸。肋间肌的舒缩，引起肋骨和胸骨的升降，使胸腔的左右径和前后径发生变化，由此完成的呼吸动作为胸式呼吸。通常是两种呼吸形式均有参与，在某一状态下以一种呼吸运动形式为主。

肺在呼吸过程中的活动是被动的，肺居胸腔内，其周围有密闭的胸膜腔包绕，胸壁肌的收缩与舒张，使胸腔的大小发生改变，当胸壁肌收缩、肋骨上提、膈下降、胸腔扩大时，胸膜腔压力下降，为0.667~1.23 kPa（5~10 mmHg），低于大气压，使肺被动扩张，外界空气吸入肺内，完成吸气动作。当胸壁肌松弛、肋复位、膈顶上升、胸腔缩小时，胸膜腔压力上升，即负压减小，同时肺本身弹性纤维的回缩力使肺内空气排出体外，完成呼气动作。由于呼吸活动依赖于胸

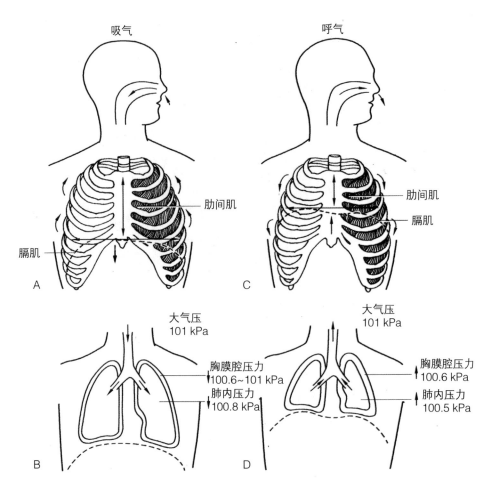

吸气

呼气

肋间肌

肋间肌

膈肌

膈肌

膈肌

A

C

大气压
101 kPa

大气压
101 kPa

胸膜腔压力
100.6~101 kPa

胸膜腔压力
100.6 kPa

肺内压力
100.8 kPa

肺内压力
100.5 kPa

B

D

图7-40　肺的呼吸运动和主要呼吸肌

腔交替的扩大与缩小，导致密闭的胸膜腔压力改变，因此，伤、病或人为的使空气进入胸膜腔，以致胸膜腔内的负压环境遭受破坏，产生压力关系的改变，均可阻断呼吸。维持胸膜腔负压及肺呼吸活动的因素主要有：①气管、支气管、肺泡等气道通畅无阻；②胸壁坚固，能正常活动，胸廓容积能随呼吸运动扩大和缩小；③胸膜腔必须是空而密闭的；④胸膜有吸收功能，以保持胸膜腔内无积液；⑤肺具有弹性回缩力。上述几个因素中的任何之一受到破坏，如气道阻塞，胸壁或肺破损致胸膜腔不完整，胸壁或膈运动异常使胸腔容积病理性增大或减少，胸膜表面正常的吸收能力遭到破坏使胸膜腔内积聚过多液体，或胸

膜粘连使胸膜腔容积减少，肺的弹性回缩力变化等，由此引起的压力关系改变，都可能影响正常的呼吸，有时还可造成全身性生理功能紊乱甚至死亡。

新生儿肋骨的位置接近水平，胸壁的前后径和左右径处于充分扩展状态，因而其呼吸运动主要靠膈肌的活动来完成，属于腹式呼吸。随着年龄的增长，肋骨的位置逐渐倾斜，大约到7岁以后，呼吸运动主要由肋间肌的活动来完成，为胸式呼吸。但腹式呼吸与胸式呼吸并不能截然分开，通常是两种呼吸形式均有参与，在某一状态下以一种呼吸形式占优势，而且通过训练，呼吸形式也是可以改变的。

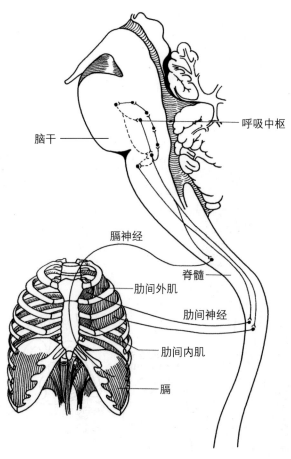

脑干

呼吸中枢

膈神经

脊髓

肋间外肌

肋间神经

肋间内肌

膈

图7-41 呼吸肌的神经支配

当平静吸气时，膈肌与肋间外肌收缩，胸壁收缩、抬起肋骨、膈肌下降，引起胸腔前后、左右及上下径均增大，胸膜腔压力下降到0.667~1.23 kPa，低于外界大气压，使肺被动扩张，外界空气进入肺，完成吸气动作。当膈肌和肋间外肌松弛时，肋骨与胸骨因本身重力及弹性而回位，胸腔缩小，胸膜腔压力上升，同时肺本身弹性纤维的回缩力使肺内空气排出体外，完成呼气动作。

深呼吸时，除了膈肌与肋间肌的作用外，其他在胸壁有附着点的肌，也参与呼吸作用，这些肌包括：颈部的斜角肌收缩，使第1~2肋上提，胸锁乳突肌胸骨头收缩，抬起胸骨柄，加深

吸气，同时，肋提肌和后锯肌收缩，协助稳定肋骨，腹壁肌收缩，使腹压增加，提高膈肌顶的上升力度，帮助加深呼气。在极度呼吸困难时，胸壁浅层的胸大肌、胸小肌、前锯肌、斜方肌、菱形肌，甚至背部的竖脊肌均发挥作用，使胸段脊柱挺直，肋骨向两侧展开，以利于深吸气，腹壁斜肌和背阔肌的作用，帮助强力呼气。上述颈部、胸壁和腹壁参与呼吸运动的肌肉，均为呼吸辅助肌。

由于呼吸活动依赖于胸腔体积变化所致密闭的胸膜腔压力改变，因此，任何破坏胸膜腔内的负压环境的因素，均可妨碍呼吸运动的完成。维持胸膜腔负压环境的因素主要有：①胸膜腔必须是密闭的；②胸膜腔内无积液、积气；③胸壁坚固，能正常活动，胸廓容积能随呼吸运动扩大和缩小；④肺具有弹性同缩力；⑤气道通畅。上述因素中的任何之一受到破坏，如胸膜破损致胸膜腔开放、胸膜腔内积气或积液、肋骨骨折致胸壁软化、胸壁或膈运动异常、肺的弹性回缩力变化、气道阻塞等，都可能影响呼吸运动，严重时造成生理紊乱甚至死亡。因此，胸廓成形术每次切除的肋骨数不宜太多，否则将引起胸壁软化，导致反常呼吸运动，不但会减少通气量，影响肺的气体交换，还可能造成纵隔摆动，影响血液循环。

根据呼吸运动的原理，可用人工方法让胸廓有节律地扩大和缩小，以帮助呼吸运动减弱或暂时停止呼吸的患者维持肺的通气功能，称为人工呼吸。人工呼吸常用于抢救因意外事故突然停止呼吸的患者，如溺水、煤气中毒、触电等心脏仍在跳动，而呼吸停止；或心跳停止，但做人工呼吸以利于进行人工心脏按压，人工维持患者的肺通气，通过肺换气来改善全身缺氧，促进呼吸中枢功能的恢复，从而产生自发呼吸。

（张健飞）

肺非占位性疾病外科处理的解剖学基础

■ 肺动静脉瘘

结构基础和病理变化

肺动脉在肺内沿支气管树分支，并与支气管动脉并行，到肺小叶内分成毛细血管网，包围在肺泡的周围以进行气体交换。肺静脉支行于肺小叶及肺段间，最后合成肺静脉出肺。肺动静脉瘘（pulmonary arteriovenous fistula）为肺末梢血管畸形，肺动脉支与肺静脉支直接相通，形成一个或多个血管瘤样囊腔，因此也称之为肺动静脉瘤。肺动静脉瘘是一种少见病，绝大多数是先天性的，约60%的先天性病例合并有遗传性出血性毛细血管扩张症（hereditary hemorrhagic telangiectasia），又称奥斯勒-韦伯-朗迪病。少数为后天性，可继发于创伤、血吸虫病、肝硬化、放线菌病及转移癌。

肺动静脉瘘的囊大小不一，一般为1~5 cm。瘘多为单发，也有多发者（分别占2/3和1/3），可发生在肺的任何部位，单发病例多在中叶，多发者或限于一肺，或散在于双肺。通往肺动静脉瘘的动脉一般有1~2支，再由2支以上的肺静脉引出，形成肺血管短路。瘘囊壁薄如纸，结构与静脉壁相似，由内皮、弹性纤维与少量平滑肌纤维构成。病理形态分为海绵状和毛细血管样两种类型。瘘囊多在胸膜下突出于肺表面，在肺实质者少见。瘘囊如破入肺或胸腔，可引起大咯血或血胸，严重者可导致死亡，但这在临床上并不多见。

治疗原则

肺动静脉瘘的治疗方法主要有手术和介入栓塞两种。手术治疗主要适用于有症状、分流量大和伴有出血性毛细血管扩张症的单发肺动静脉瘘，和病变局限于一个肺叶或一侧肺脏的多发性肺动静脉瘘，以及瘘囊进行性扩大者。介入栓塞主要用于双侧小病灶、不适合手术治疗的多发病灶，尤其适合只有单一供血动脉支和回流静脉支者。

1. **手术切除**　手术治疗原则是在最大限度保留正常肺组织的同时，彻底切除肺动静脉瘘，以防术后复发。术式可根据肺动静脉瘘的类型、部位和范围选择肺楔形切除、肺段切除或肺叶切除。一侧多发性肺动静脉瘘，只要心肺功能允许，也可选用全肺切除术。

2. **介入栓塞**　通常是对肺动静脉瘘的供血动脉行栓塞术。经股静脉穿刺，在电视透视下做选择性肺动脉插管，把带有不锈钢卷的微小栓子精确地放在肺动静脉瘘的供血动脉内，引起凝血块而不影响正常肺动脉。优点是栓塞创伤小，可反复进行。缺点是效果不确切，偶尔可并发体循环栓塞或误栓塞正常肺动脉。

3. 极少数病变广泛的也可考虑单肺移植。

■ 肺隔离症

隔离肺属于副肺的一种，是临床少见的先天性肺发育异常，其主要改变是病肺有来自体循环的血管供血（图7-39）。

结构基础与病理改变

在肺的发育过程中，副肺芽出现的时期是在胚胎早期胸膜囊发育之前或之后，它所形成的隔离肺没有或有自己单独的胸膜囊，分为叶内型和叶外型两种。如被隔离的肺组织与正常肺叶包在同一个脏胸膜中，称为叶内型肺隔离症。隔离的肺组织有自己独立的脏胸膜，称为叶外型肺隔离症。少数肺隔离症与正常肺叶不通，大多数肺隔离症通过Kohn孔和（或）细支气管与正常肺相通，但无呼吸功能，无炭末或有极少量炭末沉着。肺隔离症多位于肺下叶，左侧多于右侧，尤以左侧后基底段居多。隔离肺的血液供应来自胸主动脉（70%）或腹主动脉（30%）的分支。叶内型隔离肺的体动脉通常是单支动脉，直径5 mm，但最大直径可达15~20 mm；叶外型隔离肺的动脉小且易变，20%的患者有多支体动脉。上述动脉经肺韧带进入隔离的肺组织。叶内型血液回流入肺下静脉，叶外型血液回流入半奇静脉。叶外型肺隔离症可伴有先天性膈疝、膈膜膨出、心脏畸形、心包囊肿、肺发育不全、异位胰等畸形。

外科处理原则

本症一经确诊，即使无症状，也应早做手术切除病变。合并感染者，术前应加强抗生素治疗，控制症状后再手术。叶内型原则上应行肺叶切除术，叶外型肺隔离症只做隔离肺组织的切除。如伴有其他合并畸形，可能者则一并处理。

手术选用后外侧切口，第6肋间隙进入胸腔。也可选用胸腔镜手术，游离切断下肺韧带，沿此韧带和降主动脉、主动脉裂孔附近寻找和显露进入病肺的畸形动脉分支，分别予以结扎、切断、缝扎，然后行相应的肺叶或隔离肺切除术。

■ 支气管扩张

支气管扩张（bronchiectasis）是慢性肺化脓性疾病之一，一般分为先天性和继发性两类。先天性支气管扩张较少见，病因不明。继发性支气管扩张的主要病因是感染和阻塞，二者互为因果。多起病于幼年儿童时期，麻疹、百日咳、流行性感冒、肺结核或鼻窦炎、中耳炎、扁桃腺炎以及反复感染的慢性支气管炎、支气管哮喘，均可导致支气管扩张。另外，支气管周围肿大的炎性淋巴结压迫支气管加重管腔梗阻和感染，患者咳嗽，气管内压力增加，也可使受损的支气管壁扩张。

结构基础与病理变化

支气管壁由黏膜、黏膜下层和软骨纤维层组成，随着支气管的分支越分越细，其管壁结构有相应变化，支气管的黏膜上皮为假复层柱状纤毛上皮，至细支气管则逐渐变为单层柱状或立方形纤毛上皮，以后纤毛逐渐消失。平滑肌随支气管的变细而相对逐渐增加，到细支气管则与黏膜固有层中的弹性纤维紧密结合形成肌肉弹性层。软骨纤维层中的软骨片随支气管管径的变细变薄，数目逐渐减少和消失，结缔组织更薄。反复感染的支气管可引起黏膜水肿、溃疡、纤毛上皮消失，代之以扁平上皮。支气管壁破坏，首先是弹性纤维，其次是平滑肌组织，最后是软骨。这些被破坏的组织被纤维瘢痕组织代替。细支气管因炎性瘢痕完全闭塞可致肺不张，部分闭塞因活瓣作用可致远端肺气肿。支气管动脉因炎性刺激变得粗大迂曲，由于反复感染，使扩张的血管破裂，出现咯血症状。又由于扩大的支气管动脉与肺动脉末梢广泛沟通，形成体肺循环广泛交通的动静脉瘘，引起左至右分流，长期血流动力学异常可产生肺动脉高压、右心室肥大、肺源性心脏病及右心衰竭。

根据病理形态学，支气管扩张可分为柱状、囊状和囊柱状混合3型，其中，以柱状为多见。

外科处理原则及注意事项

对于症状明显，经内科治疗无效，反复发作，病变局限往一叶或一侧肺者，可行肺叶或全肺切除术。如果双侧病变，心、肺功能可耐受时，宜分期手术，先切除病变重或咯血的一侧，3个月或6个月后再切除另一侧病变。对于反复咯血者，宜在咯血停止后或基本稳定后再手术，若咯血不止，危及生命，宜行紧急肺切除，但术前必须确定病变部位。

手术除按规范的肺切除步骤外，术中应注意以下几点：①反复感染的支气管扩张患者，胸膜多广泛粘连。分离粘连时应避免损伤肺组织和扩张的支气管，造成脓性分泌物污染手术野引起术后脓胸。同时处理好通过粘连建立的肋间动脉与肺动脉的侧支循环血管。②如果肺动脉周围粘连严重，界限不清，难以处理，可先处理支气管，然后再处理血管，这样比较容易。如果肺门部粘连不重，也可先分离肺动脉总干，控制总干后再分离肺动脉分支。总之要灵活掌握，保证手术安全。但是，肺静脉一般应在最后处理，防止先结扎肺静脉后大量血液通过侧支循环淤积于病肺。在处理支气管时，常可见粗大、迂曲的支气管动脉，应逐一分离结扎或缝扎。③防止分离粘连时误伤食管。如不慎误伤食管黏膜，应立即做食管黏膜内翻缝合，用食管肌层加固，必要时可用带蒂纵隔胸膜或肋间肌包盖，术后按食管手术处理。④游离下肺韧带和后纵隔部粘连时，要警惕肺隔离症和异常血管存在的可能，防止损伤主动脉迷走分支引起大出血。术中如有心包破损，术毕应将心包开窗引流，防止术后心脏压塞。肺裂不完整，肺有粗糙面时，应仔细缝合肺创口和粗糙面，防止术后渗血漏血。

■ 支气管胸膜瘘

结构基础与致病原因

围绕肺的胸膜腔是密闭的，处于负压状态，肺内则通过支气管树与外界自由相通，受大气压影响。支气管胸膜瘘（bronchopleural fistula）是支气管与胸膜腔之间沟通而形成的瘘管。主要病因有：①肺部病灶破溃入胸膜腔，如空洞型肺结核或肺脓肿破溃；②胸部外伤所引起的肺或支气管损伤；③肺切除术后等，可并发支气管胸膜瘘。肺切除术后并发支气管胸膜瘘的发生率为1%~3%。其原因有支气管残端残留病灶（如残留结核或癌组织）及支气管残端处理不当。支气管残端残留病灶影响了残端愈合，其支气管胸膜瘘的发生率可增至12%。支气管残端过长致分泌

物滞留、感染、支气管黏膜溃烂直至破溃。支气管残端缝合过稀则闭合不牢，过密或残端剥离过长则影响残端的血供及愈合。另外，术前放疗或化疗、患者体质差、营养不良、血浆蛋白低、糖尿病患者及长期服用类固醇者，术后伤口愈合缓慢，可导致残端裂开。

外科处理原则

支气管胸膜瘘一经确诊，应积极治疗。首先行胸腔闭式引流，使胸腔内积存的脓液引流出体外，减少毒素吸收。加强全身抗感染治疗，如为结核患者，同时给予全身抗结核治疗。糖尿病患者应控制血糖在正常偏高水平。经上述处理，少数瘘口小，余肺膨胀好的病例，瘘口可自行愈合。不能愈合者，经过一段时间治疗，待病情稳定、脓腔局限后，可行手术闭合瘘口，消灭残腔。常用的手术方法有以下几种。

1. 胸膜内胸廓成形术　修补瘘口，移植游离带蒂肌瓣覆盖瘘口及填充无效腔。手术选后外侧切门，切除第5或第6肋，切开胸膜及增厚的纤维层，进入胸腔。吸净脓液，刮除肉芽组织及纤维素，探查脓腔大小，逐次向上切除肋骨。全肺切除者，以顺序向上行骨膜下切除第6~2肋，需要时将第1肋一并切除，然后向下切除第7~10肋。切除肋骨数及长度应超过脓腔上下及左右范围。暴露支气管瘘口，在瘘口的后侧沿气管切开纤维性纵隔胸膜，暴露气管。如为右胸者，则切断奇静脉能更好地暴露手术野。顺气管由上而下紧贴支气管壁分离出残端支气管，分离时勿损伤肺动脉。重新修剪支气管残端，用细丝线做间断缝合，并用游离带蒂的背阔肌或胸大肌覆盖于修补后的支气管残端，沿残端四周与肌瓣严密缝合。将胸壁的肋间肌用1-0羊肠线排列固定于脓腔底部。肺上叶切除后并发支气管胸膜瘘者，则将瘘口周围的纤维层切除，用鼠齿钳钳夹支气管瘘口剥离支气管，切勿损伤周围动脉。修整残端，最好达正常黏膜，缝合瘘口。然后将余肺表面的纤维层彻

底剥除，再根据残腔大小切除第7~1肋或第5~1肋。游离带蒂肌瓣覆盖于瘘口残端，最后放置引流管，缝合切口，加压包扎。

2. 胸膜外肺切除术　适用于结核性脓胸并发支气管胸膜瘘，同时肺内有空洞及广泛结核病变者。手术取后外侧切口，切除第6肋，经肋床在胸内筋膜内面钝性剥离壁胸膜。剥离至胸膜顶时应注意勿损伤锁骨下动、静脉。从前后、上下向肺门剥离，剥离须仔细，尽可能不剥破脓腔壁，以免污染残腔。在肺门处理肺静脉及肺动脉，游离主支气管，常规钳夹后切断，将壁胸膜与余肺一并切除。最后缝合支气管残端，用周围组织包埋。

3. 胸膜纤维层剥除术加瘘口修补术　适用于腐败性脓胸并发支气管胸膜瘘、做胸腔闭式引流后瘘门长期不愈合者。沿瘘口将支气管游离，剪除残端，用无创伤1号线间断缝合支气管，再利用周围肺再包埋残端，置多孔胸管做持续胸腔闭式引流。

近年来报道治疗支气管胸膜瘘的方法较多。Baldwin等报道，全肺切除术后并发支气管胸膜瘘，采用正中剖胸骨切口，经心包在上腔静脉与升主动脉之间游离暴露左或右主支气管残端，用支气管钳闭器闭合瘘口（图7-42）；Sabanathan等则应用胸腔镜，用一种生物胶（monomericn-buty-2-cyanoacrylate mue）封闭瘘口，再行胸廓成形术。许多学者在缝合修补支气管瘘后，用游离大网膜填充残腔，均取得满意效果。

■ 肺大疱

结构基础与病理变化

肺大疱（pulmonary bulla）一般继发于细小支气管的炎性病变，如肺炎、肺气肿、硅肺或肺结核。炎症使细支气管黏膜水肿、管腔狭窄、分泌物滞留或产生活瓣作用，使吸入肺泡内的气体不易呼出，肺泡内压逐渐升高，远端肺泡腔不断

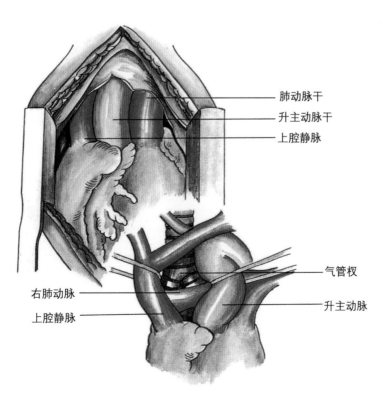

图7-42　Baldwin 术式

肺动脉干
升主动脉干
上腔静脉
气管杈
升主动脉
右肺动脉
上腔静脉

扩大，使肺泡壁弹性纤维断裂，形成多居于肺表面的巨大薄壁肺大疱。

肺大疱多为单发，但继发于肺气肿者几乎全为多发，其大小不一，显微镜下疱壁为肺泡扁平上皮、纤维膜或纤维结缔组织。大疱形成后，可不断扩张，压迫周围肺组织，造成余肺膨胀不全。多发性、张力性和巨大肺大疱可占据一侧胸腔，压迫纵隔向对侧移位，影响循环呼吸功能。大疱可因剧烈咳嗽或运动，使肺压骤然升高，肺大疱突然破裂，形成自发性气胸。有的与胸顶粘连，形成的粘连索条物，可因气胸突然使粘连带断裂，粘连带内血管断裂引起大量出血而造成血气胸，重者可导致出血性休克。

外科处理的适应证

对于巨大肺大疱局限在一个肺段、肺叶或一侧肺，其余肺组织基本正常，大疱压迫周围健康肺组织，不切除大疱将持续对周围肺组织造成损害者；肺大疱破裂合并张力性气胸或血胸及并发经久不愈反复发作的气胸患者；肺大疱反复感染，纤维支气管镜或支气管碘油造影发现大疱，同时合并有支气管扩张、狭窄、肿瘤或肉芽组织者，均应手术治疗。对双侧肺大疱，要先切除病变较重的一侧，必要时6个月后再做另一侧手术，双侧同时手术应慎重。

肺大疱手术切除的目的是使周围受压肺复张，消除大疱的"死腔"作用，去除原存在的动静脉短路，恢复被压健康肺组织的呼吸循环功能。

手术方法

1. 手术切除　一般采用标准后外侧切口，经第5肋间隙进入胸腔。先探查病变情况，位于肺边缘的肺大疱可行单纯肺大疱切除术，基底小的用7号丝线在根部缝扎，剪去大疱（图7-43）。基底宽广的用钳夹住基底部，切除肺大疱，用细丝线做连续水平褥式缝合和连续缝合两层（图7-44）。位置较深的肺大疱可行肺楔形切除或肺叶切除术。

2. 电视胸腔镜手术　电视胸腔镜下可进行肺大疱结扎、肺大疱切除、肺楔形切除及相应部位的胸膜切除。肺大疱多位于肺尖部，因此胸腔镜进路多选在第6肋间腋中线，胸腔镜缝合切割器通过后外侧第4或第5肋间听三角进入胸腔。为通过缝合切割器需12 mm的套管，胸腔镜肺钳通过第3或第4肋间腋前线5 mm小套管进入。切除肺大疱必须在病变根部正常肺组织上，根据基底部范围选用不同型号的缝合切割器。

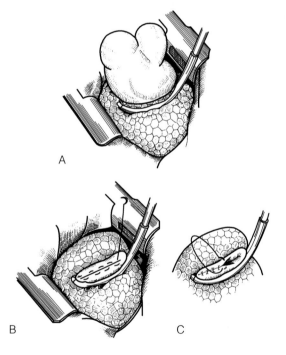

图7-44　基底大的肺大疱的处理
A.钳夹；B.连续水平褥式缝合；C.连续缝合

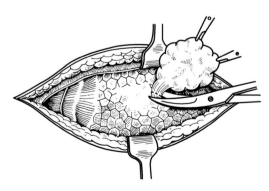

图7-43　基底小的肺大疱结扎后剪除

（殷伟强）

肺切除术的解剖学基础

肺切除是普胸外科手术中的重要组成部分之一，它是根据肺部疾病的性质、部位及累及范围，将病肺切除并保留正常肺组织以达到治疗的目的。肺切除分为一侧全肺切除、肺叶切除、肺段切除和楔形切除等。术者需要根据患者术前全身情况尤其术前心、肺功能情况、肺部病变的性质及术中探查病变所累及的部位和淋巴结情况，选择手术切除的范围。

一般情况下经第5肋间进入胸腔行全肺及上、中叶切除；经第6肋间进入胸腔，大多行下叶切除。一般情况下，先处理肺动、静脉，后处理气管或支气管；处理动脉、静脉的顺序，需视情况而定，一般先处理动脉，后处理静脉，这样肺内部分血液能回流，减少失血；但在进行肺癌手术时，则应先结扎静脉，以防手术操作挤压肿瘤，导致肿瘤细胞介入循环，引起肿瘤转移。动脉和静脉处理都应遵循近心端结扎或缝扎2道以上，以免脱落导致大出血。

■ 全肺切除术

全肺切除术 （pneumonectomy）是在肺门根部处理肺动脉、静脉主干血管，距气管隆嵴下约0.5 cm处切断主支气管，做一侧全肺叶切除。该手术最常用于治疗不适于做肺叶切除的支气管肺癌，其次为广泛单侧肺结核、广泛单侧支气管扩张、多发性肺脓肿和各种少见的肺部恶性肿瘤。左、右肺门根部解剖结构基本相同，但左、右主支气管的长度及左、右肺根部毗邻的解剖结构却大不相同，在手术时需仔细辨认。

右全肺切除术

右侧肺根的解剖位置：上方为奇静脉弓，前方为上腔静脉、心包和右心房、膈神经，后方为奇静脉、右迷走神经，下方为下肺韧带。

手术时将右肺上叶向上方牵拉，暴露奇静脉下方的纵隔胸膜，于肺门根部前上方剪开纵隔胸膜，分离胸膜下疏松组织，即可见右肺动脉主干及其尖前段分支。右肺动脉主干前下方，紧贴下肺静脉，后下方与右主支气管相邻，应仔细游离（图7-45）。由于心包外右肺动脉主干较短，肺动脉主干近端结扎后，常在第1分支处切断肺动脉，以确保肺动脉近残端足够长度。若先处理上肺静脉，则可较清楚地暴露肺动脉主干的远端。

将肺向后方牵拉，纵行剪开肺门前方的纵隔胸膜，暴露上肺静脉。上肺静脉上缘紧贴右肺动脉主干，其最下一支为引流入上肺静脉的中叶静

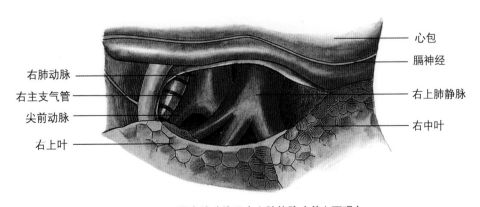

图7-45　显露右肺动脉及右上肺静脉（前上面观）

心包
膈神经
右上肺静脉
右中叶
右肺动脉
右主支气管
尖前动脉
右上叶

脉支。上、下缘充分游离后，即可安全结扎切断上肺静脉（图7-46）。再将肺向上牵拉，切断下肺韧带，直至下肺静脉下缘。下肺静脉上缘紧邻右主支气管，分离右主支气管与下肺静脉之间的间隙，即可结扎切断右下肺静脉（图7-47）。肺血管处理完后，牵引肺组织，解剖分离支气管周围组织，若系肺癌，必须将支气管周围及隆突下淋巴结清除。在距隆突0.5 cm处切断支气管，移去全肺，缝合残端（图7-48）或闭合器闭合右主支气管。

左全肺切除术

左肺根的解剖位置：上方有主动脉弓跨过，前方有左膈神经、心包，后方有胸主动脉和左迷走神经，下方为下肺韧带。左全肺切除术（1eft

pneumonectomy），需将左肺上叶向后下方牵拉，暴露肺根部前上方纵隔胸膜，在主动脉弓下缘切开纵隔胸膜，并向肺门的前后方延伸，切断通向肺门的迷走神经分支，解剖分离胸膜下疏松组织，即可暴露出左肺动脉主干。左肺动脉的后下方为左主支气管，后上方有喉返神经，前下方紧邻上肺静脉。左肺动脉主干在心包外较长，一般可直接在主干结扎、切断，但近心端应留有足够长度，以免操作时结扎线脱落（图7-49）。

在肺门前方与心脏之间切开纵隔胸膜，暴露左上肺静脉。该静脉在左肺动脉主干的前下方与下肺静脉的前上方，心包外主干较短，近心端结扎应留有充分余地，以免损伤心包返折部，远端结扎应放在各分支上，以保证静脉切断后远端结扎线不易脱落（图7-50）。然后将左肺向前牵

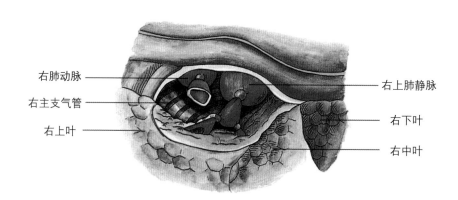

图7-46 结扎右上肺静脉（前上面观）

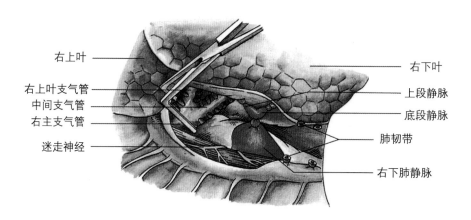

图7-47 结扎右下肺静脉（后面观）

拉，暴露左肺门后方，切断下肺韧带，直到静脉旁淋巴结。分离左主支气管与下肺静脉之间的间隙，结扎切断下肺静脉（图7-51）。

　　最后游离解剖左主支气管。左主支气管较长，位置较深，为便于暴露，必要时在肺门处用

支气管钳钳夹近端支气管，先切除全肺，再仔细向纵隔方向游离左主支气管。在距隆突约0.5 cm处切断左主支气管，缝合残端（图7-52），或采用闭合器闭合左主支气管。

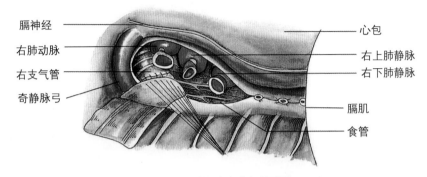

图7-48　缝闭右主支气管残端

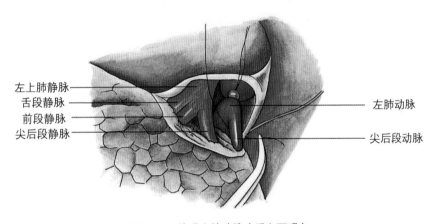

图7-49　处理左肺动脉（后上面观）

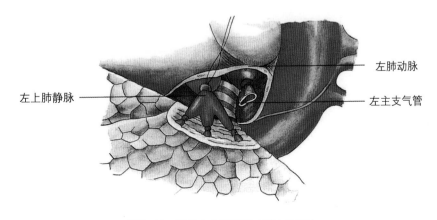

图7-50　结扎左上肺静脉（前上面观）

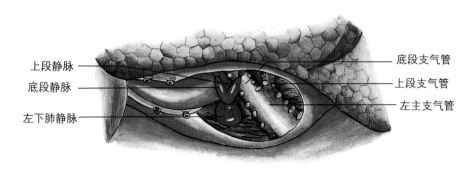

上段静脉 ——
底段静脉 ——
左下肺静脉 ——
—— 底段支气管
—— 上段支气管
—— 左主支气管

图7-51　显露与结扎左下肺静脉

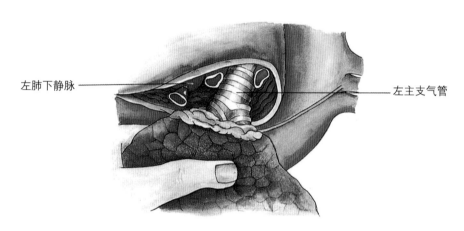

左肺下静脉 ——
—— 左主支气管

图7-52　游离左主支气管

胸膜全肺切除术

肺部病变广泛累及胸膜，可取全胸膜肺切除术，胸膜全肺切除术（pleuropneumonectomy）即将患侧胸膜与肺一并切除。剥离壁胸膜各部时，应注意其深面的重要解剖结构，避免损伤。

全胸膜剥离的理想方法是先将壁胸膜剥离，直达肺门处切开纵隔胸膜，解剖处理肺血管及支气管，将胸膜全肺切除。但手术中如遇胸膜病变广泛，术野暴露差，也可先常规做全肺切除，然后再剥离胸膜。有时病变累及心包或膈肌，则须将部分心包及膈肌一并切除，并用涤纶布等代用品修补缺损。胸膜壁层剥离面渗血较多，宜用电灼法充分止血。如肺尖部病变，剥离寸应注意保护锁骨下血管及臂丛。剥离右肺上叶纵隔面时，

注意保护上腔静脉；在肺门部及主动脉弓前面解剖，要保护迷走神经和膈神经。

■ 肺叶切除术

左、右主支气管分为各肺叶支气管的形式和各肺叶支气管与肺血管在肺叶门平面的位置关系，有一定规律，但形态变异比较多，且易受到肿瘤的影响而移位，所以需要仔细探查，肺叶切除术（pulmonary lobectomy）在处理肺血管和支气管时需加注意。

右肺上叶切除术

切开奇静脉下的纵隔胸膜，分离胸膜下的疏松组织，暴露尖前段动脉，一般为1支，有的为2

支，给予结扎切断。在斜裂与水平裂交界处剪开脏胸膜（叶间胸膜），并向深面解剖游离由叶间动脉发出上行的后段动脉分支，与其对应的是中叶动脉，其下方有下叶上段动脉分支，在游离结扎该动脉时应避免损伤这些邻近血管（图7-53，54）。

在肺根前方解剖分离出右上肺静脉及其来自上肺叶组织的3条属支，即尖支静脉、前支静脉和深支静脉，注意保护其最下一支中叶静脉（图7-55）。托起右肺上叶，向远端游离右肺上叶支气管并切断之。右肺上叶支气管较短，注意勿损伤右主支气管或影响中、下肺通气（图7-56）。

右肺中叶切除术

右肺中叶切除术（right middle lobectomy），需在斜裂与水平裂交界处剪开脏胸膜（叶间胸膜），肺裂发育不全者需向深部解剖分离，暴露叶间动脉。右肺中叶动脉一般系右肺动脉干的第2分支，与此动脉相对的为右肺下叶上段动脉，在其前上方为右肺上叶后段动脉。右肺中叶动脉走行约0.5 cm则分为内、外侧段动脉支，有时内、外侧段动脉分支可分别发自叶间动脉，给予结扎、切断（图7-57）。在肺根部前方剪开纵隔胸膜，暴露右上肺静脉，注意辨认最下一支为右肺中叶静脉，予以结扎、切断（图7-58）。有时中叶静脉注入下肺静脉或直接注入左心房，手术中应注意辨认。解剖中叶支气管并在距开口0.5 cm处切断，缝合残端（图7-59）。

右肺下叶切除术

右肺下叶切除术（right lower lobectomy），即经斜裂剪开脏胸膜（叶间胸膜），向深面解剖

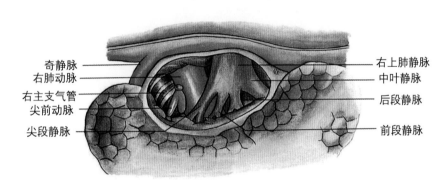

奇静脉　　　右上肺静脉
右肺动脉　　　中叶静脉
右主支气管　　　后段静脉
尖前动脉
尖段静脉　　　前段静脉

图7-53　结扎右肺动脉上干分支（前面观）

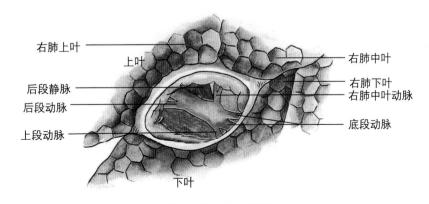

右肺上叶　　　右肺中叶
上叶
后段静脉　　　右肺下叶
后段动脉　　　右肺中叶动脉
上段动脉　　　底段动脉
下叶

图7-54　结扎右肺动脉上叶后段支

分离出右肺动脉叶间段。右肺下叶上段动脉位于上段支气管的前上方，并与右肺中叶动脉相对，其远端为右肺下叶基底段动脉。为避免损伤右肺中叶动脉，可分别解剖、处理上段动脉和基底段动脉（图7-60）。

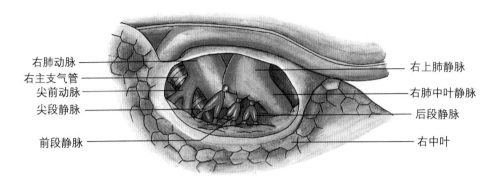

图7-55　结扎右上肺静脉上叶支

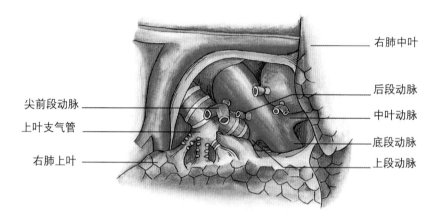

图7-56　显露右肺上叶支气管

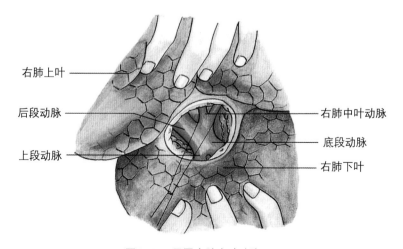

图7-57　显露右肺中叶动脉

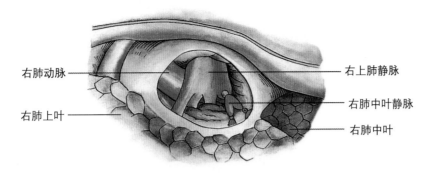

右肺动脉　　　　　　　　　　　　右上肺静脉

右肺上叶　　　　　　　　　　　　右肺中叶静脉

右肺中叶

图7-58　结扎右肺中叶静脉

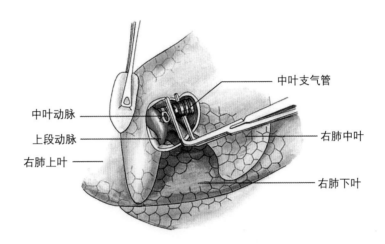

中叶支气管

中叶动脉

上段动脉　　　　　　　　　　　　右肺中叶

右肺上叶

右肺下叶

图7-59　游离并钳夹右肺中叶支气管

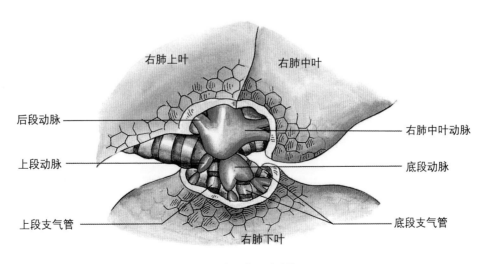

右肺上叶　　　　　右肺中叶

后段动脉　　　　　　　　　　　　右肺中叶动脉

上段动脉　　　　　　　　　　　　底段动脉

上段支气管　　　　　　　　　　　底段支气管

右肺下叶

图7-60　处理右下肺动脉

177

游离下肺韧带至下肺静脉旁淋巴结，分离出下肺静脉，给予结扎、切断。若下肺静脉较短，可在总干结扎后，再向远端充分游离，将各分支分别结扎、切断。解剖下叶支气管到中叶支气管开口平面，在距中叶支气管开口下缘0.5 cm远侧，切断支气管，去除下肺，缝合残端。有时需要分别处理上段与基底段支气管，以免损伤中叶支气管，影响中叶肺通气（图7-61）。

左肺上叶切除术

左肺上叶切除术（1eft upper lobectomy），即将左肺上叶牵向前下方，切开主动脉弓下方的纵隔胸膜，暴露左肺门上方的肺动脉干，剪开血管鞘并沿肺裂向下延长，逐一将分布到左肺上叶的各动脉分支解剖清楚。左肺动脉发至左肺上叶的分支有3~5支不等，最上分支较粗，为尖后段动脉支，依次向下为前段动脉支、上舌段与下舌段动脉支。分别结扎、切断之（图7-62，63）。将左肺上叶向后上方牵扯，暴露肺门前方，于膈神经后方剪开纵隔胸膜，游离肺上静脉在肺静脉主干结扎后，再向远端充分游离，将各分支逐一结扎，切断（图7-64）。提起上叶肺组织，解剖游离上叶支气管，在距上叶开口约0.5 cm处切断左肺上叶支气管，缝合残端。在处理左肺上叶支气管时，应注意保护好绕行该支气管的左肺动脉干，切勿损伤引起大出血（图7-65）。

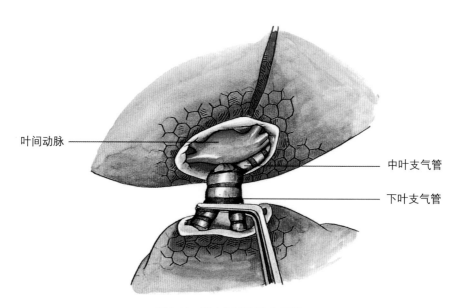

图7-61　钳夹切断下叶支气管

叶间动脉

中叶支气管

下叶支气管

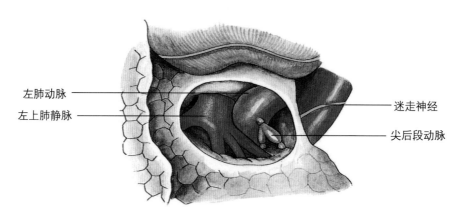

左肺动脉

左上肺静脉

迷走神经

尖后段动脉

图7-62　结扎左肺上叶尖后段动脉

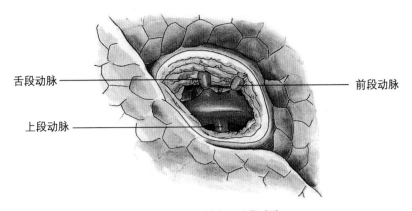

舌段动脉 —————
前段动脉

上段动脉 —————

图7-63 处理前段及舌段动脉

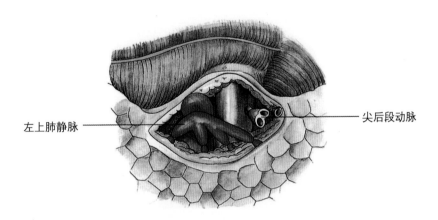

左上肺静脉 —————
尖后段动脉

图7-64 结扎左上肺静脉

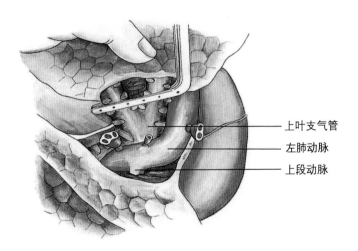

上叶支气管
左肺动脉
上段动脉

图7-65 钳夹切断上叶支气管

左肺下叶切除术

左肺下叶切除术（1eft lower lobectomy），即切开肺门后方胸膜，解剖分离斜裂，剪开动脉鞘，暴露左肺下叶上段和基底段动脉支，分别予以结扎、切断（图7-66）。将下肺叶推向前方，游离下肺韧带，暴露下肺静脉，将其游离、结扎、切断（图7-67）。处理左下叶支气管时，同样要防止损伤上叶支气管，必要时可分别处理上段与基底段支气管。

双肺叶切除术

在右肺因某些肺部炎症、肿瘤、先天性畸形或肺部损伤，同时累及相邻的两肺组织需做两叶肺切除术（bilobate lobectomy），即上中叶切除或中下叶切除。两叶切除的方法兼顾所切两肺叶之特点逐一进行，但在解剖叶间动脉时，注意勿损伤需保护的动脉支；中下肺叶切除游离中叶肺静脉时勿损伤上肺静脉；中间支气管处理要适当，避免损伤上叶支气管或残端留置过长。

■ 肺段切除术

肺段是组成肺叶的一个解剖单位，主支气管在肺内的第3级分支（段支气管）及其所属组织，共同构成支气管肺段。肺段是以段支气管为中心，有相应的肺动脉段支、肺段支以及淋巴管和神经纤维。肺段切除术（segmental resection of lung）是将肺段动脉、静脉和支气管切断，将肺段钝性加锐性剥脱。术中以肺静脉段支作为探寻

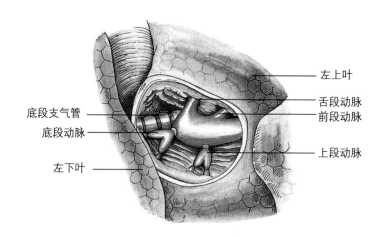

底段支气管
底段动脉
左下叶

左上叶
舌段动脉
前段动脉
上段动脉

图7-66　显露并结扎左肺下叶动脉

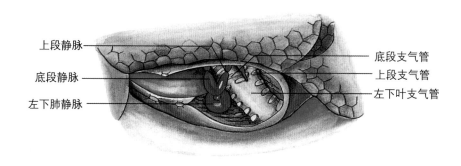

上段静脉
底段静脉
左下肺静脉

底段支气管
上段支气管
左下叶支气管

图7-67　结扎左下肺静脉

肺段间平面标志，循肺静脉和肺段间的疏松结缔组织分离肺段，通常不会损伤大的支气管和肺动脉支，甚少发生漏气和出血。此手术适用局限于一个肺段的疾病，如结核瘤，支气管扩张，局限性纤维干酪空洞性病变。其优点是可最大限度地保留健康肺组织，肺功能丧失小。缺点是操作复杂，选择不当或操作不熟练，术后并发症多，选择时宜慎重。

目前临床上常用的是下叶上段、左上叶尖后前段、左上叶舌段切除术。

肺下叶上段切除术

于斜裂与水平裂交界处或左侧斜裂之中、外1/3交界处，剪开脏胸膜（叶间胸膜）及动脉鞘，解剖出下肺叶上段动脉支，给予结扎、切断（图7-68）。剪开肺门后面的纵隔胸膜，暴露肺下静脉，小心向肺侧分离，其最上一支即为上段静脉，将其结扎、切断（图7-69）。

在已切断之下肺上段动脉的后方，解剖出上段支气管。先用直角钳夹住，请麻醉师充气使肺膨胀，如上段肺组织不张、其余肺膨胀良好即证实钳夹支气管确系上段支气管，然后常规切断上段支气管，缝闭残端。在基底段肺轻度膨胀下，沿段间静脉剥离上段肺组织。在剥离过程中常遇有条索状物，多为段间小血管，应予钳夹切断，近端缝扎（图7-70）。所留段面的出血或大的漏气，应分别予以结扎或缝扎。松解下肺韧带，一般肺段面令其裸露，亦可将裸露段面向上牵拉，缝合于上叶肺边缘，称为肺裂融合成形术。

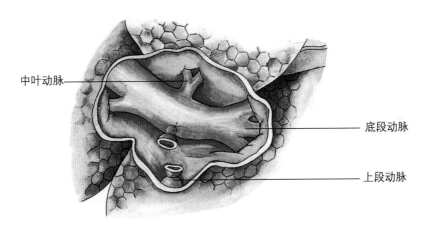

图7-68 处理上段动脉

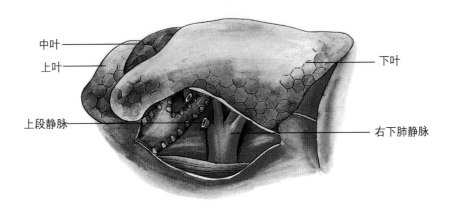

图7-69 处理上段静脉

左肺上叶尖后、前段切除术

将左肺上叶向下牵拉，切开主动脉弓下缘的纵隔胸膜，剪开左肺动脉主干之血管鞘，并沿斜裂解剖，分别游离、结扎、切断分布于上叶的尖后段动脉和前段动脉，保留舌段动脉（图7-71）。在肺门前方解剖出肺上静脉，将其最上两个分支尖后段及前段静脉属分别予以结扎切断，保留位置较低及浅的前段与舌段之段间静脉。提起上肺叶，解剖出左肺上叶支气管，并向肺侧游离。在舌段支气管的近心侧为尖后、前段支气管总干，予以钳夹，胀肺证实无误，又不影响舌段肺扩张时，则切断该支气管，残端缝合。提起切断支气管的远侧端，沿段间静脉继续剥离段面，切除左肺上叶尖后、前段肺组织（图7-72）。若舌段之段面有明显破损或漏气渗血，应予细心缝扎。

左肺上叶舌段切除术

剪开叶间裂胸膜及肺动脉鞘，暴露分布于舌段的动脉分支。一般来说，上、下舌段动脉分别起源于左肺动脉干，向前外侧分支走行。有时也可见从左肺动脉干发出舌段动脉干，再分为上、下舌段动脉支，甚至有更多肺动脉分支进入舌段肺组织内，均应分别结扎、切断（图7-73）。在肺门前方解剖出肺上静脉，将其表浅部最下方的舌段静脉支结扎、切断（图7-74）。提起舌段肺

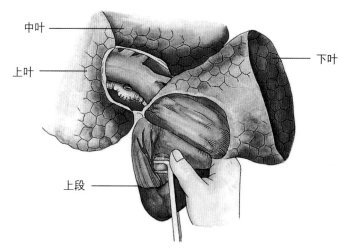

图7-70　右肺下叶上段剥脱

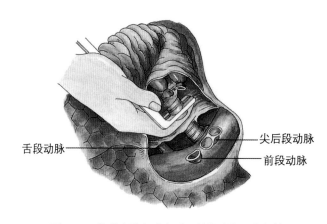

图7-71　处理左肺上叶尖后、前段动脉及支气管

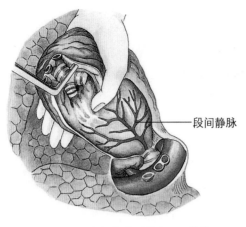

图7-72 沿段间静脉剥脱尖后、前段

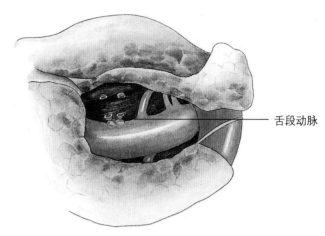

图7-73 结扎舌段动脉

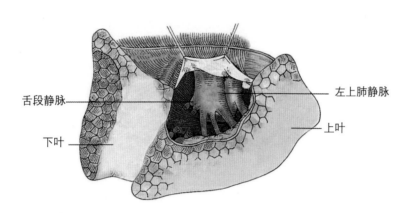

图7-74 处理舌段静脉

组织，解剖小舌段支气管，钳夹胀肺证实无误后切断，缝合残端。牵拉支气管，将舌段肺组织钝性剥离，最后将左肺上叶前段之段间面缝合于左肺下叶组织上，以行肺裂间融合术。

■ 肺楔形切除术

肺楔形切除术（wedge resection of lung）主要适用于肺周边孤立型病变如肺周边型结核瘤、良性肿瘤、寄生虫病、肺大疱或局限性转移病灶的切除，以及活组织病理检查以明确诊断等。此手术操作简单，创伤轻，肺组织切除少，故对肺功能损害轻微。但若选择不当或楔形切除肺组织过深，易误伤肺深部血管及支气管分支，造成术后出血或肺内血肿，或支气管胸膜瘘等并发症。

行肺楔形切除时，应用手指扪及病灶界限，在肺轻度充气情况下，用长直钳按楔形钳夹距肿块1 cm区域的肺组织，两钳尖对拢，沿直钳边缘将病肺组织切除，残端切面采用交叉褥式缝合封闭（图7-75）。如缝合后断面仍有少许渗血或漏气，可用细丝线行"8"字或往返连续缝合处理。亦可采用支气管切割缝合器呈楔形夹住并切除病肺组织（图7-76）。

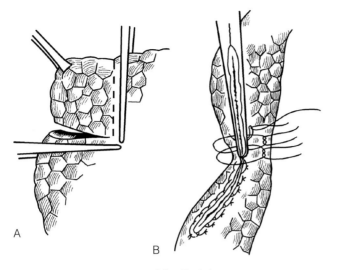

图7-75　肺楔形切除术
A.切除范围；B.缝合

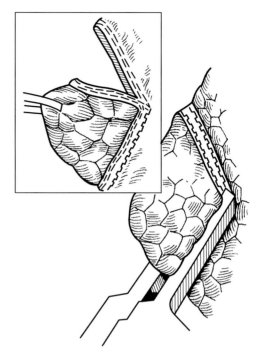

图7-76　用切割缝合器行肺楔形切除

■ 肺切除术中特殊情况的处理

胸膜粘连

由于病肺与壁胸膜紧密粘连，可因瘢痕组织收缩而导致某些解剖关系异常。处理胸膜粘连（management of pleural adhesion）时，不可盲目剥离，以免损伤因牵拉而变位的重要器官、组织或大血管。如肺尖部或后胸壁呈纤维板粘连，有可能与锁骨下血管、臂丛、上腔静脉、奇静脉等紧密粘着，若粗暴地强行分离，可致难以修复的组织损伤或难以控制的大出血，严重者将危及生命。故在右侧剖胸时，应注意保护上腔静脉、奇静脉、升主动脉及右锁骨下动脉；左侧剖胸时，应注意保护头臂静脉、主动脉弓及左颈总动脉、左锁骨下动脉。纵隔面及肺门附近的粘连多不甚紧密，可从这些粘连薄弱处开始解剖剥离，以先易后难的原则，采用钝性与锐性分离交替进行。在行下肺韧带松解或邻近粘连剥离时，应注意纵隔胸膜下的食管，切勿损伤。膈胸膜粘连中多无大血管，但如分离过甚，可夹层进入膈肌组织，造成出血，宜用缝扎止血。肋膈窦位置深在，分离困难，可将肺向上提起，暴露粘连部分，予以钳夹切断和结扎。

不全肺裂

肺裂是重要的解剖标志，几乎所有的肺叶切除术均需经肺裂进行肺血管和支气管的解剖分离。肺裂发育良好，有利于肺叶切除术的进行。由于炎症或先天发育不全等因素，不完全游离的肺裂并不少见。根据国人资料，右肺斜裂不完全的出现率为28.5%，水平裂不完全的出现率为62%，阙如率为2%；左斜裂不完全的出现率为42.6%，阙如率为0.8%。不全肺裂（incomplete fissure）可经手术方法分离，以便切除病肺。炎症引起的肺裂粘连，多呈薄膜性粘着，易于钝性剥离或剪切分开。先天性肺裂发育不全，常需钳夹切断，行水平褥式缝合，以防出血及末梢支气管断面漏气。近年来使用切割缝合器钳夹分离不全肺裂，切面整齐，方法简便，无出血漏气之虞。分离处理肺裂时应注意，近肺门部有肺动脉及其分支和支气管组织，应小心解剖，避免损伤。

心包内肺血管

肺癌向肺门浸润粘着肺血管，或下叶后段肺癌侵及下肺静脉，使肺血管解剖、游离困难时，可采用经心包内处理肺血管，以提高肺癌的手术切除率。其方法是，在膈神经前方1 cm处切开心包，向上可剪开到肺动脉干以上，以分离血管和心包反折处，向下可分离到下肺静脉（图7-77、78）。肺静脉上、下方易于穿透，可环绕血管结扎。若肺静脉被癌肿阻塞或浸润，甚至延及心房壁时，可将部分心房壁一并切除。手术中先用无损伤血管钳钳夹，心房壁在钳间切断后，做连续缝合，来回两行，再放松钳夹，收紧后结扎。右肺动脉心包内段较长，在向近心端游离中，注意保护在其前方的上腔静脉。如肿瘤侵及心包，应将侵及心包组织连同病肺一并切除，切开的心包边缘妥善电凝止血，心包缺损较大者，应以邻近的胸膜或人工代用品做恰当修补，以防术后发生心脏心包疝或心脏撕裂。

肺血管损伤

肺血管破裂出血是最常见的意外。这是由于肺血管壁薄，其中平滑肌和弹性纤维含量都比较少，因此，较其他部位相应血管壁的韧性较差；肿瘤侵及血管壁，加上肺癌患者多是中老年人，常有动脉粥样硬化，手术时如操作不轻柔，则易将其分支损破；结扎血管因过度牵拉，易导致血管撕裂大出血。发生严重出血后，应立即指压肺血管破裂处，清除局部积血。用无创伤1-0或2-0缝线做1~2个"8"字缝合。对肺动脉干高位或心包反折水平破裂，且裂口较大，在心包外处理困难时，需切开心包做心包内肺动脉段切断缝扎。如肺动脉撕毁或癌侵犯已达心包内段，则需将心包内上腔静脉向前内侧解剖，暴露右肺动脉

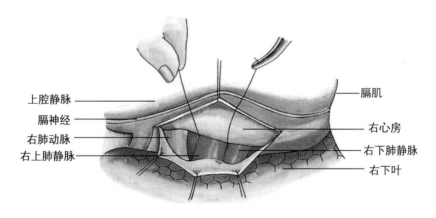

图7-77 右侧心包内显露肺动、静脉

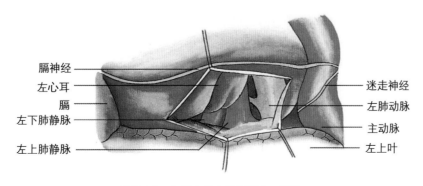

图7-78 左侧心包内显露肺动、静脉

干的近心端，然后加以处理。左肺动脉心包内段较短，长度仅0.6 cm，若左肺动脉近心端撕裂或缝线松脱引起大出血，十分凶险，应立即用手指将裂口向脊柱方向压迫止血，然后按上述原则处理。在整个处理过程中，术者应保持镇静，吸净术野血液，仔细解剖，切忌盲目钳夹，以免裂口越来越大而致不可收拾。

肿瘤侵及胸壁

周围型肺癌邻近胸膜，可有胸壁、肋骨和软组织侵犯。此时在切开皮肤和肌肉后，应于距肿瘤边缘2 cm处进入胸腔，探查与肺黏着的范围，用电刀做全层胸壁离断，并连同病肺做整块切除，切除胸膜、肋骨。两根肋骨缺损可以直接缝合，肋骨缺损较多或位于前胸壁者，必要时可应用肌瓣转移缝补缺损，或用涤纶织物作胸壁修补，胸壁肌层覆盖，术后加压包扎。

肺尖部肺癌

肺尖部癌肿常穿过胸膜而突于胸腔入口，易侵犯臂丛和邻近的肋骨及椎体，因而产生典型的Pancoast综合征、剧烈疼痛和Horner综合征。不少学者认为手术困难，治疗效果差而放弃手术或列为手术禁忌。也有的为减轻患者疼痛，争取综合性治疗，主张采用手术切除的治疗方法。

手术选后外侧较高位切口，先从第4肋床进入胸腔。在腋前线或锁骨中线处把第3、第2前肋连同肋间肌切断，然后在第1肋下缘把骨膜切开，锐性加钝性分离，用手指推开锁骨下动静脉，先断第1肋的前端，再断后方肋骨根部。剥离胸顶部肿瘤，检查臂丛神经受侵情况，给予分离，再依次切断第2、第3后肋。最后处理肺门，把病肺和胸壁整块切除，逐层缝合切口。留下胸壁缺损不必修补，术后可采用棉垫加压包扎，以减轻反常呼吸。术后疼痛消失，必要时可做胸顶部放射治疗和全身化疗。

淋巴结清扫术

胸内淋巴回流和淋巴结对胸心外科医师极其重要，因为是否淋巴结转移对判断病情以及预后非常重要。Narake和美国胸外科协会确定纵隔淋巴结命名（表7-2）。

表7-2　Narake纵隔淋巴结命名

N1淋巴结	N2淋巴结
10.肺门	1.最上纵隔
11.叶间	2.上段气管旁（2R，2L）
12.肺叶	3.气管前或气管后
13.肺段	4.下段气管旁（4R，4L）
	5.主动脉弓下
	6.主动脉旁
	7.气管隆嵴下
	8.食管旁
	9.下肺韧带旁

N1和N2淋巴结收集肺淋巴回流的淋巴结。N2淋巴结为纵隔淋巴结。N1淋巴结位于肺实质内，第1、2、3、4组淋巴结位于气管、支气管至胸廓入口之间，为气管旁淋巴结。第5组淋巴结位于主动脉弓下，第6组为主动脉旁淋巴结，接受左肺上叶淋巴结回流。第7、8、9组为下纵隔淋巴结。

经剖胸探查证实为肺癌，选择肺叶或全肺切除术后，应清扫相应引流区的淋巴结。清扫范围为：右上叶肺癌手术，清扫右肺门淋巴结、气管支气管下淋巴结、气管支气管上淋巴结、气管旁淋巴结；右中叶肺癌手术，清扫肺门淋巴结、气管支气管上淋巴结和气管支气管下淋巴结、气管旁淋巴结；右下叶肺癌手术，清扫肺门淋巴结、气管支气管下淋巴结、下肺韧带旁淋巴结。左上叶上部肺癌上叶肺切除，清扫左肺门淋巴结、主动脉弓下淋巴结、气管旁淋巴结；左上叶下部肺癌上叶切除，清扫左侧气管支气管上淋巴结和气管支气管下淋巴结、主动脉旁淋巴结；左下叶肺癌手术，清扫肺门淋巴结、气管支气管上淋巴结、气管支气管下淋巴结和下肺韧带淋巴结。

清扫淋巴结时，需注意保护邻近结构，如食管、气管、上腔静脉、奇静脉和主动脉，剥离要耐心，动作要轻柔。在上腔静脉、气管及升主动脉间的纵隔淋巴结，是气管旁淋巴结最为集中区域，气管支气管上淋巴结群紧邻奇静脉进入上腔静脉入口处。在清扫这两组淋巴结时易引起上腔静脉撕裂出血，应注意保护。若淋巴结与上腔静脉粘连紧密或部分侵犯上腔静脉壁，可先用无损伤血管侧壁钳钳夹部分上腔静脉血管壁，切除淋巴结，然后用3-0无损伤涤纶线连续缝合修补。若在剥离中不慎撕破上腔静脉，切勿盲目钳夹，应先压迫止血，然后用纤细的Satinsky钳夹部分

管壁，小心缝补。裂口太大，需在硅橡胶管分流下阻断伤区，用心包或胸膜片修补。清扫气管支气管下淋巴结，注意保护从主动脉直接分出的支气管动脉分支。清扫后严密止血，操作时动作轻柔，防止因刺激隆突而造成迷走神经反射，引起室心颤动或心搏骤停。主动脉弓下淋巴结多不侵犯动脉壁，但要注意保护左侧喉返神经，在该区域内应尽量不使用电灼止血，以防损伤该神经引起声带麻痹，对确实解剖十分困难的淋巴结，为避免损伤血管，可用金属夹标记，以便术后定点放射治疗。

胸腔镜下肺切除术的解剖学基础

目前，电视胸腔镜手术越来越广泛地运用于胸外科疾病的诊疗中，其创伤小、恢复快的优势明显，且在肺部恶性肿瘤的预后方面与传统开胸手术基本一致。胸腔镜下肺切除手术是运用最为广泛的胸腔镜手术。肺切除术从手术技术层面上，可分为非解剖式部分肺切除及解剖式肺切除术。这其中解剖式肺切除手术是目前胸外科中最为常见的手术。

■ 肺楔形切除术

肺楔形切除术是肺外科中较为常见的一种手术方式，肺楔形切除术在肺切除手术中相对较为简单，传统的开胸手术创伤较大，手术切口造成的损伤甚至已远大于肺楔形切除本身。因此，在1990年首次将胸腔镜下肺楔形切除手术运用于肺外科后，此后这一微创胸外科手术技术就逐渐在临床上广泛运用。

行肺楔形切除时，探查明确病灶界限后，使用卵圆钳提起病灶的边缘肺组织，并使用卵圆钳在距离病灶2 cm远处确定预切除线，使用切割

缝合器沿着切除线切除病灶及其周围肺组织（图7-79）。

■ 肺叶切除术

解剖式的肺叶切除术最早在1940年被运用于外科治疗支气管扩张症中，目前是普胸外科中最为常见的手术方式。1992年胸腔镜肺叶切除术首次在国际上报道，由此拉开了胸腔镜肺叶切除手术在肺外科中应用的大幕。其适应证为：①一些良性疾病，如支气管扩张症、肺囊肿、肺结核、肺隔离症等；② I A~ II B期以及部分 III A期非小细胞肺癌。禁忌证为：①全身情况不佳，或者无法耐受术中单肺通气患者；②肿瘤侵犯动脉及主支气管的非小细胞肺癌；③凝血功能障碍。

体位及切口选择

体位：一般仍采用同开胸手术一样的健侧卧位，并将腰桥垫高，患者身体尽量靠近术者。

切口：一般可采用3个切口、2个切口（单操作口）或单切口完成手术（图7-80）。①观察孔

切口（腔镜置入口）：一般根据做不同的肺叶选择不同的肋间隙，行上肺叶切除一般观察孔可位于第6肋间腋中线或腋前线位置；中、下肺叶切除观察孔则可位于第7肋间腋中线或腋前线位置明；②主操作切口：行上肺叶切除一般可位于第4肋间腋中线或腋前线位置；中、下肺叶切除则可位于第5肋间腋中线或腋前线位置；③辅助操作切口：

若采用3个切口，可在与观察孔切口同一肋间的腋后线做一切口作为辅助操作孔。

1. 右肺上肺叶切除术　处理肺静脉：打开右侧膈神经内侧肺门区域的纵隔胸膜，将纵隔胸膜上面打开至奇静脉下方，下至中间支气管水平位置即可。逐层解剖分离出右上肺静脉（图7-81），可以丝线结扎后离断，目前多采用切割

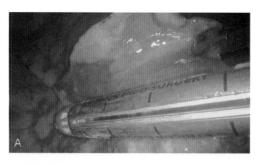
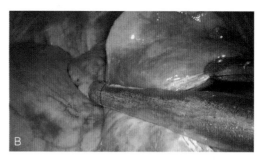
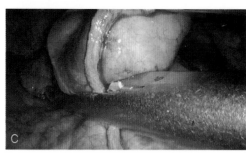

图7-79　肺楔形切除术
A.切割缝合器切除病灶及周围肺组织；B.连续使用切割缝合器切除病灶及周围肺组织；C.连续使用切割缝合器切除病灶及周围肺组织

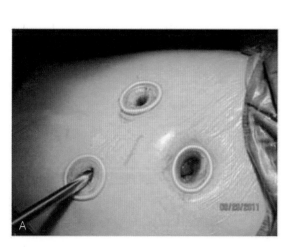
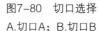
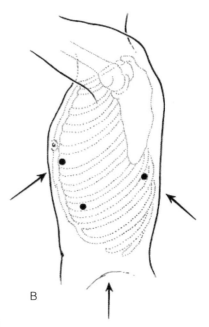

图7-80　切口选择
A.切口A；B.切口B

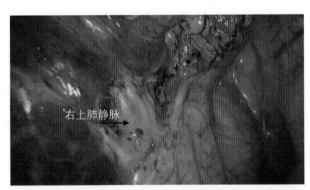

缝合器直接离断（图7-82）。

处理肺动脉：将上肺牵拉向后下方，解剖奇静脉下方的纵隔胸膜，可见右肺动脉主干于上腔静脉内侧及奇静脉下方由前上向外下进入上肺组织中。逐步打开肺动脉鞘膜，可见肺动脉主干发出的尖前段动脉，充分游离后可以结扎后离断，也可采用切割缝合器直接离断（图7-83）。在斜裂与水平裂交界处打开肺裂，可将后段动脉分支暴露出来，充分游离后可以结扎后离断，也可采用Hemo-lock结扎后用超声刀直接离断（图7-84）。

处理支气管：在处理了肺动、静脉后，将上肺向前下方牵拉，沿着右主支气管向远侧分离，可暴露右上叶支气管，使用自动切割缝合器夹闭后离断上叶支气管（图7-85）。

2. 右肺中肺叶切除术　处理肺静脉：打开右侧膈神经内侧肺门区域的纵隔胸膜，一般先解剖出上肺静脉，上肺静脉的内下方即为中叶静脉，

可以丝线结扎后离断，也可采用切割缝合器直接离断（图7-86）。

处理肺动脉：充分解剖打开水平裂及斜裂中前段后，可见右肺动脉主干叶间段，打开肺动脉鞘膜，可见叶间动脉向前水平发出的动脉即为中肺动脉，有时有2支，充分游离后可以结扎后离断，也可采用切割缝合器直接离断（图7-87）。

处理支气管：在处理了肺动、静脉后，将上肺向下前上方牵拉，将叶间动脉与中间支气管充分分离后，清除中叶支气管旁的一些淋巴结，充分游离中叶支气管，使用自动切割缝合器夹闭后离断中叶支气管（图7-88）。

3. 右肺下肺叶切除术　处理肺静脉：将右下叶向上提起后，松解下肺韧带至下肺静脉旁淋巴结，打开表面纵隔胸膜及肺静脉表面的纤维组织后可见右下肺静脉，充分游离后，可以丝线结扎后离断，也可采用切割缝合器直接离断（图7-89）。

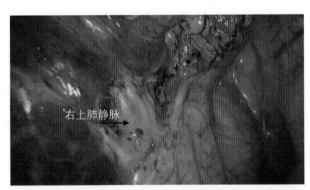

图7-81　分离出右上肺静脉

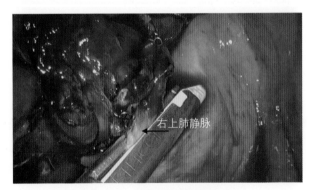

图7-82　切割缝合器直接离断

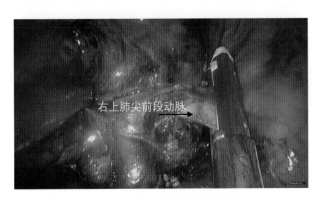

图7-83　切割缝合器直接离断

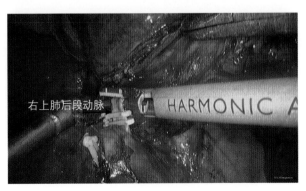

图7-84　Hemo-lock结扎后超声刀直接离断

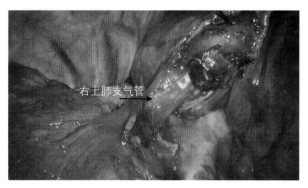

图7-85　自动切割缝合器夹闭后离断上叶支气管

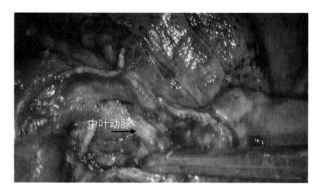

图7-87　切割缝合器直接离断

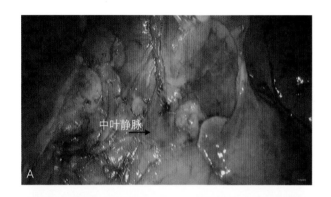

图7-86　切割缝合器直接离断

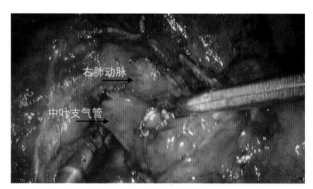

图7-88　自动切割缝合器夹闭后离断中叶支气管

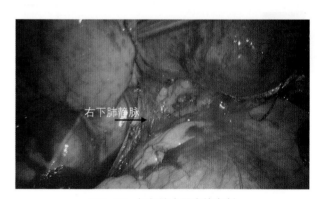

图7-89　切割缝合器直接离断

处理肺动脉：在斜裂与水平裂交界处打开肺裂，并逐步打开斜裂中后段，可显露叶间动脉干，打开动脉鞘膜并逐步向下肺分离，可见下肺背段及基底段动脉，充分游离后可以分别结扎后离断，也可采用切割缝合器直接离断下肺动脉干（图7-90）。

处理支气管：在处理了肺动、静脉后，将下肺向下前上方牵拉，将下叶支气管旁的一些淋巴结清除后，充分游离下叶支气管，使用自动切割缝合器夹闭后离断下叶支气管（图7-91）。

4. 左上肺叶切除术　处理肺静脉：左上肺静脉的处理较右上肺静脉简单，由于无中叶静脉的存在，可将上肺向后牵拉后，打开左侧膈神经内侧肺门区域的纵隔胸膜（图7-92），将纵隔胸膜上面打开至主动脉下方，下至斜裂即可。逐层解剖分离出右上肺静脉，可以丝线结扎后离断，目前多采用切割缝合器直接离断（图7-93）。处理左上肺及静脉时要注意有时上叶舌段静脉相对靠近斜裂与尖前段静脉离的较远，可分开处理。

处理肺动脉：离断静脉后，将上肺向后下方牵拉，解剖主动脉弓下方纵隔胸膜，可见左肺动脉主干于前上向外下进入上肺组织。逐步打开肺动脉鞘膜，可见肺动脉主干发出的尖前段动脉，充分游离后可以结扎后离断，也可采用切割缝合器直接离断（图7-94）。打开斜裂，在斜裂前中部分胸膜下可见1~2支从叶间动脉干发出的进入上叶的动脉即为上肺舌段动脉，充分游离后可以结扎后离断，也可采用切割缝合器直接离断（图

7-95）。继续分离斜裂后面部分，可将后段动脉分支暴露出来，充分游离后可以结扎后离断，也可采用切割缝合器直接离断（图7-96）。

处理支气管：在处理了肺动、静脉后，将上肺向下前后方牵拉，可暴露上叶支气管，使用自动切割缝合器夹闭后离断上叶支气管（图7-97）。

5. 左下肺叶切除术　处理肺静脉：将左下叶向上提起后，松解下肺韧带至下肺静脉旁淋巴结，打开表面纵隔胸膜及肺静脉表面的纤维组织后可见左下肺静脉，充分游离后，可以丝线结扎后离断，也可采用切割缝合器直接离断（图7-98）。

处理肺动脉：打开斜裂后，可见叶间动脉干。打开动脉鞘膜并逐步向下肺分离，可见下肺背段及基底段动脉，充分游离后可以分别结扎后离断，也可采用切割缝合器直接离断下肺动脉干（图7-99）。

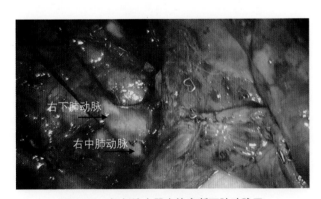

图7-90　切割缝合器直接离断下肺动脉干

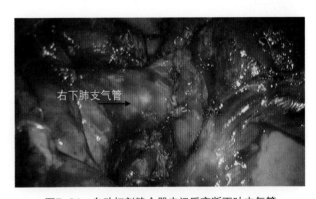

图7-91　自动切割缝合器夹闭后离断下叶支气管

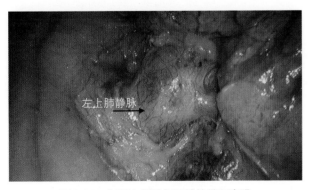

图7-92　打开左侧肺门区域的纵隔胸膜

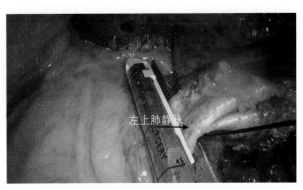

图7-93　切割缝合器直接离断

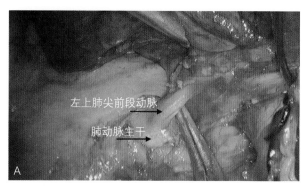
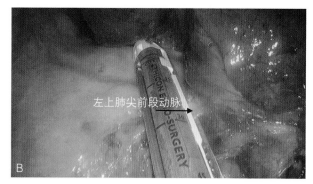

图7-94 尖前段动脉也可采用切割缝合器直接离断

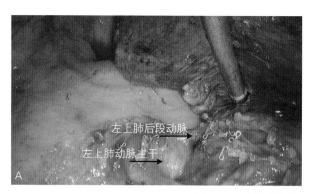
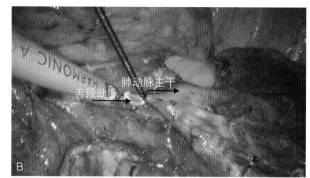

图7-95 舌段动脉也可采用切割缝合器直接离断

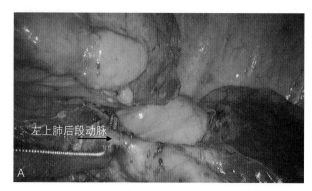
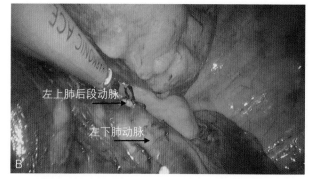

图7-96 后段动脉也可采用切割缝合器直接离断

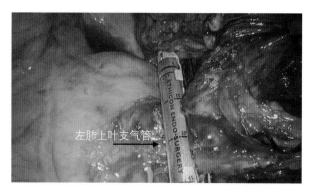
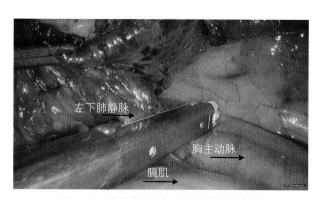

图7-97 自动切割缝合器夹闭后离断上叶支气管　　　图7-98 肺静脉采用切割缝合器直接离断

处理支气管：在处理了肺动、静脉后，将下肺向下前上方牵拉，将下叶支气管旁的一些淋巴结清除后，充分游离下叶支气管，使用自动切割缝合器夹闭后离断下叶支气管（图7-100）。

■ 肺段切除术

每一个肺段都有独立的支气管、动脉及与邻段共有的段间静脉，针对部分局限于一个肺段内的肺部病变特别是良性疾病可以考虑行胸腔镜肺段切除术。胸腔镜肺段切除术可以在微创的情况下有效地保留更多正常的肺组织，使得患者肺功能得到最大限度的保护。

胸腔镜肺段切除术的体位与切口的选择与胸腔镜肺叶切除术基本一致。

1. 左上肺舌段切除术　处理肺静脉：将上肺向后牵拉后，打开左侧膈神经内侧肺门区域的纵隔胸膜（图7-101），将纵隔胸膜上面打开至主动脉下方，下至斜裂即可。逐层解剖分离出右上肺静脉，其最下一支静脉即为舌段静脉（图7-102），可以丝线结扎后离断，目前多采用切割缝合器直接离断（图7-103）。

处理肺动脉：打开斜裂，在斜裂前中部胸膜下可见到1~2支从叶间动脉干发出的进入上叶的动脉即为上肺舌段动脉，充分游离后可以结扎后离断，也可采用切割缝合器直接离断（图

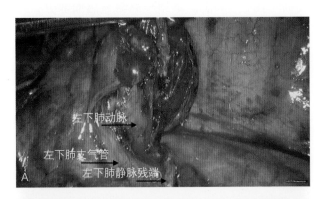

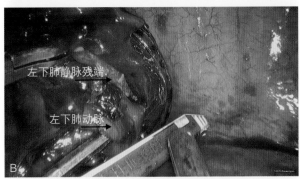

图7-99　可采用切割缝合器直接离断下肺动脉干

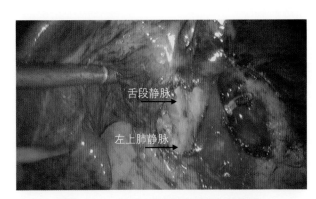

图7-101　打开左侧肺门区域的纵隔胸膜

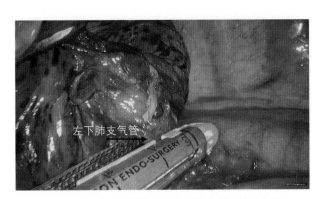

图7-100　自动切割缝合器夹闭后离断下叶支气管

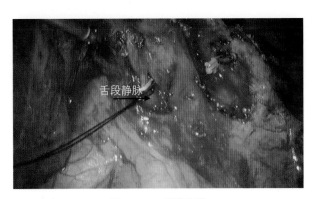

图7-102　舌段静脉

7-104）。

处理支气管：在处理了肺动、静脉后，将上肺向下前后方牵拉，可暴露上叶舌段支气管，使用自动切割缝合器夹闭后离断（图7-105）。

切断舌段动静脉及支气管后，嘱咐麻醉师膨胀肺，观察明确舌段与固有上叶之间的边界，明确后使用切割缝合器沿着界限行连续切割，从而将舌段切除。

2. 左上肺固有上叶（尖后、前段）切除术 处理肺静脉：左上肺静脉的处理较右上肺静脉简单，由于无中叶静脉的存在，可将上肺向后牵拉后，打开左侧膈神经内侧肺门区域的纵隔胸膜（图7-106），将纵隔胸膜上面打开至主动脉下方，下至斜裂即可。逐层解剖分离出右上肺静脉，可以丝线结扎后离断，目前多采用切割缝合器直接离断（图7-107）。处理左上肺及静脉时要注意有的上叶舌段静脉相对靠近斜裂与尖前段

静脉离的较远，可分开处理。

处理肺动脉：离断静脉后，将上肺牵拉向后下方，解剖主动脉弓下方纵隔胸膜，可见左肺动脉主干于前上向外下进入上肺组织中。逐步打开肺动脉鞘膜，可见肺动脉主干发出的尖前段动脉，充分游离后可以结扎后离断，也可采用切割缝合器直接离断（图7-108）。打开斜裂，在斜裂前中部分胸膜下可见1~2支从叶间动脉干发出的进入上叶的动脉即为上肺舌段动脉，充分游离后可以结扎后离断，也可采用切割缝合器直接离断（图7-109）。继续分离斜裂后面部分，可将后段动脉分支暴露出来，充分游离后可以结扎后离断，也可采用切割缝合器直接离断（图7-110）。

处理支气管：在处理了肺动、静脉后，将上肺向下前后方牵拉，可暴露上叶支气管，使用自动切割缝合器夹闭后离断（图7-111）。

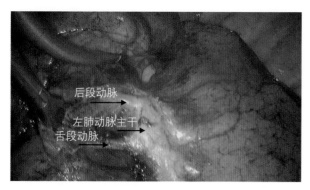

图7-103　切割缝合器直接离断舌段静脉

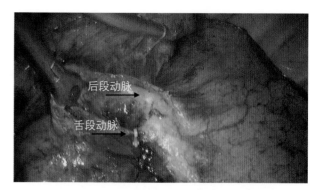

图7-104　切割缝合器直接离断舌段动脉

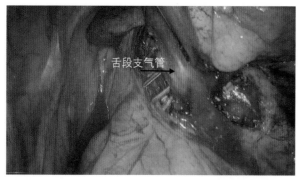

图7-105　切割缝合器夹闭后离断舌段支气管

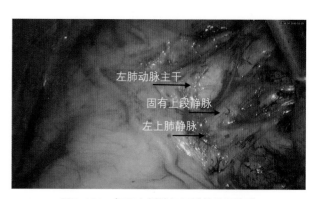

图7-106　打开左侧肺门区域的纵隔胸膜

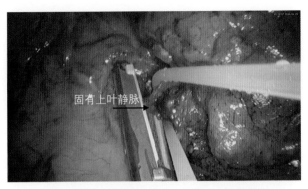

图7-107 切割缝合器直接离断右上肺静脉

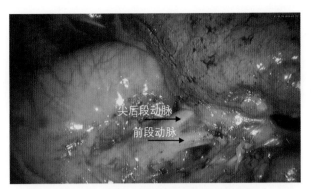

图7-108 切割缝合器直接离断尖前段动脉

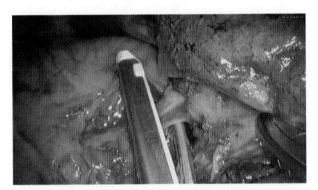

图7-109 切割缝合器直接离断舌段动脉

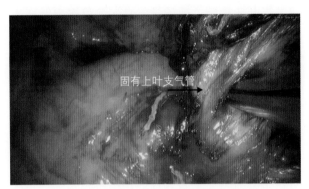

图7-110 切割缝合器直接离断后段动脉分支

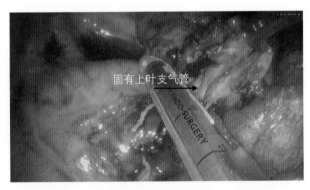

图7-111 切割缝合器夹闭后离断上叶支气管

■ 全肺切除术

全胸腔镜下的全肺切除术开展的相对较少。Conland等在2003年率先在国际上报道了全胸腔镜下的全肺切除手术。适应证为：①一些良性疾病，如毁损肺；②中央型肺癌侵犯主支气管或肺动脉主干而又无法行支气管或动脉成形。禁忌证为：①全身情况不佳，尤其是肺功能不佳者，或无法耐受术中单肺通气患者；②凝血功能障碍等。

体位及切口选择

体位：一般仍采用同胸腔镜肺叶切除手术一样的健侧卧位，并将腰桥垫高，患者身体尽量靠近术者。

切口：一般可采用3个切口，也可2个切口（单操作口）或腔镜辅助小切口完成手术，切口的位置选择基本同肺叶切除手术。

1. 右全肺切除术 ①首先将右下肺叶向上提起，松解肺韧带，直至充分游离暴露出右下肺静脉，使用自动切割缝合器离断；②将上下肺向后方牵拉，打开前纵隔胸膜，游离上肺静脉及中肺静脉，可分别使用自动切割缝合器离断，也可分别离断；③将上肺向下牵拉，解剖上纵隔部分胸膜，解剖游离出右肺动脉主干，有些右肺动脉主干位置较深也可先游离奇静脉，后解剖右肺动脉主干，可以使用自动切割缝合器离断，也可使用钉合器闭合右肺动脉主干后，再将远端结扎后离断；④将上叶继续向下牵拉，在奇静脉弓下游离出右主支气管，在距离隆突0.5 cm处使用自动切割缝合器离断，切除右全肺。

2. 左全肺切除术　左全肺切除与右全肺切除的基本操作步骤差别不大：①首先将右左下肺叶向上提起，松解下肺韧带，直至充分游离暴露出左下肺静脉，使用自动切割缝合器离断；②将上下肺向后方牵拉，打开前纵隔胸膜，游离上肺静脉，使用自动切割缝合器离断；③将上肺向后下方牵拉，解剖上纵隔部分胸膜，解剖游离出左肺动脉主干，使用自动切割缝合器离断，也可使用钉合器闭合左肺动脉主干后，再将远端结扎后离断；④游离出左主支气管，在距离隆突0.5 cm处使用自动切割缝合器离断，切除左全肺。

（蔡开灿　殷伟强　王　炜）

主要参考文献

1. 姜宗来, 于伟勇, 张炎. 胸心外科临床解剖学. 济南: 山东科学技术出版社, 2010.
2. 刘正津, 姜宗来, 殷玉琴. 胸心外科临床解剖学. 济南: 山东科学技术出版社, 2000.
3. 中国解剖学会体质调查委员会编. 中国人解剖学数值. 北京: 人民卫生出版社, 2002.
4. 谢宏林, 郝祥俊, 张松岩. 肺根处主要结构的应用解剖. 承德医学院学报, 2001, 2: 88-89.
5. 刘海珠, 高亚利, 马志刚, 等. 肺门及肺裂的解剖与临床. 解剖与临床, 1999, 1: 12-13.
6. 谢学政, 张致身. 气管、支气管的临床解剖. 北京第二医学院学报, 1984, 2: 147-152.
7. 杜建颖, 李崇谦, 陈仲欣, 等. 肺内支气管动脉分布的应用解剖. 解剖与临床, 1999, 1: 8-11.
8. 姜苏明, 陈秉蓥, 何国栋. 肺移植中支气管动脉的应用解剖. 中国临床解剖学杂志, 1997, 3: 22-24.
9. 顾恺时. 顾恺时胸心外科手术学. 上海: 上海科学技术出版社, 2003.
10. 宋心雨, 李红昕, 邹承伟, 等. 完全性肺静脉异位连接的解剖分型及临床意义. 中国临床解剖学杂志, 2006, 3: 302-304.
11. 石尧, 费军, 龚斌, 等. 支气管动脉肺外段的应用解剖. 解剖学杂志, 1988.3: 168-171.
12. 潘珊珊, 江家元. 肺的神经支配. 皖南医学院学报, 1990, 2: 71-75.
13. 王思愚, 吴一龙, 区伟, 等. 非小细胞肺癌纵隔淋巴结跳跃性转移的研究. 中华肿瘤杂志, 2001, 3: 83-85.
14. 阚奇伟, 刘伦旭. 肺癌手术中淋巴结清扫的现状与进展. 中国胸心血管外科临床杂志, 2009, 3: 214-217.
15. 王佑怀, 李兴富, 徐锐, 等. 右肺肺段间平面在肺段切除术中的意义. 中国临床解剖学杂志, 2003, 21(2):152-155.
16. 滑炎卿, 沈宗文, 于彦铮, 等. 肺段的CT解剖. 临床医学影像杂志, 1994, 1: 38-41.
17. 姜德才. 试论呼吸的收缩—扩张偶联. 四川生理科学杂志, 1999, 3: 44-45.
18. 朱彂. 正位肺门影的X线测量方法与结果. 实用放射学杂志, 1989, 4: 202.
19. 赵江民, 王凡, 瞿越云, 等. 肺门区横断面CT与解剖对照研究. 中国临床解剖学杂志, 2001, 29(2):146-148.
20. 何素云. 人胚胎肺的组织发生. 解剖学报, 1985, 2: 168-172.
21. 于晓军, 赖小平, 樊瑜波, 等. 人体器官肺的体积、密度检测及其医学和法医学意义. 法医学杂志, 2006, 4: 251-253.
22. 李贤, 黄中新. 肺泡的发育与新生儿肺透明膜病. 四川解剖学杂志, 2002, 1: 21-25.
23. 韩学芳, 耿左军, 孙胜军. 肺隔离症的影像学表现. 河北医药, 2012, 22: 3394-3396.
24. Orun U A,Yilmaz O, Bilici M, et al. Congenital right pulmonary artery agenesis with atrial septal defect and pulmonary hypertension. Congenit Heart Dis, 2012, 3: E6-E9.
25. Marom EM, Herndon JE, Kim YH, et al. Variations in pulmonary venous drainage to the left atrium: implications for radiofrequency ablation. Radiology, 2004, 3: 824-829.
26. 黎介寿, 吴孟超, 孙玉鄂. 手术学全集·胸外科手术学. 北京:人民军医出版社, 2004.
27. 何建行, 徐鑫, 汪道远. 微创胸外科基本手术与机械缝合图解. 广州: 广东科学技术出版社, 2011.
28. 何建行, 杨运有, 姜格宁. 微创胸外科手术与图谱. 广州: 广东科学技术出版社, 2005.
29. 丁嘉安, 姜格宁, 高文. 肺外科学. 北京: 人民卫生出版社, 2011.

8

食　管

食管（esophagus）是行经颈、胸、腹部连接咽与胃贲门的纵行肌性管道，属于消化管狭窄的部分。根据其经过的部位，可分为颈、胸、腹3段（部）。食管大部分位于胸部。

食管的位置、形态和结构

■ 食管的位置和形态

1. 食管的位置和长度　食管上端起于咽的下缘，相当于环状软骨下缘的水平，两侧对应第6颈椎横突的颈动脉结节高度。向下行经上纵隔、后纵隔，至第10~11胸椎平面穿过膈肌的食管裂孔进入腹腔，相当于第7肋软骨水平，连于贲门。

男性的食管长25 cm，女性的长为23 cm。其长度的差异主要与不同个体胸部的长度差异有关。近些年不同研究者应用纤维内镜对活体食管的测量与统计数据具有较大的差异。食管的长度在不同性别具有显著差异。成人食管的长度与身高及坐高相关。新疆地区少数民族的食管长度较汉族的约长0.5 cm，这一差异与该少数民族的身高稍高于汉族有关。

临床上进行内镜检查时，通常需对内镜至贲门的距离做出估计。中切牙至贲门的距离约为40 cm，活体观测值约为42 cm。

2. 食管的形态　食管的管径在全长并不一致，由于其本身的结构特点及其邻近器官的相互影响，食管呈现出3个狭窄部和2个膨大部。3个狭窄由上而下分别位于咽与食管交接处、与左主支气管交叉处和穿膈肌的食管裂孔处。第1个狭窄即食管上口，食管与咽相接，此处由环绕食管的环咽肌和环状软骨形成，常阻碍纤维内镜的插入。其管径为1.4 cm，距中切牙为15~17 cm。第2个狭窄相当于胸骨角平面及第4、5胸椎间水平，其前面有气管杈，该狭窄由主动脉弓经其左侧壁和左主支气管经其前面跨越所致，故称支气管-主动脉狭窄。其管径为1.5~1.7 cm，距中切牙25~27 cm。该狭窄不影响吞咽，亦不影响纤维内镜的通过。如主动脉弓胚胎发育异常而形成围绕食管及气管的动脉环时，或者有右锁骨下动脉食管后位者，皆可在此平面引起食管狭窄，而发生食管内异物嵌顿。第3个狭窄位于食管穿过膈肌的食管裂孔处，在贲门上方2~4 cm，相当于第10胸椎平面，其管径为1.6~1.9 mm，距中切牙37~42 cm。虽然对该狭窄作为一个解剖学意义上的括约肌是否存在尚未确定，但对食管胃结合部存在一个高压带以及食管下段存在着生理性括约肌的认识是一致的，已成为国内外学者的共识。食管腹段的环行肌层与构成膈的食管裂孔周围膈肌纤维，可能是形成该狭窄的结构基础。所谓贲门痉挛，即该狭窄处肌发生痉挛性收缩所致。

食管在3个狭窄之间形成2个相对的膨大部：上膨大部位于第1、2狭窄之间，长约10 cm，最大管径约19 mm；食管下膨大位于第2、3狭窄之间，长15~17 cm，最大管径为22 mm（图8-1）。

食管狭窄具有重要的生理意义。在安静状态下，食管的两端，即第1和第3狭窄经常处于闭合状态。第1狭窄主要是由食管上括约肌收缩而成，并形成高压带，以阻止吸气时空气由咽腔进入食管；第3狭窄通过管壁肌层收缩所形成的局部高压状态可防止胃内容物逆流入食管。吞咽时，食团抵达食管上口并刺激该处的黏膜，引起食管各层肌的连续性运动，即原发性蠕动。表现为食团下方的环层肌舒张，而上方环层肌收缩的波浪形运动，食团借此通过第1狭窄，并沿着蠕动的食管继续向下推进而至食管下段，再刺激第3狭窄处的黏膜，反射性引起该部的管壁肌松弛，食团即通过其开大的管腔而进入胃内。食团通过后，此部管壁肌收缩又恢复其局部原来的高压状态。因此，

食管的第1、3狭窄属于功能性狭窄，而第2狭窄是由于相邻的主动脉弓和左主支气管的压迫所致，在正常情况下，该狭窄本身并不影响食物的通过，在生理功能上并无意义。

食管的狭窄部位，易致异物嵌顿。坚硬的食物机械性刺激，或腐蚀性化学药物的腐蚀作用，易于在狭窄部位引起损伤、穿孔、溃疡、形成瘢痕狭窄及发生憩室等病理改变，同时又是肿瘤的好发部位。

若在食管某膨大部的下端发生病理性狭窄，将引起该膨大部食管内容物滞留而导致管腔被动性扩大，呈现出过度的代偿性扩张状态。

3. 食管的分部　关于食管的分部或分段，尚无既符合解剖生理原则，又与临床要求相一致的方法，为了解剖学描述和临床应用的方便，目前对食管分部或分段仍常用两种方法，即解剖学分部法和临床定位法。

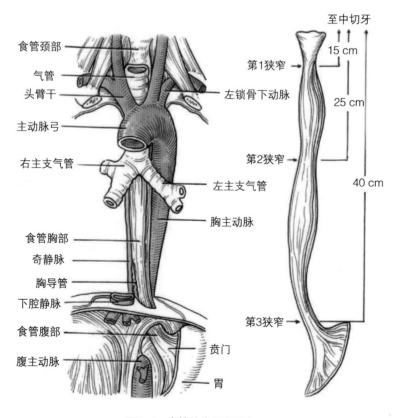

图8-1　食管的位置和形态

根据食管经过的部位将其分为3部,即颈部（cervical part）、胸部（thoracic part）、腹部（abdominal part）（图8-1）。食管颈部上起食管上口或第6颈椎平面,下至胸骨颈静脉切迹或第2胸椎水平,长5~8 cm。食管胸部上端起自胸骨颈静脉切迹平面,下至膈食管裂孔,长15~18 cm。食管腹部由膈食管裂孔至贲门,此部最短,长0.5~5 cm。

食管胸部从临床应用考虑,又采取三分法与两分法,将其再分为3段或2段。三分法是以主动脉弓上缘、左肺根下缘（有人认为以肺下静脉）为界,将食管胸部由上向下再分为3段,即胸部上段（自颈静脉切迹至主动脉弓上缘）、胸部中段（自主动脉弓上缘到左肺根下缘）、胸部下段（自左肺根下缘到膈肌）。两分法是以气管权为标志,将食管胸部分为胸部上、下两段。

临床定位法将食管全长以等分的方式为上、中、下3段。跨段的病变以其中点位置归段。

■ 食管的毗邻

1. 食管颈部　食管颈部的位置较为垂直,向下略偏左侧。食管颈部前方毗邻气管颈段的膜壁,借疏松结缔组织与其相连,后方借疏松结缔组织连于脊柱颈段和颈长肌,其间为食管后间隙;在气管和食管的两侧沟内,与其紧邻的有喉返神经和甲状腺下动脉;在食管的两侧,毗邻甲状腺侧叶后部和颈动脉鞘（内有颈总动脉）,左侧较右侧更近,右侧二者相距1 cm,左侧紧邻。在颈根部,食管左侧缘有与其相邻而上行的胸导管末端,后者呈弓状转折向左,注入左静脉角。

2. 食管胸部　食管胸部的位置从侧面观,食管呈后凸弯曲,与脊柱胸曲相一致;前面观,食管上、下段偏左,而中段偏右。上、下段略偏中线左侧2~3 cm;中段偏右主要是在第5~8胸椎平面,主动脉弓挤压中段食管至中线所致,以第7胸椎平面最为右凸。

食管胸部的毗邻可从整体方位和分段部位予以观察。

（1）按解剖方位观察:食管胸部在行程中与纵隔内许多重要结构相毗邻。食管胸部整体解剖方位的毗邻关系包括:①食管胸段的右侧,由上向下依次相邻的有右纵隔胸膜上份、奇静脉弓（第4胸椎水平）、右纵隔胸膜下份及右肺;②食管胸段前面,由上向下依次相邻的有气管及左喉返神经、气管权及左主支气管、气管权淋巴结及右肺动脉、心包及心包斜窦、左心房、膈脚;③食管胸段左侧,由上向下依次相邻的有左锁骨下动脉及上段胸导管、左纵隔胸膜上份、第4胸椎平面有主动脉弓及胸主动脉、左侧纵隔胸膜下份、左肺;④食管胸段后面除毗邻第1~11胸椎体之外,由上向下依次相邻的结构尚有颈长肌、奇静脉、半奇静脉的横段、第4~5胸椎平面的胸导管横段、右肋间后动脉、胸导管下段、胸主动脉下段（图8-2,3）。

（2）按部位观察:食管胸部行程中不同部位即其上、中、下3段所毗邻的结构分别有以下结构。①上段,即主动脉弓上缘平面以上的部分,其前方及侧面有气管、左主支气管、左颈总动

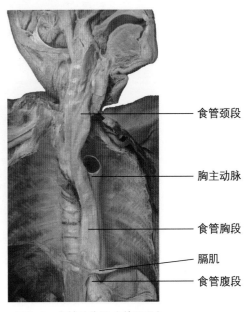

图8-2　食管的位置（前面观）

食管颈段

胸主动脉

食管胸段

膈肌

食管腹段

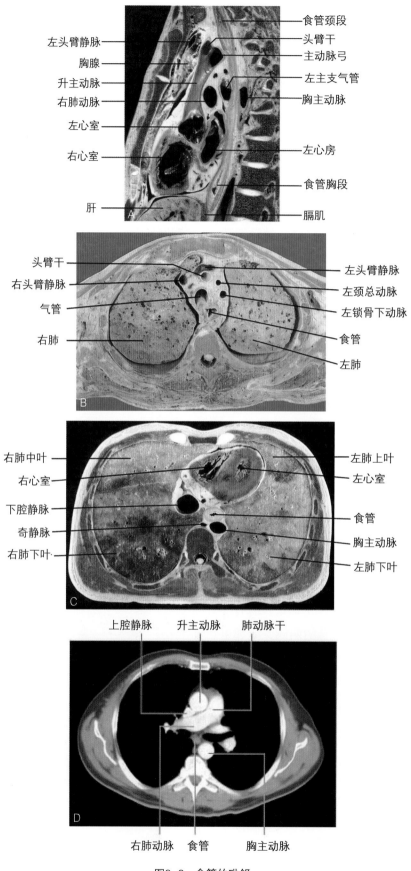

图8-3 食管的毗邻

A.矢状面观；B、C.横断面观；D. CT像脉、左锁骨下动脉、左喉返神经、迷走神经、胸导管及纵隔胸膜等结构紧密相贴；气管与食管之间有大量的结缔组织束相连，其间的蜂窝组织很少，故此段食管发炎或癌肿时，左喉返神经和胸导管等结构可与之粘连，给手术中分离和寻找这些结构造成一定困难。此段食管的后面与脊柱相邻，其间有较多的蜂窝结缔组织和淋巴结。②食管胸部中段，其毗邻关系较为复杂，前方有主动脉弓、气管杈、左主支气管及气管杈淋巴结；后邻胸导管、脊柱及其前方的蜂窝组织；左后方与奇静脉相邻。此段食管不与纵隔胸膜相接触，食管四周的结缔组织发育程度不一，含有供应食管及其他纵隔结构的动、静脉，手术中易发生较大量的出血。由于此段与若干重要的大血管和神经相邻，手术分离难度较大。③食管胸部下段，其前邻心包、左心房，以及由迷走神经形成的前下丛，手术中剥离此段食管易伤及心包。右侧有迷走神经，稍后方有奇静脉，迷走神经向下转至食管的后方，同时有右侧纵隔胸膜覆盖其全长，并且延伸至食管的后面，左侧面有左纵隔胸膜及左迷走神经相贴，左迷走神经在下行途中由左转向前面。

综上所述，胸段食管在行程中与纵隔内许多重要结构相毗邻，包括：①纵隔胸膜和肺；②心和大血管；③气管和支气管；④胸导管、奇静脉和肋间后动、静脉；⑤胸段脊柱、筋膜及其间隙等。

（3）特别强调的毗邻关系

1）食管在纵隔内的位置：①食管的两侧大部分与纵隔胸膜相贴。食管左侧，在主动脉弓以上部分与左侧纵隔胸膜相贴，其间仅隔以上段胸导管。在主动脉弓至第7胸椎水平，没有纵隔胸膜与之相贴；在第7胸椎平面以下又被左纵隔胸膜所覆盖。这两处分别称为上、下食管三角，是解剖学和外科手术的重要标志。上食管三角由左锁骨下动脉、脊柱和主动脉弓上缘围成。下食管三角由心包、胸主动脉和膈上面围成。②食管右侧，

除了奇静脉弓外，其他部位均与右纵隔胸膜相贴，并延伸至食管的后面，与左纵隔胸膜靠近或相贴，形成食管系膜。因此，食管中、下段穿孔可引起右侧胸膜腔积液或气胸；食管下段手术经左侧入路亦可破入右侧胸膜腔。

2）食管与胸导管的关系：胸导管与食管的关系密切。胸导管经主动脉裂孔入胸腔后纵隔，在脊柱右前方、胸主动脉与奇静脉之间、食管的后面上行，并与右侧纵隔胸膜相贴。上行至第5胸椎平面时，横跨脊柱前方，紧贴食管左侧缘上行，进入上食管三角内，与左纵隔胸膜相贴。因此，当胸导管上段损伤时，常发生左侧乳糜胸。

3）食管与心和大血管的关系：①食管在第5胸椎平面以下，与左心房为邻。左心房扩大时，可能压迫食管而将其推之向后，在X线钡剂检查时，可以测定二尖瓣狭窄者左心房扩大的程度。②主动脉弓在第4胸椎平面跨食管左侧壁至第4胸椎左缘，此时食管位于其右侧；胸主动脉下段逐渐移至正中线，食管则位于胸主动脉的前方，继之转向左前方。因此，患有较大的主动脉瘤时，可将食管推向前方至心包后壁上；位置较高的主动脉瘤（上3/4段）可将食管向后推，低位（下1/4段）动脉瘤则可同时推食管向左移位。

4）食管与气管和主支气管的关系：食管上段前面紧邻气管后面，食管下行向左侧曲凸，在第3胸椎平面超出气管左侧缘约0.5 cm；至第4、5胸椎平面，左主支气管跨过食管前面行向左。在此处食管因受压而出现第2狭窄，误吞异物易在此处嵌顿。

5）食管周围间隙：①在上纵隔内，食管与气管之间的食管前蜂窝组织间隙不甚发达或阙如，这给上段食管手术时食管与气管之间的分离带来困难。在气管杈下方，主支气管与食管之间含有较多的蜂窝组织及淋巴结，形成一间隙，并与食管前面及心包后面之间的蜂窝组织相延续。②食管后蜂窝组织间隙，位于食管后面，胸膜及胸内筋膜之间，侧面无明显界限。此间隙在上方

与颈部的椎前筋膜间隙相延续，并通过膈脚间隙与腹膜后间隙相续。该间隙由于蜂窝组织较丰富，有利于食管的吞咽运动；同时该间隙如发生感染、积液，可以广泛蔓延。

3. 食管腹部　食管腹部是食管3部中最短者，多数长1~2 cm，自胸腔穿过食管裂孔达腹腔后行向左下方，与胃的贲门相连，其右侧缘续于胃小弯，左侧缘续于胃大弯，且与胃底之间形成贲门切迹。食管腹部的右前壁被覆腹膜，紧邻肝左叶后面的食管切迹，左后壁借疏松结缔组织固定于左膈肌脚的内侧部。

■ 食管胸段的X线影像

食管是肌性管道，和其他胃肠道一样，在X线下必须依赖造影剂才能观察到其全部的形态和生理学变化。正常情况下，食管充钡后，可清楚地观察其管腔的轮廓及其与正常食管弯曲一致的波状影像。同时，沿食管长轴可显示数条纵列平行而纤细的条纹影像，即为食管黏膜皱襞的影像。这些影像在通过膈食管裂孔时，互相靠拢，过裂孔后又分开，并经胃贲门与胃小弯纵行皱襞的影像相延续。进行食管黏膜的X线检查，对早期诊断食管疾病具有重要的临床意义。

胸段食管在X线钡剂检查时，自上而下可见3个压迹（图8-4），4处狭窄。其3个压迹是：①主动脉压迹。位于第4胸椎平面，即主动脉弓向后转为降部时，在食管的前壁形成半月形压迹，压迹的深度可因主动脉硬化或粥样病变而增大。右前斜位检查显示最为明显。②左主支气管压迹。斜位检查时，位于主动脉压迹的下方，于食管前缘可见由左主支气管压迹而形成的轻微凹陷。如主动脉压迹和左主支气管压迹显现都比较明显时，可在二者之间形成囊状隆凸，易误认为憩室。正常肺动脉不与食管接触。在右肺动脉与食管之间有一充满结缔组织和淋巴结的间隙，因此肺动脉与左主支气管压迹的形成无直接关系。

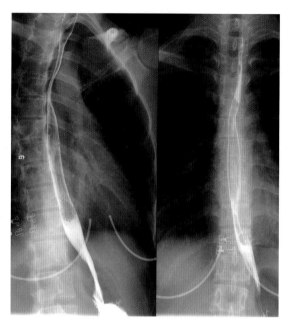

图8-4　钡餐食管X线影像

但当右肺动脉扩大时，则可间接影响左主支气管压迹的深度。③左心房压迹：因左心房压迫食管左前壁而形成轻微弧形压迹，在幼儿及青少年明显，有时不易与左心房轻度肥大相区分。

正常解剖学观察食管有3个狭窄，但通过X线检查，在正常情况下可见4处生理性狭窄：①食管入口处，即解剖学上的第1个狭窄，位于第6颈椎平面；②主动脉向左后方横跨食管处，位于第4胸椎水平；③左主支气管横过食管处，相当于第4、第5胸椎之间的水平；④穿膈肌食管裂孔处，相当于第10胸椎水平（图8-5）。

钡剂到达胃以前，常在食管的膈肌上部末段显示为一时性膨大阴影，特别在深吸气时，因膈肌下降，食管裂孔缩窄所造成的生理现象更为明显，形似壶腹，故称"膈壶腹"（phrenic ampulla）。相反，于呼气时，因膈肌上升，食管裂孔松弛，壶腹内的钡剂迅速排入胃内而减小。

■ 食管的结构

1. 管壁　食管具有消化管的4层基本结构，

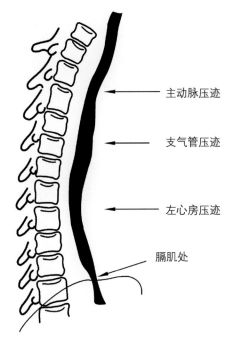

图8-5 正常食管造影的生理压迹示意图（右前斜位）

主动脉压迹
支气管压迹
左心房压迹
膈肌处

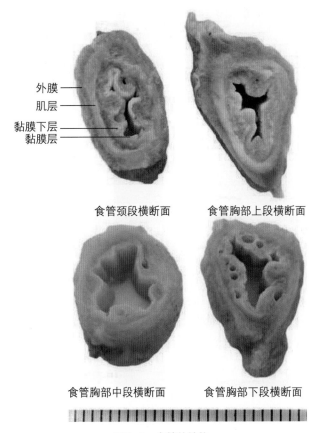

外膜
肌层
黏膜下层
黏膜层

食管颈段横断面　　食管胸部上段横断面

食管胸部中段横断面　　食管胸部下段横断面

图8-6 食管的结构

由内向外依次为黏膜层、黏膜下层、肌层和外膜（图8-6）。

（1）黏膜层：食管的黏膜层较厚，通过食管镜可见上部色泽较红，下部呈淡灰色，在排空状态下形成7~10条凸向腔面的纵行皱襞；当食管扩张时皱襞消失。食管镜可清楚观察到黏膜异常（静脉曲张、肿瘤等）（图8-7）。黏膜的上皮属复层扁平鳞状上皮细胞，有20余层。最底层为立方形或短柱形，具有较强的分裂增殖能力。表面细胞不断脱落，最底层细胞不断新生，新生细胞又不断向表面推进，形态也随之发生变化，越接近表面，细胞越扁平。在食管下端，复层扁平鳞状上皮突然改变为胃型黏膜的柱状上皮，于贲门处食管与胃的黏膜之间形成截然的分界。这种由食管黏膜转化为胃黏膜的区域通常位于食管胃交接区的近侧1~3 cm处。但也可能存在一些变异情况，如在食管黏膜中可能有一些小片散在的异位胃型黏膜，或食管下段黏膜的结构与胃黏膜结构相同。这种异位黏膜易发生腺癌、溃疡等胃黏膜类的病变，同时也可并发狭窄、穿孔、出血等病症。这些变异情况可能为某些个体食管下段疾病易感的因素之一。

（2）黏膜下层：连接黏膜与肌层，属疏松结缔组织，其中含有较大的血管、淋巴丛、黏膜下神经丛以及大量食管腺。在食管下段该层中有门、腔两静脉系统相互吻合而形成的静脉丛。

（3）肌层：分内、外2层。内层肌纤维呈环行排列，外层则呈纵行排列。两层肌之间有少量疏松结缔组织构成的间隙，其中含有较大的营养血管和肌间神经丛。食管肌层不同于其他部分的消化管：食管上1/3段，内、外两层肌均由横纹肌构成；下1/3段，则完全由平滑肌构成；中1/3段为移行部，是由两种肌纤维混合构成。纵行肌层在上端分为3束，前面一束附着于环状软骨，两侧肌束与咽肌相续，在下端移行为胃的纵行肌层。此

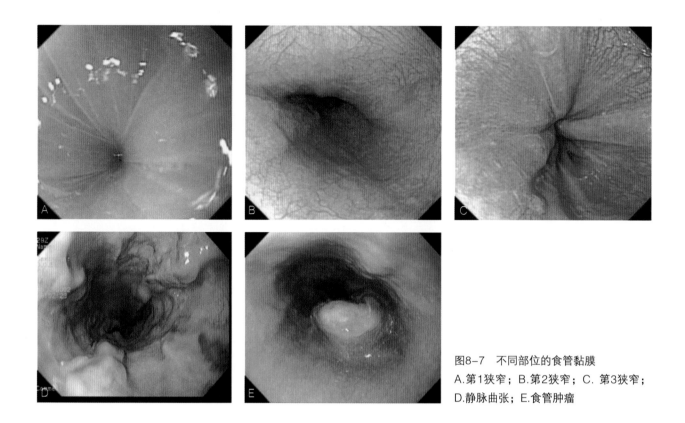

图8-7　不同部位的食管黏膜
A.第1狭窄；B.第2狭窄；C. 第3狭窄；
D.静脉曲张；E.食管肿瘤

层肌由于成束排列，束与束之间相对较为薄弱，因而在食管扩张时，肌纤维易被分开，此种情况下缝合时更应注意。环行肌层较纵行肌层致密，上端与咽下缩肌相续，下端与胃的环肌层及斜行肌层相延续。

（4）外膜：位于最外层，是由疏松结缔组织构成的纤维膜，内含有大量弹性纤维，且相互连接构成弹性纤维网，该网与食管内弹性纤维一起构成食管的"弹性系统"，对食管的舒张、收缩及血液循环起重要作用。外膜中含有供应食管的营养血管、淋巴管及神经丛，与纵隔蜂窝组织相连续。

食管胸部无浆膜被覆，与食管周围结缔组织之间无明显界限，并借结缔组织膜与纵隔内器官相连。故食管癌侵及肌层和外膜后，易累及邻近器官。

2. 管腔　食管静止时或排空状态下，前、后壁相贴，没有明显的空腔，呈扁圆形，黏膜形成

的皱襞向腔内突出。当食团通过时，管壁扩张，黏膜皱襞消失。在内镜下观察可见，食管纵行皱襞的数量和形状在上端变化较大，而在中、下段一般为3~4条，但相互间可以有融合或分叉。在膈食管裂孔处的黏膜皱襞明显增粗。X线吞钡检查时，可见3~4条平行的线状阴影。这种形态特点有利于辨别食管黏膜的早期病变。

3. 食管括约肌　食管上、下端均有功能性括约肌存在，使食管分别与咽和胃隔开，并保持食管腔内压略低于大气压的负压状态。除吞咽动作外，这种括约作用使食管上、下端保持紧闭，既防止空气由咽进入食管和胃，也阻止了胃内容物的反流。

食管上、下端括约肌与消化管其他部位的括约肌不同，具有其自身的结构和功能特点。

（1）食管上端括约肌：构成一肌性管道，长度变异较大，约3 cm。食管上端括约肌上与咽相连，下与食管上端相融合，位于第6~7颈椎水

平。传统的观点认为，该括约肌主要由环咽肌构成。此肌是咽下缩肌下份的横行纤维，属横纹肌，前端附着于环状软骨两侧，并向后环绕食管上端形成一肌性悬带。有学者认为，此肌与食管上端的环行肌层相融合，共同组成了食管上括约肌。更多的学者认为，食管上括约肌高压带是由环咽肌、下咽缩肌和食管上端环行肌纤维合成的一个特殊括约肌群。该括约肌呈辐射状分布，且不对称。

在吞咽动作中，咽下缩肌上份（斜行纤维）收缩，把食团推移到咽食管结合处，与此同时，咽下缩肌的下份横纤维（环咽肌）及食管上端环行肌舒张，允许食团进入食管，食团通过后，随即又恢复收缩状态，重新出现高压区间，而闭合食管上口。这是一个短暂而又复杂的过程。在正常生理情况下，食管上括约肌的收缩与舒张配合十分协调。传统的观点认为，在这一过程中食管上括约肌的作用是被动的。由于没有证据显示咽与食管上括约肌处的横纹肌纤维中存在有独立的抑制性神经支配，人们推测吞咽动作是由于管壁为被动收缩、外在组织的压迫和局部神经丛的作用所产生的。已有学者通过电生理方法研究发现，犬的食管上括约肌在休息时有持续的动作电位释放，而在吞咽时，食管上括约肌开放的瞬间，动作电位消失。这说明食管上括约肌在静止状态下受到各种运动神经的持续控制而保持主动强直性收缩状态；吞咽时，由于张力传动的诱导，运动神经受到短暂抑制而使食管上括约肌发生了被动扩张。如果吞咽动作出现共济失调，常伴有环咽肌失去舒张能力，促使咽内的压力升高，甚至可导致咽憩室形成。在咽下缩肌上、下两部分纤维之间存在一个薄弱区，称Laimer三角，是咽食管憩室的好发部位。

（2）食管下端括约肌（lower esophageal sphincter）：食管下端括约肌是抗胃食管反流的重要因素。但在解剖学上它是否存在仍有争论。因为食管下段没有找到像幽门括约肌样的形态学依据，经过大量的形态学研究发现，所谓食管下端括约肌实际上是食管下段多种结构参与形成的功能单位。这些结构包括：食管下段环行肌层的增厚，贲门缩肌，胃斜悬吊韧带，膈食管裂孔周围的膈脚纤维束及膈食管韧带，胃食管角（His角），贲门切迹黏膜瓣等。

下食管括约肌即为食管下段的环形肌增厚。有研究表明，食管远端的壁厚与中上段食管比较无明显差异，而肌层明显增厚，且增厚的肌层以环行肌为主。其增厚部位以膈肌上方2~3 cm处最为明显，构成了胃食管前庭的上界。也有学者研究认为，下食管括约肌并不是由环行肌层增厚形成的解剖学意义上的括约肌，而是功能收缩时产生的暂时性改变，因此多数学者将下食管括约肌称为功能性收缩环（图8-8）。

贲门缩肌由贲门处食管环行肌层纤维增厚形成，构成了胃食管前庭的下收缩环。胃斜悬吊纤维带：在贲门缩肌远端的部分纤维呈倒"U"字形斜行进入胃肌层内，勾绕胃食管前庭末端与胃底交界处，成为胃食管前庭的下界标志（图8-9）。膈脚纤维束及膈食管裂孔多数由膈肌右脚的肌纤维围成，形如倒置的索套，套住胸段食管的末段。当吸气，特别是深吸气时，该肌束收缩，牵拉套环而挤压食管，产生钳闭作用（图8-10）。

膈食管韧带（Laimer韧带）又称膈食管膜，是由膈食管裂孔边缘的膈上、下筋膜（膈胸膜筋膜和膈下筋膜）汇合成。膈食管韧带分为两层，向上、下分别附着于食管壁上，向上可达膈食管裂孔以上2~4 cm，向下达贲门，该韧带整体包绕并附着至食管前庭周围，即将食管胃连接部包围在一个套状的膜性结构内，附着于膈上食管垫肌层的纤维束，构成膈食管韧带上支；而向下附着于胃食管交界处管壁上的纤维束，构成膈食管韧带下支。膈食管韧带上、下支之间填充有疏松结缔组织，称为胃食管垫（图8-11）。膈食管韧带具有防止深吸气或食管纵肌强烈收缩时牵拉贲门

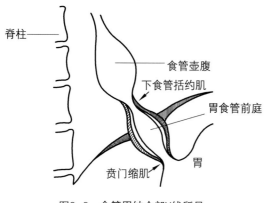

图8-8 食管胃结合部X线所见

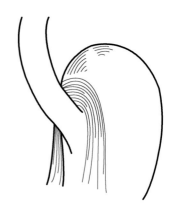

图8-9 胃斜悬吊肌束

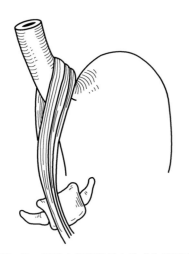

图8-10 膈肌右脚肌纤维束构成食管裂孔

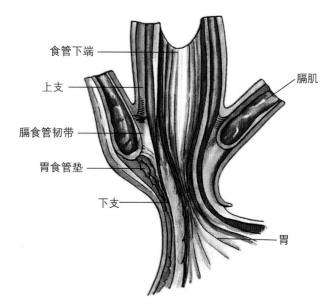

图8-11 膈食管韧带

至膈上的作用。脂肪垫的作用是使食管随呼气而有一定程度的上、下滑动。

食管是从右侧斜行进入胃的，因此，在食管下端与胃底之间形成一锐角，称贲门切迹。该切迹的内面有黏膜形成的瓣膜状皱襞，即为贲门切迹黏膜瓣，其作用是在黏膜肌层和食管下段括约肌的协同下，引起黏膜瓣可向食管左壁靠近，封闭贲门口。

胃食管角又称His角，一般是指胃底与食管长轴形成的夹角（即贲门切迹）为45°~100°。也有人认为是食管长轴与胃小弯纵轴形成的夹角。

该角度的大小在一定程度上对食管下端的括约功能产生影响。

成人食管下段是指由食管前庭至胃贲门的范围，其长度约为32 mm。此处管壁的肌纤维有一个特殊的排列形式，可分为浅、深2层，浅层为纵斜排列，上端续连食管纵肌，向下移行为胃纵肌。深层为环斜排列，环肌纤维在管状食管与前庭连接处增厚；在前庭中段，深层环形肌纤维移行为螺旋形和纽扣状排列形式；在前庭末段，两条半环形肌束分别位于胃底侧和胃小弯侧。有学者认为管状食管与前庭连接处及其以下的前庭部分的肌，是关闭贲门、防止食物反流的主要因素，螺旋形肌束和斜行肌束，不仅有肌纤维间的连接作用，而且从其走向来看，具有缩短前庭、加强括约肌关闭贲门的作用。

食管下端的生理学研究发现，在静止状态下，胃食管前庭的腔内压力高于颈、胸段食管，将这一区域称为静止高压区或压力增高区。该区为膈食管裂孔上、下各1~2 cm，共3~4 cm范围内。静息时其压力约3.33 kPa，比胃内压高0.67~1.33 kPa。这一高压区在食管与胃之间形成一道生理屏障。尽管控制胃内容物返流的因素很多，但胃食管前庭内静止高压区的作用是主要的，构成了所谓的生理性胃食管下端括约肌。它既不是解剖学上的括约肌，也不同于膈食管裂孔的作用。胃食管前庭内静止高压区形成的机制尚不清楚，有学者认为可能与膈食管裂孔、胃食管角（His角）、腹部食管、膈食管韧带、食管黏膜瓣及食管下括约肌共同参与有关。有学者把食管下括约肌（前庭区）压力、食管高压区（食管下括约肌）的长度及前庭区食管的口径，称为食管下括约肌抗胃食管反流的三联机制，认为过短的食管下括约肌，即使压力正常，也可产生胃食管反流。胃食管前庭或食管下括约肌与食管上括约肌（环咽肌）一样，也是由于吞咽反射而舒张。

依靠区间压力梯度，允许食团通过。当吞咽动作开始后1 s，胃食管前庭内压力即开始降低至胃底压力水平，管腔放松，食物随即通过其间而进入胃内。食物通过后恢复至原高压状态。

综上所述，胃食管前庭区高压带压力降低，膈食管裂孔松弛，贲门角度变锐或消失，黏膜瓣失去作用，以及食管下括约肌功能失调，都可以在不同程度上造成胃食管连接处的松弛，主要由于食管下括约肌高压区压力降低，导致患者发生胃内容物反流，临床上称为弛缓症，多见于婴儿，成人亦可发生。如果食管下括约肌对吞咽动作失去反射性舒张的能力，加上食管本身缺乏共济性蠕动能力，推送食物的能力下降，导致贲门梗阻，食物和分泌物滞留，引起食管明显扩张和延长，临床上称为食管去弛缓症（食管失弛缓症）。多数学者认为，这可能是由于肌间神经丛变性，导致食管平滑肌失去神经支配所致，其病因尚不清楚。由于胃食管结合部的正常解剖关系发生改变，贲门角消失，高压区压力降低，部分胃经过膈食管裂孔突入胸腔，即形成膈疝。膈疝形成后，胃内容物反流，常并发消化性食管炎；严重时可影响到心、肺功能。

（张露青）

食管的发生和发育

■ 食管的发生

胚胎早期，食管来自胚胎前肠头端的一个狭窄部。最初该部很短，后来随着毗邻器官的发育与迁移定位，包括心脏和胃的下移以及颈部的形成和延长，而被拉长。食管壁的内膜上皮层由内胚层形成；而食管壁的中层组织来源有2个，上部中层横纹肌来自鳃弓的中胚层，下部中层平滑肌来自脏壁中胚层。

在食管发生的同时，前肠还要形成气管，即气管和食管二者在胚胎早期是一个共同管道。后来在管壁内面的两侧各有一纵行嵴长出，将管腔不完全分隔为前、后两部。在胚胎第4~6周，管壁内腔面两侧的纵嵴逐渐增长，并向管腔中央靠拢，进而形成直接连接，由此将原为单一的共同通道完全分隔为前、后2个管道，前方者为气管，后方者为食管。2条纵嵴（或侧隔）互相对合的过程是遵从由上而下的顺序，头段先合，中段次之，最后是尾端（图8-12）。

食管在分隔成形的同时，其内的管腔又因上皮细胞的过度增殖而实化，即原始食管腔消失，变为一实体性条索状结构。继之在密集的上皮细胞内再出现许多空泡，这些空泡彼此融合后又形成新的食管腔，即后来的成体食管腔。

近年来，有关食管和气管发育，即二者的分隔与再通已有新的研究报道。动物实验发现二者的分隔与相关分子诱导的上皮细胞发生按时相的、有序的增殖有关，而食管的管腔再通与管内上皮细胞按时相的凋亡有关。Spilde等采用食管闭锁动物模型研究显示，成纤维细胞生长因子7、10等的表达与食管和气管发生时的上皮增殖、分化相一致，干扰成纤维细胞营养因子7、10等的表达可推迟食管和气管的分隔细胞增殖或肺芽萌出的时相，即表明成纤维细胞生长因子可调制食管的正常发育。采用免疫组化法观察胚胎鼠至成鼠食管的发育，结果显示神经激肽A在食管发育过程中呈现由头侧向尾侧、由黏膜肌层至环形肌层、而后黏膜下层和肌间神经丛的先后次序的表达，表明神经激肽A对食管的发育具有重要的作用。失去颈段神经嵴或者喉返神经，均可导致食管发育障碍，由此表明食管有关的神经嵴及其神经亦参与食管发育的调节。但是，目前对食管发育的研究多属于大体解剖与组织学观察，而对其发育的确切信号调节机制尚不清楚。

新生儿及婴儿食管的发育

1. 食管及食管下端括约肌的发育 新生儿食管长约98 mm，而食管下端括约肌长约为27 mm；婴儿组食管长度为102 mm，食管下端括约肌长约为28 mm，随着年龄的增长，食管下端括约肌也逐渐增长，食管长度与食管下端括约肌长度的百分比是比较恒定的，为26%~29%。食管下端括约肌长度在出生后7天~1个月和6~15个月时增长最快，并认为是成熟的标志。新生儿及婴儿食管下端环形肌局部增厚，以胃食管交界上方2~4 mm处最厚，以此为中心，向上、下成锥形延长，逐渐变薄，食管侧长于胃侧，并随年龄的增长而有增厚和延长的趋势。

2. 食管生理性狭窄和腹段食管的发育 新生儿食管呈漏斗形，其狭窄不明显。有人认为食管的解剖狭窄在小婴儿期上段狭窄明显，下段不明显；也有人认为小婴儿下段狭窄较其他狭窄更明显；王练英等的研究结果表明，从胎龄6个月开始就能清楚地看出3个狭窄部，随着年龄的增长，扩张部的横径增长较快，与狭窄部的差异较大，故狭窄部显得更加明显。食管腹部的有无，尤其是在胎儿和新生儿时期，文献报道不一。

3. 胃食管角的发育 食管下段与胃底的夹角，新生儿为101°，婴儿组为111°；食管纵轴与胃小弯纵轴的夹角，新生儿组为75°，婴儿组为84°，各组间无明显差异。

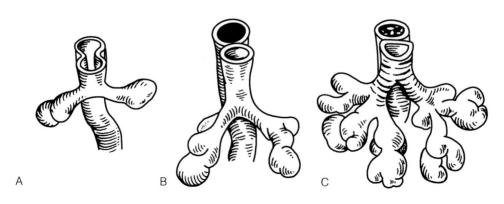

图8-12 食管的发育

A.气管食管开始分隔；B.食管腔因上皮细胞过度增殖，变为实体索状结构；C.食管腔再建

■ 先天性食管异常

在食管发生过程中，如果食管壁腔面的两侧纵嵴在某一点未能完全对合，即形成气管食管瘘；在分隔后的原始食管内，由致密的实体条索细胞按时相的凋亡形成多空泡状，并融合而形成完整的食管腔，如果食管发育过程中某些空泡在某一段未能完全融合，则将形成食管闭锁。这两种情况可以是单独存在，也可以是合并发生。可概括为以下几种类型（图8-13）。

1. 单纯性食管闭锁（congenital esophageal atresia） 可以仅为一横膈，也可以分为上、下两段之间连以一条纤维索，也可以为上、下盲端互不相连，或者在气管分叉平面以下完全未形成通道。

2. 单纯性食管气管瘘（tracheo-esophageal fistula） 气管与食管相互连通，无食管闭锁。可分为3种类型：①基本发育正常的食管与气管腔之间有一细管相通；②食管与气管紧贴，有一小孔相通；③食管缺损一段，上段食管的下端和下段食管的上端分别与气管相通。

3. 食管闭锁合并食管气管瘘 食管闭锁合并食管气管瘘最为常见，占食管畸形的85%以上。亦可分为3种类型：①下段食管的上端闭锁，而上段食管的下端与气管之间以瘘管相通；②上段食管的下端闭锁，而下段食管的上端以瘘管与气管相通；③下段食管闭锁，其上端经气管分叉处以瘘管相通。

4. 食管长度变异 由于先天性食管发育异常，食管过长者可致食管弯曲而扩张；食管过短者可牵拉胃向上形成膈疝，亦可成为小儿呕吐的原因之一。

食管异常将出现其功能或临床症状。如先天性食管闭锁往往临床表现为出生后即进食呕吐、呛奶，食管过短者症状出现较晚且轻，缓慢进食时可无呕吐发生，进食稍快即发生呕吐。严重的先天性食管畸形，特别是食管气管瘘的婴儿很少存活。

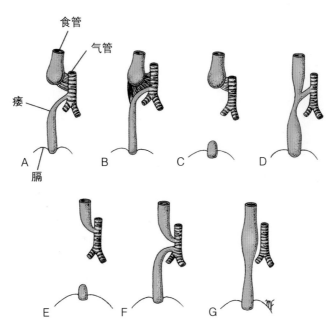

图8-13 先天性食管异常

A.食管完全闭锁伴气管食管瘘；B.和A型相似，但食管的两部分被纤维组织连接在一起；C.食管完全闭锁，远端未发育；D.气管食管瘘伴食管狭窄；E.食管气管瘘，食管与未发育的远端不相连；F.单独的食管气管瘘和气管食管瘘；G.食管狭窄不成瘘，在大部分病例，食管下段和气管交通。A型和B型较常见

■ 后天性食管异常

由于食管与气管的解剖关系和自身的结构特点，常常发生后天性病理畸形。常见的后天性畸形有：①外伤、感染、肿瘤、化学腐蚀剂所致的食管狭窄、闭锁，引起食管梗阻；②肿瘤、感染或外伤等引起食管气管瘘（图8-14）；③食管憩室（图8-15）。食管憩室为食管壁的一层或全层从食管腔内向外突出，形成与食管腔相通的囊状突起，多见于成人。食管胸部的憩室可分为牵引性和压力推出性两种。前者多见于气管权及肺门部，由邻近的淋巴结炎症粘连牵拉食管壁全层所致，多数无症状；后者可发生于食管任何一段，最多见于咽与食管交界处。若发生于胸段者多在下1/3段，此种憩室易于增大，使食管形成角状而发生梗阻。咽与食管交界处憩室常向左侧突出，胸段憩室则多突向右侧。

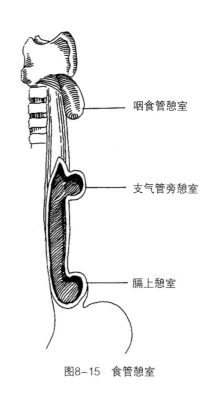

图8-15　食管憩室

（张露青）

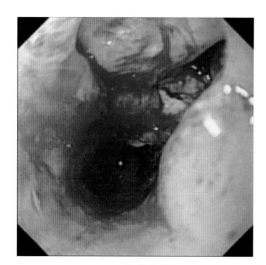

图8-14　气管食管瘘

■ 新生儿食管的应用解剖

形态学特点

新生儿食管的特点是：①新生儿食管多数呈弯曲状。食管长约98 mm，与身长的比值约为1∶6。②新生儿食管具有两端粗、中间细的特点，第1、3狭窄不明显，而最狭窄处是第2狭窄，为4~8 mm（图8-16）。因此，在插管至第2狭窄处时动作应轻柔并缓慢通过，防止擦伤食管。③经鼻孔插管到达胃的距离约为165 mm，至第2狭窄处约为115 mm；经上牙槽突至胃的距离约为149 mm，至第2狭窄处约为99 mm。经鼻孔比上牙槽突至胃的距离长约16 mm。

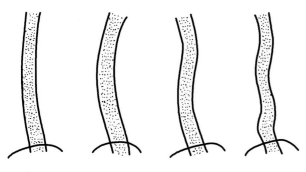

图8-16 新生儿食管形态

食管下括约肌的发育解剖

1. 食管下括约肌 胎儿、新生儿及婴儿食管下端环行肌有局限性增厚，在胃食管交界上方2~3 cm处环行肌最厚，并随年龄增长而增厚，在纵切面上，由此向上、下两侧逐渐变薄，呈锥形。其长度新生儿为28 mm，婴儿为27 mm。食管下括约肌不但存在，而且随年龄的增长，该括约肌有一个逐渐发育成熟的过程。

2. 膈食管裂孔 新生儿及婴儿的膈食管裂孔呈椭圆形，其前后径较左右径大1倍，与食管下段狭窄段的横径基本一致。新生儿食管裂孔左右径为5 mm，前后径为10 mm；婴儿食管裂孔左右径为6 mm，前后径为11 mm。其口径随年龄的增长而逐渐增大。

3. 胃食管角（His角） 新生儿的为101°，婴儿的为111°。各组之间无显著性差异。婴儿期胃食管返流发生较多，许多学者认为这是由于婴儿的抗反流机制尚不成熟。随着小儿的发育，抗反流机制逐渐成熟，胃食管反流也随之消减。但这一成熟机制至今不明。有学者认为，这一机制的成熟与食管下括约肌的数量和质量发育有关。X线检查间接发现，1岁以下的小儿His角约为90°，以后随年龄增长，His角逐渐变锐，可能与抗反流机制成熟有关。有学者报道，新生儿的食管下括约肌压力水平较低，至出生后5~7周才逐渐增加达到正常水平。李仲荣等报道，婴儿食管下括约肌的厚度在出生后1~3个月、6~15个月各有一次快速增加，认为这可能是食管下括约肌压力发育的形态学基础。临床上生理性胃食管反流和病理性胃食管反流在1~3个月和1岁左右快速消减，可能与此有关。

食管的血液供应与神经支配

■ 食管的动脉

食管的动脉供应具有多源性、分段性、多支性、分支细小和吻合丰富等特点。

1. 食管颈段的动脉 主要来源于左、右甲状腺下动脉，分别占97%和91%。其次是左、右锁骨下动脉，分别占18%和13%。除此之外，尚有来自甲状颈干、肋颈干、颈升动脉、椎动脉等。分布于颈段动脉的主干支数变动在2~8支之间，其中4支者占38%，5支者占31%。

2. 食管胸部上段的动脉 在气管权平面以上部分，右侧主要来源于第3肋间后动脉的右支气管动脉；左侧主要来自主动脉弓和胸主动脉的左支气管动脉。其出现率，来自支气管动脉的食管支，左侧为34%，右侧为31%；来自主动脉弓者占9%。食管胸部上段的动脉分布有4个来源（图8-17）：①头侧者来自食管颈部动脉分支向下的延续；②尾侧来自左、右支气管动脉的食管支；③两侧来自甲状腺下动脉与上位肋间后动脉纵行吻合管发出的食管支；④发出右支气管动脉的肋间后动脉起始段的食管支，多数为4支；管径约0.5 mm，长约20 mm。

3. 食管胸部下段的动脉 食管胸部下段的动脉有3个来源：①100%的接受来自胸主动脉的

食管支；②来自右侧肋间后动脉食管支者约占64%；③来自左侧肋间后动脉食管支者占7%。动脉干支数以6支型为多（图8-18）。该段食管支的主干管径约0.2 mm，长约16 mm。

4. 食管腹部的动脉 主要来自胃左动脉与膈下动脉。发自胃左动脉的分支供应食管前面的80%，发自膈下动脉的分支供应食管后面的53%；其他来自副肝左动脉、脾动脉、腹腔动脉等。从胃左动脉发出的食管支以2~3支者多见，最多者有7支；由膈下动脉发出者以1支为多。

5. 动脉分布与吻合 分布至食管各段的血管之间吻合丰富，但其吻合形式不恒定。支气管动脉的分支与甲状腺下动脉、锁骨下动脉或颈部动脉的分支之间有吻合者，右侧占68%，左侧占22%；支气管动脉分支与主动脉分支之间有吻合者，右侧为34%，左侧为12%，至食管下段和主动脉两条分支之间有吻合者占56%。

分布到食管各段的动脉，一般要经1~3级分支后，再分出升支和降支在食管表面互相连接形成纵行吻合管或动脉网，该吻合上接甲状腺下动脉，下连上位肋间后动脉的食管支。由纵行吻合管或动脉网再发分支，穿肌层形成肌间和黏膜下吻合网。该网与食管表面的动脉有畅通的吻合。因此，食管表面的动脉网与黏膜下的动脉网发育是否良好，对由于食管剥离而阻断部分血管后的侧支循环的建立有很大影响。一般认为食管颈部血管来源恒定，吻合丰富，血供充分。其次是胸上段气管杈附近的食管，其血供来源稳定，吻合良好，血供也较充足。而胸下段食管的血管支数虽少，但血管较粗大，血供也较丰富。在这些段间也可存在血供相对较差的区域。胸下段上份与气管杈下方的一段食管，特别是其前面和右侧面，与血供丰富区之间的血管吻合比较贫乏。另外，在膈上段食管的壁内血管，特别是肌层内血

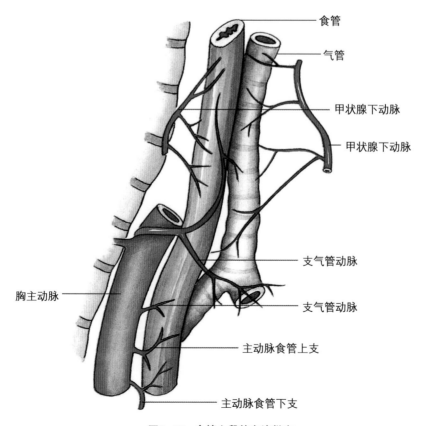

图8-17 食管上段的血液供应

食管
气管
甲状腺下动脉
甲状腺下动脉
支气管动脉
支气管动脉
主动脉食管上支
主动脉食管下支
胸主动脉

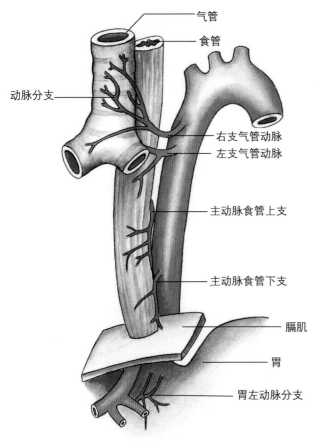

气管
食管
动脉分支
右支气管动脉
左支气管动脉
主动脉食管上支
主动脉食管下支
膈肌
胃
胃左动脉分支

图8-18　食管下段的血液供应

管相对较少，与其相连的胸部及向上的颈部血供丰富区之间的吻合也较少。

近些年，依据临床介入治疗和食管病理研究的发展和需要，对食管动脉的研究又增新的资料。胸下段右侧下半区可能为"乏血管区"，支气管动脉的食管支亦为食管胸部下段的主要供血动脉，有关治疗应用与选择应予以注意；食管颈部动脉起点多，发自甲状腺下动脉者占71%，多为3~4支，认为食管颈部动脉分布是各部食管中最为丰富者，但由于外科术后吻合口瘘发生率又是最高者，故提出食管供血评价时应综合考虑器官内、外的血管构筑。除食管供血来源多、吻合丰富之外，食管胸部中、下段较上段和颈部的血管分布稀疏，确实存在区域性血供薄弱的现象（图8-19）。

综上所述，食管的供血特点的意义有：①整个食管的血供来源基本上分为颈、胸上、胸下和腹4段，各段之间具有吻合，根据血供在食管壁上的配布，其血供是比较丰富的。至于有些学者

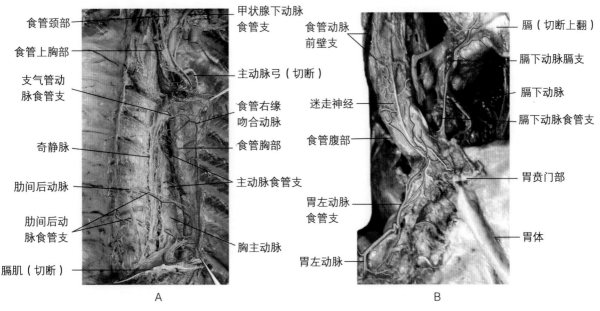

食管颈部
食管上胸部
支气管动脉食管支
奇静脉
肋间后动脉
肋间后动脉食管支
膈肌（切断）

甲状腺下动脉食管支
主动脉弓（切断）
食管右缘吻合动脉
食管胸部
主动脉食管支
胸主动脉

A

食管动脉前壁支
迷走神经
食管腹部
胃左动脉食管支
胃左动脉

膈（切断上翻）
膈下动脉膈支
膈下动脉
膈下动脉食管支
胃贲门部
胃体

B

图8-19　食管动脉的来源与吻合
A.食管胸部动脉的吻合（右侧）；B.食管腹段动脉来源（左侧）

所提到的段间相对血供贫乏区，目前解剖上还有争论。但食管胸部中、下段较上段和颈部的血管分布存在薄弱区的现象，虽然其对食管侧支循环及其营养的影响程度还不清楚，但结合根据临床报道的食管中下段发病较为常见，推测此现象可能是食管有关疾病易感的因素之一。②根据食管各部血管之间及与来源血管的主干吻合，而形成各来源血管之间交通的特点，故某部血管内血流量或血管内容量骤然增大时，将会发生血管内流动的血液经通连吻合管由大流量部血管向相对低流量部血管的逆流灌注，而注入与其吻合血管所分布的器官，结合临床食管癌介入化疗的有关报道，部分食管癌患者介入化疗后引起脊髓或肺局部坏死，就很可能与选择介入血管的药物倒灌至连通的血管，进而误入其供血器官有关。对此临床在进行有关治疗时，可考虑控制介入治疗药物灌注的压力和速度，以避免医源性并发症。③根据动物实验结果，犬食管的颈部血管可以完全从食管上剥离；或食管胸部也可以从主动脉弓处游离到膈，均不危及其血供。但颈、胸两部食管的血管一起游离，则有近一半动物出现食管穿孔和狭窄。犬食管胸段去血管后并不影响其术后愈合，但颈、胸两部食管一起去血管，则常发生食管胸部上份坏死。上述动物实验结果应用到临床，则提示临床食管手术中尽可能保留邻区供血的主干血管，以避免术后食管吻合部缺血坏死或吻合瘘形成，但对于人体在多大范围内剥离食管是安全的，尚未见确切报道。

■ 食管的静脉

食管的静脉特点是：①在黏膜下层形成黏膜下静脉丛；②在食管表面汇集成食管周围静脉丛，且丛与丛之间借大量穿支形成广泛交通吻合；③食管的静脉不完全与食管动脉伴行。

1. 黏膜下静脉丛　位于黏膜下层，由10~15条贯穿食管全长的纵行静脉（口径达1 mm）构成网架结构。在上端形成腹背两组静脉与咽部静脉交通；在下端变细，数目增多，聚集在4~5个黏膜皱襞中，通过贲门与胃静脉相交通。食管胸部中、下段黏膜下静脉较上部或颈部者为粗，提示食管胸部中、下段静脉不如食管颈部或胸部上段者回流通畅。

2. 食管周围静脉丛　由黏膜下静脉丛发出的分支，穿过肌层，在食管表面汇集而成。

3. 食管静脉的回流　食管周围静脉丛汇集形成许多较大的静脉，在食管不同段上分别汇入邻近的静脉。在颈部，食管静脉汇入甲状腺下静脉或头臂静脉；胸部食管静脉汇入奇静脉和半奇静脉，再汇入上腔静脉。在胸段食管下段，汇集成两条比较明显的静脉干分别伴随迷走神经前、后干向下汇入胃冠状静脉；食管腹段静脉汇入胃冠状静脉，继而汇入门静脉（图8-20）。

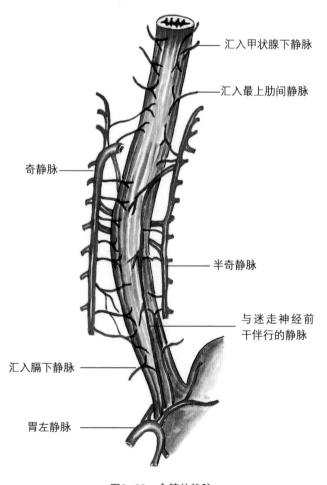

汇入甲状腺下静脉

汇入最上肋间静脉

奇静脉

半奇静脉

与迷走神经前干伴行的静脉

汇入膈下静脉

胃左静脉

图8-20　食管的静脉

4. 食管下段门-腔静脉吻合　食管下端静脉丛与胃冠状静脉及胃短静脉之间存在侧支吻合，食管下端静脉可经胃冠状静脉汇入门静脉系统。当门静脉高压时，门静脉血回流受阻，食管下段静脉成为门静脉侧支回流的重要途径之一。由于食管黏膜下静脉丛缺乏周围组织支持，很容易扩张，随着门静脉压持续增高，可造成食管黏膜下血管曲张。由于这些血管本身较细且弯曲，曲张后的静脉壁更薄，且贴近黏膜面，极易受损破裂导致严重出血。从理论上讲，在食管下段，门静脉和奇静脉之间虽然存在一个交通系统，但可能由于该部位置原因，在门静脉高压状态下，其分流作用处于自下而上的逆流状态，仅能起到极为有限程度的代偿意义。

■ 食管的神经

食管神经有两大来源，即迷走神经和交感干的分支。食管各部肌层的发生来源于不同性质的中胚层，其颈、胸、腹3部的神经性质来源亦存在差异。食管颈部的横纹肌由来自迷走神经至喉返神经的分支支配，属特殊内脏运动神经，类同于随意的躯体运动神经。食管胸腹部的平滑肌接受交感神经和副交感神经双重支配，纯属于内脏运动神经。交感神经通过颈部和胸部交感神经链的分支以及内脏大、小神经分布于食管；副交感神经纤维随迷走神经的分支分布至食管。食管的感觉神经传入途径尚不十分清楚，一般认为痛觉通过交感神经传入脊髓，再上行至脑；其他感觉及反射性冲动则通过迷走神经传入至脑（图8-21）。

1. 迷走神经的行程和分布　在颈部，左、右迷走神经于颈动脉鞘内、颈总-颈内动脉和颈内静脉之间的后方，伴随颈动脉下行。

右迷走神经在颈根部，发出右喉返神经，后者由锁骨下动脉的前方，再勾绕右锁骨下动脉第1段的下后方而返回至颈部，而后向上行于右侧气管食管沟内，沿途发出食管支，支配食管颈部和食管胸部中、上段的横纹肌（图8-22）。右迷走神经本干经锁骨下动、静脉之间下行，进入上纵隔，沿气管侧壁行向后下，至肺丛发出分支支配食管中段的平滑肌和腺体。在肺丛以下，右迷走神经分成2干或数干行向食管，形成食管丛（图8-23）。其分支支配食管胸段下部的平滑肌和腺体。

左迷走神经进入上纵隔沿左颈总动脉和锁骨下动脉之间继续下行，紧邻于主动脉弓前面，在行至主动脉弓下缘处，发出左喉返神经。后者向后勾绕主动脉弓下缘至其后方，再经主动脉后面上行返回至颈部，而后沿左侧气管食管沟垂直上行，沿途发出分支支配食管颈部和食管胸部中、上段的横纹肌。左迷走神经主干继续下行，在主动脉弓的下方经主动脉与左肺动脉之间，左主支气管的后方，发出至肺后丛的分支后，行至食管壁，分支形成食管丛，其分支分布与右侧者相同。

两侧迷走神经在食管胸部下段形成食管丛后，并接受胸交感干的分支，通过食管丛共同分支支配食管。食管丛内的大部分迷走神经纤维在膈肌的食管裂孔上方再重新与迷走神经的前（左）和后（右）干汇合而形成2条粗干，即迷走神经前干和后干。沿食管壁下行经膈食管裂孔进入腹腔，分支至食管腹部和胃等内脏器官。一般认为迷走神经干内无交感纤维。

2. 食管丛　两侧的迷走神经在肺门平面或略低处贴紧食管壁发出分支，相互交错形成食管丛。食管丛的形态不恒定，一般情况下，两侧的神经仍然形成数条主干，有分支交错，少数情况下可无明显主干可见。神经干之间的分支常以跨过食管前面者较多。左迷走神经的大部分分支通过神经丛进入迷走神经前干，右迷走神经的大部分分支通过神经丛进入迷走神经后干。由于有分支交错形成丛的过程，因而迷走神经前、后干中均有来自左、右迷走神经的纤维，故左迷走神经

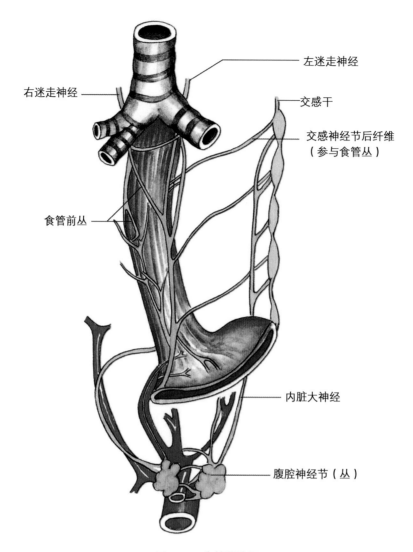

图8-21 食管的神经

和迷走神经前干与右迷走神经和迷走神经后干在概念上应该有所区别。

3. 迷走神经胸部与支气管和食管的关系　左、右迷走神经在胸部发出喉返神经后，主干变细，继续向下至食管两侧缘，至左、右支气管上缘及其后方及主动脉弓下缘，交界区分支密集，此处由上向下的分支有支气管支、心支、食管支等，因而与器官联系紧密，主干较为固定。而后，每侧主干分为两支或以单干的形式沿食管两侧缘下行，沿途相继发出分支至食管的前后壁再分支，并与对侧的分支相互交通，构成交通支

与食管丛。沿食管两侧缘下行的迷走神经主干和其沿食管前、后壁下行的分支、交通支等，均位于食管外膜表面，正常情况下，经结缔组织与食管壁疏松相连，且其发出的穿食管壁的分支极细，使得其主干和分支与食管易于分离。

4. 迷走神经各部横径及其分支分布、交通支特点　左、右迷走神经由颈部→胸部→腹部下行的过程中，沿途发出分支至食管，其分布方式属于自上而下单起源的干支型分布方式，且各部的横径有所不同。二者在发出喉返神经前其横径均约为3 mm；在主动脉弓下缘和支气管交界区发出

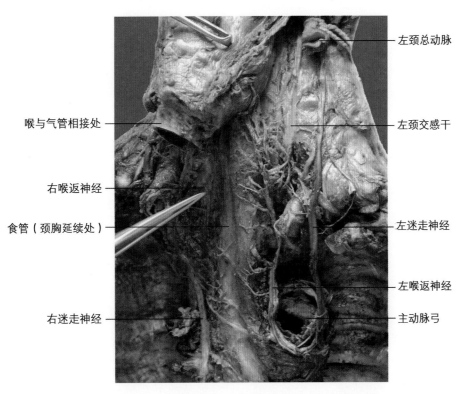

左颈总动脉

喉与气管相接处 —————

左颈交感干

右喉返神经 —————

食管（颈胸延续处）—————

左迷走神经

左喉返神经

右迷走神经 —————

主动脉弓

图8-22 左、右喉返神经至食管的分支分布（左侧面观）

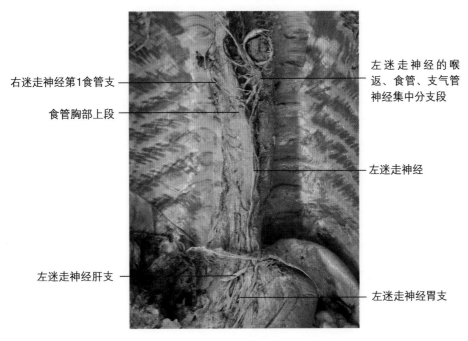

右迷走神经第1食管支 —————

左迷走神经的喉返、食管、支气管神经集中分支段

食管胸部上段 —————

左迷走神经

左迷走神经肝支 —————

左迷走神经胃支

图8-23 左、右迷走神经至食管的分支分布（左侧面观）

密集分支后，至食管两侧缘下行中，二者的横径均近于2 mm；分支汇合后的左、右迷走神经干横径均约为2 mm。

左、右迷走神对食管各部的分支分布密度亦存在差异。食管颈部和胸部上段的迷走神经来自喉返神经，食管胸部中、下段和腹部的迷走神经主要来自迷走神经主干。吴爱群采用50具成尸解剖结果显示，左、右迷走神经至食管颈部的分支数目分别为4~6支和3~5支；紧邻支气管处左、右迷走神经的集中分支数均为3~5支；二者在食管胸部中、下段的分支数分别为2~3支和1~3支。由此，食管颈部、胸部上段神经分支分布相对较密（支间距为0.6~1.2 cm），而胸部中、下段的分布较为稀疏（支间距为1.5~3.5 cm）。50例左、右迷走神经之间均具有交通支相连，其前、后交通支的形式较多，且以前交通支占优势，但交通支的数量在不同个体则存在差异，以3个交通支者占多数（占82%），4~5个交通支者次之（占12%），1~2个交通支者较少（占4%）。后交通支出现3支者亦为多数（占68%）；4个交通支或者1~2交通支者较少（各占8%、16%）。交通支可以单支形式，其间亦可经分支相连。前、后交通支较大的横径为0.5~1.2 mm。

5. 迷走神经干的分支特点及其与膈食管裂孔的位置关系　迷走神经前、后干形成的部位常在膈上1~6 cm处，少数在膈食管裂孔处。神经干的

分支类型，翟允等将其分为4型：Ⅰ型为前、后干各成单干贯穿食管裂孔（59%）；Ⅱ型为膈上是单干，在下行过程中又分成2支或多支（11%）；Ⅲ型为多支神经干在食管裂孔水平时才合为单干（9%）；Ⅳ型为始终保持多分支或丛状（21%）。胡浜成等将其分为单干型（83%）、双干型（11%）和丛状型（6%）3种类型。迷走神经干与食管裂孔的方位关系，在食管裂孔平面，前干全位于食管前方，以前正中区为最多，占59%；后干绝大多数位于食管后方偏右侧，约占81%（图8-24）。

了解迷走神经干的这些分支类型及其与膈食管裂孔的位置关系，对临床上于膈食管裂孔处行迷走神经干切除术有重要意义。迷走神经切断术时，有人主张通过胸腔紧贴膈分离神经干，并将神经丛的下部与食管分离。如采用膈下食管裂孔处迷走神经切断术，则应尽可能在隔平面分离神经干，并将食管向下牵拉，尽可能向上剥离神经干。无论在紧靠膈食管裂孔的上方或下方进行神经干切断术，大多数情况下，因神经呈多干而易有遗漏。

6. 食管外科经胸部入路与迷走神经的关系　采用常取的手术入路（包括胸腔镜食管癌切除术），以微创术的原则探查和保留迷走神经主干势必要了解该路径与迷走神经的关系。一般食管胸部中、下段以下病变，多采取左胸入路，即

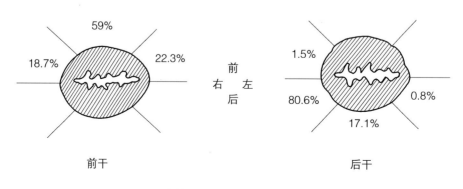

图8-24　食管裂孔平面迷走神经干与食管的位置

经左侧第6或第7肋床切口进入胸腔。进入胸腔后推起左肺可见肺韧带，透过纵隔胸膜可见食管胸部中、下段和主动脉；切开胸主动脉和肺下韧带之间的纵隔胸膜，即可探查肿瘤，并可发现色泽白、呈条索状的左迷走神经。根据迷走神经主干和其主要分支与食管壁外膜之间疏松结缔组织相连，似存在组织间隙，若采用神经分离器，即可将拟切除食管段的相应迷走神经主干和前、后支分离。尔后依据解剖发现的迷走神经交通支与支气管、食管裂孔等的关系，切断或离断其分支和交通支；继将游离的左迷走神经与其前干推向前，假若决定行食管替代物吻合术，在游离迷走神经主干和分支后，仅切断其前交通支即可；再分离拟切除段的食管与其周围组织，同时注意保护和游离右侧迷走神经主干，同样以结扎线标记加以保护。在处理好足够的食管预切除段后予以切除。

若有必要切除部分胃（贲门部或胃体）或需要将胃上提时，可切开膈肌甚至腹壁至腹腔，分别沿胃小弯侧前、后分离迷走神经主干予以保护，切断拟切除胃区的左迷走神经分支和食管段的迷走神经前、后交通支和肝支；游离胃，将左迷走神经保留于胃，右迷走神经保留于腹腔丛和至肝的分支，重点注意保留迷走神经主干上下之间的连贯性；扩大食管裂孔，将胃上提至胸腔，依据器官的位置行病变切除后的器官通道重建即行食管-胃颈部吻合，或食管替代物通道重建吻合。如果在术中不可避免地切断某段迷走神经，因其主干有较大的横径，且胃上提时迷走神经断端靠近，亦可将近、远端神经分离保留，试行近-远端迷走神经端端吻合，可利于术后胃肠功能恢复。

7. 交感神经的来源和分布 交感神经低级中枢位于脊髓胸节和腰上节段的侧柱内，由此发出的节前纤维通过脊神经前根出脊髓，终于椎旁或椎前交感神经节。在节内交换神经元后，发出节后纤维直接或间接分布到支配器官，其分支分布方式属于多起源的细支密集型。

食管颈部的交感神经发自交感干的颈中节和颈下节（或星状神经节），其分支先加入喉返神经，随喉返神经的分支分布；食管胸部的交感神经分支发自于颈下与胸神经节，食管胸部上段（主动脉弓以上）的交感神经随喉返神经的分支至食管，其中、下部的交感神经发自上5对胸交感节或第4~9胸交感节，由节直接发出至食管分支，或通过内脏大、小神经再分布到食管，参与食管丛的形成，或各分支先在食管或主动脉后外侧即脊柱与交感干之间相互交织成交感纤维索，而后由此索发出较多的细支，直接或随血管至食管壁。腹部的交感神经来源于胸部食管丛交感纤维向下的延续和内脏大神经经腹腔神经丛攀随血管的分支。食管胸部中、下段的交感纤维与食管丛中的迷走神经副交感纤维一道分布到食管中、下段，支配平滑肌和腺体。食管各部交感神经分支细而稠密。

关于分布到食管的这些内脏神经的作用，目前尚不完全清楚。一般认为：交感神经具有抑制腺体分泌和平滑肌蠕动的作用，可使括约肌收缩；副交感神经纤维的作用则反之，使腺体分泌活动和平滑肌运动增强，抑制括约肌的收缩。

食管的淋巴管

食管的淋巴引流始于食管壁黏膜下层的淋巴网，由此汇集成为集合淋巴管后主要注入食管周围的淋巴结群，并与邻近气管的淋巴管有比较广泛的联系。

■ 食管壁内的淋巴管

食管的淋巴管丰富，引流具有多向性。食管壁的黏膜层、黏膜下层和肌层均富有毛细淋巴管网，在黏膜下层及肌层形成淋巴管丛。约有21%的标本，在外膜层也存在有毛细淋巴管网。

黏膜层的毛细淋巴管网位于黏膜固有层，最为密集，具有环向和纵向远距离流向的特点，并与黏膜下层的毛细淋巴管网相互交通。肌层的毛细淋巴管网分布于环行肌层、纵行肌层和环纵肌间3个层次排列。黏膜下层毛细淋巴管网汇合而成的淋巴管相互吻合，进而形成黏膜下淋巴管丛。由此丛再发出集合淋巴管可直接穿过肌层注入局部淋巴结，或上行、下行至较远距离后再穿过肌层注入局部淋巴结。这种黏膜下循环途径，可解释远距离原发灶肿瘤病变的发生和食管周围淋巴结转移的现象。采用放射性染料注入食管中段，发现颈部、胸部上段的食管旁淋巴结及胃左淋巴结均显示相同的放射性增高，证实颈部、胸部上段的食管旁淋巴结及胃左淋巴结亦属于食管中段的局部淋巴结。对此，国内外学者对中、下食管癌患者的淋巴结转移进行研究，均发现颈部淋巴结转移较早，认为颈部淋巴结转移可发生于食管癌分期的任何期间，而并非是晚期。

肌层毛细淋巴管行于肌纤维束间的结缔组织内，经交织形成肌层毛细淋巴管网。由肌层毛细淋巴管网发出的淋巴管也吻合成丛，并形成集合管与来自黏膜下层的集合管汇合，经过外膜注入局部淋巴结。

用新生儿尸体标本切片做光镜和电镜观察，在食管黏膜层仅见到毛细淋巴管，在黏膜下层、肌层及外膜层均见到毛细淋巴管和淋巴管。黏膜层的毛细淋巴管仅限于黏膜肌的浅部。此层毛细淋巴管是食管壁的起始淋巴管。肌层内不仅有淋巴管，也有毛细淋巴管，外膜层有较多的淋巴管。食管壁内毛细淋巴管内皮细胞连接的黏着装置，较毛细血管薄弱，有的甚至缺乏黏着装置，有的处于开放状态。因此可以认为，淋巴管内皮间的连接形式和胞浆内的囊泡系统，在组织液和大分子物质的转运途径中，均起重要作用。

■ 食管周围的淋巴结群与食管胸段的淋巴流向

食管的集合淋巴管，通常是各段分别注入不同的局部淋巴结。颈部和食管胸部上段的输出淋巴管多斜向上行或横向两侧行，一部分可弯向左、右下方，分别注入颈下深淋巴结、气管旁淋巴结、气管前淋巴结和气管后淋巴结，一部分可向下注入气管支气管下淋巴结、支气管肺淋巴结、椎前淋巴结及食管主动脉间淋巴结。食管胸部下段的输出淋巴管，大部分向下通过膈肌的食管裂孔注入贲门淋巴结、胃胰淋巴结、胃上淋巴结和腹腔淋巴结，一部分行向上方或两侧，注入气管支气管下淋巴结、支气管肺淋巴结、气管旁淋巴结、食管主动脉间淋巴结、食管旁淋巴结及椎前淋巴结。从上述汇流途径可以看出，食管胸上部的淋巴输出管，有一部分可以注入颈部淋巴结群，而食管胸下段的淋巴输出管大部分汇入腹部淋巴结群。

食管的淋巴通过淋巴结群的汇集，右侧最后注入右静脉角，左侧注入胸导管末段和左静脉角。颈内静脉、气管旁、喉返神经、甲状腺下动脉等淋巴的链是上述两个终点的支流。根据引流食管淋巴的淋巴结群位置可以看出，由于食管癌转移致淋巴结肿大，多见于气管分叉部（气管支气管下淋巴结）、主动脉窗内及腹膜后等处，并需注意它与气管、主动脉的关系。影像学检查时，通常以第4、第8胸椎为界，将食管分为上、中、下3段进行扫描检查，上段常规扫颈部和锁骨上、下区，中段应包括气管分叉部，下段应延向腹部，包括腹腔动脉起始部（图8-25）。

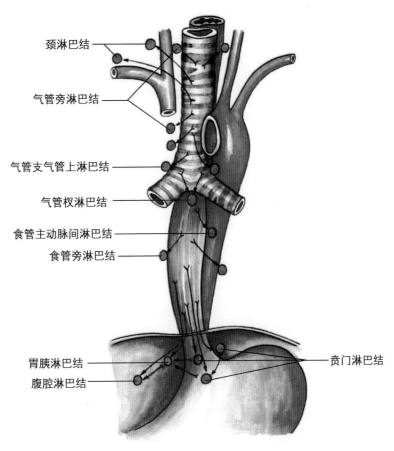

颈淋巴结

气管旁淋巴结

气管支气管上淋巴结

气管权淋巴结

食管主动脉间淋巴结

食管旁淋巴结

胃胰淋巴结

腹腔淋巴结

贲门淋巴结

图8-25　食管的淋巴流向

由于食管淋巴引流方向主要是纵行，淋巴结转移是治疗失败的主要因素之一。近些年，临床外科对食管癌淋巴转移规律与可清扫范围进行了大量研究。安丰山等发现胸上、中、下3段食管鳞癌均可出现颈部、纵隔、腹腔淋巴结，也认为转移食管癌的扩散以淋巴引流为主，食管癌腹腔淋巴结转移途径是沿着食管壁的淋巴引流管至贲门部，然后沿着胃小弯向胃左动脉旁和腹腔动脉旁等处转移，或经黏膜下毛细淋巴管、肌间淋巴管纵向播散而呈现连续性与跳跃性等多种方式转移的现象，因此，许多研究报道普遍认为对食管癌采用

颈部、纵隔和腹部淋巴结清扫可降低食管癌患者的复发率，并相应地延长患者的术后生存期。

此外，约有20%的标本，胸导管的集合淋巴管不经过局部淋巴结而直接注入胸导管，其中14%在第4~7胸椎平面注入，2%在颈部平面注入。这种直接注入胸导管的食管集合淋巴管，在肿瘤转移时具有重要的临床意义，肿瘤细胞可以不经局部淋巴结而直接引流入胸导管发生远距离转移，如再汇入血液则可发生血源性转移，这可能是食管癌早期转移的原因之一。

（张露青）

儿童食管疾病的解剖学基础

儿童食管疾病主要包括先天性食管发育异　　常形成的食管阙如、双食管、食管重复、食管囊

肿、食管憩室、食管蹼及狭窄、食管气管瘘及闭锁等；先天性膈食管裂孔发育异常和食管下段括约肌功能异常引起的贲门功能障碍和食管裂孔疝；以及胸内大血管畸形引起的食管受压性吞咽困难等。在先天性食管发育异常中像食管阙如、双食管、食管重复等，非常罕见，且不能存活，临床价值不大。本节主要讨论食管闭锁及食管气管瘘。

■ 先天性食管闭锁及食管气管瘘

病　因

食管闭锁-气管食管瘘通常发生于胚胎发育的第3~6周。气管和食管是从胚胎的原始前肠发育而来的。最初在前肠管两侧的外面各出现1条纵沟，称冠状沟。因而在前肠管的腔面相应处出现2条纵嵴（食管气管嵴），当2条纵沟逐渐加深时，相应的纵嵴就越来越近，最终2条纵嵴汇合，形成冠状隔，将前肠分为2个管道：腹侧为呼吸道，背侧为食管（图8-26）。胚胎第4周时，食管很短，随着颈的形成和心、肺的下降，食管迅速增长，其表面上皮增生，由单层变为复层，致使管腔变窄，甚至一度闭锁。随着胚胎的发育，过度增生的上皮退化吸收，管腔重新出现，上皮仍保持为复层，上皮周围的间充质分化为食管壁的结缔组织和肌组织。若食管某一部分上皮退化不完全，就可形成食管闭锁。在前肠分隔过程中如发育发生紊乱，2条纵沟某处不汇合，或者分隔延迟，而气管过快地伸长则都将形成食管与气管之间的不同形态的瘘管。

食管有2个来源，其上部和气管均由前肠的咽部衍化而来，食管和气管下部由前肠的胃部发育而来，这两部分分别向下、向上生长，至5~6周合拢，若不合拢，则形成食管隔断。基于以上原因，食管闭锁-食管气管瘘可以同时存在，也可以分别发生，形态变化较多。食管闭锁-食管气管瘘的产生原因目前还未完全阐明。有人认为在食管分化阶段若孕妇患某种疾病或胚胎受到一定有害因素的影响，可产生这种畸形。

病理分型

先天性食管闭锁及气管食管瘘的分类方法较多，目前被国内外广泛采用的是Ladd分类法和Gross分类法。各种病理分型的形态学特点及所占比例见表8-1。

合并畸形

患食管闭锁（合并或非合并气管食管瘘）的新生儿将近50%可能合并其他先天畸形，孤立性食管闭锁患儿合并其他的畸形的发生率可达58%，而H型气管食管瘘患儿合并畸形的发生率相对较低，约27%。低体重儿（出生体重在2 000 g以下者）合并畸形的发生率则要高出正常体重儿数倍。国外有学者收集了文献中3 349例食管闭锁畸形病例中，大约1/3有2个系统同时存在畸形。其中合并心脏畸形者609例（18.1%），合并泌尿生殖系统畸形者256例（7.6%）；在1 058例食管闭锁中合并其他器官畸形者506例，占48%。合并畸形尤其是心脏畸形已经成为食管闭锁患者死亡的主要原因。

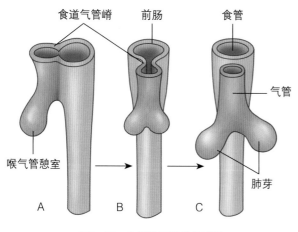

图8-26　食管的胚胎发育过程

表8-1 食管闭锁（EA）及气管食管瘘（TEF）的病理分型及各型所占比例

病理描述					
	EA合并远端TEF	单纯EA	N型TEF	EA合并近端TEF	EA合并近远端TEF
Gross 分类	C	A	E	B	D
Ladd 分类	Ⅲ/Ⅳ*	Ⅰ		Ⅱ	Ⅴ
所占比例（%）	86.5	7.7	4.2	0.8	0.7

*Ⅲ型：气管食管瘘位于气管分叉以上；Ⅳ型：气管食管瘘位于气管分叉部位

手术入路及解剖学要点

经胸入路气管食管瘘修补及食管一期吻合术分胸腔内和胸膜外后纵隔入路两种。胸膜外入路由于不进入胸腔，对呼吸功能影响较小。但胸腔内途径具有暴露满意，操作方便的优点，目前多采用胸腔内途径。

1. 胸膜腔内入路食管重建术　采用经右侧第4肋间后外侧切口进入胸腔，在肺门后方切开纵隔胸膜，必要时切断奇静脉，解剖位于上腔静脉及气管后方的食管上部盲端。分离食管与气管膜部应小心，防止损伤气管膜部。麻醉时从口腔插入Bakes扩张器或经鼻插入胃管，术中在扩张器或胃管引导下游离上部食管盲端。于气管隆嵴及两侧支气管区寻找瘘管，有时因瘘管很细，需仔细寻找，以防遗漏。食管下端可沿迷走神经向下寻找。气管侧瘘管可边切边缝关闭瘘管，如不切断也可仅作结扎。食管吻合一般采用端端吻合，单层间断缝合即可；因上、下端食管口径相差较大，可采用套入式吻合法，最后将食管前壁的肌层作包埋。如气管侧瘘管结扎者可采用端侧吻合。如上盲端位置较高可从颈部切口游离，下盲端如较远而不易游离时也可从腹部切口经膈食管裂孔向上游离，两盲端距离较大者可行环

型节段性肌层切开作食管延长，通常可延长1.0~1.5 cm，有利于减轻吻合口张力，完成一期吻合手术。如气管侧瘘管结扎者可采用端侧吻合（图8-27）。

2. 经后纵胸膜外入路食管重建术　采用第4肋间后外侧切口，切开肋间肌直至见到壁层胸膜，用一湿纱布球，在胸内筋膜与壁层胸膜之间做钝性分离，依次向第3、5肋间分离，并推开壁层胸膜。所需分离的范围向上至胸腔顶部；向下至第6~7肋间或更低；向后至脊肋处。结扎切断奇静脉，进入后纵隔后解剖食管和气管，并进行修补手术。

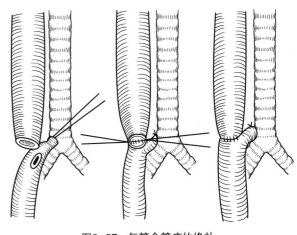

图8-27 气管食管瘘的修补

■ 小儿贲门功能不全与食管裂孔疝

贲门功能不全、短食管及裂孔疝三者近似，较早的报道无法严格区分。经过近年研究，已从病理上区分开。贲门功能不全是因食管下端括约肌功能缺陷而引起胃内容物返入食管，贲门及食管解剖位置正常。而小儿先天性食管裂孔疝是一种先天性膈食管裂孔发育异常，主要病理改变为膈食管裂孔扩大，环绕食管之膈肌较薄弱，致使腹段食管、贲门和胃底随腹压增高经宽大的裂孔进入纵隔，这也是引起胃食管反流的主要原因。短食管则是由于食管长度比正常短，不能维持胃在膈肌下的正常解剖位置，胃的血液供应直接从胸主动脉分支供给。

病　因

贲门功能不全的病因目前还不十分清楚，一般认为自主神经和神经肌肉功能障碍是产生反流和膈疝的主要原因。胃排空延迟也可引起反流。贲门功能不全引起反流，产生反流性食管炎，进一步刺激食管纵行肌纤维痉挛，使食管缩短，将胃上提，更加重贲门功能不全，形成恶性循环。有学者认为，发生贲门功能不全的原因是神经肌肉功能紊乱的结果。但也有学者根据解剖和临床观察认为是先天性短食管使胃轻度上移而发生贲门功能不全，并非神经肌肉紊乱。

正常情况下，膈肌食管裂孔内有食管及左、右迷走神经通过，膈脚左、右支包绕食管下段，大部分由右脚单独组成食管裂孔。左膈脚纤维不同程度地参与形成食管裂孔；食管裂孔又有食管深筋膜和胃膈韧带（即腹膜于膈下的返折），构成食管韧带。此韧带和食管之间由脂肪、淋巴组织组成食管脂肪垫，当膈肌运动时，食管韧带和脂肪垫均作用于食管，即使食管与膈肌一起上下运动，也使食管末端3~4 cm固定于膈肌的下面，即腹段食管。食管和胃底的纵轴所成的夹角称为His角，正常是30°~40°的锐角。此夹角形成是由

于胃肌层表面有一层强韧的悬带，又称胃悬带，它从胃小弯的远端沿着小弯上升到贲门，在贲门前分裂包绕贲门的前后面，在胃底和贲门间的贲门切迹处汇合。在胚胎发育过程中，如发生上述异常，即可形成先天性食管裂孔疝。

先天性食管裂孔疝的真正病因目前还不十分清楚，一般认为是由于胚胎期胃向尾端迁移至腹腔过程延迟，使食管裂孔异常扩大，环绕食管之膈脚薄弱，成为膈肌在食管裂孔处的先天性缺损。食管深筋膜和胃膈韧带薄弱，在膈肌上下运动时，腹段食管减少，His角增大，腹段食管、贲门和胃底等经扩大的食管裂孔向上纳入膈上纵隔，导致胃内容物反流。食管黏膜经受胃酸刺激，使食管纵行纤维痉挛，食管缩短，而使胃疝入纵隔增多，形成恶性循环。如果胚胎期胃向尾端迁移时停顿在胸腔，食管的延长也因之而停顿，而形成先天性短食管综合征。

食管裂孔疝的病理分型

1. 滑动性食管裂孔疝　为食管裂孔疝最常见类型，约占90%，食管胃连接部位于膈上胸腔内，食管胃连接部及部分胃底通过食管裂孔进入纵隔，如果胃底进入纵隔较多，疝入的胃可高于食管胃连接部，偶尔大网膜或结肠可随同胃大弯进入胸腔。这种类型的裂孔疝返折的腹膜和伸展的膈食管韧带为其疝囊，裂孔明显增大。滑动性裂孔疝可随体位变化而上、下滑动，因而在直立位时疝可能复位，因此放射科医师容易漏诊。滑动性裂孔疝开胸观察时表现可能完全正常。

2. 食管旁疝　食管旁疝较少见，但具有重要的临床意义。此类疝的膈食管膜有缺损，缺损部多在裂孔的左前方，也可延及右或后面，食管胃连接部仍在腹腔。裂孔大小变化甚大，有时直径可达10~12 cm，边缘清楚，由纤维隔部腹膜构成疝囊。有时，食管旁疝由于难以确定食管胃连接部的精确位置，而容易与较大的滑动性疝相混淆。

如果食管旁疝同时有贲门疝入胸腔，为混合型裂孔疝（图8-28）。胃底及胃体疝入胸腔的巨大疝，可能发生胃扭转，造成严重后果。

食管裂孔疝时，胃经食管裂孔进入胸腔可引起：①食管胃连接部功能损害致胃食管反流；②疝入纵隔胃的嵌顿；③疝内容物压迫影响呼吸与循环功能。

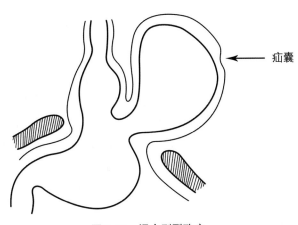

图8-28　混合型裂孔疝

（←疝囊）

外科治疗

1. **手术适应证**　小儿贲门功能不全及食管裂孔疝的手术适应证应严格掌握。1岁以内患儿应首选非手术治疗。有下列情况者才需手术治疗：①经内科治疗无效者；②反流严重影响患儿生长发育，反复呼吸道感染或有窒息；③合并食管狭窄、严重溃疡；④急、慢性出血；⑤食管旁疝及混合型食管裂孔疝；⑥食管裂孔疝发生嵌顿、绞窄或扭转。

2. **手术方法**　手术治疗的目的是增加食管下段高压的静息压，缩小His角，延长腹段食管的长度，适当缩紧膈脚以防术后发生食管旁疝，以控制反流并尽可能做到裂孔疝的解剖复位和对食管炎引起的狭窄等并发症进行处理，包括Nissen手术、Thal手术、Boix-Ochoa 手术、Toupet 手术和Dor 手术等各种形式的胃底折叠术。手术方式包括经腹手术和经胸手术、开放式手术和腹腔镜手术。

胃食管反流性疾病

胃食管反流病是临床上所见的病理性胃食管反流以及所引起并发症的统称，包括反流性食管炎及Barret 食管等疾病。胃食管反流实际上是上消化道运动功能障碍性疾病，因为临床上约40%的胃食管反流有上消化道的运动障碍，包括食管的运动障碍、食管下括约肌的关闭功能低下和胃排空延迟等。

■ 反流性食管炎

反流性食管炎是指胃及十二指肠内容物逆流到食管引起的食管黏膜损伤，以及继而出现的一系列临床症状和消化道炎症表现。其常见病因主要包括食管裂孔疝、原发性食管下括约肌关闭不全、妊娠、吸烟、肥胖、饮酒等。据统计，50%的食管裂孔疝患者有胃食管反流病，90%的胃食管反流病患者存在食管裂孔疝。

关于食管裂孔疝对食管下括约肌的影响，仍有不同意见。有人认为食管裂孔疝对食管下括约肌压力无影响，因为有食管裂孔疝者不一定有胃食管反流，有反流性食管炎者未必存在裂孔疝。但大多数学者认为食管裂孔疝加重了胃食管反流，食管炎程度与食管裂孔疝的大小有关。

反流性食管炎的分级

有学者将反流性食管炎分为以下4级。

Ⅰ级：黏膜潮红，无溃疡形成。

Ⅱ级：邻近鳞柱状上皮交界处的食管鳞状上皮发生糜烂或线样溃疡形成。

Ⅲ级：糜烂融合形成环状糜烂面。

Ⅳ级：消化性狭窄，继发性食管鳞状上皮柱状化生。

胃食管反流病的外科治疗

1. 绝对适应证 ①Ⅲ、Ⅳ级反流性食管炎；②胃食管反流的重大并发症，如重度消化性食管炎、出血和食管狭窄等；③肺炎和哮喘反复发作；④持续而系统的药物治疗反流症状不缓解达半年以上，或虽可缓解，但停药后症状反复者；⑤儿童反流引起的呼吸道并发症；⑥食管旁疝或混合型食管裂孔疝；⑦抗反流手术后复发；⑧Barrett食管；⑨短食管。

2. 相对适应证 ①食管消化性溃疡，慢性出血，有贫血表现；②患者难以耐受长期保守治疗的要求（如睡眠体位要求、节食、减肥、戒烟酒等）；③有反流症状的硬皮病；④巨大的滑动型食管裂孔疝；⑤碱性胃食管反流。

3. 抗反流手术治疗 抗反流手术的目的是恢复贲门的关闭能力，使患者能正常进食和防止反流，具体来说应达到以下5个方面的目的：①提高食管下括约肌压力，使食管下括约肌静息压恢复到胃静息压的2倍以上水平；②恢复腹腔食管下段的长度，使食管下括约肌高压带长度不短于3 cm；③力求将胃底无张力地放回腹腔，并缝合膈脚；④贲门部保持正常的开放能力；⑤避免缝合过紧。

目前，常用的抗反流术式主要有Nissen手术（360°全周胃底折叠术）、Belsey Ⅳ手术（240°胃底折叠术）、Hill手术（经腹胃后折叠术）、Toupet手术（贲门后胃底折叠术）、Dor手术（贲门前胃底折叠术）、胃成形术（如Collis胃切开成形术）、复合术式，以及食管切除和重建术等。对合并有食管狭窄的患者，术前要先行食管扩张术。

（1）Nissen手术：目前采用最为广泛和施行例数最多，被奉为抗反流手术的经典手术。手术的解剖学要点主要是：经腹或经胸游离食管下段并套带牵拉，充分游离胃底和胃上部的后面，将游离的胃底绕经贲门后面，拽向右侧，在食管下段的前面与左侧的胃前壁相遇，形成对食管下段的包绕。浆肌层缝合胃底4~5针，中间穿过食管肌层。注意缝合的松紧度适宜，缝合部分应能通过拇指或食指。然后在食管后方缝合左、右膈脚（图8-29）。鉴于传统术式后有较多的机械性并发症，有学者对Nissen手术进行了改良，将胃底折叠缝合改为1~2针，称为松短Nissen手术。

（2）Belsey Mark Ⅳ 手术：经左胸第7肋间后外侧切口进入胸腔，游离食管下段，切开膈肌，游离胃底，食管肌层胃底浆肌层做3针褥式缝合，将胃底部包绕食管240°折叠食管胃连接部，使重建的活瓣结构置于膈下之后打结，最后在后侧膈脚处再缝闭数针，形成后支撑，但需要一手指能伸入裂孔，以证明裂孔不过小即可（图8-30）。

（3）Hill手术：是经腹胃后固定术，Hill于1977年首先报道。游离食管胃连接部及食管下段同Nissen手术。但在横行切开膈食管膜时，尽可能靠近膈肌，以尽可能多地保留食管胃连接部的束带组织，用于修复。于正中弓状韧带下方切开并钝性分离腹主动脉前筋膜。松松缝合食管裂孔的膈脚，关闭食管裂孔。用粗的不可吸收缝线经靠近胃小弯的胃前壁做浆肌层缝合，缝针穿过His角、胃后壁膈食管膜束，最后缝合于主动脉前筋膜上。一般缝合5针，长3~4 cm。全部缝线缝合完毕后再结扎缝线。手术最终是在食管下端建立一纵长形的折叠，形成一长的食管腹段，并轻微地弯向右侧（图8-31）。此手术的缺点是操作困难，肥胖患者难于暴露和缝合。

（4）Toupet 手术：为半胃底折叠术或240°~270°胃底后壁折叠术。1963年Toupet首次发表此术式。手术是将胃底和胃后壁上部缝合于

右膈脚上，再将食管右缘与胃底缝合，食管左缘与胃底缝合，恢复了食管下括约肌的支持作用和防止折叠部分进入胸腔（图8-32）。

（5）Dor手术：是食管胃连接部前壁180°包绕，由Dor报告于1962年。方法是将胃底松动后拉至食管前面，缝合于食管腹段的左壁和前壁上。最后将约5 cm长的折叠部分胃底缝合固定于膈肌下方，并缝合膈肌裂孔（图8-33）。

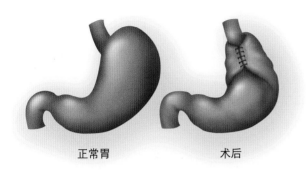

正常胃　　　术后

图8-29　Nissen手术

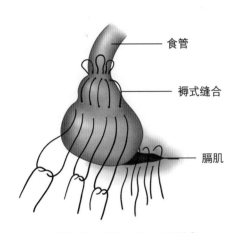

食管

褥式缝合

膈肌

图8-30　Belsey Mark Ⅳ手术

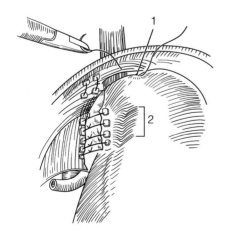

1.胃底膈肌固定缝线；2.腹内食管长度。

图8-31　Hill手术

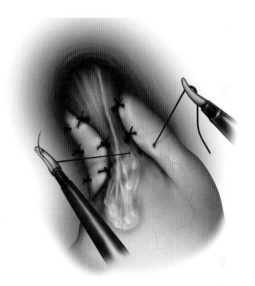

图8-32　Toupet 手术

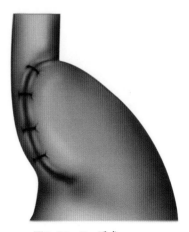

图8-33　Dor手术

（6）Collis胃底成形术：1961年Collis提出胃成形术，用于食管短缩和狭窄的患者。此手术可与Belsey手术或Nissen手术结合应用。方法是在胃底纵行切开部分胃前后壁，缝成胃管后形成一新的His角，将肌层包埋缝合创面，再做Belsey手术或Nissen手术（图8-34）。最后将胃底与膈顶固定数针。Collis胃成形术虽已广泛应用，但对此术式的设计仍有异议。有学者指出，用胃壁做成的管子叫作"食管"，事实上它并非食管，只不过是一医源性Barrett食管而已。它能发生Barrett食管所发生的任何并发症。

食管切除重建术主要用于反流性食管炎出现严重并发症或抗反流手术失败，严重食管缩短或狭窄，可疑恶性变等。术式以食管部分切除，空肠或结肠代食管术为主。

手术入路的选择

1. 经腹切口　适用于大多数抗反流手术，尤其同时有腹部病变需手术处理者和心肺功能明显受损的老年人。其优点是手术创伤小，康复快，术后切口疼痛易为患者接受。

2. 经胸切口　主要适用于：①某些经胸操作的抗反流手术，如Belsey Ⅳ手术、Collis胃成形术；②一些经腹操作较困难者，如过度肥胖患者；③抗反流手术复发再手术者；④食管旁疝和混合型食管裂孔疝，须广泛游离食管达主动脉弓水平或胸内有粘连者；⑤短食管；⑥严重食管炎和食管狭窄，需切除食管并以空肠或结肠重建食管者。

3. 腔镜下抗反流手术　主要以短松Nissen手术为主，此外为Toupet手术。腹腔镜手术具有创伤小，并发症少，恢复快等优点，目前其数量已超过了开放式手术。

■ Barrett食管

Barrett食管是指食管下段正常的复层鳞状上皮被单层柱状上皮替代的一种病理现象，严格来讲它是胃食管的鳞-柱状上皮交界上方至少3 cm的食管黏膜被柱状上皮覆盖，因此被称为食管下段柱状上皮化（columnar-lined esophagus）。Barrett食管的病因至今不完全清楚。长期以来主要存在先天性和获得性两种学说。前者认为是由于人体胚胎发育过程中柱状上皮没有被鳞状上皮完全替代所致，因此食管下段遗留下胚胎时期的柱状上皮。后者认为它与胃食管反流有密切关系，食管下段长期暴露于酸性溶液、胃蛋白酶和胆汁中，造成食管黏膜的炎症和破坏，导致耐酸的柱状上皮替代鳞状上皮。

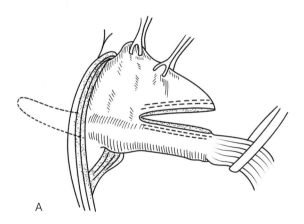
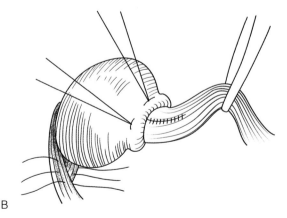

图8-34　Collis胃底成形术加Belsey胃底折叠术

Barrett食管是最严重和最难治疗的胃食管反流性疾病。Barrett食管患者具有严重的食管生理紊乱和食管胃连接部的明显解剖异常。Barrett食管患者食管非蠕动性收缩幅度下降，导致对胃反流物的清除能力下降，食管pH降低。有研究表明，96% Barrett食管患者合并大于2 cm的食管裂孔疝，合并Barrett食管的食管裂孔疝患者较单纯食管裂孔疝患者其食管裂孔明显扩大。

Barrett食管的治疗包括内科治疗和外科治疗。内科治疗主要在于改善症状，但不能将Barrett食管上皮逆转为鳞状上皮，且有癌变的可能。外科治疗的目的是遏制反流，防止柱状上皮继续发展和向上扩延。手术方式以抗反流手术为主，对于Barrett食管溃疡大出血或穿孔、食管狭窄扩张无效以及Barrett食管癌需行食管切除和重建术。

食管功能障碍性疾病

食管功能障碍性疾病包括原发性食管运动功能障碍和继发性食管运动功能障碍，前者主要包括贲门失弛缓症、弥漫性食管痉挛、食管下括约肌高压症、"胡桃夹"食管等，后者主要包括胶原病、肌肉疾病、中枢及周围神经系统疾病引起的食管功能障碍。本节主要介绍贲门失弛缓症及弥漫性食管痉挛的解剖学基础及外科治疗方式。

■ 贲门失弛缓症

贲门失弛缓症是以食管下端括约肌松弛异常和食管体部前向蠕动消失为特征的一种食管神经肌肉性疾病。

改良Heller 手术是目前外科治疗贲门失弛缓症的首选方法。

Heller手术方法可经胸或经腹手术，经胸手术的优点有：①可做范围长的肌层切开；②可更广泛地配合抗反流的附加手术；③既往手术失败再手术的患者能很好地显露；④对已形成的消化性狭窄或疑有恶性病变需行食管切除和重建时甚为方便。

食管肌层的切开长度，目前主张至少包括全部狭窄段，部分学者认为需切开至主动脉弓水平。经腹手术的主要问题是显露及肌层切开的长度受限，其次是贲门解剖受到破坏，术后可发生反流，如果做抗反流手术，也仅限于经腹的范围内选择。因此以经胸手术为佳。

经胸Heller手术取左侧后外侧切口，经第7肋床或肋间进入胸腔，切开食管下端反折之纵隔胸膜，游离下段食管，切断胃食管接合部的裂孔附着处，切断食管腹膜前反折、腹膜后脂肪及腹膜，进入腹腔充分游离胃食管接合部至膈肌的附着点，将整个食管胃连接部和部分胃底提入胸腔，纵行切开食管下段及贲门部前壁之肌层，长度6~8 cm，头端应超过狭窄部（或上至主动脉弓下，下至贲门）。肌层切开后，仔细向两侧游离，使黏膜膨出至少1 cm，占食管周长的1/3~1/2。然后缝合膈肌，重建食管裂孔。Heller手术后可附加做一抗反流手术，如Nissen胃底折叠术、Belsey Mark Ⅳ型手术及Collis胃底成形术等（图8-35）。

■ 弥漫性食管痉挛

弥漫性食管痉挛首先于1889年由Osgood描述，目前认为它是一种非共济食管运动亢进性疾病。其特点是在食管中下段重复出现非蠕动性的强烈收缩。1934年Moersch和Camp正式命名为"弥漫性食管痉挛"。本病可发生于任何年龄，但以50岁以上者多见，无性别差异。

弥漫性食管痉挛的病因尚不清楚，目前认为与迷走神经分支异常、神经肌肉变性、精神因素、胃酸反流、老年性食管和腐蚀剂等因素有关。

弥漫性食管痉挛的治疗包括内科、扩张和外科治疗。但外科治疗的手术效果不如贲门失弛缓症，因此要慎重掌握手术指征。外科治疗主要适用于吞咽困难严重、频繁发作、经药物治疗未能改善者，且患者情绪稳定，不合并其他胃肠道疾病者。手术方法与治疗贲门失弛缓症相似，为食管全肌层纵行切开，保留食管黏膜的完整性。切开范围包括自食管胃连接部起至术前测压法测量的食管最高部位，大多在主动脉弓水平，有时需要向更高部位延长。如果食管下括约肌正常，则不必切开括约肌，以免发生术后胃食管反流。如切开食管下括约肌，则需同时附加抗反流手术。

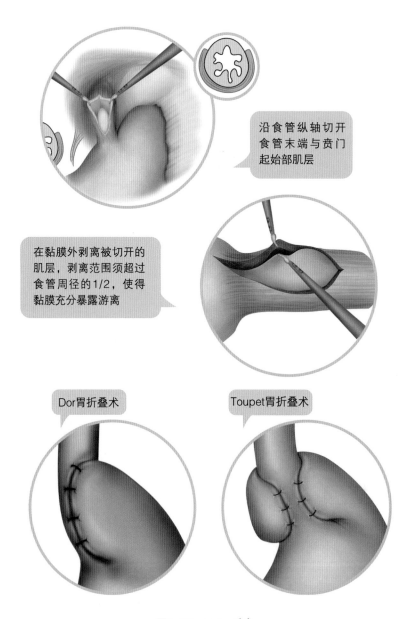

沿食管纵轴切开食管末端与贲门起始部肌层

在黏膜外剥离被切开的肌层，剥离范围须超过食管周径的1/2，使得黏膜充分暴露游离

Dor胃折叠术

Toupet胃折叠术

图8-35　Heller手术

食管腐蚀伤外科的解剖学基础

食管腐蚀伤是因吞服各种腐蚀剂所致的食管壁化学性灼伤，早期严重病例可导致食管穿孔、纵隔炎或败血症而死亡；晚期食管瘢痕狭窄可致患者不能经口进食而发生营养障碍，也给临床治疗带来很大困难。当前，食管腐蚀伤大多为误服腐蚀剂，而自服腐蚀剂自杀者少见。

■ 食管腐蚀伤的病理变化

无论是酸性还是碱性腐蚀剂，浓度较高时均可对食管壁造成严重损害。目前，一般将食管腐蚀伤后早期病理所见分为3度。①Ⅰ度：损伤局限于黏膜及黏膜下层，损伤部位充血、水肿和上皮脱落，未累及肌层，愈合后一般不会引起瘢痕狭窄。②Ⅱ度：黏膜出血、坏死、脱落，溃疡形成，损伤穿透黏膜下层并侵及肌层。Ⅱ度又可进一步分为Ⅱa和Ⅱb度，Ⅱa度表现为溃疡表浅、出血、糜烂，累及浅肌层；Ⅱb度则在Ⅱa度的基础上有深溃疡形成，累及深肌层。Ⅱ度愈合后大多会引起瘢痕狭窄。③Ⅲ度：累及管壁全层及周围组织，甚至发生穿孔。Ⅲ度又可进一步分为Ⅲa和Ⅲb度，Ⅲa度有广泛性溃疡，食管黏膜呈棕黑色，出现局限性坏死；Ⅲb度食管发生广泛性坏死。Ⅲ度损伤患者可因大出血、败血症、休克而死亡，幸存者可发生重度食管狭窄。

■ 食管腐蚀伤瘢痕狭窄的预防性治疗

预防性治疗食管腐蚀伤后瘢痕狭窄的方法主要有药物治疗、食管扩张疗法和食管腔内置管等方法。

1. 药物治疗　即应用抗胶原代谢的药物，主要有皮质激素、青霉胺、秋水仙碱、β-氨基丙腈等。目前临床上以皮质激素为主。有学者在动物实验中应用异烟肼预防狭窄，效果较皮质激素为佳，为该类患者提供了另一种药物选择。

2. 食管扩张疗法　即利用特制的扩张头或扩张器等对已形成瘢痕狭窄的食管进行扩张的传统治疗方法，主要适用于损伤早期并且病变范围较短或狭窄较轻者。扩张器的类型较多，最常用的有：①英制蜡丝扩张器，将丝线浸渍于蜡液中，然后编织而成；②橡胶、塑料、聚四氟乙烯、Teflon、硅胶等制成的扩张器，其两端细中部粗，两端各有一固定线环，中部直径3~12 mm，共分10个号；③各种金属扩张器，如Sippy扩张器和Eder-puestow扩张器；④各种气囊扩张器等。

食管扩张术有盲目扩张术、在内镜下直视扩张术和经胃造口循环式扩张术3种方式。临床上主要应用后2种。

经胃造口循环扩张术的操作方法如下：在腹部正中做一切口，长4~5 cm。于胃前壁做一荷包线后，切开胃壁，将预先放入胃内之胃管尾端缚一粗丝线，将其从口腔拉出（如放入胃管困难，可在食管镜直视下放入探条），将胃造口管插入胃内，丝线从胃造口管引出，完成胃造口术。行食管扩张时，将口端之丝线缚于橄榄形之金属探头，涂上液状石蜡或口服少许液状石蜡，另一端再缚上丝线，将探子从口腔经狭窄区拉入胃内，再由胃拉出。扩张后将口端及胃端的丝线妥为固定，待下次扩张时使用。一般从烧伤后第7~10天开始扩张，以后每周1次，6周后每月1次，须扩张6个月~1年。

3. 食管腔内置管术　1966年Fells等首先用猫进行了食管腔内置管预防腐蚀伤后瘢痕狭窄的实验研究，取得良好效果。此后在临床上国外有学者采用内腔直径1 cm、长30~35 cm的医用硅橡胶导管置入食管腔内，硅管末端固定一分叉的卷烟式胶皮引流管做一单向活瓣，以防止反流，治疗成人严重食管腐蚀伤4例，拔管后观察20个月均未再见狭窄形成。国内也有学者设计了带气囊腔内置管，实验结果及临床应用证实，其效果明显优于单纯腔内置管。

食管瘢痕狭窄的手术治疗

1. 手术时机与适应证　手术时机的选择，因组织修复及瘢痕形成的特点，伤后晚期食管有自愈再通的可能，所以除急诊抢救外，通常不建议早期行手术治疗，一般以伤后6个月为宜。有以下情况者均应手术治疗：①广泛性重度狭窄；②不规则形成袋状狭窄；③多段性狭窄；④扩张疗法失败，无纵隔炎的病例；⑤食管、胃大片急性坏死，急诊行全食管、全胃切除，待患者康复后再行食管重建术。

2. 瘢痕段食管的处理　手术时是否切除瘢痕段食管仍有不同意见。主张切除者认为长期留置瘢痕段食管有癌变可能，切除受伤段食管从理论上讲有益。但近年来大多数学者认为，瘢痕段食管癌变发生率并不高，如瘢痕段食管粘连严重，使切除困难并易损伤胸内其他器官时，可采用狭窄段食管旷置，行旁路手术。

3. 食管重建方法　主要有胃代食管重建术、结肠重建食管术、空肠重建食管术和颈阔肌皮瓣修复术等。

（1）胃代食管重建术主要适用于胃未受损的食管瘢痕狭窄者。其手术简单、方便，是临床上最常用和较理想的一种术式。目前胃代食管重建术有3种基本方法：①全胃食管重建术；②倒置胃管食管重建术；③顺置胃管重建术。

全胃代食管术：如瘢痕狭窄仅限于中上段食管，而胃的形态及功能正常，可经右胸切除食管，于颈部行食管胃吻合。瘢痕狭窄仅限于食管下段或可切除或不切除狭窄段食管，于胸内行食管胃吻合，手术方法与食管癌切除的胃食管吻合术大致相同。

顺行胃大弯代食管术：由胃底并行于大弯切离至近幽门部，做成胃管经胸前皮下或胸骨后上提至颈，行食管胃吻合术（图8-36）。此法主要有如下优点：①有足够长度，在儿童可获得20~25 cm长的胃管，在成人则可达30~40 cm；②所做成的胃大弯胃管有良好的血液循环；③保存了部分胃的贮存和消化功能，且符合生理性的顺蠕动，食物通过良好。缺点是：操作较烦琐，吻合口及胃的缝线易发生瘘，切割闭合器的应用可使操作更简单可靠。

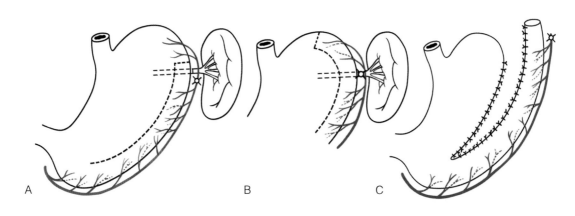

图8-36　顺行胃大弯代食管术
A.胃网膜左动脉结扎切断处；B.结扎切断动脉，切除脾，保留胃短动脉，延长胃大弯管的切除长度；C.缝合后形成管状

逆行胃大弯代食管术：此法是从幽门部沿胃大弯切开至胃底，制成一逆行的大弯侧胃管，上提至胸腔或颈部，以重建食管。手术方法类似顺行。本法优点也是胃大弯管在解剖和功能上均符合食管本身的条件，采用左胃网膜动脉作供血管，血液循环良好，且有足够的长度，也保存了胃的贮存、分泌和吸收功能，一部分大弯胃壁制成胃管替代了食管的功能（图8-37）。

（2）结肠代食管术：可采用左半、右半或横结肠移植（图8-38）。结肠代食管的优点为：①有足够的长度，可以移植至任何高度与颈段食管或下咽部吻合；②结肠系膜较长，血管弓发育比较恒定、完全，单独的结肠动脉可供给从升结肠到降结肠的全部血运；③结肠代谢率低，对血供的耐受力强；④结肠抗酸性强，不易致消化性溃疡；⑤原胃结肠吻合，保留了胃的正常消化功能。其缺点为：易致污染，手术吻合口较多。移植结肠部分或完全坏死是严重而危险的并发症。

（3）空肠代食管术（图8-39）：空肠受血管弓的影响，有的难以达到足够的长度，因此在食管腐蚀性狭窄病例中很少采用。有报道用带蒂空肠加空肠上端小血管与甲状腺下或上动脉及颈外浅静脉吻合，这样可增加移植空肠的长度及保证颈部及吻合部的血供。

（4）颈阔肌皮瓣修复：主要适用于瘢痕狭窄较长而严重的颈段食管或吻合口狭窄，尤其对已用胃或结肠等重建食管者。其手术简便，创伤小，成功率高。手术方法取左胸锁乳突肌前缘切口，延长为"U"形切口（图8-40）。于"U"形切口两外侧分别切取（3.5~4）cm×（7~10）cm的颈阔肌皮瓣，皮瓣的内侧及上、下端，均切至颈阔肌深面并游离4~5 cm，外侧只切至皮下，向皮瓣侧游离1.5 cm，两侧肌皮瓣内切缘对拢间断缝合于颈椎前，然后将其外切缘内翻卷曲形成管状，其上下端分别与口底和食管吻合（图8-41，42）于皮管内置一个1~1.5 cm直径的支架管，支架管上端缝一导尿管经鼻引出固定，再通过支架管插入胃管以备胃肠减压及早期鼻饲。也可用两侧颈阔肌皮瓣形成管状重建全周性颈段食管缺损。该方法的优点是取材方便，颈阔肌皮瓣肌质薄而宽阔、血供丰富、易与深层组织分离，手术创伤小、并发症少。

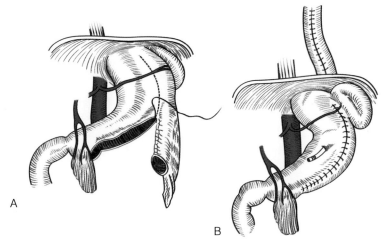

图8-37　逆行胃大弯代食管术
A.于近幽门处开始切取胃大弯；B.缝合完毕

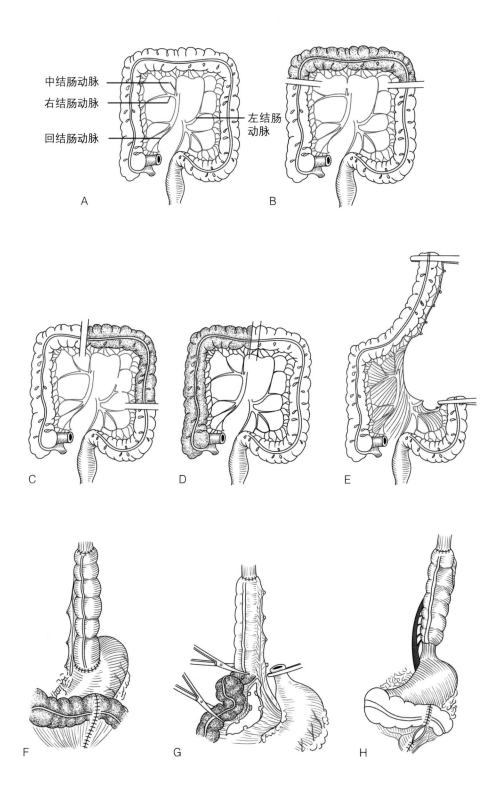

中结肠动脉

右结肠动脉

回结肠动脉

左结肠动脉

图8-38 结肠代食管术

A.结肠血管的分布；B.切断中结肠动脉而保留左结肠动脉，用横结肠做顺蠕动吻合；C.切断左结肠动脉，保留中结肠动脉，利用左半结肠做逆蠕动吻合；D.切断回结肠动脉，保留中结肠动脉，用右半结肠做顺蠕动吻合；E.移植的结肠管从胃的后方小网膜切口经食管床上提；F.移植段结肠的近侧切端与结肠远侧切端做对端吻合；G.结肠与食管做端端吻合，结肠的另一切端与胃或食管下方残端做端端吻合；H.间断缝合肠系膜切口，分别缝合腹部、胸部和颈部切口

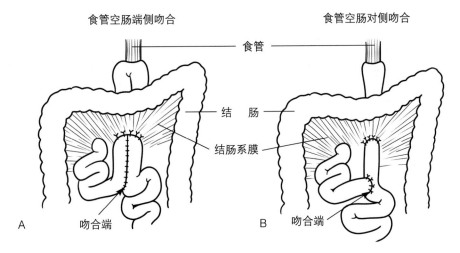

食管空肠端侧吻合 食管空肠对侧吻合

食管

结 肠

结肠系膜

A 吻合端

B 吻合端

图8-39　空肠代食管术

A.空肠-空肠侧侧吻合；B.空肠-空肠端侧吻合

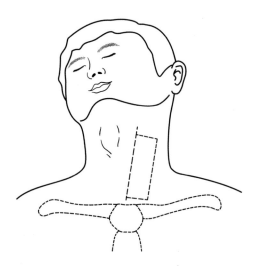

图8-40　颈阔肌皮瓣切口

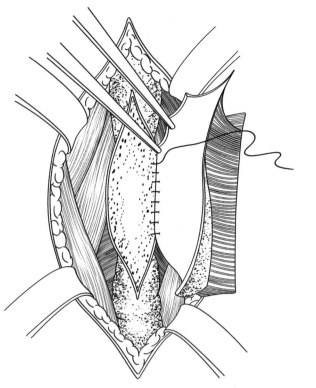

图8-41 皮瓣前缘缝合于狭窄部切缘

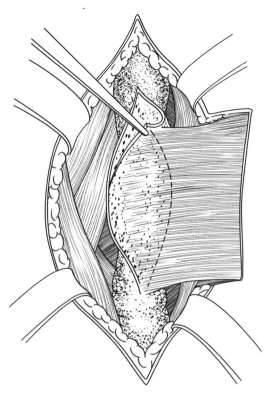

图8-42 皮瓣后缘翻向前并缝合

食管癌与胃食管交界癌手术的解剖学基础

根据目前国家癌症中心最新的统计数据，我国食管癌的发病率位居所有肿瘤中的第5位，而死亡率位居第4位。我国食管恶性肿瘤仍以鳞状细胞癌为主，多位于胸段及颈段。食管癌TNM分期（第7版），将胃食管解剖交界线上、下5 cm范围定义为胃食管结合部，发生于该部位的恶性肿瘤则称为胃食管结合部癌，其中腺癌占大多数。

手术适应证为：经过术前评估心肺等全身其他器官功能可耐受手术，并且检查提示病变未侵犯重要脏器（$T_{0\sim4a}$）、无较多淋巴结转移（$N_{0\sim2}$）及无其他器官转移者（M_0），可考虑行根治性手术治疗。

食管起自颈部，经过胸腔到达腹腔，走行延绵，毗邻器官繁多，根据食管肿瘤所处位置，手术径路不尽相同。并且由于食管解剖的特点，由食管床血管滋养，一旦游离则丧失血供，因此切除范围应从横断部位开始，远端做全部切除，因此肿瘤所处位置直接决定了手术径路的选择。

1. 右侧开胸、正中开腹、颈部切开吻合 经右侧开胸食管癌切除、开腹游离制作管状胃提至颈部做胃食管吻合重建的手术俗称"三切口"手术，主要适用于肿瘤位置较高、肿瘤外侵及淋巴结转移灶更靠近右侧纵隔及胸腔的患者（图8-43）。

患者取90° 左侧卧位，根据肿瘤位置高低，一般选取第4、第5或第6肋间，在后纵隔位置游离胸段食管及肿瘤，充分分离食管及肿块与气管、大血管和心包的间隙，若存在侵犯周围气管且无法切除的情况，则需要旷置部分肿瘤或终止手术。游离过程中及完成后，需要进行纵隔淋巴

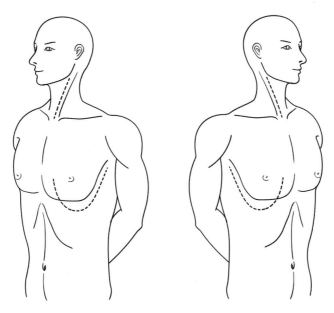

图8-43　手术入路

结的系统清扫。处理完胸段食管及肿块后将患者变换为平卧位，在胸锁乳突肌前缘切开并游离颈部食管，在靠近胸廓入口的位置离断食管，充分松解其远端并将其塞入胸腔备用，然后进行彻底的颈部淋巴结清扫。最后处理腹部，一般可正中开腹，游离胃，离断胃左动脉、胃短动脉和胃网膜左、右动脉，保留胃右动脉及胃大弯侧网膜血管弓，同时注意清扫腹腔相关淋巴结，再根据患者胸腔长度制作足够长的管状胃，然后通过剑突下、胸骨后路径将管状胃送至颈部并做吻合。

2．右侧开胸、正中开腹胸部吻合（Ivor-Lewis手术）　患者取平卧位，正中开腹，充分游离胃，离断胃左动脉、胃短动脉和胃网膜左、右动脉，保留胃右动脉及胃大弯侧网膜血管弓，同时注意清扫腹腔相关淋巴结，然后根据所需吻合的高度制作一定长度的管状胃，在管状胃近端留置长线备用，后彻底检查出血可关腹。然后变换体位为90°左侧卧位，根据肿瘤所处位置一般取第4、第5或第6肋间进入胸腔，打开纵隔胸膜，

自下而上充分游离食管及肿块，在肿块上缘5 cm处离断，游离过程中注意行彻底地纵隔淋巴结清扫。后在膈肌裂孔处完全游离并将腹腔内的管状胃拉入胸腔，与近端食管做吻合，并在食管床及膈肌裂孔附近进行固定，视情况明确是否应缩窄或扩大膈肌裂孔，检查并彻底止血后可关胸。

3．左侧开胸经膈肌胸部吻合（Sweet手术）　患者取90°右侧卧位，根据肿瘤所在位置从第5、第6或第7肋间开胸，在主动脉的右后方充分游离食管及肿块，上方游离至肿块上缘5 cm左右并离断，同时注意清扫纵隔淋巴结。然后打开膈肌，离断胃左动脉、胃短动脉、胃网膜左动脉和胃右动脉，保留胃网膜右动脉及胃大弯侧网膜血管弓，同时注意清扫腹腔相关淋巴结，然后根据所需吻合的高度制作一定长度的管状胃，与食管近端吻合，在食管床及膈肌裂口固定胃与胸腔，后彻底检查腹腔，无明显异常可关闭膈肌。注意膈肌裂孔空间足够，以防止食物通过不畅的现象发生。

腔镜下食管癌与胃食管交界癌手术的解剖学基础

随着微创技术的不断进步，越来越多的胸外科医师开始尝试进行微创的食管癌相关手术，经过近20年的探索和革新，已经积累了较多的经验。与已经介绍的食管癌开放手术不同的是，胸部均为右侧入路，根据吻合口位置分为胸腹腔镜食管癌切除并颈部吻合术（微创三切口手术）和胸腹腔镜食管癌切除并胸部吻合术（微创Ivor-Lewis手术）。胸腹腔镜较传统开放手术的视野放大、操作更加精细、淋巴结清扫更加彻底。

手术指征除与传统食管手术的术前检查评估可耐受并且可根治性切除的条件相同外，还需具备胸腹腔无明显粘连、无过度肥胖者这些条件。

胸部：因为主动脉的走行，经胸腔右侧较左侧可以更好地暴露整个胸段的食管。患者取左侧卧位，右侧腋前线、腋后线取4个微创切口，根据肿瘤位置的高低，切口所在肋间可上下灵活选择。使用器械从肺门的后方打开纵隔胸膜，游离食管床，游离并切断奇静脉弓，可使用套带将游离的部分食管提起，游离颈胸、胸腹交界处，同时清扫胸腔淋巴结。重点及难点即是双侧喉返神经（图8-44，45）和淋巴结的清扫。喉返神经旁淋巴结上界从锁骨下动脉头端延伸至胸骨上切迹，下界在喉返神经的尾端反折向上的曲面。内界为胸上段食管旁淋巴结，前、侧界分别为左右颈总动脉、左右锁骨下动脉及左右肺，后界为椎前筋膜。术中可以通过无损伤抓钳抓持喉返神经周围组织，起到牵拉作用，暴露气管间隙。另有学者提出通过在肩胛骨后缘与脊柱之间第5肋间用进行钩针穿刺，再用线将中段食管向上提拉，暴露气管左侧壁与食管气管旁沟左侧缘，这样左侧

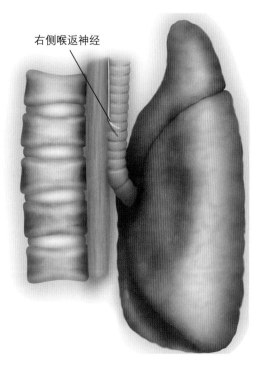

图8-44　右喉返神经

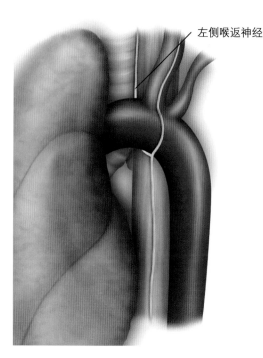

图8-45　左喉返神经

喉返神经在食管系膜的牵拉下随食管上提，随后松解神经与食管间结缔组织，喉返神经则会顺势下坠，减少对神经的牵拉操作，尽可能地避免神经损伤。

腹部：患者取仰卧大字位，做腹腔镜微创切口，呈弧形依次排开。气腹完成后，能量器械打开大网膜并游离胃大弯侧，注意保护网膜血管弓，离断胃短动脉，结扎胃左动脉、胃右动脉，保留胃网膜右动脉，游离食管裂孔周围组织后，将胸腔游离好的食管由裂孔拉入腹腔。然后在胸腹交界处沿前正中心做一小切口，将胃及食管拉出体外进行管状胃的制作。淋巴结清扫可以参考日本学者对胃癌淋巴结分组分站系统的划分，相当于近端胃切除对应的D2淋巴结清扫，即依次清扫贲门右、贲门左、胃小弯、胃短血管、胃网膜左血管、胃左动脉、肝总动脉前、腹腔干、脾门、脾动脉、膈下、膈肌食管裂孔的淋巴结。

颈部：除游离食管离断及吻合外，重点清扫颈浅、颈气管前、颈气管旁和食管旁、颈深（颈内静脉和颈总动脉周围）的淋巴结，注意清扫范围应与胸部呈延续性。对于腹腔和颈部淋巴结清扫，由于这几处淋巴结缺乏炭末沉积的颜色指示作用，应严格依据解剖界限进行清扫，较胸部淋巴结清扫难度更高。

吻合：腔镜下胸部的吻合均为器械吻合，而在颈部吻合中术野相对开放，可选择手工或器械吻合。

（蔡开灿　王昊飞）

主要参考文献

1. 刘正津, 姜宗来, 殷玉琴. 胸心外科临床解剖学. 济南:山东科学技术出版社, 2000.

2. 刘正津, 陈尔瑜. 临床解剖学丛书:胸部和脊柱分册. 北京:人民卫生出版社, 1989.

3. 中国解剖学会体质调查委员会编. 中国人解剖学数值. 北京:人民卫生出版社, 2002.

4. 陈洪来, 李重辉, 刘明秀, 等. 成人活体食管长度的测量研究. 中华医学杂志, 1992, 72:244.

5. 高亚利, 刘应开, 高鹏飞, 等. 新生儿食管的应用解剖. 陕西医学杂志, 1994, 23:117.

6. 李力燕, 郭建辉, 王廷华, 等. 神经激肽A在大鼠食管发育中的表达变化. 四川大学学报(医学版), 2004, 35(5):619-622.

7. 李缨子, 陈永卫, 曾晓蓓, 等. 先天性食管闭锁并食管气管瘘的早期胚胎研究. 中华小儿外科杂志, 2007, 28:78-81.

8. Spilde TL, Bhatia AM, Marosky JK, et al. Bibroblast growth factor signaling in the developing tracheoesophageal fistula. J Pediatr Surg, 2003, 38: 474-477.

9. 顾恺时. 顾恺时胸心外科手术学. 上海:上海科学技术出版社, 2003.

10. 跃光, 范士志, 王如文, 等. 食管及胃腐蚀伤的外科治疗. 中华胸心血管外科杂志, 1993, 2:105.

11. 吴爱群, 王立东, 党瑞山, 等. 食管血管的分布特点及其临床意义. 郑州大学学报(医学版), 2007, 42:450-455.

12. 蒋跃光. 食管疾病. 重庆: 重庆出版社, 1988: 49-65.

13. 吴爱群, 王立东, 刘镇, 等. 食管的迷走神经分布特征及其在食管癌外科治疗中的意义. 中国临床解剖学杂志, 2007, 40: 290-295.

14. Tanabe G, Baba M, Kuroshima K, et al. Clinical evaluation of esophageal lymph flow system based on the RI uptake of removed regional lymph nodes following lymphoscintigraphy. Jpn Surg Soc, 1986, 87(3): 315-323.

15. 相加庆, 张亚伟. 胸段食管癌100例淋巴结转移的规律性. 中国癌症杂志, 2001, 11(5):423-424.

16. 王其彰. 胃食管反流病. 天津: 天津科学技术出版社, 1994.

17. 王练英, 李正. 正常胎儿、新生儿及婴儿食管下端肌层解剖学观察. 中华小儿科杂志, 1990, 11:129.

18. 王练英, 李正. 正常胎儿、新生儿及婴儿食管及食管裂孔的测量观察. 解剖学杂志, 1994, 17:122.

19. Bremner CG: Benign strictures of the esophagus. Current problems in Surgery, 1982, 19:406.

20. 王如文, 蒋跃光, 范士志. 颈阔肌皮瓣在颈段食管外科中的应用. 中华胸心外科杂志, 1995,11:1.

21. Lauschke H, Tolba R, Hirner A.History of surgical esophageal replacement. Chirurg, 2001, 72(8):973-977.

22. 李安富, 侯书健, 刘晓峰, 等. 应用显微外科技术重建食管远期疗效评价. 中华显微外科杂志, 2009, 32(1):84-85.

23. 程邦昌, 昌盛, 黄杰, 等. 结肠代食管术中结肠血管结构的研究. 中华医学杂志, 2006, 86(21):1453-1456.

24. 钟金龙, 钮海弟. 食管贲门癌术后近期并发症的诊治体会. 中华实用医学, 2004, 6(13):14.

25. 吴彬, 徐志飞, 赵学维, 等. 高龄食管癌贲门癌患者术后主要并发症的原因分析. 第二军医大学学报, 2003, 24(1):113-115.

26. Junemann MR, Awan MY, Khan ZM, et al. Anastomotic leakage post-esophagogastrectomy for esophageal carcinoma: retrospective analysis of predictive factors, management and influence on long term survival in a high volume center. Eur J of Cardiothoracic Surgery, 2005, 27(1):3-7.

27. Lapii GA, Chikinev YV, Sudovykh IE, et al. Structural modifications of colonic transplant in plastic repair of the esophagus. Bull Exp Biol Med, 2008, 146 (4):480-484.

28. Kinugasa S, Tachibana M, Yoshmura H, et al. Esophageal resection in elderly esophageal carcinoma patient improvement in post-operative complications. Ann Thorac Surg, 2001, 71(2):414-418.

29. Marzaro M, Vigolo S, Oselladore B, et al. In vitro and in vivo proposal of an artificial esophagus.Biomed Mater Res A, 2006, 77(4):795-801.

30. Parshin VD, Ruchkin DV, Bazarov DV, et al. The dissociation of artificial esophagus' fistula with trachea after esophagus extirpation for squamous cell carcinoma. Khirurgiia, 2008, (10):68-69.

31. Watanabe M, Sekine K, Hori Y, et al. Artificial esophagus with peristaltic movement. ASAIO J, 2005, 51(2):158-161.

32. 张兰军, 智发朝, 戎铁华, 等. 生物型人工食管的实验研究. 中华胃肠外科杂志, 2001, 4(3):157-160.

33. 鲍春荣, 丁芳宝. 组织工程食管的研究进展. 第二军医大学学报, 2005, 26(3):331-333.

34. 杨林珠. 人工食管的研究进展. 中国胸心血管外科临床杂志, 2006, 13(3):188-191.

35. 邹胜鲁, 周海滨, 李涛, 等. 带血管蒂膈肌瓣成形术治疗贲门失弛缓症48例疗效观察. 山东医药, 2007, 47(26):32.

36. D'Journo XB, Doddoli C, Avaro JP, et al. Long-term observation and functional state of the esophagus after primary repair of spontaneous esophageal rupture. Ann Thorac Surg, 2006, 81(5):1858-1862.

37. 邰智慧, 吴春涛, 邰军妹, 等. 自发性食管破裂修补术中修补材料的选择. 山东医药, 2008, 48(17):107-108.

38. Loukas M,Jr Louis R G,Wartmann C T, et al. Superior phrenic artery: an anatomic study. Surg Radiol Anat, 2007, 29(1):97-102.

39. Steinau G, Hohl C, Prescher A, et al. Experimental investigation of the elasticity of the human diaphragm. BMC Surg, 2010, 10:5.

40. 邓荟, 王武军, 王兴海, 等. 膈肌代食管可行性的动物解剖学研究. 中国临床解剖学杂志, 2011, 29(3):311-315.

41. 郭少鸣, 王武军, 李鉴轶, 等. 带蒂膈肌瓣重建食管的临床解剖学可行性研究. 中国临床解剖学杂志, 2011, 29(3):256-259.

42. 林一丹, 刘伦旭. 90° 侧卧——头侧平行入路在机器人食管癌切除术中的应用.中国胸心血管外科临床杂志, 2017, 24(7): 493-494.

43. 陈椿. 微创食管癌切除术——福建医科大学之经验. 临床外科杂志, 2016, 24(7):560-561.

44. 胡祥. 2014年第4版日本《胃癌治疗指南》更新要旨. 中国实用外科杂志, 2015, 35(1): 16-19.

45. Zhang D, Zheng Y, Wang Z, et al. Comparison of the 7th and proposed 8th editions of the AJCC/UICC TNM staging system for esophageal squamous cell carcinoma underwent radical surgery.Eur J Surg Oncol, 2017,(06): 1949-1955.

9

胸　腺

胸腺（thymus）是淋巴系统的中心器官，其大小、形状、位置和结构都随年龄而发生变化。

青春期为胸腺的最大时期，以后则逐渐退化，成年后萎缩，被脂肪组织替代，称为胸腺遗迹。

胸腺的位置、形态与年龄变化

■ 胸腺的位置

胸腺呈上尖下宽的锥体形或窄长形，前面稍凸，后面微凹，前后稍扁，在青春期，胸腺表面呈结节状。胸腺由不对称的左叶和右叶组成，有的可多至5叶，叶间有结缔组织相连或有部分融合。在儿童，胸腺多呈长扁条形和锥体形，中老年人的胸腺多为窄长条形。

胸腺主要位于上纵隔的最前部，在胸骨柄与大血管（升主动脉、左头臂静脉）之间，上可达颈根部，下至前纵隔（图9-1）。因此，胸腺肿大可压迫气管、大血管甚至食管而产生呼吸困难、发绀或吞咽困难等，并使胸骨柄左缘浊音界增大。有的胸腺的1个叶或2个叶位于头臂静脉之后，常导致手术困难。在婴儿时期，胸腺两叶上端可能伸达颈部，甚至超过甲状腺平面，下端可与心包前面接触，低至第4肋软骨平面。胸腺前面与胸骨之间或多或少地隔以两侧的胸膜囊，但中间部分的前面紧贴胸骨，因此切除胸腺的各种手术入路中，以劈开胸骨入路最好，暴露较为充分；胸腺后面上部与左头臂静脉的前面相邻；下部与升主动脉的前面相邻，左叶大者可与肺动脉

前面接触；胸腺两侧多超过胸骨线，儿童中超过胸骨旁线的也较多，被胸膜囊甚至肺前缘掩盖，因而移除胸腺时，必须拉开胸膜才能充分暴露胸腺。胸腺有时紧贴胸膜，手术中必须小心分离，以免损伤胸膜和膈神经。至成年时期，萎缩的胸腺呈黄色，仅限于胸骨柄后方，常有一束结缔组织与甲状腺相连，称为甲状腺胸腺韧带。

■ 胸腺的形态与年龄变化

胸腺的发育是在胚胎约9 mm时，由第3咽囊向尾侧伸出一对管状突起开始的。在胚胎约15 mm时，突起的近侧端形成甲状旁腺，远侧端形成胸腺；胚胎约22 mm时，甲状旁腺与胸腺分开。胚胎第8周时，出现胸腺细胞，随后分化为皮质和髓质。胸腺小体（Hassall小体）来自咽囊内胚层所形成的细胞团。胸腺与甲状旁腺分离时，遗留一团胸腺组织在下面一对甲状旁腺的附近，成为第3颈副胸腺。第4颈副胸腺则来自第4咽囊，紧邻上面一对甲状旁腺。第4颈副胸腺极其少见。胸腺可部分或全部阙如，异位胸腺可位于颈部，也可位于肺根或肺内。

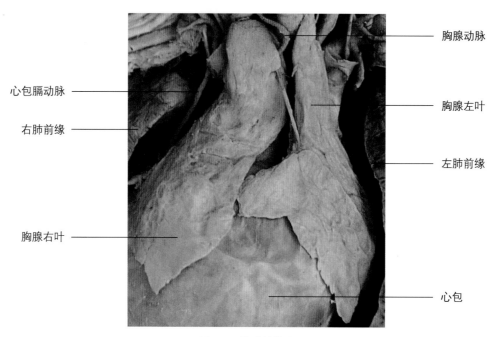

心包膈动脉

右肺前缘

胸腺右叶

胸腺动脉

胸腺左叶

左肺前缘

心包

图9-1　胸腺的位置

新生儿胸腺为灰红色，质柔软，重10~15 g，是人一生相对重量最大的时期。出生后2年内，胸腺迅速增长，至5~6岁后，虽然胸腺仍在增长，但其皮质淋巴细胞相对减少。青春期时，胸腺重30~40 g，是人一生中胸腺绝对重量最大的时期。青春期后，淋巴细胞和上皮细胞大量退化，胸腺被纤维脂肪组织代替，胸腺小体数目增加，胸腺的大小和重量则逐渐减少，但其功能可持续至成年。中年以后，胸腺为浅黄色，到老年，胸腺仅重10 g左右，且其实质多被脂肪组织代替。

■ 胸腺的血管供应

胸腺的血液供应来自胸廓内动脉或其分支心包膈动脉所发出的若干小支。甲状腺下动脉、头臂干与肋间动脉等也分出小支至胸腺（图9-2）。其中，以胸廓内动脉发出的胸腺动脉最为恒定，据对6~9个月胎儿的观察结果，两侧胸廓内动脉恒定地发出胸腺动脉，平均每侧1.8支，外径为0.6 mm。来自胸廓内动脉的胸腺动脉起点

多在第2肋平面以上，起始后，从胸腺的后外侧和前外侧上部穿胸腺包膜进入胸腺实质。其他几个来源的胸腺动脉不恒定，约占20%，动脉较细小，为胸腺血供的次要来源。胸腺的静脉多不与动脉伴行，其回流形式可归纳为3种类型：①胸腺上部有1~4支小静脉汇入甲状腺下静脉或静脉丛；②胸腺后面有1~4支静脉均注入左、右头臂静脉根部，多数注入左头臂静脉，胸腺后部的静脉比较粗大，是胸腺静脉血液主要回流的途径；③少数胸腺静脉分别注入上腔静脉、胸廓内静脉和心包膈静脉。

一般来说，在胎龄24周以上时胸腺已发育成熟，胸腺的大静脉管壁亦较厚，适于吻合，而且此期胎儿胸腺的抗原性仍然很弱，所以，胎儿胸腺移植最好选用7~8个月胎龄的胸腺作为供体。供区可用胸廓内血管，并使胸腺间全部疏松组织保留于血管蒂上，勿作分离，以免破坏血供。胸腺细胞对缺血十分敏感，缺血5 h，其小叶结构即趋向紊乱，缺血12 h以上组织将坏死。

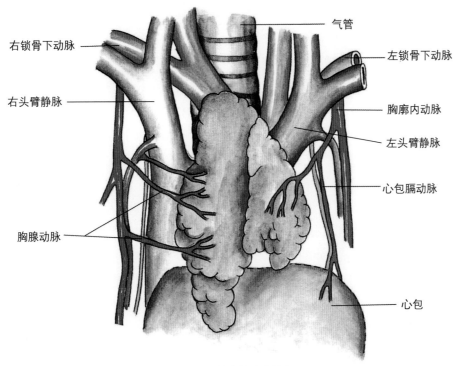

右锁骨下动脉

右头臂静脉

胸腺动脉

气管

左锁骨下动脉

胸廓内动脉

左头臂静脉

心包膈动脉

心包

图9-2　胸腺的动脉供应

胸腺的淋巴输出管丰富，与血管伴行，汇入前纵隔及后纵隔内淋巴结，有的汇入锁骨下淋巴干、颈淋巴干、胸导管或支气管纵隔干，有的淋巴管直接汇入静脉而不通入淋巴结。胸腺的神经支配来自迷走神经、交感神经干及颈部脊神经。

胸腺的组织结构与功能

胸腺表面有菲薄的结缔组织包膜囊，由包囊发出小梁伸向胸腺实质内，把胸腺分隔成许多不完整的小叶，小叶直径为0.5~2.0 mm。每个小叶的表面为皮质，中心为髓质，各小叶的髓质相互连接，形成髓质轴。胸腺实质以网状上皮细胞作为支架，填以大量淋巴细胞。

胸腺的网状上皮细胞在胸腺退化时成为吞噬细胞，吞噬衰老或死亡的淋巴细胞。胸腺的淋巴细胞多数为小淋巴细胞，有少量中型或大型淋巴细胞，总称为胸腺细胞，占胸腺重量的90%。在各小叶的皮质中，网状上皮细胞较少，淋巴细胞密集，而在髓质中则相反。此外，髓质中还含有由退化上皮细胞团集合而成的胸腺小体（Hassall小体），呈圆形或椭圆形，直径30~100 μm。胸腺小体的数目和大小随个体、年龄而异，它在胚胎时就已出现，出生后不断形成，胸腺退化时急剧增加。

胸腺属于中枢免疫器官，有控制机体免疫反应的功能。胸腺的网状上皮细胞能产生胸腺素（thymosin），胸腺素可使原始淋巴细胞转化为具有免疫功能的T细胞。胸腺素进入血液循环，促使各处T细胞成熟，并使之提高免疫能力。胚胎及幼年时期，胸腺能产生T细胞，成年后胸腺虽然退化，但仍分泌胸腺素，当T细胞因某种原因极度减少时，仍能使进入胸腺的原始淋巴细胞转化为T细胞。

胸腺功能复杂，正常胸腺内存在着与神经内分泌有关的神经活性物质，可能起免疫调控作用。胸腺受肾上腺素能和胆碱能神经支配，可能与抑制和增强免疫功能有关。胸腺本身也分泌肽类激素，除了对胸腺内以旁分泌方式的作用外，对胸腺外的T细胞分化，以及对下丘脑等均有作用，因此胸腺是免疫-神经-内分泌网络中的一个重要器官。近年已有报道，胎儿胸腺移植对肿瘤有治疗作用，认为肿瘤患者免疫功能明显低下，与其继发胸腺萎缩有关。胸腺移植后可产生胸腺素及胸腺肽因子，使从骨髓中产生的不具有免疫活性的T细胞，进入自身的和移植的胸腺后，分

化为具有免疫活性的T细胞，并促使与其有关的其他免疫器官加强合成释放免疫物质。胸腺还可调节钙的代谢。摘除幼小动物的胸腺，可导致动物骨钙减少，骨骼变软，生长停滞，体重减轻。胸腺和其他内分泌腺之间的关系也十分密切。摘除性腺或肾上腺，可延缓胸腺退化；注入促性腺激素、肾上腺皮质激素后，可引起胸腺萎缩；摘除甲状腺，可使胸腺提前退化。反过来，胸腺也可以影响其他内分泌腺的生长和发育，并影响神经对内分泌的调节功能。如胸腺参与发起青春期，但经反馈机制又可导致胸腺退化，切除小鼠胸腺可影响其性腺发育和生殖功能等。此外，胸腺易对紧张状态产生反应，如饥饿、中毒、急性感染、严重创伤及X线照射等，都可使胸腺缩小。

（张露青）

胸腺手术的解剖学基础

■ 胸腺瘤和胸腺囊肿

胸腺瘤和囊肿可发生于任何一叶胸腺组织内，大多数位于前纵隔，异位胸腺瘤较少见，可发生于一叶，向前突出，也可向两侧胸腔突出。部分胸腺瘤患者可并发重症肌无力，国内外文献报道，胸腺瘤患者约15%伴有重症肌无力，重症肌无力则有50%伴有胸腺瘤或胸腺增生或胸腺组织内可见生发中心。胸腺瘤的分期与病理组织学分型，按Bengh病理学分为3期。Ⅰ期：肿瘤包膜完整。Ⅱ期：肿瘤侵入邻近的纵隔脂肪或组织内，包括邻近的胸膜或心包。Ⅲ期：肿瘤侵犯周围器官或胸内转移。按病理组织学类型分为淋巴细胞型胸腺瘤、上皮细胞型胸腺瘤、混合型胸腺瘤和梭状细胞型胸腺瘤。以淋巴细胞型和梭状细胞型远期效果好。但是分型有时非常困难，胸腺瘤的良、恶性主要依赖手术中手术所见，包膜完

整的为良性，而包膜不完整，侵犯心包、胸膜、上腔静脉或邻近脏器，或者有胸腔转移、胸内转移和心包转移，则为恶性，病理学诊断只是一个重要参考依据，这是与其他部位肿瘤良恶性鉴别诊断中所不同的。

胸腺瘤的诊断，主要依据胸部X线检查和CT检查。胸腺瘤的治疗应以手术摘除为主（图9-3），术后无论是浸润性或非浸润性胸腺瘤，均可根据情况进行局部放疗以防止肿瘤复发。手术切口可采用胸骨劈开，或部分胸骨劈开至第3、第4肋处横断胸骨，手术中应注意避免损伤头臂静脉。浸润性胸腺瘤，常易侵及胸膜或纵隔内的大血管，如头臂干、左侧头臂静脉等，术中操作应仔细分离，防止大出血。如胸腺瘤仅侵及部分上腔静脉或头臂静脉，可将肿瘤和受侵的部分上腔静脉或头臂静脉同时切除，然后直接修补血管或用人工血管移植（图9-4，5）。

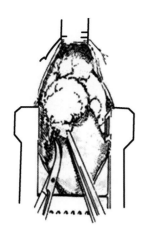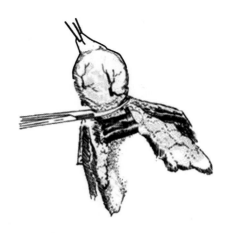

图9-3　胸腺瘤摘除术

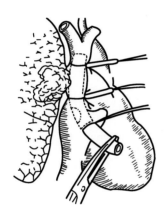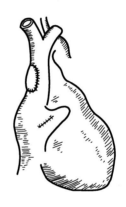

图9-4　上腔静脉修补

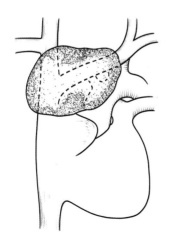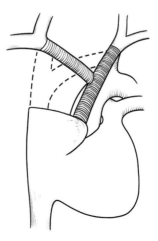

图9-5　上腔静脉和头臂静脉人工血管移植

胸腺囊肿一般认为是来自第3鳃囊的残体或由Hassall小体退化而来，分先天性和后天性2种。真正的胸腺囊肿少见。一般胸腺囊肿属于良性，但也有恶化倾向，胸腺囊肿诊断明确后应尽早手术。手术方式与胸腺瘤切除一致。

重症肌无力

重症肌无力（myasthenia gravis，MG）是一种累及神经肌肉接头突触后膜乙酰胆碱受体的自身免疫性疾病。临床上较为少见，其发生率为（1~4）/10万。各种年龄均可能罹患本病。主要临床特征是横纹肌主要是骨骼肌易疲劳或无力，随病程进展，受损的肌肉可产生永久性无力。目前胸腺与MG之间的关系已有深入了解，胸腺切除已成为治疗MG的重要手段，手术适应证也逐渐扩大。

胸腺切除的适应证

随着对胸腺与MG之间关系的认识，手术经验的积累，围手术期处理的改进，以及手术后随着时间的推移，病情缓解逐年增加，其手术适应证逐渐扩大：①所有不伴胸腺瘤的MG患者，采用抗胆碱酯酶药物治疗效果不佳或剂量不断增大者；②反复发生肺部感染导致一次以上肌无力危象或胆碱能神经中毒危象者；③育龄期妇女要求妊娠者；④所有胸腺瘤患者，不论MG严重程度如何均应早期手术。目前手术适应证已呈扩大趋势，但以下情况不宜手术治疗：①患者全身情况差，不能够耐受手术；②已明确无胸腺瘤的单纯眼型病例；③年龄超过60岁，对药物治疗反应良好，至少在一年内不手术；④伴有严重眼球麻痹及呼吸功能不全危象的MG患者，应采用皮质激素、免疫抑制剂或血浆交换等治疗，危象消除后才可手术。总之，目前对全身型的MG患者都主张及早手术，均应考虑胸腺摘除。

手术途径和范围

胸腺切除切口主要有经颈入路和经胸入路2种。前者手术相对简单、损伤小，能保持胸廓的完整性，术后恢复平稳，并发症和死亡率也很低。一般适合不伴胸腺瘤的MG病例。但目前大多数人主张后者，认为这种切口显露好，能在直视下切除全部胸腺组织及纵隔内脂肪组织即胸腺扩大切除术（图9-6），是目前MG患者胸腺切除首选的切口。

由于胸腔镜在临床的广泛应用，胸腔镜下胸腺切除术的手术技术的成熟，该胸腔镜下手术同样可以取得与开胸手术完全一样的近期疗效，以及胸腔镜下手术的微创性，因而胸腔镜下胸腺切除术与传统手术方式相比具有独特的优越性，目前已经成为重症肌无力的重要外科治疗方法之一。

胚胎胸腺移植

国外有报道，将8~13周的胚胎胸腺碎片移植6例有免疫缺陷者，结果表明患者外周血中T淋巴

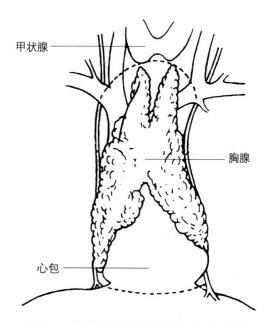

甲状腺

胸腺

心包

图9-6　胸腺扩大切除术（虚线示切除范围）

细胞增长率为30%，血中胸腺素的活性增强，并达到了正常范围。由此证明，移植的胸腺组织不但存活，而且具有功能的重建。随后有学者采用胚胎胸腺移植治疗恶性肿瘤，不仅可使患者癌肿变小，症状缓解，生存期延长，而且生活质量有很大提高。胸腺移植包括胸腺组织移植、细胞移植和带血管全胸腺移植。由于伦理学的原因，目前尚存在争议。

胚胎胸腺组织移植

1. 适应证　胚胎胸腺组织移植，主要适用于：①能切除的晚期肝癌；②不能切除的肝癌以外的恶性肿瘤；③放疗和化疗中的恶性肿瘤；④依赖性糖尿病、支气管哮喘、多发性神经根炎、多发性大动脉炎和脱髓鞘脊髓病等。

2. 移植的方法

（1）供体胚胎胸腺的获取：妊娠5~8个月的引产死胎娩出后，置于4℃冰桶内，运送手术室，将胎儿取出，严格消毒，沿胸骨切开，切开纵隔胸膜，显露胸腺，剪断其周围细小血管的附着组织，完整切除胸腺，立即置于4℃生理盐水中漂洗，用Collings液保存。

（2）受体准备：胚胎胸腺组织可经开腹移植于大网膜上，也可埋藏于腹直肌或股四头肌中。移植于大网膜上时，应选择血管丰富区，剪开浅层并行分离使其呈一束袋，将胸腺剪去外膜，剪成0.5 cm×0.5 cm×0.1 cm的薄片。移植区可安排3处，每一束袋植入胸腺薄片50块左右，然后将大网膜小心关回腹腔铺平，防止卷折，以免妨碍毛细血管的伸入。

胚胎胸腺细胞移植

1. 适应证　当患者全身情况极度衰竭，不能耐受手术和麻醉的恶性肿瘤患者，适用于胚胎细胞移植，特别是对肝癌晚期伴黄疸、腹水或远处转移者，是胚胎胸腺细胞移植的最佳适应证。

2. 移植的方法

（1）胚胎细胞悬液的制备：获取供体胸腺后，去除胸腺外膜剪成0.5 cm×0.5 cm×0.5 cm的碎片，放置于XB-Ⅱ型细胞悬液制备仪的容器中，加入少量生理盐水和冰屑混合，自动碾磨。用4℃生理盐水稀释成200 mL。制备的细胞悬液集中于盛有1~4℃ 50 mL的ACD溶液的盐水瓶中，用80~100目筛网过滤备用。

（2）细胞移植：注射前为了防止急性排斥反应，可在5%葡萄糖液100 mL内加入氢化可的松250 mg快速静脉输注，接着输细胞悬液并加入地塞米松10 mg，按每分钟50~60滴的速度输入，90 min左右输注完毕。

带血管的全胸腺移植

带血管的全胸腺移植是胸腺移植的一种最理想方法，疗效可靠，但是由于供血的动脉和静脉较细，手术技术要求高，常需要显微外科技术，有一定难度。

1. 适应证　带血管的全胸腺移植适用于所有恶性肿瘤和细胞免疫功能缺陷的患者，只要能耐受手术和麻醉，都可施行这一移植手术。

2. 供体胸腺切取　死胎仰卧于平底盘上，周围放冰块，以减少热缺血时间。消毒铺巾，正中劈开胸骨，剪去两侧内2/3的锁骨，轻轻分离胸廓内动脉及其胸腺分支，游离、切断、结扎其肋间分支，分别游离、切断结扎两侧的锁骨下动脉及静脉、椎动脉及静脉和颈总动脉及静脉，然后切开心包寻找主动脉的起始部，于主动脉右侧小心地分出上腔静脉，安钳后在两把钳之间切断，近心端缝扎，远心端暂时结扎，结扎线不剪断，留作标记。分离出主动脉根部，置钳切断，远心端结扎留标记线。最后显露降主动脉，在主动脉弓以远端游离，安钳、切断、结扎近心端，留线做标记，沿左迷走神经的喉返神经支找到动脉导管，切断结扎之，再将胸腺向左侧翻转，显露上腔静脉后方的奇静脉弓，切断、结扎之。至此，整个胸腺及其后方附着的大血管已基本游离，将胸腺周围的小血管及疏松的结缔组织轻轻分离，全胸腺即可被完整切取。用肝素和利多卡因平衡液200 mL轻轻冲洗血管，将胸腺置入Collins液中暂时保存。

3．移植部位选择　移植部位随胎龄而异，5~7个月的胚胎胸腺多选肘窝，8~9个月的胚胎胸腺血管较粗，多选用股三角区。

（1）移植区选在肘窝处时，在臂丛麻醉下，于肘前做"Z"形皮肤切开，分离出头静脉、贵要静脉或肘正中静脉，其中的任何一支均可作为受区静脉。在肱二头肌腱膜和其偏内侧的腱膜之间找出桡动脉，分离桡返动脉分支3~4 cm一段，安放两只微型血管夹，进行动脉吻合。

（2）按同样方法，在股三角区，选用旋股外侧动脉和大隐静脉作吻合之血管。吻合完毕去除血管夹，并以热盐水纱布轻轻压吻合口，胸腺立即变红润。若吻合部有出血，在不阻断供血的条件下修补1~2针，于吻合部附近安放引流管，分层缝合切口。

（林勇斌　张兰军）

主要参考文献

1. 姜宗来, 于伟勇, 张炎. 胸心外科临床解剖学. 济南:山东科学技术出版社, 2010.
2. Richard L. Drake. 格氏解剖学. 41版. 丁自海, 刘树伟主译. 济南: 山东科学技术出版社, 2017.
3. 丁自海, 张希. 临床解剖学·胸部分册. 2版. 北京: 人民卫生出版社, 2014.
4. 石应康. 胸心外科学. 北京: 人民卫生出版社, 2000.
5. 潘铁成, 杨明山. 胸腺疾病. 北京: 人民卫生出版社, 2002.
6. 李泽坚. 实用临床胸外科学. 北京: 科学技术文献出版社, 2007.
7. 范志明. 胸腺切除术在治疗重症肌无力中的价值. 中华医学杂志, 1998, 48(5):363-365.
8. 张绍祥. 局部解剖学. 北京: 科学出版社, 2012: 148-174.
9. 刘树伟, 李瑞锡. 局部解剖学. 北京:人民卫生出版社, 2013: 67-89.
10. 金绍岐. 实用外科解剖学. 西安: 世界图书出版公司, 2007: 292-296.
11. 陈建明, 蒋跃光, 范士志, 等. 重症肌无力胸腺免疫组织化学分型与手术疗效的关系. 中华实验外科杂志, 1995, 12:48.
12. 李艳, 于加平, 曾金鉴, 等. 胎儿胸腺移植有关组织学及应用解剖. 中华显微外科杂志, 1994, 17:131.
13. 孙品伟, 吴江声. 胸腺微环境. 解剖学报, 1994, 25:441.
14. MulderDg, Graves M, Herrmann C. Thymectomy for myasthenia gravis recent observations and comparisons with past experience. Ann Thorac Surg, 1989, 48:551.
15. F. Griffith Pearson. Second Edition. Churchill Livingstone. Thoracic Surgery, 2002.

胸导管

胸导管（thoracic duct）是人类最长、最粗的淋巴管道，由左、右腰干和肠干在第2腰椎水平汇合而成，向上经过腹部、膈肌主动脉裂孔、胸主动脉和奇静脉之间，延伸至第7颈椎横突水平弓形向前外进入颈根部，全长36~45 cm，管径2~3 mm，收集左侧上半身和整个下半身的淋巴，约占人体淋巴的3/4，汇入左静脉角。其余1/4淋巴由右淋巴导管收集，汇入右静脉角（图10-1）。

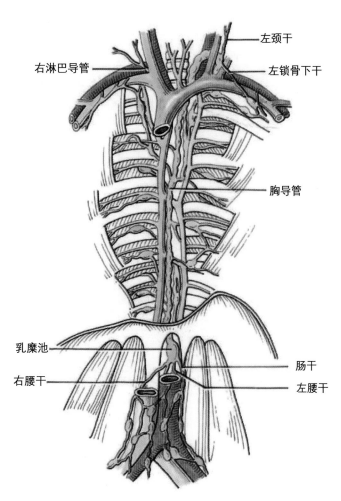

图10-1 胸导管的位置和毗邻

胸导管的位置、血液供应和神经支配

■ 胸导管的位置和毗邻

胸导管的起始部主要由左、右腰干和肠干汇合而成。每条淋巴干以单支型为多数，3条淋巴干汇合的形式各异。其中肠干变异较多，偶尔以结肠干、十二指肠干、肝干及腹腔干等单干分别汇入胸导管。3干汇合处形成膨大者，称乳糜池（cisterna chyli），构成胸导管的起始部。乳糜池的出现率为51%，多位于第12胸椎至第2腰椎之间（占84%），常紧贴于右膈脚的右后方。胸导管起始端也可无膨大的乳糜池，或成网状。

胸导管的起始部除收纳左、右腰干和肠干外，还接受左、右肋间降干，它们由下位5~6个肋间淋巴结的输出管联合而成，向下经膈肌的主动脉裂孔注入胸导管起始部。此外，尚接受主动脉后淋巴结的输出管。

胸导管自腹部起始，在主动脉的右侧和奇静脉左侧之间上行，经膈肌的主动脉裂孔注入胸腔后纵隔。胸导管的胸下段位于脊柱的右前方，在胸主动脉与奇静脉之间上行，通常位于食管的后方，右肋间后血管的前面，上行至第7胸椎平面，即开始斜行向左，经食管的后方，至第5胸椎平面跨至食管左侧，然后继续沿食管左侧上行，经左锁骨下动脉的后方进入颈根部。胸导管在腹部的起始处直径约为5 mm，在中胸段直径变小。近半数胸导管在其终止前又轻度膨大和弯曲，呈曲张状态。胸导管在易受压的部位具有瓣膜结构。

胸导管胸部的行程中，由于右侧纵隔胸膜部分与食管胸部下段的侧面相邻，并向食管后方和奇静脉前方向左侧突出，形成食管后隐窝。胸导管胸下段与右侧纵隔胸膜相贴。在第5胸椎平面以上，胸导管在食管左侧上行时，与左侧纵隔胸膜相贴。因此，当胸导管下段损伤时，可发生右侧乳糜胸；当胸导管上段损伤，可发生左侧乳糜胸。

胸导管胸段行程中几乎都与食管伴行。在胸下段，二者之间有较多的蜂窝组织；在主动脉弓平面，其蜂窝组织较少，二者紧贴，在此段进行食管手术，伤及胸导管的可能性较大。

由于胸导管位置较深，故其损伤甚为罕见，目前由于胸部手术的广泛开展，因手术而损伤胸导管并发乳糜胸者有所增加。

在胸部开放性损伤中，胸导管被刺伤或火器伤发生乳糜胸者甚为罕见，多因合并周围脏器伤而死亡。胸部闭合性创伤，可能由于脊柱过度后伸、高处跌落或严重的胸部挤压伤而引起。胸导管相对固定于脊柱前方，当脊柱突然过度后伸时，胸导管可能被撕破。特别是饱餐高脂肪食品后，胸导管充盈，右膈脚可呈剪刀式力量而损伤胸导管。闭合伤所致胸导管破裂伤的部位多在膈肌上方，乳糜液被包绕而积于后纵隔，形成所谓乳糜瘤，继而破入胸膜腔内。

胸部手术中损伤胸导管并发乳糜胸者以食管癌手术最为多见。根据国内1 703例食管癌切除术统计，并发乳糜胸者占1.7%。

乳糜胸多发生于上、中段食管癌切除术及食管胃主动脉弓上及颈部吻合术后，且多发生于癌与周围组织粘连较重者，因为在主动脉弓上、下方，胸导管与食管的解剖关系极为密切。胸导管在第5胸椎平面以下偏于右侧，在此水平以上胸导管经脊柱前面偏于左侧，并沿食管左侧向上进入颈部，因此在上段食管癌手术中分离主动脉以上食管时，可损伤胸导管而导致乳糜胸。常见的胸导管损伤部位在主动脉弓上方，往往表现为左侧乳糜胸，但在右侧胸膜破裂者，乳糜液也可以沿食管床流至左侧。另一常见的损伤部位在主动脉弓下方，如右侧胸膜破裂，多表现为右侧乳糜胸或双侧乳糜胸，有时也表现为左侧乳糜胸。

成人每天产生1 500~2 800 mL乳糜液，呈乳白色，含蛋白质、糖、脂肪、抗体和电解质等，通过胸导管迅速进入全身循环。乳糜液大量损失可使机体抵抗力下降，还可压迫心脏和肺，使纵隔移位，甚至发生休克引起全身多器官衰竭而死亡。因此，一旦明确有乳糜液漏出，以早期施行手术为宜。

■ 胸导管的血液供应和神经支配

胸导管的血液供应主要来自肋间动脉的分支，下端有第1腰动脉及膈下动脉的分支供应，颈段由椎动脉的分支供应。静脉主要回流入奇静脉。

胸导管的神经支配主要来自不同平面的交感神经纤维和少量来自迷走神经的副交感神经纤维。

胸导管在胸部收纳的淋巴管

在胸部，下位6或7个肋间后淋巴结的输出管汇合形成左、右肋间降干，穿膈肌向下汇入胸导管起端，腰上淋巴结发出的淋巴管向上穿膈肌脚注入胸导管。在上行途中，沿途逐渐收纳后纵隔淋巴结的输出管及双侧上位的5或6个肋间隙后淋巴结输出管（有些右侧的淋巴管可进入右支气管纵隔干）。因此，胸导管胸段收纳胸壁大部分和纵隔左侧后份的淋巴，也接受左支气管纵隔干以及食管、气管和左肺的一部分淋巴。

胸导管除了收纳胸部诸多淋巴结群的输出管外，也通过这些淋巴结群及其连接的淋巴管网丛，使胸导管各级侧支之间，以及胸导管与右淋巴导管之间形成广泛的淋巴侧支吻合。还有人证实，胸导管与奇静脉、肋间静脉等血管之间也有交通吻合，因此，在任何部位结扎胸导管，一般不会引起严重的淋巴淤积现象。

胸导管的结构与静脉相似，管壁亦分为内膜、中膜和外膜3层。较静脉壁薄，各层之间的界限不清，含有平滑肌纤维、胶原纤维和弹力纤维等，有一定的弹性，易于伸展。胸导管内膜向管腔突出，形成瓣膜，通常有1~3个，多见于胸导管注入静脉角处，常有双瓣存在，可防止静脉血流入胸导管。

胸导管的这些结构特点，决定了胸导管损伤后的缝合比较困难。当静脉淤血时，静脉压升高，易引起胸导管瓣膜关闭不全，使淋巴回流受阻而产生淤积，胸导管扩张，甚至发生乳糜胸或乳糜腹。汇入胸导管的淋巴管中无瓣膜，因此，当胸导管病变而发生梗阻时，可以发生淋巴逆流，炎症或肿瘤细胞皆可沿淋巴流向的相反方向蔓延。

正常情况下，胸导管本身可作节律性收缩，使淋巴向心流动。胸导管内压力（156.8~274.4 Pa）高于静脉压，加上呼吸时胸膜腔内压的变化，动脉搏动，膈脚的挤压及静脉血回流产生的虹吸作用等，促使淋巴易于向心流动。

胸导管的发生和变异

人胚第6周时，在静脉主干周围，形成原始毛细淋巴网。此后，经过扩大和合并，毛细淋巴网合成6个原始的淋巴囊：2个颈淋巴囊，2个髂淋巴囊，1个腹膜后淋巴囊和1个乳糜池（图10-

2）。全身淋巴管即由上述各淋巴囊发育而成，并多沿静脉的走行分布。胚胎第7周时，颈淋巴囊开始出现，位于锁骨下静脉与前主静脉相连处附近，并与前主静脉（未来的颈内静脉）相通。由此囊发出的分支分布于头部、颈部、胸部和上肢。胚胎第8周时，髂淋巴囊出现，位于髂静脉和后主静脉相连处附近，并和髂静脉根部相通。此

囊分支分布于躯干下半部和下肢。腹膜后淋巴囊于胚胎第2个月才出现，位于肠系膜根部和肾上腺附近，由此囊发出的淋巴管分支分布于肠系膜和肠管。乳糜池也在胚胎第2个月末出现，位于腹主动脉的背侧，其淋巴管分布于性腺和肾等器官。

当胚胎第9周时，上述各淋巴囊间的淋巴管彼此相通，形成一个完整的系统。双侧髂淋巴囊连乳糜池经原始胸导管至颈淋巴囊，双侧颈淋巴囊开口于颈内静脉与锁骨下静脉相接处，而其他淋巴囊不再与邻近的静脉相通。胚胎早期有2条胸导管，成体胸导管仅保留右淋巴导管的尾侧部、吻合支和左胸导管的颅侧部。右侧胸导管的颅侧部形成右淋巴导管，原始乳糜池的上部保留，成为永久性乳糜池。其他淋巴囊则发育成淋巴结群或淋巴管丛等结构。由于原始胸导管是成对的，故成体胸导管的起点、行程和终止存在很多变异。根据胸导管的数目、形态和位置，可将其分为若干类型（图10-3）。

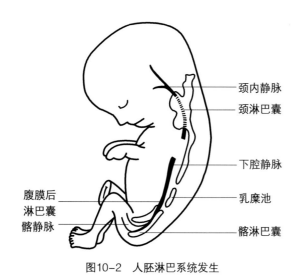

图10-2　人胚淋巴系统发生

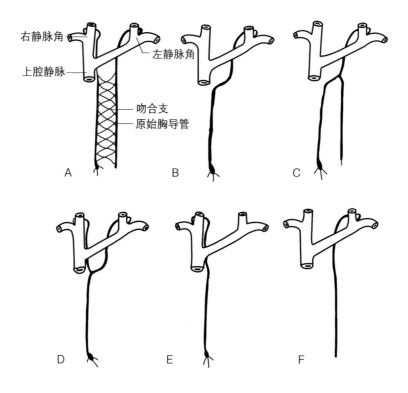

图10-3　胸导管的形态类型
A. 原始型；B. 正常型；C. 双干型；D. 分叉型；E. 右位型；F. 左位型

1. 正常型　此型行径、毗邻如前所述，杨春林等对150例国人标本观察的结果，其出现率为84.7%~97.5%。

2. 双干型　是最常见的一种变异，在腹腔以两干开始，入胸腔后沿主动脉两侧上行，在胸部的不同平面两干汇合，注入左静脉角。双干型胸导管右干的起点、走行与正常型一致，但左干起自左腰干或左腰淋巴结，入胸腔后沿胸主动脉左后方、半奇静脉前面或内侧上行，之后与右干汇合，汇入左静脉角，国内文献报道30例，其中有3例在胸部两干一直未汇合注入左静脉角。至于双干型胸导管注入右静脉角者未见报道。

3. 分叉型　此型在腹腔以单干起始，入胸腔后沿胸主动脉右侧上行，在第6或第4胸椎高度分为2支，然后分别开口于左、右静脉角。此型胸导管是胚胎时期右侧胸导管的全部保留，左侧胸导管下段退化，上段保留，并借吻合支与右侧胸导管相连。

4. 右位型　其特点是胸导管始终位于胸主动脉的右侧，经奇静脉的内侧入颈根部，并开口于右静脉角。可能是胚胎期的左侧胸导管全部退化，而右侧胸导管全部保留的结果。

5. 左位型　可能是胚胎时期右侧胸导管完全退化，而左侧胸导管全部保留的结果。此型胸导管不经过主动脉与奇静脉之间，而经胸主动脉的左后方，半奇静脉的左侧，于左侧交感干的内侧直上入颈部。

（刘　芳）

胸导管手术的解剖学基础

胸导管是全身最长最粗的淋巴管，收集全身3/4的淋巴液，最终汇入左颈内静脉和左锁骨下静脉交角的左侧静脉角。食管几乎与胸导管胸段全长相毗邻（图10-4），因而食管损伤或手术时容易损伤胸导管，尤其在进行主动脉弓上和主动脉后食管癌手术时容易发生。

胸导管损伤的发生机制

1. 钝性胸部创伤　损伤瞬间由于脊柱突然过度后伸、高处跌落或严重胸部挤压伤，均可导致胸导管损伤，约有1/5的病例合并脊柱骨折或肋骨后部骨折。

2. 穿透性胸部创伤　直接的胸部穿透伤造成胸导管损伤非常罕见，这是由于胸导管细小而位置较深，周围又有大血管、脊柱等重要脏器保护，一般不会发生损伤。

3. 手术损伤　大多数胸导管损伤是由胸腔手术引起，特别是胸段食管癌切除行左侧主动脉弓上食管胃吻合术时，更易损伤胸导管。心血管外科手术、纵隔型肺癌切除术，也可损伤胸导管。

胸导管损伤的防治

预防胸导管损伤的方法除手术者详细了解胸导管和食管的解剖关系及变异情况外，还应做到：①在解剖食管时，应对纵隔每一条索状组织仔细辨认，逐一结扎，结扎线脱落时应重新钳夹后结扎；②左侧食管应在主动脉弓上吻合，如中段食管肿瘤较大，应将肿瘤在弓下切除，不宜将肿瘤强行通过主动脉弓向上牵拉；③关胸前手术者应仔细检查食管床和主动脉弓上、下有无白色乳糜液漏出，如有漏出应及时找到胸导管破口予以结扎或缝扎，此时也可行预防性低位胸导管结扎术；④行左侧食管、胃颈部吻合时，宜紧贴食管分离。值得警惕的是远离胸导管正常解剖部位的手术操作也可导致术后乳糜胸；⑤在进行主动脉弓上胃-食管吻合术时，可根据情况，常规行低位胸导管结扎。

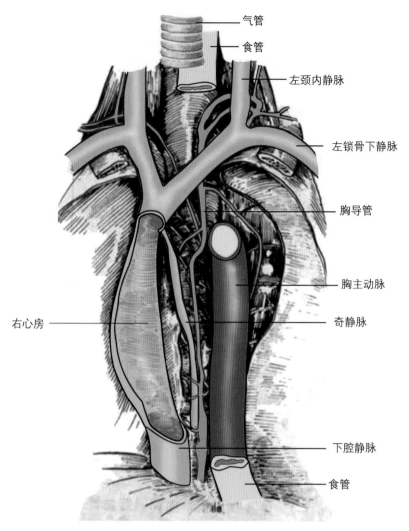

气管

食管

左颈内静脉

左锁骨下静脉

胸导管

胸主动脉

右心房

奇静脉

下腔静脉

食管

图10-4 胸导管的走行

目前，对胸部手术后胸导管损伤所致的乳糜胸，多主张短期内保守治疗；若无效，胸腔闭式引流量每日超过1 500 mL，应在首次手术后1周内再次开胸，寻找破裂之胸导管，或行低位胸导管结扎术。

胸导管结扎术

无论是手术所致的胸导管损伤还是其他原因所致的乳糜胸，手术切口的选择均应经原切口或患侧剖胸。

1. 左侧入路　通常经原手术切口进入胸腔，进入胸腔后吸净胸内乳糜液，仔细寻找渗出部位。渗出部位在主动脉弓上缘者，应将纵隔胸膜切开，牢固结扎，将食管向后牵引，在左锁骨下动脉后方寻找胸导管。发现破损部位后，在破口的上、下方将胸导管结扎。渗出部位在主动脉弓下方者，可将食管或食管胃拉向前内，将主动脉拉向后方，在椎体前方寻找破口之胸导管。有些病例如术中难以寻找到破裂的胸导管，可在膈上阻断胸导管，或缝扎该部位之胸导管，对原因不明的乳糜胸大多数难以找到渗出的部位，有时侧胸壁可见淋巴网状扩张，可用电凝烧灼，以达到减少乳糜漏出的效果。

2. 右侧入路　常采用右侧后外侧切口进入胸

腔。沿奇静脉切开纵隔胸膜，在主动脉和奇静脉之间寻找胸导管，如发现破口处，可于破口上、下端结扎胸导管。经反复检查确实未找到破裂之胸导管，则可在纵隔最低部结扎胸导管（图10-5）。

近年来，随着胸腔镜技术的发展，即使左侧入路手术的患者发生乳糜胸，也可考虑经右侧行胸腔镜下低位胸导管结扎，由于创伤较小，临床效果满意。

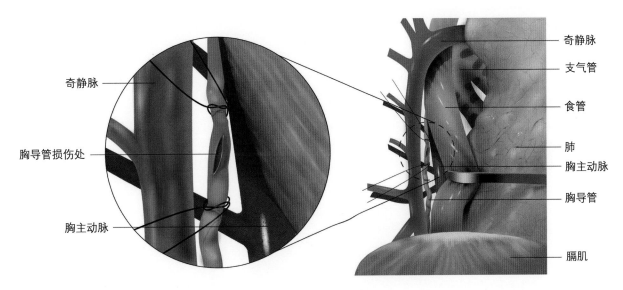

图10-5　胸导管结扎

（吴　华）

主要参考文献

1. 刘正津, 姜宗来, 殷玉琴. 胸心外科临床解剖学. 济南: 山东科学技术出版社, 2000.

2. 刘正津, 陈尔瑜. 临床解剖学丛书: 胸部和脊柱分册. 北京: 人民卫生出版社, 1989.

3. 中国解剖学会体质调查委员会. 中国人解剖学数值. 北京: 人民卫生出版社, 2002.

4. 王海杰, 谭玉珍, 鞠学红. 胎儿胸导管的观察和测量. 潍坊医学院学报, 1991,13: 1.

5. 王海杰, 谭玉珍, 鞠学红. 胸导管的引流途径及其与周围淋巴结的关系. 潍坊医学院学报, 1991,13: 4

6. 顾恺时. 顾恺时胸心外科手术学. 上海: 上海科学技术出版社. 2003: 609-610.

7. Williams PL, 等. 格氏解剖学. 38版. 杨琳, 高英茂主译. 沈阳: 辽宁教育出版社, 1999.

8. Richard L. Drake. 格氏解剖学. 41版. 丁自海, 刘树伟主译. 济南: 山东科学技术出版社, 2017.

9. 丁自海, 张希. 临床解剖学·胸部分册. 2版. 北京: 人民卫生出版社, 2014.

纵　隔

纵隔（mediastinum）位于胸腔中部，纵向分隔胸腔。一般认为纵隔是两侧纵隔胸膜之间全部器官、结构和结缔组织的总称。另有说法将纵隔界定为两肺之间，则纵隔胸膜应属于纵隔的内容（图11-1）。

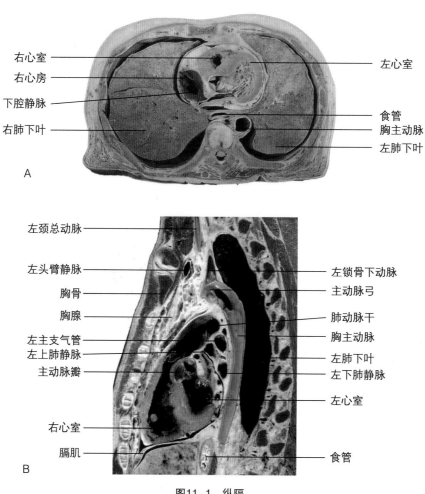

A
右心室
右心房
下腔静脉
右肺下叶
左心室
食管
胸主动脉
左肺下叶

B
左颈总动脉
左头臂静脉
胸骨
胸腺
左主支气管
左上肺静脉
主动脉瓣
右心室
膈肌
左锁骨下动脉
主动脉弓
肺动脉干
胸主动脉
左肺下叶
左下肺静脉
左心室
食管

图11-1　纵隔
A.横切面；B.矢状切面

纵隔分区及各器官相互间的位置关系

■ 纵隔分区和内容

纵隔的前界为胸骨，后界为脊柱胸段，上界是胸廓上口，下界为膈肌。纵隔的范围和形态不规则，大致呈上部窄小、下部宽大，前短后长的矢状位。胎儿的纵隔多居中位，出生后因心向左侧偏移，使纵隔的下部向左凸出。

纵隔有多种划分方法，最常用的是四分法（详见第1章）。"四分法"是以胸骨角至第4胸椎下缘的平面将纵隔分为上、下纵隔；再将下纵隔以心包为界分为前、中、后3部：胸骨与心包之间的部分为前纵隔；心、心包及出入心的大血管根部所占据的区域为中纵隔；心包与脊柱胸段之间的部分为后纵隔。

纵隔器官是指除肺以外的全部胸腔内结构，主要包括心、出入心的大血管、气管、食管、胸导管、神经、胸腺和其他血管等。以下内容按"四分法"归纳叙述。

上纵隔

上纵隔包括胸腺、出入心的大血管、气管、食管、胸导管、淋巴结、神经等。为了描述方便，一般将上纵隔器官由浅入深依次分为3层：①直接位于胸骨后方的胸腺及三大静脉（上腔静脉，左、右头臂静脉）；②位居中层的主动脉弓及其三大分支（头臂干、左颈总动脉、左锁骨下动脉）、膈神经和迷走神经；③在脊柱前方的气管、食管和胸导管及左喉返神经等。

还有人将上纵隔器官由浅入深依次细分为5层：①胸腺层，有胸腺或胸腺遗迹及脂肪组织；②静脉层，该层内有左、右头臂静脉和上腔静脉上半；③动脉层，内有主动脉弓及其三大分支，即头臂干、左颈总动脉和左锁骨下动脉；④气管层，有气管及其周围的气管旁淋巴结和气管支气管淋巴结；⑤食管层，食管和位于其左侧胸导管

等（图11-2）。

前纵隔

前纵隔较狭窄。两侧胸膜在心包之前相互接近，特别在第4肋骨以上，两侧胸膜几乎相互接触，故前纵隔较狭窄。前纵隔内仅有胸腺或胸腺遗迹、疏松结缔组织及少数纵隔前淋巴结。还有胸廓内血管及胸骨旁淋巴结紧贴胸骨深面。

中纵隔

中纵隔是纵隔中最宽大的部分，其中的器官有心及出入心的大血管根部、心包、心包外侧下行的膈神经和心包膈血管、心神经丛及淋巴结群等。

后纵隔

在后纵隔内，由前向后，上、下纵行走行的器官依次排列的有：①气管杈，左、右主支气管；②食管，迷走神经在后纵隔下份与食管伴行，在气管杈以下，这些结构则紧邻心包之后；③胸主动脉，上部位于食管左侧，下部移行于食管的后方；④位于最后方紧贴脊柱前面和两侧的有胸导管、奇静脉、半奇静脉、交感神经干、内脏大小神经及纵隔后淋巴结群。其中胸导管位于胸主动脉和奇静脉之间。在后纵隔器官周围，有许多淋巴结。另外，由于交感干胸段紧贴胸后壁，后纵隔结构是否包括交感干胸段尚有争议（图11-3）。

■ 纵隔器官的位置毗邻关系

纵隔内的器官大小、质地和形态结构，个体、年龄差异较大，且走行方向各异，因而导致了纵隔器官结构之间位置毗邻关系的复杂性。为便于理解、记忆和临床应用，可从下列两方面加以概括。

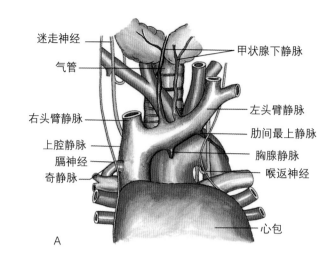

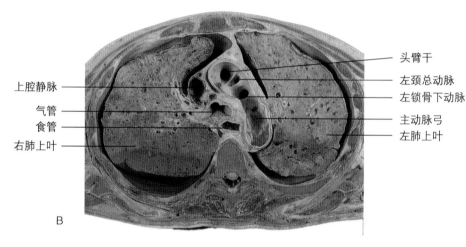

图11-2 上纵隔的器官
A.上纵隔示意图；B.上纵隔横断面

纵隔器官的位置关系

在纵隔诸器官中，血管干和神经干的分布和相互关系比较重要。行经纵隔的血管多是大血管干、神经多是主干部分，如果误伤受损或发生病变后，影响较广泛，后果也较严重。在纵隔，有3条纵行的大血管干、3条横行的大血管干和3对纵行的神经干。3条纵行的大血管干的位置排列由右至左是上腔静脉、升主动脉和肺动脉干，升主动脉干2/3位于躯干正中线的右侧，1/3在左侧；升主动脉和肺动脉干不是平行排列的，系胚胎发生过程中主动脉、肺动脉隔呈螺旋状分隔之结果，

肺动脉干起始部位于升主动脉起始部的前方，继而转至其左后方分为左、右肺动脉。两条横行的大血管干即左头臂静脉和右肺动脉，左头臂静脉位于上纵隔胸骨柄上半的后方，右肺动脉则位于下纵隔，经升主动脉后方向右行。3对纵行的神经干是左、右膈神经、迷走神经和胸交感干。膈神经、迷走神经与大血管的毗邻关系是：两侧膈神经于颈根部经前斜角肌浅面，向下穿过锁骨下动、静脉之间，于纵隔部经肺根前面，贴心及心包两侧行至膈肌。左、右迷走神经在颈部都是经颈动脉鞘内，于颈内静脉和颈总动脉之间的后方下行，至胸部，右迷走神经贴近气管、右头臂静

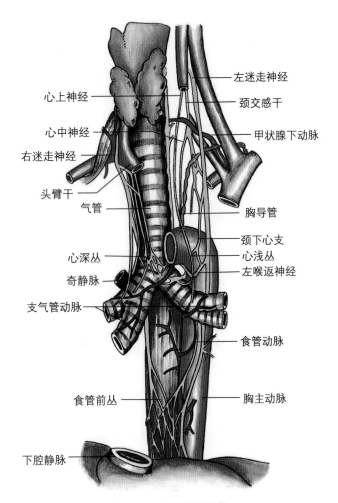

心上神经

心中神经

右迷走神经

头臂干

气管

心深丛

奇静脉

支气管动脉

食管前丛

下腔静脉

左迷走神经

颈交感干

甲状腺下动脉

胸导管

颈下心支

心浅丛

左喉返神经

食管动脉

胸主动脉

图11-3 后纵隔的结构

脉和上腔静脉的右后侧向下行；左迷走神经则绕经主动脉弓的左外缘下行，两侧迷走神经都行至肺根后方延续为食管丛，分布于食管。两侧的交感神经干都位于后纵隔脊柱两侧，分别经奇静脉或半奇静脉的外侧下行。

纵隔的血管、神经干，与心、心包、气管、肺根、食管等纵隔重要器官的位置排列关系相对较恒定。位于上纵隔的主要结构，由前向后成层排列：最浅层为胸腺或胸腺遗迹，然后向深层是左、右头臂静脉和上腔静脉的上段；静脉的深层是主动脉弓以及三大分支：头臂干、左颈总动脉和左锁骨下动脉；再深层是气管及其周围的气管旁淋巴结、气管支气管淋巴结；最深层是食管和

它左侧的胸导管。神经穿行于各层之间。值得注意的是大血管干位于胸腺和气管、食管之间。静脉在前，动脉居后。在下纵隔，各主要结构的位置可以肺根为中心进行描述，行经肺根前方的两侧，均有膈神经和心包膈血管。在肺根后方，两侧均有迷走神经下行至此，形成丛，围绕食管壁下行。两侧肺根的上方都有弓形血管干跨越，左侧是主动脉弓，右侧是奇静脉弓。

纵隔侧面观

由纵隔胸膜覆盖于纵隔的左、右侧面。以肺根及肺韧带为标志，观察纵隔左、右侧面诸结构的连属关系。

1.纵隔的左侧面　因在纵隔的左侧面可以看到若干大动脉，故又称动脉侧。该侧以左侧肺根为标志，其前方是心包，上方是主动脉弓，后方是胸主动脉及位置较深的胸导管，再向后是胸交感干。

在主动脉弓的上方，有发自主动脉弓的左颈总动脉和左锁骨下动脉。在这两条动脉之间有左膈神经和左迷走神经下行经过主动脉弓的左前方。在此处，膈神经初位于迷走神经的外侧，向下渐交叉至其前方，再向下行经肺根前方贴心包左侧壁下降至膈肌。与来自锁骨下动脉的分支心包膈动脉伴行。左迷走神经在肺根后方至食管，分支吻合参与形成食管神经丛。在主动脉弓下缘，由左迷走神经发出的左喉返神经在动脉韧带之后绕主动脉弓下方行向后上，再继续上升走在气管、食管之间的沟里而入颈部。食管的位置受主动脉弓及降主动脉走行方向的影响，在主动脉弓上缘以上的食管上段和肺根下方的食管下段均可见，但中段被主动脉遮掩，位置较深（图11-4）。

2.纵隔的右侧面　因为在该侧面可以看到若干大静脉，故又称静脉侧。该侧的主要结构可以右肺根为标志来观察。右肺根前方有心包，前上方有与心包相连的上腔静脉及其属支右头臂静脉，上方是奇静脉弓，右后方是奇静脉、胸交感干等。右侧面其他主要结构还有右膈神经和右迷走神经，右膈神经则经过上腔静脉的右侧，经过肺根的前方，贴心包侧壁下降到膈肌。在上腔静脉的后方，有右迷走神经下行，经奇静脉弓的深面到肺根的后方，也分支参加食管神经丛的形成。右迷走神经下经右锁骨下动脉的前方时，发出右喉返神经，该神经绕右锁骨下动脉下方向后上行至颈部。在肺根和心包后方，还可见到食管。食管的后方还有胸导管，食管的右后方即上行的奇静脉，在4~5胸椎的高度，奇静脉呈弓形绕肺根上方向前注入上腔静脉。在上腔静脉后方的深处，牵开迷走神经，还可看到气管，其后方为食管（图11-5）。

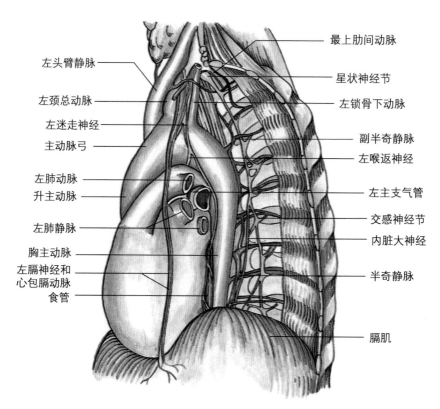

图11-4　纵隔左侧面观

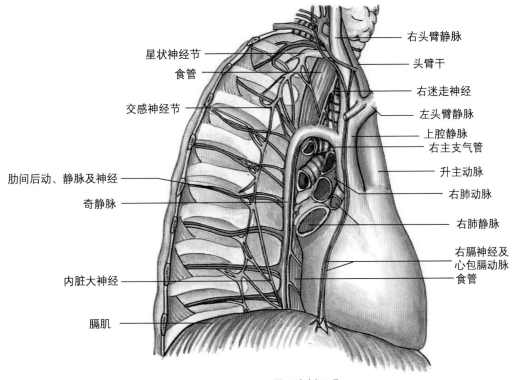

星状神经节
食管
交感神经节
肋间后动、静脉及神经
奇静脉
内脏大神经
膈肌

右头臂静脉
头臂干
右迷走神经
左头臂静脉
上腔静脉
右主支气管
升主动脉
右肺动脉
右肺静脉
右膈神经及
心包膈动脉
食管

图11-5 纵隔右侧面观

（张露青）

纵隔的筋膜间隙

在纵隔内，各器官结构之间的间隙充填有疏松结缔组织，以适应各器官的自由活动以及胸腔和各中空器官容积的变化，如心及大血管的搏动、呼吸时气管的位移与食管的容量改变等。纵隔器官间隙内的疏松结缔组织向上经胸廓上口与颈部器官周围的结缔组织及间隙相续；向下经食管裂孔、主动脉裂孔及膈肌的腰肋三角，与腹膜后隙的结缔组织及间隙相联系。因而，纵隔气肿、渗血或感染可以向上蔓延至颈部，向下蔓延至腹膜后间隙；反之，颈深部的感染或渗出物亦可经颈筋膜间隙向下蔓延至纵隔器官间隙。临床上可利用这些间隙及间隙的相互邻接关系做某些疾病的诊断或进行间接纵隔充气造影等。

从临床解剖学角度，一般将纵隔筋膜间隙大致分为3个主要的纵向筋膜间隙，由前向后依次为胸骨后间隙、气管周围间隙和食管后间隙。

■ 胸骨后间隙

胸骨后间隙（retrosternal space）位于胸骨后面，心包及大血管根部前面之间，是上纵隔前部及前纵隔内的蜂窝组织间隙，上至胸廓上口，下至膈肌上面。该间隙内含有胸腺及其残余物、前纵隔淋巴结及脂肪组织。胸骨后间隙与颈部气管前间隙的炎症、出血或气肿可上下互相蔓延；胸骨后间隙内的炎症、出血可以向下至膈肌，甚至穿破胸廓内筋膜、膈肌及膈下筋膜而蔓延至腹膜后间隙。

■ 气管周围间隙

气管周围间隙（peritracheal space）即以气管为中心的周围疏松结缔组织间隙。又可按方位将其再分为气管前、后、左、右4个间隙。

1. 气管前间隙（pretracheal space）　位于气管胸段及气管杈的前面与主动脉弓、上腔静脉及肺动脉之间，其前界为颈部气管前筋膜向下的延伸部分。

2. 右气管旁间隙（right paratracheal space）　其内侧界为气管，外侧界为纵隔胸膜，前界是上腔静脉。该间隙向后可与食管后间隙相续。

3. 左气管旁间隙（left paratracheal space）　其内侧界为气管及食管侧壁，外侧界为主动脉弓、左颈总动脉及左锁骨下动脉，该间隙内的蜂窝组织与左侧肺门及食管与主动脉间的蜂窝组织相续，内含迷走神经、胸导管及一些淋巴结。

4. 气管后间隙（retrotracheal space）　在上纵隔内，食管与气管之间的疏松结缔组织不甚发达，或者阙如。在气管分叉部下方，主支气管与食管之间的疏松结缔组织则较发达，形成间隙，内含淋巴结，与食管间隙相续。

■ 食管后间隙

食管后间隙（retroesophageal space）位于食管后方，脊柱前方，两侧纵隔胸膜之间。该间隙范围广泛，疏松结缔组织丰富，内含胸导管、胸主动脉下段、后纵隔淋巴结等结构。该间隙向上与颈部椎前筋膜前方的咽后间隙相延续，向下通过膈脚间的裂隙与腹膜后间隙相通。此外，颈部椎前间隙（脊柱颈部与椎前筋膜之间）结核脓肿破溃后，也可经咽后间隙向下至食管后间隙。

（张露青）

纵隔阴影区与纵隔间隙的影像解剖

■ 纵隔阴影区

左、右胸膜腔和肺位于胸腔内，相互由总称为纵隔的诸多结构分开。纵隔区有心、大血管、气管、食管等器官，与胸骨、胸椎重叠在一起，形成高密度的阴影区。整个纵隔阴影区的宽窄，随呼吸和体位不同而有所改变，深吸气时变宽，呼气时恢复原状。

就影像解剖学的表现而论，为便于描述，一种划分方法是将纵隔分成如下3个区域。①前纵隔区：相当于胸骨后的部分，包括胸腺，纵隔前淋巴结及淋巴管，一些脂肪、结缔组织和胸廓内动、静脉。②中纵隔区：包括气管、食管和周围的血管神经、淋巴结、结缔组织以及心包、心和胸主动脉等。③后纵隔区：位于肺、胸膜和肋骨后部、脊柱之间，主要是神经结构等。这3个纵隔区可各分成上、中、下3部，但没有任何严格的解剖结构作为分界之标志。另一种划分方法是在侧位胸片上，也采用九分区法对纵隔结构进行描述。前纵隔主要含有胸腺（或胸腺遗迹）和纵隔前淋巴结。正常淋巴结不显影。小儿胸腺上缘界限不清，下缘常凸出于纵隔旁。中纵隔相当于心、主动脉弓、气管和肺门所占据的范围，其中气管杈和肺门，无论是纵向或横向分区，都在中间位置。中纵隔还有主动脉弓的3大分支：头臂干、左颈总动脉、左锁骨下动脉，也包括气管支气管淋巴结、上腔静脉、下腔静脉、奇静脉近段、肺动脉、肺静脉、膈神经、迷走神经和胸导管的上中段。后纵隔包括食管、胸主动脉、胸导管的中下段、奇静脉、半奇静脉、胸交感干，以及纵隔后淋巴结。

在后前位的胸片上，肺和纵隔的界面，以及左、右肺的相互靠近部，在纵隔区显示为一些条影，称为纵隔线（带）。纵隔线可以在X线胸片上观察，CT片上也可显示，并能分清其构成情况。比较重要的纵隔线有前纵隔线、后纵隔线、右气管旁线和侧位片上显示的气管后带。

前纵隔线（前联线）

前纵隔线由两侧的肺前缘相互靠近形成，位于心和主动脉前方，上端平胸骨角，下端平第4肋前端平面，宽度1~2 mm。此线在X胸片上的出现率为20%~25%。有75%~80%的人群，两侧肺的前内侧面被较多的纵隔脂肪所分隔，此线不能显现。

后纵隔线（后联线）

后纵隔线位于脊柱的前方，食管的后方，由两侧肺后的胸膜折返部相互靠近形成，分为上、下两段，上段的上端平锁骨上缘，下段达主动脉弓的上缘；下段凸向左，重叠于心脏阴影，其下端抵达膈顶。仰卧位纵隔器官位置后移，常使两肺在食管后方不能靠近，以至此线的显现率降低，如果食管内充满气体，可将此线撑开为2条，称左、右食管胸膜线。

右食管旁线

右食管旁线位于气管右壁和右肺之间，由气管右壁、纵隔脂肪、结缔组织和胸膜构成，宽约4 mm。如果纵隔脂肪过多将右肺与气管右壁隔开，此线则不能显现。气管左壁与左锁骨下动脉、左颈总动脉伴行，不与左肺接触，所以不存在左气管旁线。

气管后带

气管后带侧位显现。由气管壁、纵隔结缔组织和胸膜构成，分隔于气管腔和右肺之间。此带的宽度变异较大，宽5 mm。其宽度与构成情况有关，当食管位于中线位置，食管前壁参与构成气管后带，可使其宽度增加3 mm；当食管腔内不存在气体而成萎陷状态时，整个食管可参与构成气管后带，则可使其宽度增加约6 mm，此时整个气管后带的宽度可达10 mm或更宽。有迷走的右锁骨下动脉存在和各种原因的食管扩张、气管肿瘤、食管癌等病变，都能引起病理性气管后带增宽。

■ X线界限

在前位或后位片的上、下列结构将纵隔阴影与透亮的肺分开，左侧界限从上向下依次为锁骨下动脉、主动脉和心阴影；右侧界限为上腔静脉（或上胸椎）及心右侧阴影。

肺的后1/3进一步深入到心阴影之后，部分直至食管外壁之后。在一张曝光适宜的X线片上，可以看到肺的后部和致密的纵隔结构之间的分界线。在右侧所见到的这条线为外凸的曲线，从肺尖向下伸展，重叠在气管透亮影上，接近气管透亮影之下时，该区的肺组织因奇静脉而转向外侧，因此，这条线向外绕过，在奇静脉下方转而向内从后面跨过右主支气管，然后在脊柱阴影上面继续垂直向下恰好到达中线之左侧。在到达横膈前，此线又向外转向右侧并消失于横膈阴影之中。肺在前后水平面上的内侧胸膜界限的上部分由肺贴近奇静脉的奇静脉空隙形成，空隙直达食管，内由脂肪结缔组织充填；在下部此线标志着肺和食管的分界。在左侧降主动脉外侧壁造成的一条垂直分界线重叠在心影上但位于心脏之后，因为它终止于主动脉结之上而易于认识，常可见到的第二条线在降主动脉的内缘和脊柱阴影之间垂直向下，是由肺、胸膜分界形成的。纵隔胸膜和脊柱之间的空隙由结缔组织充填。

■ 纵隔间隙

影像学中的纵隔间隙是指纵隔各器官之间含有疏松结缔组织、脂肪和淋巴结等结构的间隙；解剖学所述的纵隔间隙只是纵隔各个器官之间的疏松结缔组织，二者含义不同。纵隔器官的位置排列关系比较复杂，病理变化时，这些关系可以通过纵隔阴影的改变及纵隔间隙的变化而间接反映出来。随着放射成像技术的迅速发展，新的诊断仪器在临床上得到广泛应用。因此，深入了解纵隔间隙，对纵隔器官的影像学检查是很有帮助的。在影像学上强调纵隔间隙的局部关系，即间隙的位置、范围和间隙周围的器官结构等。

放射诊断学常按解剖学划分上、下纵隔的平面，将纵隔间隙分为7个区。

上纵隔间隙

上纵隔间隙由前向后依次有血管前间隙、气管前间隙和气管后间隙。

1. 血管前间隙　位于上纵隔前部，居胸骨柄后方、大血管前方、两侧纵隔胸膜之间，显示于颈静脉切迹至胸骨角平面，相当于第2胸椎下缘至第4胸椎下缘水平。正常情况下，间隙内有左右头臂静脉、胸腺或其残余物等，一般见不到淋巴结。血管前间隙的形态不规则，其宽度和厚度在不同个体和不同断面上均有变化。以通过气管中心的矢状线为前后轴，通过大血管前缘的冠状线为左右轴，分别测量间隙的厚度和宽度，则宽度为40.66~50.16 mm，厚度为8.95~14.80 mm。血管前间隙内主要有左头臂静脉和胸腺，在主动脉上部或升主动脉上部，左头臂静脉斜向右下，CT平面扫描时易误认为纵隔肿瘤。该间隙向前下直通位于胸横肌后方的胸骨后间隙，两间隙没有明显界限；向后经上腔静脉与主动脉弓之间的窄隙，与气管前间隙相通，向左经主动脉弓外侧及升主动脉左侧，可通主-肺动脉窗。当上纵隔异常、胸腺肿瘤、纵隔前淋巴结肿大时，都可导致该间

隙变形。

2. 气管前间隙　Schnyder（1981年）通过CT片分析首先提出了气管前、腔静脉后间隙，并在奇静脉汇入上腔静脉平面对该间隙进行观测，确认其境界为气管前壁、主动脉弓的内侧壁、升主动脉的后面、上腔静脉的后内侧缘及奇静脉弓的内侧缘，并在此平面上测量了该间隙的表面积，其值为146.5~313.7 mm^2。同时也测量了其内的淋巴结，为（5.5±2.8）mm，最大值可超过10 mm。Shusuke（1982年）通过纵隔充气CT扫描，指出上纵隔大血管与气管之间存在纵向潜在间隙，称为气管前间隙。崔志潭等详细描述了气管前间隙的境界为：上界为胸廓上口，下达气管隆突。在不同平面，其边界构成也不同。在主动脉弓以上层面，前界为左头臂静脉，后界为气管前壁；在主动脉弓层面，即第4胸椎水平，该间隙位于上腔静脉后方、气管前方、主动脉弓右侧之间，略呈三角形，称气管前腔静脉后间隙，其内常见直径7 mm左右的淋巴结，属正常气管支气管淋巴结，通常50%~90%的人只见1个淋巴结，位于奇静脉内侧缘，称奇静脉淋巴结，10%~30%的人可见两个淋巴结，少数人偶尔可见3个淋巴结。许仕全等（1996年）通过断面解剖研究观察，认为该间隙位于上纵隔中心区，围绕于气管的前方和两侧，居气管与上纵隔大血管之间。该间隙自颈静脉切迹平面，纵向延伸至气管隆嵴平面，相当于第2胸椎下缘至第4胸椎下缘或第4~5胸椎椎间盘水平。通常间隙内有数个淋巴结埋于气管周围的脂肪和纤维结缔组织中。除此之外，在气管隆嵴平面，气管前间隙还含有心包上主动脉后隐窝，该隐窝系心包腔的一部分，位于升主动脉根部的后方，CT或MRI检查，有50%~65%显示为边界清晰、圆形或新月形的低密度区。气管前间隙在胸廓上口平面向上通入颈深筋膜中层的深面，即与颈部气管前间隙相通，该间隙向前于右头臂静脉与头臂干之间经上腔静脉与主动脉弓之间通向血管前间隙，向左于间隙下部虽受主动脉所限，但有10%

的人与主-肺动脉窗相通。

气管前间隙在影像学诊断中甚为重要，因该间隙含有引流两肺和纵隔器官的淋巴结，特别是奇静脉淋巴结为最易受累及。当淋巴结肿大时，可致间隙病理性增大而改变其形态。在普通胸片上，只有淋巴结足够大时才能看见，而在CT和MRI检查则较为敏感。

3. 气管后间隙　20世纪70年代，John通过侧位X线片对气管后间隙进行了研究，阐明该间隙是位于气管后壁与胸椎体前缘之间的软组织间隙，上自胸廓入口，下达气管杈平面，其内有食管、胸导管、右迷走神经、主动脉弓后部、淋巴组织和脂肪组织。食管位于气管的后方，只有右半和气管后壁的左半相邻，其间有脂肪组织。气管的右后壁与食管的右侧壁之间由纵隔胸膜突入而形成气管右后隐窝。此后有许多学者对气管右后隐窝进行了较为详细的研究，均证明在气管后壁的右半覆盖着纵隔胸膜和右上叶肺组织表面的脏胸膜，两层胸膜之间存在一个潜在的胸膜间隙。因此，在右上叶肺组织与气管后壁之间就构成了气管后带，它由覆盖于气管后壁的软组织、壁层和脏胸膜及其间的胸膜间隙构成。气管后带的正常厚度为（3.1±0.8）mm。当肺或纵隔发生病变时，可使气管后带变厚或气管右后隐窝形态改变，这在影像学上特别重要。许仕全等的解剖学观察认为：气管后间隙位于上纵隔后部，居气管后壁，胸椎前缘和两侧纵隔胸膜之间，显示于颈静脉切迹平面至气管杈平面，相当于第2胸椎下缘至第5胸椎上缘平面，正常情况下，间隙内含有食管、胸导管、右迷走神经及一些淋巴组织和脂肪组织等。气管后间隙向前经气管两侧通气管前间隙，向下通心脏后方的后纵隔间隙。

由于两侧纵隔胸膜由前外斜向后内，达胸椎前缘，故气管后间隙前宽后窄，其前部宽度约为后部的2.5倍。在以通过食管中心的矢状轴和冠状轴上，分别测得气管后间隙的厚度为9.66~11.20 mm，宽度为20.38~26.05 mm。

下纵隔间隙

下纵隔间隙包括隆嵴下间隙、主-肺动脉窗、后纵隔间隙和膈脚后间隙。

1. 隆嵴下间隙　20世纪80年代初，Shusuke通过纵隔充气的CT摄片，描述了在气管隆嵴下方，左、右主支气管与心脏之间的区域为隆嵴下间隙。90年代初，崔志潭等认为该间隙的上部境界：前方为右肺动脉；两侧界为左、右主支管；后方是食管和奇静脉；右后外侧界为右肺组织。该间隙下部境界为：右侧为中间支气管；下方为左心房；有些人的降主动脉位于中线，亦可成为此区的后界。Muller（1985年）的研究认为，该间隙是气管前间隙向下的延伸，因其位置隐蔽而深，是X线评估纵隔最为困难的区域之一。该间隙的高度约为2 cm，上界为气管隆嵴，右侧为右主支气管和中间支气管，左侧为左主支气管和左下叶支气管，前方为升上动脉和右肺动脉，后方为食管。间隙内有隆嵴下淋巴结，约90%的人在CT片上可见1~3个正常淋巴结，其中最大者直径可达5 mm。因隆嵴下淋巴结为两肺的淋巴引流通路，故隆嵴下淋巴结与奇静脉淋巴结一样，很多疾病都能引起该淋巴结肿大，而使间隙扩大。但X线片难以发现，CT检查则较敏感。

隆嵴下间隙右侧靠近奇静脉食管隐窝，该隐窝位于奇静脉与膈肌之间，由右侧纵隔胸膜向后纵隔延伸，覆盖在食管与奇静脉之间，形成突向左的凹陷，由于右下肺组织突入该隐窝内形成肺嵴，富含空气的肺组织给后纵隔的病变诊断提供了良好的对照。胸部许多疾病可导致隆嵴下淋巴结肿大，而肿大的淋巴结可造成该隐窝形态异常，局部右突，隐窝消失，胸片上可见异常的奇静脉食管线。因此，在影像学上，隆突下间隙颇受重视。

2. 主-肺动脉窗　Janet（1981年）在胸部CT中，曾描述正常肺组织延伸于大血管之间，使纵隔具有特征性表现。其中左肺实质呈舌状伸在左肺动脉与降主动脉之间，提出了主-肺动脉窗的概念。次年Shusuke通过观察充气CT片，认为主-肺动脉窗是指主动脉与肺动脉之间的区域。崔志潭等描述为：该间隙位于主动脉弓下方，左肺动脉上方，下段气管和食管的左侧，左肺的右侧。该动脉窗内侧通向下部气管前间隙，外侧通向血管前间隙。此区内含有淋巴结、动脉韧带、左喉返神经及少量结缔组织。其高度在站立位时为2~3 cm，仰卧时仅1 cm。在CT像上，由于周围大血管的部分容积效应，该区常显示不清，多为混杂密度，不能显示淋巴结，有时可见条索状阴影，可能为动脉韧带。

主-肺动脉窗为主动脉弓下一透亮区，是影像学上较受关注的纵隔间隙。当窗内淋巴结肿大时，可使窗外侧面的左纵隔胸膜凸向左，也可使窗内侧面的气管与食管向右偏移，进而加大了与主动脉弓之间的距离。由此可见，肺和纵隔病变时，可因窗内淋巴结肿大而导致该间隙的形态改变及周围结构移位。主-肺动脉窗的高度，即主动脉弓的下缘至左肺动脉上缘的垂直距离，正常为（10.70 + 1.41）mm。

3. 后纵隔间隙　是指气管权平面以下的后纵隔区，位于心包的后方，脊柱的前方，两侧纵隔胸膜之间。该间隙在大小和形状方面可有较大差异。约20％的人后纵隔前后径较小，肺静脉和心脏靠近脊柱，间隙内多为纵行结构，主要有主动脉、食管、奇静脉、半奇静脉、胸导管及淋巴结等。该间隙向上与气管后间隙相通，向下延伸至膈脚后间隙，向前可通隆嵴下间隙。

4. 膈脚后间隙　位于第12胸椎水平。由起自上2~3个腰椎的两侧膈脚与椎体前缘围成的间隙，横断面呈小三角形。正常时此间隙被脂肪组织填充，其内有主动脉、奇静脉、半奇静脉、胸导管、神经和淋巴结等。膈脚后间隙向上通后纵隔间隙，向下通腹膜后间隙。在经第12胸椎的横断面上，可见两膈脚自主动脉前方，呈带状斜向椎体两侧。通常右膈脚比左膈脚略显粗大，它们形成了膈脚后间隙的前界和两侧界，椎体前缘为其后界。间隙内最大的结构为主动脉，直径约23 mm；其次是奇静脉，直径为1~6 mm；乳糜池直径为4~6 mm。由于膈脚后间隙的位置隐蔽，故图像分析较为困难。间隙内各结构的正常大小，除主动脉外，其他结构均小于6 mm，若肿块大于6 mm，则很可能是淋巴结病变，当膈脚后间隙发生炎症和肿瘤时，可导致其内的淋巴结肿大；当外伤，腹主动脉破裂时，可导致该间隙淤血；当肝硬化时，可导致间隙内奇静脉和半奇静脉曲张；当内分泌病变时，可导致该间隙内大量脂肪沉积。这些病变均可引起膈脚后间隙明显增大。

（吴元魁）

纵隔手术的解剖学基础

纵隔内有许多重要的器官，其胚胎来源、组织结构也很复杂。严重胸部创伤可致纵隔器官不同程度的损伤，如穿透性心脏损伤、气管和主支气管破裂、食管穿孔、纵隔内大血管损伤等。纵隔也是各种肿瘤、囊肿的好发部位，因此详细了解纵隔的解剖和区域划分，对术前诊断和外科治疗的切口选择有重要意义。

■ 纵隔气肿

纵隔气肿主要是由气管、支气管或食管破裂所引起，大多是外伤所致。气肿可沿纵隔达颈部及前胸壁，引起头颈和胸部皮下气肿，严重者可经皮下组织间隙向下扩展，引起腹部和阴囊等部皮下气肿。纵隔胸膜破裂至胸膜腔则可产生气胸，造成一侧肺受压，使患者发生呼吸困难。罕见大量纵隔气肿形成张力，压迫纵隔内的大静脉，可引起心排出量减少。

大多数纵隔气肿本身不需特殊治疗，重点治疗原发病或损伤。有呼吸困难者可于胸骨上切迹上方做颈筋膜切开引流。如果仍然不能缓解，张力性纵隔气肿又无食管或支气管破裂时，可行气管切开。

■ 纵隔肿瘤

纵隔肿瘤和囊肿有其特殊的好发部位，前纵隔以胸腺瘤、畸胎瘤、脂肪瘤、血管瘤、淋巴瘤多见，后纵隔则主要为神经源性肿瘤和肠源性囊肿，中纵隔是心包囊肿、支气管囊肿和淋巴瘤的好发部位，上纵隔则以胸内甲状腺肿、甲状旁腺瘤为多见。

各种纵隔肿瘤和囊肿的相对发生率随年龄而异。在婴儿和儿童，神经源性肿瘤居第1位，而肠源性囊肿居第2位。在成人，其顺序是神经源性肿瘤、胸腺瘤、畸胎肿瘤及肠源性囊肿。除胸腺瘤外，现将其他几种常见的纵隔肿瘤叙述如下。

神经源性肿瘤

神经源性肿瘤是纵隔内最常见的肿瘤之一，绝大多数位于后纵隔，任何年龄均可发生，儿童恶性神经源性肿瘤发生率较高，而成人者大多数为良性。良性肿瘤有神经鞘细胞瘤、神经纤维瘤、神经节细胞瘤。恶性肿瘤主要是神经纤维肉瘤及神经母细胞瘤，偶尔可见神经节细胞瘤及嗜铬细胞瘤。

神经源性肿瘤患者大多数无症状。出现症状的患者以胸痛、咳嗽多见，常常是因为肿瘤压迫邻近器官和组织的结果。少数患者有特殊的临床表现，如神经纤维瘤患者可伴全身多发性神经纤维瘤病；神经母细胞瘤可合并腹泻、腹胀综合征，高血压和出汗综合征等。神经源性肿瘤的诊断主要依靠X线、CT或MRI检查。

神经源性肿瘤的治疗以手术切除为主。按肿瘤所在部位合理选择开胸切口，良性神经源性肿瘤常有较完整的包膜，可完整切除肿瘤和包膜。包膜不完整的神经源性肿瘤切除更要广泛些，以防肿瘤复发。巨大的神经源性肿瘤，瘤体内常出现液化坏死，可采用先抽出一部分瘤体内液体，使瘤体缩小后再分块切除。对于突向椎管内的哑铃型肿瘤，切除时应小心谨慎，忌损伤或压迫脊髓造成不良后果。

畸胎类肿瘤

畸胎类肿瘤按组织胚层来源分为表皮样囊肿、皮样囊肿和畸胎瘤。绝大多数位于前纵隔，只有少数发生在后纵隔。各种年龄均可发生，但以成人多见，其原因是肿瘤生长较慢，且无症状，因而常在成年后发现。畸胎类肿瘤绝大多数为良性，有完整的包膜，囊壁有钙化，囊腔呈多房性，囊腔内有黄褐色皮脂，并有毛发和腺体，腺体有内分泌和外分泌两种功能，其中的消化酶会引起肿瘤周围组织炎症、溃烂和出血，并使良、恶性肿瘤于术中不易鉴别，且因炎症浸润给手术操作带来困难，增加了手术的危险性，术中应注意无菌操作和手术完成后进行反复的胸腔冲洗。

畸胎类肿瘤较小时常无症状。当肿瘤逐渐增大或继发感染或穿破至周围器官时，常有胸闷、胸骨后疼痛、咳嗽、气促、心悸、发热等；肿瘤穿破肺和支气管，可出现咳嗽，有时可咳出毛发；穿破心包可引起心包炎或心包腔积液；穿破胸膜可造成胸腔积液或发生胸膜腔感染及脓胸等。

胸内甲状腺肿

胸内甲状腺肿可从颈部正常解剖位置向纵隔扩展，亦可是异位于纵隔的甲状腺肿，前者较后者多见，后者则和正常甲状腺无明显关系。

胸内甲状腺肿大多为良性，其中15%为恶性。症状包括：气道受压而出现呼吸困难；喉返神经受压出现声音嘶哑；上腔静脉受压而出现上腔静脉阻塞综合征。胸内甲状腺肿的诊断主要依靠X线检查和CT扫描。

胸内甲状腺肿的治疗，应采用手术摘除。切口选择应根据肿瘤的大小而定，较小的胸内甲状腺肿可采用经颈部切口摘除肿瘤，肿瘤体较大时可采用部分胸骨劈开，如肿瘤大部分深入一侧胸腔，也可选后外侧切除。手术时应避免喉返神经损伤，并对瘤体供血动脉妥善结扎，以防术后出血或纵隔血肿形成。

原发性纵隔淋巴瘤

原发性纵隔淋巴瘤占纵隔淋巴瘤的10%，淋巴瘤多发生于前纵隔，为全身广泛病变的一部分。霍奇金病占50%~70%、非霍金奇病占15%~25%。最常见的3种纵隔淋巴瘤类型是结节硬化性霍奇金病、大B细胞和成淋巴细胞性淋巴瘤。大部分有全身症状：发热、盗汗、消瘦；纵隔受累可致咳嗽、气促、胸痛、胸腔积液、上腔静脉综合征。出现RS细胞是霍奇金病的特征，典型的免疫组化描述是CD15和CD30表达阳性。CT扫描常可诊断，治疗按分期由早到晚给予放疗、化放疗、化疗等。

非霍奇金病虽然分类和分级众多，成淋巴细胞型和大B细胞型是最常见累及纵隔的亚型，多见于28~35岁患者；中后纵隔淋巴结受累较前纵隔多见；前者起源于胸腺淋巴细胞，侵袭性强，除纵隔外，可累及骨髓、中枢神经系统、皮肤和性腺；后者起源于胸腺，胸外结构受累较少。治疗按不同亚型和分期而定，综合采用化疗（强化、维持、常规、高剂量-同种骨髓移植支持）、放疗（纵隔、颅脑）等。

（林勇斌　张兰军）

主要参考文献

1. 刘正津, 姜宗来, 殷玉琴. 胸心外科临床解剖学. 济南: 山东科学技术出版社, 2000.

2. 张朝佑. 人体解剖学（上册）. 2版. 北京: 人民卫生出版社, 1998.

3. 中国解剖学会体质调查委员会. 中国人解剖学数值. 北京: 人民卫生出版社, 2002.

4. 赵凤瑞. 普通胸部外科学. 吉林: 辽宁教育出版社, 2000.

5. 丁自海, 原林. 局部临床解剖学. 西安: 世界图书出版公司, 2009.

6. 郭光文, 王序. 人体解剖彩色图谱. 北京: 人民卫生出版社, 1993.

7. 张烽, 王素春, 段广超, 等. 颈胸段脊柱椎体周围重要脉管结构的应用解剖. 中国临床解剖学杂志, 2007, 25 (3): 236-238.

8. 潘力, 马廉亭, 余泽, 等. 腰静脉、腰升静脉及奇静脉系的应用解剖学研究. 中国临床神经外科杂志, 2007, 12(11):660-661.

9. 张开华, 唐建华, 阎伟伟, 等. CT观察奇静脉的临床应用. 临床放射学杂志, 2004, 23(7): 577-580.

10. 孙明, 魏静义, 陈保俊, 等. 主动脉根部外科解剖及其与毗邻结构关系. 中华胸心血管外科杂志, 2002, 18(6): 356-358.

11. 张绍祥. 局部解剖学. 北京: 科学出版社, 2012.

12. 刘树伟, 李瑞锡. 局部解剖学. 北京: 人民卫生出版社, 2013.

13. 金绍岐. 实用外科解剖学. 西安: 世界图书出版公司, 2007.

14. 周慕连. 胸骨后线和前下纵隔脂肪X线解剖学基础及诊断意义. 临床放射学杂志, 1983, 2:12.

15. 刘丰春. 正常纵隔淋巴结的大小和数目的CT和解剖学研究. 实用放射学杂志, 1983, 12:721.

16. 孙刚. 中国人正常纵隔淋巴结的CT测定. 中国医学影像技术, 1991, 7:33.

17. 徐海东. 纵隔线. 实用放射学杂志, 1993, 12:752.

18. 张金铭. 关于纵隔淋巴结的影像诊断标准. 实用放射学杂志, 1993, 9:556.

19. 张敏放. 中国人正常淋巴结的CT研究. 实用放射学杂志, 1994, 10:342.

20. 林鹏飞, 唐光才, 韩福刚, 等. 纵隔低密度肿块病变的CT诊断. 放射学实践, 2003,18(5):338.

21. 李媛, 杨志刚. 纵隔淋巴结病变的断层影像表现特征及其解剖、病理学基础. 实用放射学杂志, 2007, 23(2): 342.

22. 王煜, 周尚军, 龚昌瑞, 等. X线片和CT诊断纵隔气种. 中国医学影像学杂志, 2007, 15(3):230.

23. Callen PW, Korobkin M, Isherwood I. Computed tomographic evaluation of the retrocrual prevertebral space. Am J Radiol, 1977, 129:910.

24. Aquino SL, A smu th JC, A lpertNM, et al. Improved radio logic staging of lung cancer with 2−(18F）− fluoro−2−deoxy−D−glucose−positron emission tomography and computed tomography registration. J Comput Assist Tomogr, 2003, 27(4):479.

25. Schaefer NG, Hany TF, Taverna C, et al. Non−Hodgk in lymphoma and Hodgk in disease: Coregistered FDG PET and CT at staging and restaging−Do we need contrast−enhanced CT? Radiology, 2004, 232(3):823.

26. Ohno Y, Hatabu H, Takenaka D, et al. Metastases in mediastinal and hilar lymph nodes in patients with non−nmall cell lung cancer:quantitative and qualitative assessment with STR turbo spin−echo MR imaging. Radiology, 2004, 231(3): 872.

27. Jamal J. Hoballah. Vascular reconstruction: anatomy, exposures, and techniques. New York: springer−verlag, 2000.

28. Cordova A, Pirrello R, Arpa S, et al. Vascular anatomy of the supraclavicular area revisited: feasibility of the free supraclavicular perforator flap. Plast Reconstr Surg, 2008, 122(5):1399 −409.

29. Berguer R, Kieffer E. The aortic arch and its branches: Anatomy and blood flow. Surg Art, 1992, 5(12):5−31.

纵隔大血管、神经和淋巴结

胸部大血管

胸部的大血管包括主动脉、肺动脉、上腔静脉、下腔静脉和肺静脉。这些大血管出入心脏，分支或属支数目多，毗邻关系复杂。

■ 胸部大动脉

主动脉及其分支

主动脉（aorta）起自左心室，发出后先向上升，再转向左后，遂即下降，由此，主动脉可分为升主动脉、主动脉弓和降主动脉，降主动脉又以膈肌为界分为胸主动脉和腹主动脉（图12-1）。

1. 升主动脉（ascending aorta） 长约5 cm，外径约3 cm。升主动脉起自左心室底，体表投影约在胸骨左侧半之后平第3胸肋关节平面。起始后，先向上并斜向前右，至右侧第2胸肋关节附近延续为主动脉弓。升主动脉与主动脉弓相接处管径增大，主要是动脉右侧壁向外侧突出，形成主动脉球，或称最大窦。该处是血流的主要冲击点，血流方向在此处扭转约60°进入主动脉弓。

升主动脉近心端与肺动脉干共同被心包包绕，此段即为升主动脉的心包内段，长约5 cm，右侧壁长于左侧壁。起始段的前面有右心室的动脉圆锥和右心耳，右侧为右心房，左侧和后方为左心房。肺动脉干起始段在升主动脉前方上行，

然后绕至升主动脉左侧。肺动脉干发出的右肺动脉横过升主动脉的后方。升主动脉上段的右侧是上腔静脉，后面隔心包横窦与右主支气管相邻，前面隔心包与胸骨、胸腺、右肺和胸膜相邻。在右侧第2肋间隙处，升主动脉前方仅被右肺前缘掩盖，因而在此处可清晰地听到主动脉瓣音。

在升主动脉起始部的前方及与主动脉弓移行处的右侧壁，各有1个直径约2 mm的扁椭圆形小球，称主动脉体，是一种化学感受器，可感受血液内血氧含量的变化，其传入神经纤维走在迷走神经中。

升主动脉根部形成的3个膨大，称主动脉窦（aortic sinus），包括后窦和左、右窦，其内与3个主动脉瓣相对应。左、右冠状动脉分别开口于左、右窦。左冠状动脉开口于左主动脉窦的占92%，其中88%开口位于窦宽的中1/3范围；右冠状动脉开口于右主动脉窦的占94%，其中90%开口位于窦宽的中1/3范围。主动脉窦的上界为弧形，而冠状动脉的开口多接近窦的上界，故主动脉瓣张开时不会阻挡动脉开口。副冠状动脉多起自右主动脉窦（97%），可有1~4支，出现率约为50%，管径约0.2 mm，分布范围以动脉圆锥为主。

冠状动脉开口的发育畸形比较少见，主要有：冠状动脉高位开口、多发性开口（最常见的

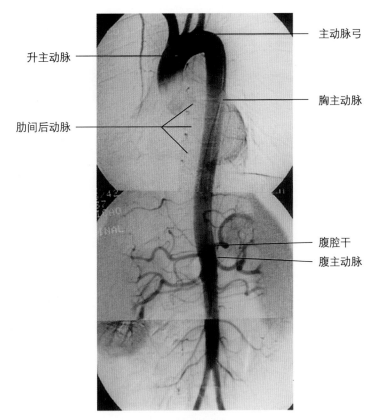

升主动脉

肋间后动脉

主动脉弓

胸主动脉

腹腔干

腹主动脉

图12-1 主动脉的分部（造影）

为右圆锥支）、单个冠状动脉、冠状动脉起自不相应的主动脉窦、冠状动脉起自心室或肺动脉等。

2. 主动脉弓（aortic arch） 为升主动脉的延续，长约9 cm，起始部直径约3 cm，末端为2 cm。起于右侧第2胸肋关节平面，胸骨柄的后上方，气管的左前方，呈弓形向左上后行，绕左主支气管的前方向左后方跨过左肺根，至脊柱左侧，平胸骨角水平（第4胸椎体左侧）续为胸主动脉，移行处略细，称主动脉峡。整个主动脉弓位于上纵隔内，全程既向上凸，又向左凸，其弓顶点，男性的在T_3、T_4椎体水平，女性的在T_2、T_3水平，最高点相当于胸骨柄中部（弓上缘低于颈静脉切迹者占93%，平和高于颈静脉切迹者分别占4%。弓下缘在第4胸椎下缘以上者占71%，以下者占20%）。小儿的主动脉弓位置略高。

在主动脉弓的凸侧，自右向左依次发出头臂干、右颈总动脉和左锁骨下动脉（图12-2）。在左前位影像上观察可见主动脉弓围成一淡色间隙，称为主动脉窗（aortic window），窗内可分辨出肺动脉干及其左支阴影。

主动脉弓的左侧和前面是左纵隔胸膜，在纵隔胸膜与主动脉弓之间从前向后依次有左膈神经、心包膈血管、左交感神经颈上心支和左迷走神经及其心支，当左迷走神经跨过主动脉弓时，其左喉返神经绕主动脉弓下方向左至动脉韧带后方，然后在主动脉弓右侧上行。左肋间上静脉斜向上行于主动脉弓前方，恰在左迷走神经与左膈神经之间；主动脉弓右侧和后方有气管和心深丛、左喉返神经、食管、胸导管和脊柱；主动脉弓上方有自凸侧从右向左发出头臂干、左颈总动脉和左锁骨下动脉（65%）；在近主动脉弓起始

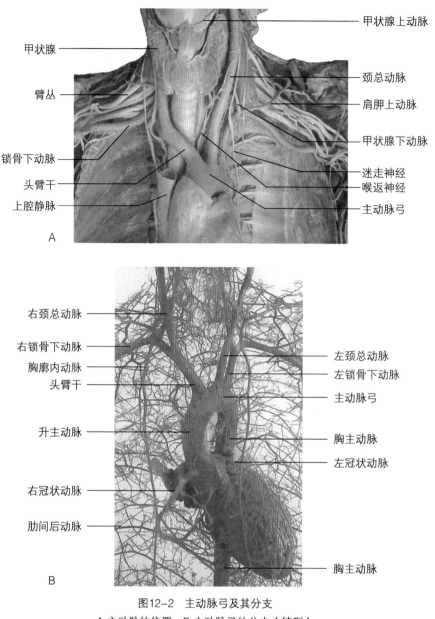

图12-2 主动脉弓及其分支
A.主动脉的位置；B.主动脉弓的分支（铸型）

处的前方有左头臂静脉和胸腺；下方有肺动脉杈、左主支气管、动脉韧带、心浅丛和左喉返神经。从左侧可清楚地观察到主动脉弓的凹侧，为左肺门结构的上界。

由于主动脉弓与气管、左主支气管毗邻紧密，所以主动脉瘤容易产生呼吸系统症状，如瘤再向后压迫食管，则产生吞咽困难；若波及左喉返神经，可影响发音。

（1）头臂干（brachiocephalic trunk）：也称无名动脉，长约4 cm，周径3 cm。起始处高度相当于胸骨柄中央的后方，发出后向右后上方斜行于气管的前方至右侧，在右胸锁关节上缘的后方分为右颈总动脉和右锁骨下动脉。头臂干的前方有胸骨舌骨肌、胸骨甲状肌、胸腺遗迹、左头臂静脉和左甲状腺下静脉；后方上有右胸膜，下有气管，右迷走神经由后外到达气管的外侧；右侧有右头臂静脉，上腔静脉的上部和胸膜；左侧为胸腺遗迹、左颈总动脉起始部、甲状腺下静脉和气管。头臂干分出右颈总动脉和右锁骨下动脉，二者出胸廓上口后的行程同左侧同名动脉。

（2）左颈总动脉（common carotic artery）：左颈总动脉发出后在左胸锁关节的后方上升至颈部，向左上走行，先行于气管前方然后斜行向左侧。左颈总动脉前方为胸骨舌骨肌和胸骨甲状肌、左胸膜和左肺前部、左头臂静脉和胸腺遗迹；后方为气管、左锁骨下动脉、食管左缘、左喉返神经和胸导管；右侧头臂干和气管、甲状腺下静脉和胸腺遗迹；左侧与迷走神经、左膈神经、左胸膜和左肺相邻。左颈总动脉发出后经胸廓上口进入颈部。

（3）锁骨下动脉（subclavian artery）：左锁骨下动脉发出后沿食管和气管的左侧上行至颈根部，经斜角肌内侧缘至其后方，然后降至第1肋的外缘，移行为腋动脉。左锁骨下动脉前方有左颈总动脉和左头臂静脉；浅层有肺前缘、胸膜、胸骨甲状肌，后方有食管左缘、胸导管和颈长肌；后外侧与左肺和胸膜相贴；内侧为气管、左喉返神经食管和胸导管。

主动脉弓的变异主要有：①右位主动脉弓；②双主动脉弓；③主动脉弓阙如。主动脉弓分支的变异有多种，如发出左、右头臂干（1%）；左颈总动脉起始于头臂干（27%）（图12-3，4）。

3. 胸主动脉（thoracic aorta）　位于后纵隔内，外径约2 cm，长约18 cm。续于主动脉弓，先弯向左后方，达第4胸椎体下缘（平胸骨角高度），沿脊柱左侧下行，向下渐行转至脊柱前面，至穿膈主动脉裂孔时则位于正中线上，以第12胸椎体下缘平面为界，向下续于腹主动脉（图12-5）。食管先在胸主动脉的稍右侧，而后行至其前方，最后则行至其左侧。胸主动脉的前面自上而下为左肺门、心包、食管和膈肌，心包将胸主动脉与左心房分开；后方是脊柱和半奇静脉；右侧上部为奇静脉和胸导管，下部是左侧胸膜和

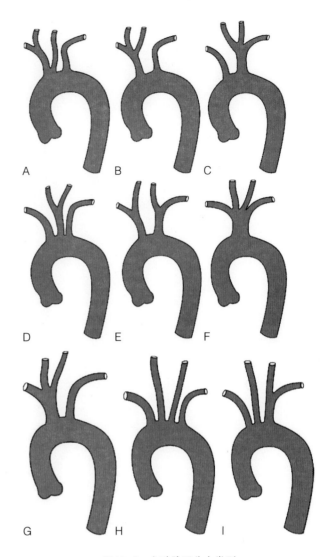

图12-3　主动脉弓分支类型

右肺；左侧为左侧胸膜和左肺。食管及其神经丛在上方位于胸主动脉的右侧。

胸主动脉的分支数目多而管径小。脏支有心包支、食管支和支气管动脉。壁支有肋间后动脉、膈上动脉等。第3~11肋间后动脉（第1、2肋间动脉来自锁骨下动脉的肋颈干）和肋下动脉由胸主动脉后壁发出后，横行向外，在脊柱两侧分为前、后支。前支在相应肋骨下缘前行，分支分布于第3肋间以下的胸壁和腹壁上部，并与胸廓内动脉的肋间分支吻合。膈上动脉有2~3支，分布于膈上面后部。后支发出脊支，随脊神经经椎间孔进入椎管，营养椎管内容物。

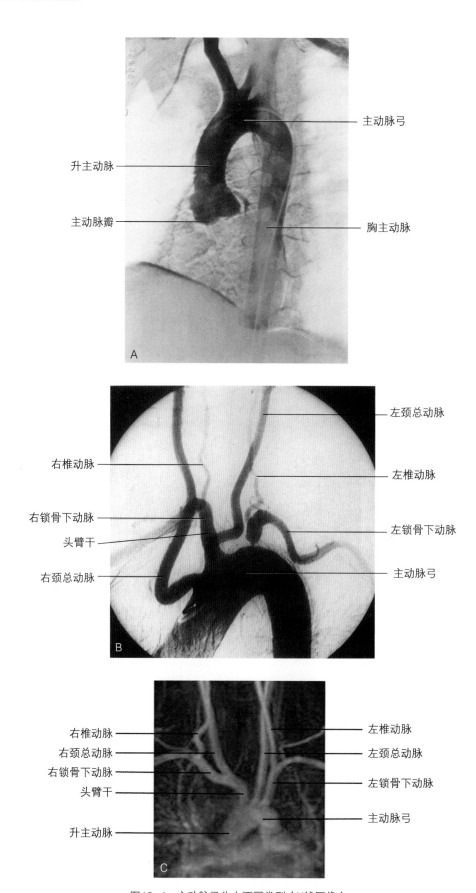

图12-4　主动脉弓分支不同类型（X线图像）

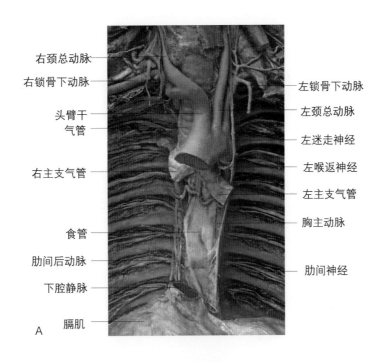

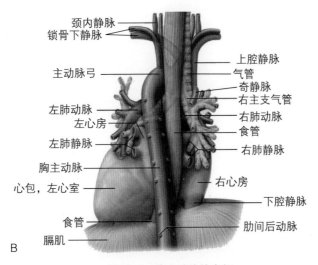

图12-5　胸主动脉的走行
A.前面观；B.后面观

迷走动脉是胸主动脉的一小分支，在右支气管动脉附近由其右侧壁发出，上行于气管和食管的右侧并与右上肋间动脉吻合。它是右侧背主动脉的遗迹，偶尔扩大成右锁骨下动脉的第一部。

肺动脉干及其分支

肺动脉干又称肺动脉（pulmonary trunk），将右心室内静脉血运送至两肺。肺动脉全长位于

心包腔内，长42~45 mm，直径24~30 mm。浆膜心包脏层将肺动脉和升主动脉包在一个总鞘内，纤维心包逐渐消失于肺动脉外膜处。

肺动脉自右心室底部动脉圆锥顶部的肺动脉环发出，从室上嵴左上方斜向上后方，起初在升主动脉前方上行，继而绕至其左侧。上行至第5胸椎平面正中线左侧处，在主动脉弓下方分为左、右肺动脉，进而继续分支（图12-6）。左肺动脉

起始部1/2可位于心包内，长6 mm，直径18 mm；右肺动脉全长的4/5位于心包内，长40 mm，直径19 mm。儿童的肺动脉干分叉平面略高于成人1个肋间隙。

右肺动脉比左肺动脉略粗，水平行于升主动脉和上腔静脉后方，在气管权前方下行，于右主支气管和食管之前横向行至右肺门。右肺动脉在上腔静脉后方分成上、下两支，分叉处常有淋巴结。右肺动脉上支较小，行向右肺上叶，下支向前下行至中叶支气管处立即转至肺上静脉后方。

左肺动脉较右肺动脉短而细，初行于主动脉弓下方，经降主动脉和左主支气管前方到达肺门。

肺动脉前方隔着胸膜、左肺和心包与胸骨左侧第2肌间隙相邻，后方，初与升主动脉和左冠状动脉相贴，继而与左心房相邻，升主动脉逐渐行于肺动脉干右侧；左、右心耳在冠状动脉起始部的两侧；肺动脉权与主动脉弓之间有心浅丛；肺动脉干后上右侧为气管权、气管支气管下淋巴结和心深丛。

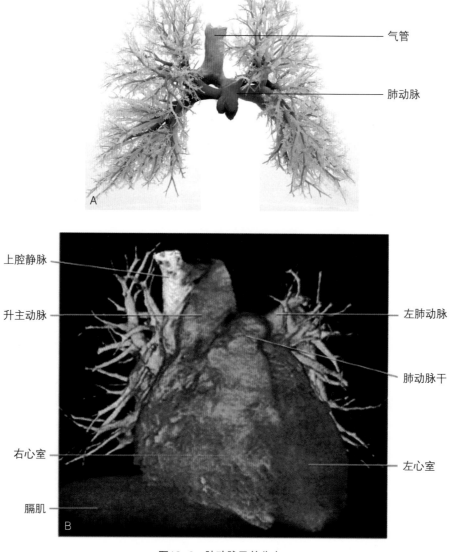

图12-6 肺动脉及其分支

A. 肺动脉铸型（蓝色）；B.肺动脉CT

动脉导管和动脉韧带

1. 动脉导管（ductus arteriosus） 是胚胎时期肺动脉与主动脉之间的一段血管，其作用是将右心室射入肺动脉的血液引入主动脉。出生后，婴儿肺扩张并开始建立脱离母体的独立的血氧交换体系，肺动脉血因此更多地流向肺，动脉导管亦因血流动力学的改变是逐渐闭锁、纤维化后成为动脉韧带。动脉导管的周径1~3岁分别为3.3 mm、3.2 mm和3.1 mm，长度分别为4.4 mm、6.5 mm和6.8 mm。

数据显示，出生后婴儿的动脉导管未闭者在1个月时占44%，8个月时占2%，到1岁时仍未闭锁者才被归为异常。影响动脉导管闭锁的因素很多，如导管与主动脉相连处所形成的角度，越尖锐则导管越容易闭锁。血液含氧量高低也是一个影响因素，高者易闭锁，低者不易闭锁。

动脉导管的附着点，受发育进程影响，6个月以下婴儿的肺动脉端多连于肺动脉干分叉处（42%），6个月以上者则连于左肺动脉起始部（58%），连于右肺动脉者极少。部分人的肺动脉端及肺动脉起始部可被包于心包腔内，这在手术分离未闭动脉导管时需加以注意。主动脉端则

全部在心包之外，在胎儿和初生儿连于降主动脉，与左锁骨下动脉相距1 cm，而后随年龄相对上移。儿童的主动脉端连于降主动脉起始处的前外侧壁，8%正对左锁骨下动脉，92%在锁骨下动脉的左下方1.7~2.7 cm，故手术中可在左锁骨下动脉起点附近寻找动脉导管。另外，新生儿的动脉导管较长，约1.5 cm；成人未闭的动脉导管则短而粗，长约1 cm，内径约3 mm。

2. 动脉韧带（ligameentum arteriosum） 动脉导管闭合而成。成人的动脉导管完全闭锁者占98%，不完全闭锁者占2%。成人动脉韧带的外径约3 mm，长约13 mm。其位置可定位于左膈神经、迷走神经和肺动脉上缘围成的三角区内，故此三角区又称动脉导管三角，是手术中寻找未闭动脉韧带的核心区域（图12-7）。由于左喉返神经在绕过主动脉弓时，多紧贴动脉韧带的主动脉端左侧，故也可循左喉返神经寻找动脉导管。动脉导管的右侧或右后侧紧贴心丛、心支、支气管、食管和胸导管，因此，手术中分离未闭动脉导管时，应特别小心。特别是处理主动脉端时，更应避免伤及紧贴其下绕行的左喉返神经。在1岁以下儿童，动脉导管前方有较大的胸腺，因而手术时不易从前方接近动脉导管。

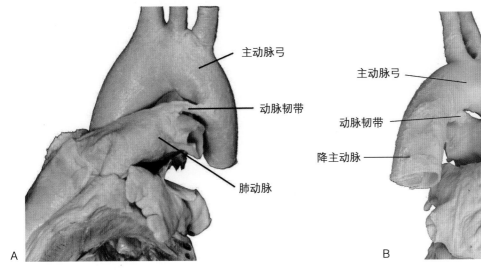

图12-7 动脉韧带
A.前面观；B.后面观

动脉导管未闭

动脉导管未闭（patent ductus arteriosus）约占先天性心脏病的20%。动脉导管位于左侧主动脉弓的远段，连接左肺动脉和降主动脉。血液经此由肺动脉进入主动脉。出生后，此管收缩闭合变为动脉韧带。动脉导管未闭是主动脉与肺动脉之间的先天性异常通道，一般位于主动脉峡部和肺动脉分叉偏左肺动脉侧。未闭导管的形态可分为4型。①管型：导管两端直径相等，最常见，管壁厚度介于主动脉和肺动脉之间。②漏斗型：通常导管的主动脉端直径大于肺动脉端。③窗型：导管极短，管腔粗，主、肺动脉紧贴在一起，管壁很薄，较少见。④动脉瘤型：导管的两端呈动脉瘤状膨大，管壁薄而脆。

未闭导管的直径差异很大，大多为0.5~2.0 cm，长度为0.2~3.0 cm。在解剖上与导管毗邻关系密切的有左喉返神经。左喉返神经从迷走神经分出后，紧绕导管下缘沿食管、气管沟向上行走，术中很易误伤。持久的动脉导管未闭导致压力高的主动脉的血液流入肺动脉，增加肺循环的压力，应予以手术结扎。

■ 胸部大静脉

上腔静脉及其属支

1. 上腔静脉（superior vena cava）　上腔静脉的长度约6 cm，外径约2 cm。在右胸肋接合处后方由左、右两侧头臂静脉汇合而成（图12-8）。上腔静脉沿升主动脉右侧垂直下行，其位置相当于在胸骨右缘的后方，在约平第2肋高度收纳奇静脉，至第3胸肋关节后方穿入心包注入右心房，全长6~8 cm，横径约2 cm。上腔静脉的上半段位于心包外，前方有胸膜和肺；后方邻右肺根、气管和迷走神经；左侧为升主动脉、主动脉弓和头臂干起始部；右侧有膈神经和心包膈血管。下半段位于心包内，与前方的升主动脉之间隔有潜在的间隙——心包横窦。上腔静脉的起点所在椎体水平，男性的为第2~3胸椎椎体水平；女性的多在第3胸椎椎体水平。

若胚胎期左前主静脉存留而右前主静脉退化，则形成左上腔静脉，常于左颈总动脉和左锁骨下动脉的左前方，于左迷走神经、主动脉弓、动脉韧带、左肺根的前方下行，在左心耳的后方汇入左房斜静脉，再经冠状窦注入右心房，或汇入左心房或肺上静脉。如左、右前主静脉同时留存则形成双上腔静脉，此时左头臂静脉可不明显，而仅作为两上腔静脉间的吻合小支而存在。

上腔静脉突入心包腔内的情况变化很大，72%上腔静脉突入心包腔形成上腔静脉隐窝，窝深10 mm，在此窝中，可见右肺动脉。若无隐窝，则在心包腔内仅可见到上腔静脉的前面。上腔静脉直径约20 mm，心包内段长约18 mm。上腔静脉根部心包反射线长约16 mm。

2. 头臂静脉（brachiocephalic vein）　左、右头臂静脉均在胸锁关节的后方由锁骨下静脉和颈内静脉汇合而成，然后走在上纵隔内，约在右侧第1肋与胸骨连结处的后方汇合为上腔静脉。所以，右头臂静脉短而直，长约2 cm，沿右锁骨下动脉起始部和头臂干右前方下行，其前、外、后三面皆被左侧胸膜的肺覆盖；左头臂静脉长而倾斜，长度约为右侧的3倍，在胸骨柄上半的后方，紧贴主动脉弓上缘和主动脉弓发出的三大分支根部的前方，向右下方斜行，汇入上腔静脉的夹角大于右侧的。这种解剖学差异，是临床上做中心静脉压监测或插右心导管时更倾向于选择在右侧锁骨下静脉或颈内静脉的重要原因。

两侧的头臂静脉在进入胸腔处后邻膈神经，再向下神经位于静脉的外侧。右膈神经向下位于下腔静脉的前外侧，左膈神经跨过主动脉弓前方下行。在婴幼儿，因颈部较短，左头臂静脉位置可高于胸骨柄，紧贴颈部气管的前方，在气管切开术或针刺天突穴时未加注意，可导致该血管意外损伤。

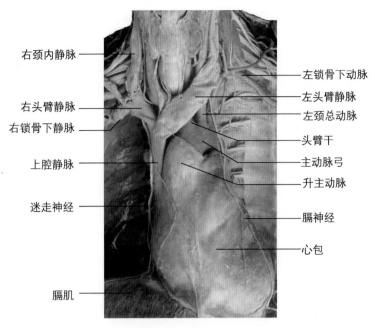

右颈内静脉

右头臂静脉

右锁骨下静脉

上腔静脉

迷走神经

膈肌

左锁骨下动脉

左头臂静脉

左颈总动脉

头臂干

主动脉弓

升主动脉

膈神经

心包

图12-8 上腔静脉及其属支

左、右头臂静脉与椎体前正中线的夹角，左侧头臂静脉和前正中线的夹角约为59°；右侧头臂静脉分别和前正中线的夹角约为33°，左侧大于右侧。奇静脉在上腔静脉的左侧，在上腔静脉穿心包之前注入。注入点在第3~4胸椎椎体水平。

头臂静脉的属支主要有椎静脉、胸廓内静脉、胸腺静脉、甲状腺下静脉、颈深静脉和肋间上静脉等。此外，心包膈静脉、食管静脉、纵隔静脉、心包静脉等一些小静脉也常注入左头臂静脉下缘。

头臂静脉与上腔静脉间的角度，左侧约为45°，右侧约为27°。新生儿左、右头臂静脉与上腔静脉间的角度分别为50°和33°。

头臂静脉的变异有：①左侧头臂静脉在升主动脉的后方注入上腔静脉；②左头臂静脉经左心房的左后上方进入心包，在心包腔内附行于左心房的后壁、右心室的后下壁，最终汇入下腔静脉；③左头臂静脉汇入左心房下冠状静脉窦；④左头臂静脉未向右走行与右头臂静脉汇合，而是自

左侧胸锁关节后方近垂直下行于主动脉弓的前外侧，于第2胸肋关节的后方穿入心包腔，在肺动脉干左侧左肺根的前方绕过冠状沟，在其内自左向右行并与下腔静脉汇合。

3.奇静脉（azygos vein） 奇静脉由右侧腰升静脉延续而来。腰升静脉在腹后壁贴脊柱两侧上行，接受腰静脉和肋下静脉注入，穿膈进入胸腔后更名为奇静脉。也有观点视肋下静脉注入腰升静脉处为奇静脉起始处。奇静脉在胸部主要收纳右侧诸肋间静脉，沿脊柱右侧上行，至第4胸椎高度转向前方，跨越右肺根上缘并形成奇静脉弓，从右后方注入上腔静脉。因此，若术中需要牵拉上腔静脉向左前方时，需避免损伤后方的奇静脉弓造成出血，为安全起见可先行结扎并切断奇静脉。左侧第8或第9肋以下的肋间静脉汇入半奇静脉。半奇静脉由左腰升静脉延续而来，沿脊柱左侧上行，并居于胸主动脉下半段的左侧，在第7~10胸椎高度横行向右，经胸主动脉后方注入奇静脉。左侧第4~7肋间静脉汇入副半奇静脉。副半奇静脉伴胸主动脉上半段左侧下行，多数在第6

或第7胸椎高度横行向右，经胸主动脉后方注入奇静脉，或向下注入半奇静脉（图12-9）。奇静脉注入上腔静脉前，前方接受食管静脉、支气管静脉；右侧接受右肋间后静脉；左侧在第8~10胸椎体间有半奇静脉注入。

奇静脉长20 cm，汇入上腔静脉处的外径为10 mm，接收右上肋间静脉、第3~11肋间静脉及肋下静脉。奇静脉瓣膜的出现率：1个瓣膜者占83%，2个者占7%，无瓣膜者10%。瓣膜位于奇静脉弓中1/3者占50%，位于奇静脉弓后1/3者为23%，位于上腔静脉入口处者为13%，位于奇静脉弓前1/3者占7%，位于第5胸椎水平者占7%。瓣膜呈单半月形瓣为10%，双半月形瓣为87%；三半月形瓣为3%。

半奇静脉（hemiazygos vein）直径为6 mm，副半奇静脉（accessory hemiazygos vein）直径为5 mm。收集左侧下位3~6肋间静脉回流者为87%。与奇静脉间多为1支吻合（60%）。副半奇静脉主要注入奇静脉（80%），副半奇静脉注入半奇静脉或奇静脉的位置在第5~8胸椎体水平者为90%，其收集左侧第3~8肋间静脉回流者为97%。

在CT影像上，奇静脉的大小和形态因不同层面而异。奇静脉弓平面直径8~12 mm，奇静脉干在半奇静脉汇入后至奇静脉弓段（第7胸椎平面）直径为7~10 mm，半奇静脉直径约5 mm。

幼儿奇静脉大多沿脊柱中线右侧上行，成人奇静脉中段常形成一凸向左侧的弧线。因胸主动脉随年龄增长向左侧移位，右肺后缘随年龄增长在奇静脉食管陷窝中前后径增大，并向左延伸，这些因素可能引起奇静脉移位。在CT检查或奇静脉造影时，对奇静脉的定位及诊断宜考虑奇静脉行程的年龄特点。

极少数人的奇静脉可能存在于脊柱左侧，而半奇静脉位于脊柱右侧，即左右反置，这种情况常有内脏转位或双上腔静脉并存。

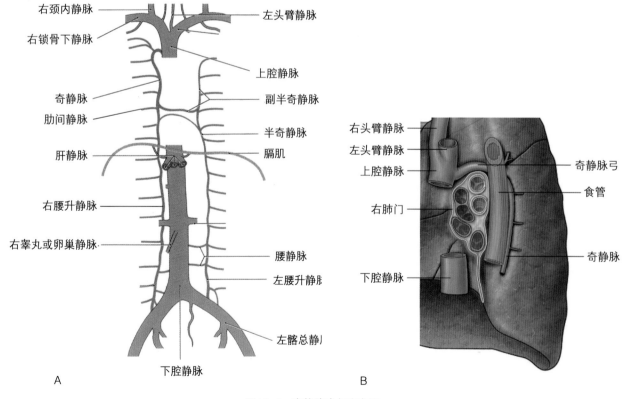

图12-9　奇静脉走行和交通
A.走行；B.末端毗邻

上、下腔静脉之间的侧支循环

奇静脉是上、下腔静脉之间的重要通道之一。上腔静脉阻塞后，上，下腔静脉之间的侧支循环主要通过以下5个途径。①奇静脉途径：当阻塞平面位于奇静脉开口以上的上腔静脉时，侧支血液经奇静脉顺行回流至右心房，此时，奇静脉扩张，成为上腔静脉回流的最主要途径；当阻塞平面位于奇静脉开口处或以下的上腔静脉时，侧支血液通过奇静脉逆行至腰升静脉、下腔静脉回流至右心房。②胸廓内静脉通路：胸廓内静脉收集膈肋静脉、肋间静脉、胸腔前后静脉、腹壁浅静脉的血液，通过奇静脉回流至上腔静脉；胸廓内静脉又可以通过腹壁上静脉，经腹壁下静脉流入髂外静脉、髂总静脉至下腔静脉。③胸腹壁浅表静脉通路：腹壁浅静脉和旋髂浅静脉经大隐静脉、股静脉、髂外静脉注入下腔静脉；同时，腹壁浅静脉和旋髂浅静脉向上可经胸腹壁静脉、胸外侧静脉、腋静脉、锁骨下静脉和头臂静脉与上腔静脉沟通。此通路多为浅表静脉，当其曲张时易被发现，具有重要的临床意义。④椎静脉通路：椎静脉丛的血液一方面经肋间静脉、胸廓内静脉以及奇静脉注入上腔静脉；另一方面与腰、骶静脉沟通，连于下腔静脉。当病变累及奇静脉时，此条通路作用更为明显。

下腔静脉

下腔静脉（inferior vena cava）约在平第8胸椎高度上行穿过膈的腔静脉孔进入胸腔，穿过纤维心包，在浆膜心包后面上行，随即在右后心膈角处开口于右心房后壁下部。近开口处有一半月形瓣膜，在成人较小，但在胎儿期较大，可引导来自下腔静脉的血液经卵圆孔进入左心房（图12-10）。

下腔静脉胸段长2.5 cm，其中心包外段长1.5 cm，心包内段长1 cm，直径2.3~2.7 cm。心包外段与右肺和右侧胸膜之间有右膈神经；心包内段除外后部，其余均被浆膜心包的反折部覆盖。腔静脉孔周围是腱膜性结构，在膈收缩时并不会随之收缩，故呼吸运动不会造成腔静脉孔缩小而导致下腔静脉回流受阻。在心包内，下腔静脉构成心包斜窦的右下壁，但除其血管后壁一部分与纤维性心包直接贴附外，其余管壁均覆盖有浆膜性心包，故该段血管游离性好，从后壁容易与心包分离成功，行体外循环下腔静脉插管时可于此段阻断血流和固定插管。

肺静脉

左、右肺各有上、下肺静脉（pulmonary vein），穿过心包汇入左心房，可以是直接汇入，也可能先合成很短的肺静脉干再汇入（图12-11）。出现右肺上、中、下叶分别由上、中、下肺静脉注入左心房的概率为3%。整体看，两侧上肺静脉均由外上方向内下方的左心房倾斜，而下肺静脉多呈水平位走向左心房，其中，右上肺静脉经上腔静脉末端的后面，右下肺静脉经右心房的后面。左、右下肺静脉在肺根各结构中位置最低，都被包在肺韧带的上缘内，所以在手术中分离肺韧带上缘时要加以注意。肺静脉心包内段管径粗大、管壁菲薄，其长度除左上肺静脉稍长外，其他各支均在1 cm以下。浆膜心包覆盖肺静脉的范围通常达到周径的2/3，在血管上、下稍做分离即易于穿通，故可环绕血管进行结扎。

左上肺静脉周径的2/3有心外膜覆盖。而左下肺静脉覆盖面积更大，约有4/5周径突入心包腔内。左上肺静脉长1 cm，外径1.6 mm；左下肺静脉长0.7 cm，外径1.4 cm。右肺静脉在心包内可见部分较小。62%的右肺上静脉周径2/3位于心包腔内，半数右下肺静脉不能从心包腔内见到，如能见到，最多也只有周径的1/3。右上肺静脉长0.7 cm，外径1.7 cm；右下肺静脉长0.4 cm，外径1.5 cm。除左上肺静脉稍长外，其余各肺静脉长度都小于1 cm。

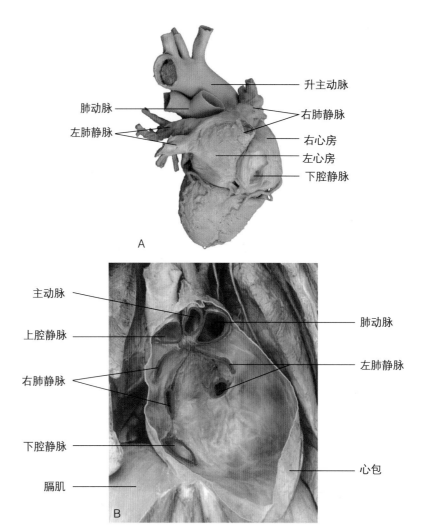

升主动脉

肺动脉

左肺静脉

右肺静脉

右心房

左心房

下腔静脉

A

主动脉

肺动脉

上腔静脉

右肺静脉

左肺静脉

下腔静脉

心包

膈肌

B

图12-10　上、下腔静脉进入右心房的位置

A.下面观；B.前面观（心已切除）

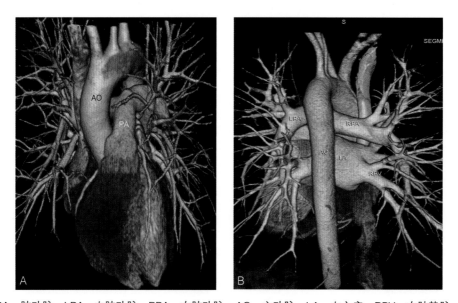

PA：肺动脉；LPA：左肺动脉；RPA：右肺动脉；AO：主动脉；LA：左心房；RPV：右肺静脉。

图12-11　肺动、静脉（CT三维重建）

A.前面观；B.后面观

在肺门处，肺上静脉位于肺动脉的前下方，肺下静脉位于肺的最下部，位置稍偏后。主支气管位于肺动脉后方。右肺上静脉在上腔静脉的后方通过，肺下静脉位于右心房的后方。左侧两条均在胸主动脉前方行走。在心包内，部分肺静脉被心包的浆膜层覆盖。左、右肺静脉终端之间，中央有心包斜窦，外侧是较小、形态不定的肺静脉心包隐窝，该隐窝朝向上内侧。左、右肺的上、下肺静脉在注入左心房以前，分别汇合构成左、右肺静脉干的出现率，左侧为12%，右侧为18%。

胸部神经

■ 迷走神经

两侧的迷走神经（vagus nerve）及其发出的喉返神经在走行上有较大差异（图12-5A，图12-12）。

1. 右迷走神经的走行和分支　右迷走神经出颅后在颈动脉鞘内下降，至颈根部越过右锁骨下动脉前方进入胸腔上纵隔，行于头臂静脉的后内侧，然后经右肺根部后方抵达食管后面，并发出分支构成右肺丛和食管后丛。右肺丛的主要纤维缠于肺根前、后方，其分支随支气管和肺血管的分支进入右肺。食管后丛沿食管后壁发散下行的过程中重又集中构成迷走神经后干，随食管一起穿膈的食管裂孔进入腹腔，随即发出胃后支分布于胃后壁，同时发出腹腔支参与构成腹腔丛。右迷走神经在越过锁骨下动脉前方时，向内后方发出右喉返神经，绕右锁骨下动脉下，后向上于气管食管沟内行至喉，故右喉返神经除绕行在右锁骨下动脉下方的拐弯段，其主要行程在颈部，甚少出现在纵隔范围内。

2. 左迷走神经的走行和分支　左迷走神经出颅后在颈动脉鞘内下降至颈根部，然后在左颈总动脉与左锁骨下动脉之间下行进入上纵隔，经主动脉弓的前方抵达左肺根，之后向后下方走行，在经左肺根后方至食管前面的行程中分出许多细支，分别构成左肺丛和食管前丛。左肺丛的分支随支气管和肺血管的分支进入左肺，食管前丛行于食管下段后重又集中形成迷走神经前干，伴食管一起穿膈的食管裂孔进入腹腔，发出分支分布于胃前壁，并有肝支分布至肝。左迷走神经行经主动脉弓前方时向后发出左喉返神经。左喉返神经在主动脉弓下方多紧贴动脉韧带绕行至主动脉弓的后方上行，在上纵隔内有较长的行程，循左侧气管食管沟上行至喉。

迷走神经除发出分支分布至食管和肺，还发出心支，与来自颈交感神经节的交感神经纤维在主动脉弓周围交织构成心丛，心丛内散布有副交感神经节，为迷走神经的副交感神经节前纤维交换神经元之处。

■ 膈神经

膈神经（phrenic nerve）由第3~5颈神经的前支组成。两侧膈神经在颈部均贴于前斜角肌浅面下行，并经锁骨下动、静脉之间由胸廓上口进入胸腔，之后的行程两侧略有不同（图12-13）。右膈神经在上纵隔走行于上腔静脉右侧，右肺根前方，至中纵隔行于心包与纵隔胸膜之间，并与心包膈血管伴行到达膈肌，沿途发出分支至胸膜、心包和膈，终末支经腔静脉孔入腹腔。左膈神经入胸腔后下行于主动脉弓前方，左肺根前方，并与心包膈血管伴行，在心包左侧与纵隔胸膜之间达膈肌，沿途发出分支至胸膜、心包、膈肌和膈下的腹膜。

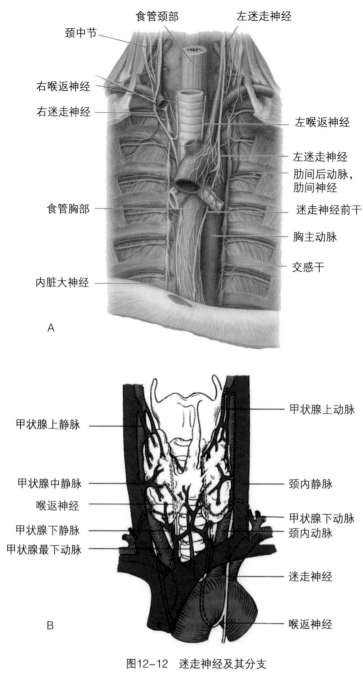

图12-12　迷走神经及其分支
A.走行；B.分支

膈神经是混合性神经，其运动神经纤维支配膈运动，感觉神经分布于胸膜、心包及膈下面的部分腹膜，其中右膈神经的感觉纤维尚分布到覆盖肝、胆囊和肝外胆道的脏腹膜。颈部、胸部和腹部膈神经行程及分布区中的不良刺激，均有可能激惹膈肌出现脱离正常呼吸运动之外的痉挛性收缩，因其不能配合声门裂开闭而表现为呃逆症状。纵隔内的恶性肿瘤甚至可能压迫膈神经致其瘫痪。

■ 胸交感神经

胸交感干（thoracic sympathetic trunk）是指整个交感神经干居胸部的一段，上接颈部交感

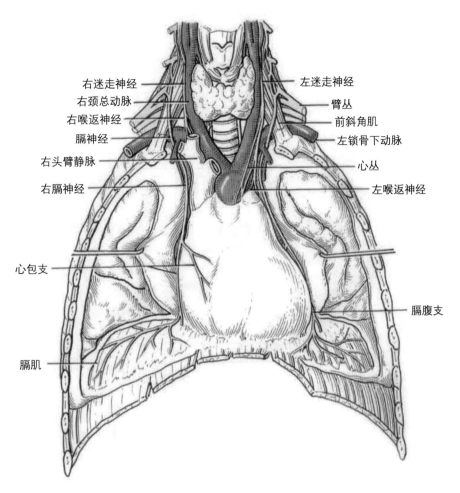

右迷走神经
右颈总动脉
右喉返神经
膈神经
右头臂静脉
右膈神经

左迷走神经
臂丛
前斜角肌
左锁骨下动脉
心丛
左喉返神经

心包支

膈腹支

膈肌

图12-13　膈神经的走行

干，下续腰部交感干，位于后纵隔脊柱两侧，约平第12胸椎体高度，其节间支穿膈进入腹腔。

胸交感干每侧有11~12个神经节，每个神经节均有白交通支和灰交通支连于胸神经。而第1胸部交感神经节常与颈下神经节融合形成颈胸神经节，又称星状神经节（stellate ganglion）。

节后纤维经灰交通支连接12对胸神经，并随其分布于胸腹壁的血管、汗腺、皮肤的竖毛肌等。其中从上5对胸交感干神经节发出的节后纤维，参加心丛、肺丛和食管丛。

■ 内脏神经丛

纵隔内的内脏神经丛主要有心丛、肺丛和食管丛。

1. 心丛　心丛的副交感神经纤维来自迷走神经发出的心支，交感神经纤维则来自颈交感干神经节和胸交感干的第1~4或5神经节发出的心支，它们在主动脉弓周围交织形成心丛。按位置通常把心丛分为浅、深两部分：位于主动脉弓下方的为心浅丛，位于主动脉弓后方至气管杈之间的为心深丛。心丛的分支由心底入心，又分出心房丛和左、右冠状动脉丛，随动脉分支分别于心肌。

2. 肺丛　肺丛的副交感神经纤维来自迷走神经发出的支气管支，交感神经纤维来自颈交感干的颈下节和胸交感干的第1~5神经节。肺丛缠于肺根周围，按位置划分为位于肺根前方的前丛和位于肺根后方的后丛。肺丛的分支随支气管和肺血管的分支入肺。

3. 食管丛　分布至食管的内脏神经在食管胸部中下段形成食管丛。食管丛的副交感神经纤维来自迷走神经发出的食管支，其中来自右迷走神经的形成食管后丛，来自左迷走神经的形成食管前丛，食管前、后丛沿食管壁下行并在食管下段再次汇集为迷走神经前干和后干，随食管一起穿膈食管裂孔进入腹腔。

纵隔淋巴结的分群

纵隔淋巴结数目众多，分布广泛。在临床工作中，常遇到两肺及纵隔器官发生炎症或恶性肿瘤，细菌、毒素或癌细胞可经毛细淋巴引流至相应的纵隔淋巴结，引起淋巴结增大。此外，纵隔淋巴结也可发生原发性肿瘤，如淋巴瘤，或其他病变，如结节病、巨淋巴结增生症等。正确认识纵隔淋巴结的解剖分布、淋巴流向及其影像学特征（CT、MRI和PET研究结果），有助于胸部疾病的定性诊断、肿瘤分期、治疗方案的选择及临床预后的判断。纵隔淋巴结的分群、大小和命名很不一致，也无统一标准。淋巴结的空间位置不一，主要包括纵隔前淋巴结、气管支气管淋巴结和纵隔后淋巴结。解剖学和临床各有不同的区分方法。

■ 纵隔淋巴结的解剖学分区

对正常尸体标本的观察发现，纵隔淋巴结的数目为64个，80%的淋巴结位于气管、主支气管周围，主要接纳肺和支气管的淋巴回流。根据淋巴系统形态学研究资料，解剖学上一般按淋巴结群所在位置分为以下3群（图12-14）。

纵隔前淋巴结群

位于上纵隔前份、大血管干和心包的前方，又可分为上、下两区，主要收纳胸腺、心包、心、膈肌和肝上面的淋巴管，其输出管汇入支气管纵隔干（图12-15）。

1. 上区　上区左侧组位于主动脉弓前上壁，称为主动脉弓淋巴结。一般3~6个，多的可超过10个，大部位于主动脉弓及其大分支的前面，少数位于主动脉弓的前下壁，动脉韧带（动脉导管）近旁，可称动脉韧带淋巴结。主动脉弓淋巴结收纳左肺上叶、气管、心包及心脏左半等部位的淋巴管，汇入左支气管纵隔淋巴干。左肺上叶肿瘤常转移至主动脉弓淋巴结，进行根治手术时应将其清除。此外，主动脉弓淋巴结靠近左迷走神经、左膈神经和左喉返神经，淋巴结肿大时可压迫这些神经，从而引起自主神经机能紊乱、膈肌活动异常和喉返神经麻痹等症状。右侧组位于上腔静脉及左右头臂静脉汇合处，也称静脉前淋巴结，有2~5个，可多至10个。此群淋巴结收纳气管、心包和心右半来的淋巴管，汇入右支气管纵隔淋巴干。

2. 下区　位于心包前面，亦称心包前淋巴结，有1~4个，有的阙如。心包前淋巴结收纳心包及胸腺淋巴，汇入胸骨旁淋巴结或支气管纵隔干。

气管支气管淋巴结

数目较多，按淋巴结的位置和引流分为以

下诸淋巴结组群，即肺淋巴结、支气管肺门淋巴结、气管支气管下淋巴结、气管支气管上淋巴结、气管旁淋巴结和肺韧带淋巴结（图12-16）。

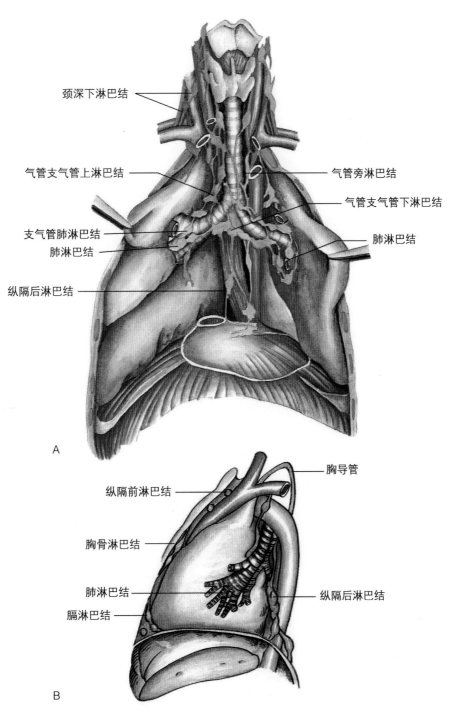

A

B

图12-14　纵隔淋巴结的解剖学分群
A.前面观；B.侧面观

1. 肺淋巴结　位于肺实质内，在肺叶支气管和肺段支气管的分支处，沿支气管和肺动脉的分支排列，每侧多达18~21个，收纳肺组织内的深淋巴管，其输出淋巴管沿各级支气管走向肺门，注入支气管肺门淋巴结。

2. 支气管肺门淋巴结　位于左、右肺门处，肺血管与支气管之间，又称肺门淋巴结，有3~5个，多达10个。收纳肺的浅、深淋巴管和食管等处的淋巴管，其输出淋巴管注入气管支气管上、下淋巴结。其中位于右肺上叶支气管与右肺动脉之间的淋巴结被称为动脉上支气管肺淋巴结，右肺上叶的结核常可侵入此淋巴结，如淋巴结肿大可压迫右上叶肺动脉或右上叶支气管。

3. 气管支气管下淋巴结　位于左、右主支气管分叉处的下方，又称气管杈淋巴结，一般有2~5个，有时可多达10个，各结常连结成块，收纳左、右肺下叶，右肺中叶和左、右肺上叶下部的一部分淋巴管，并接受食管和心左半的部分淋巴管，其输出管注入左、右气管支气管上淋巴结或气管旁淋巴结。该淋巴结群是左、右肺淋巴交通的桥梁，两侧肺癌均可侵犯这组淋巴结，此组淋巴结的肿大，常导致气管杈扭转和角度变大。

4. 气管支气管上淋巴结　位于气管下段两侧与左、右主支气管外侧。两侧各有3~6个淋巴结，

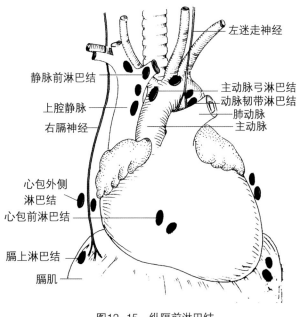

图12-15　纵隔前淋巴结

左迷走神经

静脉前淋巴结

上腔静脉

右膈神经

主动脉弓淋巴结
动脉韧带淋巴结
肺动脉
主动脉

心包外侧淋巴结

心包前淋巴结

膈上淋巴结

膈肌

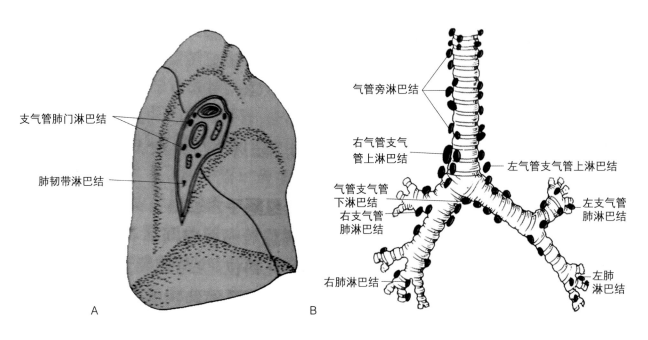

支气管肺门淋巴结

肺韧带淋巴结

气管旁淋巴结

右气管支气管上淋巴结

气管支气管下淋巴结
右支气管肺淋巴结

右肺淋巴结

左气管支气管上淋巴结

左支气管肺淋巴结

左肺淋巴结

图12-16　气管支气管淋巴结

A.支气管肺门淋巴结；B.气管旁淋巴结

左侧者收纳左肺上叶和心左半的淋巴，其输出管注入气管旁淋巴结，左侧的淋巴结肿大可压迫左主支气管；右侧者常收纳左、右两肺的淋巴，并接受左、右支气管肺淋巴结和气管支气管下淋巴结的淋巴输出管，注入两侧的气管旁淋巴结，右侧淋巴结肿大可压迫其前方的上腔静脉。

5. 气管旁淋巴结 沿气管两旁排列，由颈部向下延伸至气管分杈部，有6~8个淋巴结，收纳气管支气管下淋巴结和两侧气管支气管上淋巴结的输出管，还接受食管、气管、咽、喉及甲状腺等器官的淋巴管，其输出管沿气管两旁上行，参与组成支气管纵隔淋巴干，最后汇入胸导管。在气管前面还有一些淋巴结，称为气管前淋巴结，可分为上、下两群。上群位于左、右头臂静脉汇合处，有2个淋巴结；下群位于气管杈处，与气管支气管上、下淋巴结互相连续，平均有6个，可多至8个。有些学者认为此群淋巴结是左、右侧淋巴结群和上、下淋巴结群之间的桥梁。

纵隔后淋巴结群

位于心包后方，食管胸段的两侧，以及食管胸段与胸主动脉之间，共有8~12个淋巴结。主要收纳食管、心包后面及膈后面和外侧的淋巴管。其输出管大多直接汇入胸导管（图12-17）。

心包外侧和肺韧带淋巴结

心包外侧淋巴结位于心包和纵隔胸膜之间，沿心包膈血管排列，每侧有2~3个淋巴结。肺韧带淋巴结位于肺韧带的两层胸膜之间，下肺静脉的后方，每侧1~3个淋巴结，收纳肺下叶底部的淋巴管，输出管汇入气管支气管淋巴结。有的学者认为，两肺下叶的肿瘤常转移到肺韧带淋巴结，有时可经此结侵犯腹部，向下注入腰淋巴结。

心的淋巴管及淋巴流向

在心内膜、心肌层和心外膜都有毛细淋巴管和淋巴管。心内膜的淋巴管位于内皮下层的结

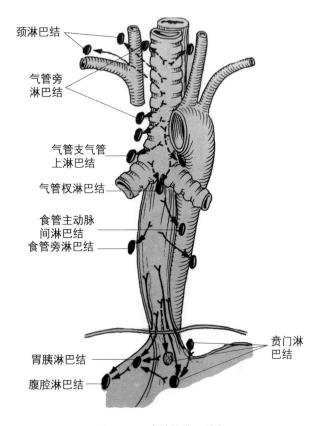

图12-17 食管的淋巴引流

缔组织内，毛细淋巴管的管径及走行均不规则。毛细淋巴管合成淋巴管后，穿入心肌层与心肌层的淋巴管汇合，但也可直接与心肌层毛细淋巴管或淋巴管相通。心肌层的淋巴管网与肌束间的血管伴行，外行至心外膜。心外膜毛细淋巴管网位于外膜下的结缔组织内，一般有深浅两层网，深层的较浅层的粗大，两层相互连通。心外膜下的毛细淋巴管注入同层的淋巴管，淋巴管再吻合成丛，淋巴管丛再发出沿冠状动脉分支走行的集合管，集合管再汇合成更大的集合淋巴管，集合淋巴管至冠状沟和前后室间沟，继续沿冠状动脉行经，分别成为心左右淋巴干。心左淋巴干多为1条，它汇集冠状沟左半和前室间沟内集合淋巴管，在左心耳和左冠状动脉起始部之间上行，经肺动脉后方至肺动脉后淋巴结，再注入左支气管肺淋巴结、左气管支气管上、下淋巴结，它们的输出管经主动脉弓的后方至右气管支气管上淋巴

结和气管旁淋巴结。心右淋巴干多为1条，是由右冠状沟里的集合淋巴管沿右冠状动脉向主动脉前面延续而成。心右淋巴干多数沿升主动脉前面上行，注入纵隔前上淋巴结，即主动脉弓淋巴结。

心左淋巴干收纳左心大部分及靠近前室间沟的右心室部分淋巴；心右淋巴干收集右心大部分心室及靠近后室间沟的左心室部分淋巴。左、右心的淋巴管可能会在前、后室间沟、冠状沟及升主动脉前面吻合，这样心左、右淋巴干的淋巴是混合性的。此外，心房和动脉圆锥处的部分淋巴管可不经左、右淋巴干直接注入局部淋巴结。

■ 纵隔淋巴结的临床分区

纵隔淋巴结的分区对于临床肿瘤诊治，特别在放射诊断学上具有重要意义。但目前有关纵隔淋巴结的分区和命名尚无统一的标准，现将临床上常用的3种分法简要介绍如下。

美国胸科协会（ATS）分区法

美国胸科协会（American Thoracic Society, ATS）淋巴结分区法是目前国际上公认和常用的分区系统，将纵隔淋巴结分为12个区（图12-18）。

1. 右上气管旁淋巴结（2R区） 位于气管中线右侧、主动脉弓上缘平面至肺尖平面之间的淋巴结。

2. 左上气管旁淋巴结（2L区） 位于气管中线左侧、主动脉弓上缘平面至肺尖平面之间的淋巴结。

3. 右下气管旁淋巴结（4R区） 位于气管中线右侧，上自主动脉弓上缘平面，下到奇静脉弓的远侧。

4. 左下气管旁淋巴结（4L区） 位于气管中线左侧，上自主动脉弓上缘平面，下到隆突平面，外侧与主-肺动脉窗相连。

5. 主动脉肺淋巴结（5区） 包括主动脉弓下和主动脉弓旁两组淋巴结。

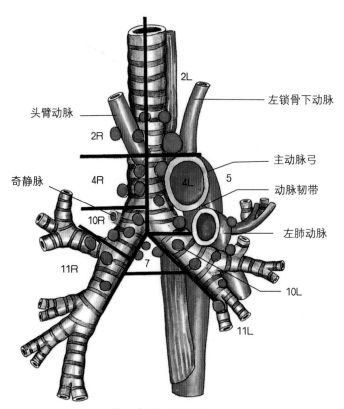

图12-18 美国胸科协会纵隔淋巴结分区

6. 前纵隔淋巴结区（6区）　位于升主动脉与头臂干前方的淋巴结。

7. 隆嵴下淋巴结（7区）　位于气管隆嵴的下方、肺门前方的淋巴结。

8. 食管旁淋巴结（8区）　在隆嵴下区平面以下，食管中线左侧（8L区）或右侧（8R区）的淋巴结。

9. 左、右肺韧带淋巴结（9区）　位于肺韧带内。

10. 右气管支气管淋巴结（10R区）　位于气管中线右侧，从奇静脉弓平面到右上叶支气管起始处的淋巴结。

11. 左支气管周围淋巴结（10L区）　位于气管中线左侧，隆嵴和左上叶支气管之间，内侧至动脉韧带。

12. 肺内淋巴结（11R，11L区）　位于左、右肺内支气管周围。

美国癌症分期及结果报道联合会（AJC）分区法

将纵隔淋巴结分为14个区（图12-19）：①上纵隔上部淋巴结；②气管旁淋巴结；③前纵隔淋巴结；④气管支气管淋巴结；⑤主动脉下淋巴结；⑥主动脉旁淋巴结；⑦隆嵴下淋巴结；⑧食管旁淋巴结；⑨肺韧带淋巴结；⑩主支气管淋巴结；⑪叶支气管间淋巴结；⑫叶支气管周围淋巴结；⑬段支气管周围淋巴结；⑭亚段支气管周围淋巴结。

Genereux（1984年）分区法

将纵隔淋巴结分为4个区：①头臂静脉区；②气管前区；③隆嵴下区；④主-肺动脉窗区。

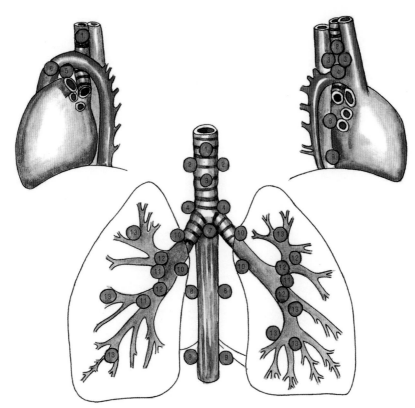

1.上纵隔上部淋巴结；2.气管旁淋巴结；3.前纵隔淋巴结；4.气管支气管淋巴结；5.主动脉下淋巴结；6.主动脉旁淋巴结；7.隆嵴下淋巴结；8.食管旁淋巴结；9.肺韧带淋巴结；10.主支气管淋巴结；11.叶支气管间淋巴结；12.叶支气管周围淋巴结；13.段支气管周围淋巴结；14.亚段支气管周围淋巴结。

图12-19　美国癌症分期及结果报道联合会分区法

国内关于纵隔淋巴结的解剖学分区

纵隔淋巴结可分为13区。各区淋巴结数目和位置见表12-1。

表12-1　纵隔淋巴结解剖学分区和数目

序号	淋巴结数目	位置
1区	2.3±1.1	气管中线右侧，肺尖至主动脉弓上缘之间
2区	1.9±1.0	中线左侧，肺尖至主动脉弓上缘之间
3区	3.2±0.8	中线右侧，主动脉上缘至奇静脉弓上缘之间
4区	2.6±0.7	中线左侧，主动脉弓上缘至气管隆嵴平面
5区	2.7±1.7	中线右侧，奇静脉上缘至右肺上叶支气管起点之间
6区	1.5±0.8	气管隆嵴平面至左肺上叶支气管起点之间
7区	1.6±0.9	气管杈下方，左肺下叶支气管起点以上
8区	6.0±1.1	肺叶支气管与肺叶动、静脉分支之间
9区	5.7±1.3	肺叶支气管与肺叶动、静脉分支之间
10区	3.5±1.5	主动脉、肺动脉和上腔静脉、头静脉的前方
11区	2.5±1.3	主动脉弓下方，升主动脉左侧，动脉韧带和左侧肺动脉外侧
12区	2.3±1.2	左肺下静脉平面以下的食管周围和主动脉前方
13区	1.9±1.2	心包两侧的膈神经和血管周围

（引自《中国人解剖学数值》2002年）

■ 纵隔淋巴结的大小和数目

纵隔淋巴结的大小和数目，对肺癌淋巴结转移有肯定价值，但各国学者对于以何种标准来判断正常纵隔淋巴结尚无一致意见。纵隔淋巴结在不同部位和不同人群与地区间均有差异。刘丰春（1993年）对30具标本进行了观察。该统计数字表明：右上气管旁淋巴结数目是左上气管旁淋巴结的两倍，左、右下气管旁淋巴结数目无明显差别，主-肺动脉窗有2~4个淋巴结，隆嵴下有3~4

个淋巴结。关于淋巴结的大小，气管旁淋巴结右侧大于左侧，下大于上，以隆嵴下淋巴结最大。

以淋巴结短径为标准，最大的淋巴结位于隆嵴下区（7区，5.2 mm）及10R区（4.9 mm）。淋巴结数目最多的是2R、4R及10R区，最少是8R和8L区。

1988年，Kiyono等按照美国胸科协会的分区法，对40例成年尸体研究结果表明：90%~100%的尸体4区、7区和10区有淋巴结，68%~85%的尸体在2、6区有淋巴结；在4区、6区和10R区内有3.5~4.8个淋巴结，在2区、7区和10L区有2.1~2.9个淋巴结；其他区域内为0.1~1.2个淋巴结。淋巴结的短横径为2.4~5.6 mm，长横径为3.2~10.0 mm，并认为短横径差异较小，与长横径相比是一个有用的参量。此外对纵隔内各区淋巴结最大正常短横径提出下述标准：7区为12 mm，4区和10R区为10 mm，其他区为8 mm。而最大长横径的变动范围较大，为2.5~10 mm。

1985年，Glazer也根据美国胸科协会的分区，通过CT对56例正常成人研究了纵隔淋巴结的数目及大小，在横断面上测量了淋巴结的长、短径，并认为这种测量值并不准确。因为淋巴结可有不同的取向，只有当淋巴结相对垂直取向时，CT横断面影像才有准确的长、短轴测量值。以上两学者也证实了隆嵴下区具有纵隔最大的淋巴结，其次为右气管旁淋巴结。各国学者对纵隔内淋巴结测量结果提出的正常值范围，有一定差异。

由上文可见，纵隔内淋巴结大小的正常值差异较大。Platt通过肺癌患者隆突下淋巴结的观测，认为隆突下淋巴结在CT上短径>11 mm为异常，在MRI上>18 mm为异常。小林英夫等在研究了156例肺癌患者切除的淋巴结后，建议CT以淋巴结的长径加短径作为指标最好，上纵隔较下纵隔有必要使用更小的标准值。Buy用区域比较的方法提出，在病变所在部位的淋巴结引流区域范围内，如最大的淋巴结短径>10 mm，而且与它相应的非引流区范围内的最大淋巴结短径之差大于5 mm，就可以认为有淋巴结转移。

（丁自海）

主要参考文献

1. 刘正津, 姜宗来, 殷玉琴. 胸心外科临床解剖学. 济南: 山东科学技术出版社, 2000.

2. 丁自海, 原林. 局部临床解剖学. 西安: 世界图书出版公司, 2009.

3. 潘力, 马廉亭, 余泽, 等. 腰静脉、腰升静脉及奇静脉系的应用解剖学研究. 中国临床神经外科杂志, 2007, 12(11):660-661.

4. 孙明, 魏静义, 陈保俊, 等. 主动脉根部外科解剖及其与毗邻结构关系. 中华胸心血管外科杂志, 2002, 18(6):356-358

5. 张烽, 王素春, 段广超, 等. 颈胸段脊柱椎体周围重要脉管结构的应用解剖. 中国临床解剖学杂志, 2007,25(3):236-238.

6. 刘树伟, 李瑞锡. 局部解剖学. 北京: 人民卫生出版社, 2013.

7. 金绍岐. 实用外科解剖学. 西安: 世界图书出版公司, 2007.

8. 刘丰春. 正常纵隔淋巴结的大小和数目的CT和解剖学研究. 实用放射学杂志, 1983, 12: 721.

9. 张金铭. 关于纵隔淋巴结的影像诊断标准. 实用放射学杂志, 1993, 9:556.

10. Schaefer NG, Hany TF, Taverna C, et al. Non-Hodgk in lymphoma and Hodgk in disease: Coregistered FDG PET and CT at staging and restaging-Do we need contrast-enhanced CT? Radiology, 2004, 232(3):823.

11. Ohno Y, Hatabu H, Takenaka D, et al. Metastases in mediastinal and hilar lymph nodes in patients with non-nmall cell lung cancer: quantitative and qualitative assessment with STR turbo spin-echo MR imaging. Radiology, 2004, 231(3) 872.

12. Jamal J Hoballah. Vascular reconstruction:anatomy, exposures, and techniques. springer-verlag, New York. 2000.

13. Cordova A, Pirrello R, Arpa S, et al. Vascular anatomy of the supraclavicular area.

14. Revisited:feasibility of the free supraclavicular perforator flap. Plast Reconstr Surg, 2008, 122(5):1399 -409.

15. Berguer R, Kieffer E. The aortic arch and its branches: Anatomy and blood flow. Surg Art, 1992, 5(12):5-31.

13

心

心是一肌性器官，形似倒置的、前后稍扁的圆锥体，周围裹以心包，斜位于胸腔中纵隔内。心的大小约与本人拳头相似。正常人心的重量约为体重的1/200，即国人成年男性正常心重（284±50）g，女性的（258±49）g，可因年龄、身高、体重和体力活动等因素不同而有差异，一般认为超过350 g者多属异常。

心的位置

心约2/3位于正中线的左侧，1/3位于正中线的右侧（图13-1），前方对向胸骨体和第2~6肋软骨；后方平对第5~8胸椎；两侧与胸膜腔和肺相邻；上连出入心的大血管；下方邻膈肌。心的轴长为120~140 mm，横径为90~110 mm，前后径为60~70 mm。心的长轴自右肩斜向左肋下区，与躯干正中线构成45°角。心底部被出入心的大血管根部和心包返折缘所固定（图13-2），因而心室部分则较活动。

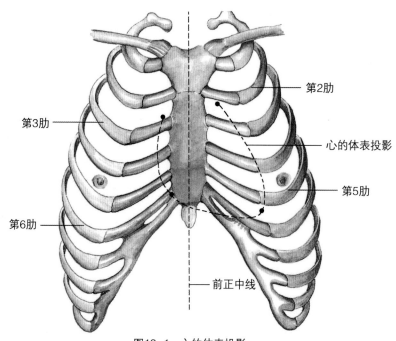

图13-1　心的体表投影

第2肋

心的体表投影

第5肋

第3肋

第6肋

前正中线

心在发育过程中，由于各部发育速度不同而出现盘曲，结果心轴扭转，4个心腔的位置不是呈上下左右正位排列的。总的看来，心室在相应心房的左下方，右心房和右心室在前面，右心房构成心的右缘，居中线右侧且最靠前。右心耳向前遮盖主动脉，呈尖锐三角形。左心房构成心底，仅左心耳在心的前面露出，左心耳伸向肺动脉干的左缘，长而窄，弯钩状（图13-2），给自左心耳探查心腔带来一定困难。左室构成心的左缘、心尖和膈面的大部分。

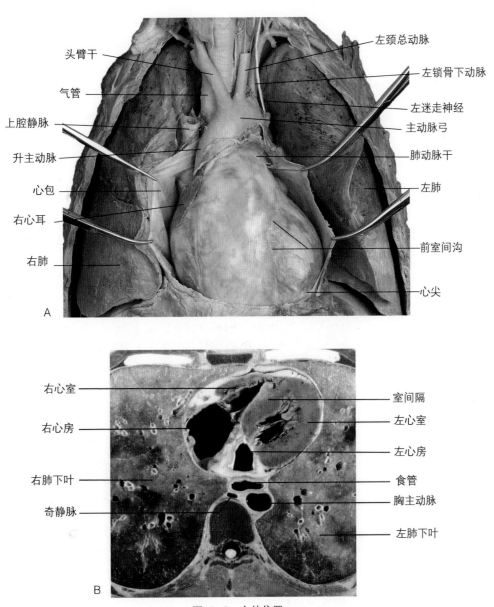

图13-2 心的位置
A.前面观；B.水平切面观

心的形态

心可分为1个尖、1个底、2个面、3个缘，表面尚有4条沟（图13-3）。

心尖（cardiac apex）圆钝、游离，由左心室构成，朝向左前下方，与左胸前壁接近，故在左侧第5肋间隙锁骨中线内侧1~2 cm处可扪及心尖搏动。

心底（cardiac base）朝向右后上方，主要由左心房和小部分右心房构成。上、下腔静脉分别从上、下方注入右心房；左、右肺静脉分别从两侧注入左心房。心底后面隔心包后壁与食管、迷走神经和胸主动脉等相邻。

心的胸肋面（前面）朝向前上方，为右心室大部分及一小部分左心室构成（图13-4）。该面大部分隔心包被胸膜和肺遮盖，小部分隔心包与胸骨体下部和左侧第4~6肋软骨毗邻，故在左侧第4肋间隙胸骨左侧缘处进行心内注射，一般不会伤及胸膜和肺。胸肋面上部可见起于右心室的肺动脉干行向左上方，起于左心室的升主动脉在肺动脉干后方向右上方走行。膈面（下面）几乎呈水平位，朝向下方并略斜向后，为左心室的大部分及一小部分右心室构成，隔心包与膈肌毗邻。

心的下缘（锐缘）介于膈面与胸肋面之间，接近水平位，由右心室和心尖构成。左缘（纯缘）绝大部分由左心室构成，仅上方一小部分由左心耳参与。右缘（不明显）由右心房构成。心左、右缘形态圆钝，无明确的边缘线，它们隔心包分别与左、右膈神经和心包膈血管以及左、右纵隔胸膜和肺相邻。

心的表面有4条沟，可作为4个心腔的分界（图13-4）。冠状沟（coronary sulcus, terventricular groove）为心房与心室的表面分界，右冠状动脉经此沟向右后行走。在心室的膈面，上接冠状沟下行，右冠状动脉的后室间支和心中（小）静脉行于此沟内。前、后室间沟是左、右心室在心表面的分界。两沟在心尖右侧的会合处稍凹陷，称心尖切迹（cardiac apical incisure）。心尖切迹有的可深达20mm以上，称分歧心尖，其形成主要是因为心室未能向下伸延以封闭胚胎时的室间裂所致。冠状沟和前、后室间沟内被冠状血管和脂肪组织等填充，在心表面沟的轮廓不清。在心底，右心房与右上、下肺静脉交界处的浅沟称房间沟，与房间隔后缘一致，是左、右心

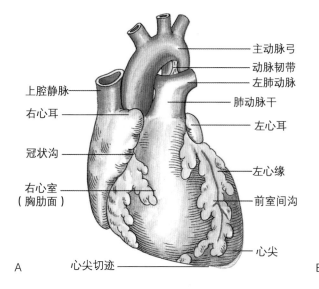

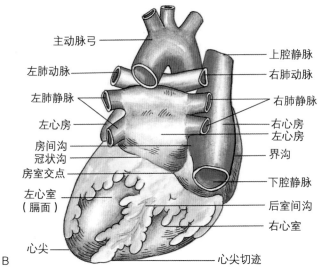

图13-3　心的外形
A.前面观；B.后面观

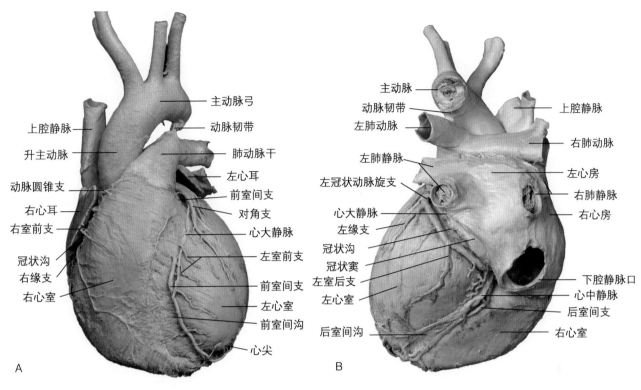

主动脉弓
动脉韧带
肺动脉干
左心耳
前室间支
对角支
心大静脉
左室前支
前室间支
左心室
前室间沟
心尖

上腔静脉
升主动脉
动脉圆锥支
右心耳
右室前支
冠状沟
右缘支
右心室

A

主动脉
动脉韧带
左肺动脉
左肺静脉
左冠状动脉旋支
心大静脉
左缘支
冠状沟
冠状窦
左室后支
左心室
后室间沟

上腔静脉
右肺动脉
左心房
右肺静脉
右心房
下腔静脉口
心中静脉
后室间支
右心室

B

图13-4　心表面的沟
A.前面观；B.后面观

房在心表面的分界。房间沟、后室间沟与冠状沟的相交处称房室交点（crux），是心表面的一个重要标志。此处是左、右心房与左、右心室在心后面相互接近之处，其深面有重要的血管和神经等结构（图13-5）。

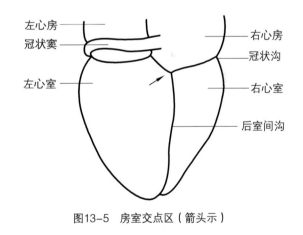

左心房
冠状窦
左心室

右心房
冠状沟
右心室
后室间沟

图13-5　房室交点区（箭头示）

心　腔

　　心脏是主要由心肌构成的中空性血流动力器官，被心间隔分为互不相通的左、右两半心。左、右半心各被左、右房室口分成左心房、左心室和右心房、右心室4个腔。正常情况时，血液只能从心房流向心室。流动于左半心内的血液是动脉血，流动于右半心内的血液是静脉血；动、静脉血互不相混。心房和心室交替收缩与舒张，驱使血液沿大、小循环路径，按一定的方向流动，周而复始，循环不息。

　　心腔的形态结构是适应循环功能而发展起来

的。心在发育过程中出现沿心纵轴的轻度向左旋转，故左半心位于右半心的左后方。若平第4肋间隙上部，通过心做一水平切面并标以钟面数字（图13-6），有助于对心腔位置关系的了解：右心室在5~8点之间，右心房在8~11点，左心房在11~1点之间，左心室相当于2~5点之间，房间隔和室间隔大致在10点半和4点半位上，与身体正中面约呈45°角。由上可知，右心房、右心室位于房、室间隔平面的右前方，右心室是最前方的心腔，右心房是最靠右侧的心腔，构成心右缘；左心房和左心室位于房、室间隔平面的左后方，左心房是最后方的心腔，左心室最靠左侧，构成心左缘。

■ 右心房

右心房（right atrium）（图13-7）位于心的右上部，为一不规则的卵圆体，壁薄而腔大，壁

厚约2 mm，国人右心房内腔容积约为57 mL。根据胚胎发育来源，右心房可分为前、后两部，前部称固有心房，由原始心房衍变而来，其前上部的锥体形盲囊突出部称右心耳（right auricle）；后部称腔静脉窦，由原始静脉窦发育而成，二者之间在心表面以界沟分界。界沟是位于上、下腔静脉右侧，上下纵行于右心房表面的浅沟，也构成心右缘，窦房结动脉常行于界沟的上部内。有的因右心房与右心耳交界处的缩小而界沟不明显。在腔面，固有心房与腔静脉窦的分界是与界沟相对应的界嵴（crista terminalis），它是纵行肌隆起，约4.6 cm×0.6 cm，上部较厚，下部较平坦。其横部起自上腔静脉口前内方的房间隔，呈拱形向外至上腔静脉口前外面，移行于界嵴垂直部，后者与下腔静脉瓣（valve of inferior vena cava）相续。右心房长轴几乎呈垂直位，可分为6壁：上壁为上腔静脉口所占；下壁有下腔静脉

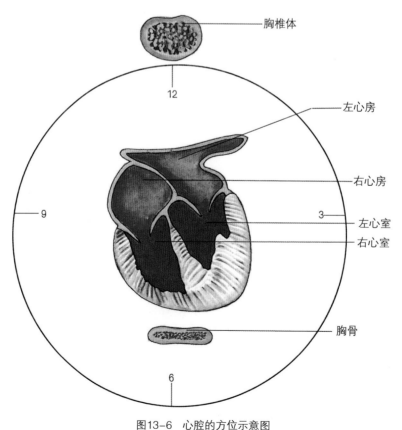

图13-6 心腔的方位示意图

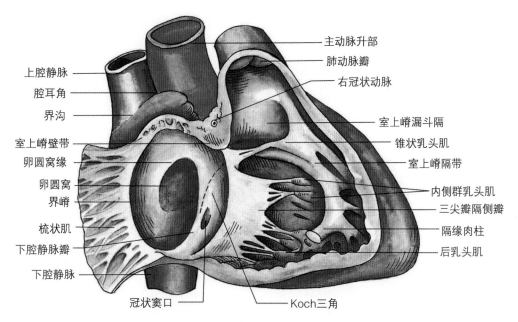

图13-7　右心房和右心室（虚线示Todaro腱的位置）

图中标注（左侧，自上而下）：主动脉升部、肺动脉瓣、右冠状动脉、室上嵴漏斗隔、锥状乳头肌、室上嵴隔带、内侧群乳头肌、三尖瓣隔侧瓣、隔缘肉柱、后乳头肌

图中标注（右侧，自上而下）：上腔静脉、腔耳角、界沟、室上嵴壁带、卵圆窝缘、卵圆窝、界嵴、梳状肌、下腔静脉瓣、下腔静脉、冠状窦口、Koch三角

口及冠状窦口；内侧壁为房间隔；外侧壁与内侧壁相对，位居心表面，其外面光滑，而内面有梳状肌分布，韧度较差；前壁为房室孔；后壁位于上、下腔静脉口之间，其内、外面皆光滑，肥厚而坚韧。后壁、外侧壁及心耳是手术探查区。

固有心房

固有心房又称心房体，构成右心房的前部，其壁内面有6~10条大致平行排列的肌肉隆起，称梳状肌（pactinate muscles），与右心耳腔内交织成网的肌小梁相延续。梳状肌起自界嵴的前缘，向前下走行，大部分止于右房室口附近的瓣上肌环。梳状肌的排列有3型：①汇聚型（占81%）；②网状型（占12%）；③混合型（占7%）。梳状肌之间房壁较薄，其坚韧性较差，右心导管插管时，需避开损伤梳状肌之间的薄壁。在心耳处，肌束交错成网，似海绵状。当发生心机能障碍时，心耳处血液更为缓慢，易在此淤积形成血栓。界嵴组织切片染色显示其中部以下肌纤维有浅、深两层：浅层较薄，肌纤维横行；深层较

厚，肌纤维纵行。下腔静脉瓣的前下方，冠状窦口的后方常有一袋状突出，其壁非常薄，内有肌小梁衬贴，称右房后窝或后心耳，也称Eustachian下窦，插心导管时，导管有时可盘曲于此处，甚至可致右心房破裂。

腔静脉窦

腔静脉窦（sinus venarum cavarum）位于右心房的后部，内壁光滑，无肉柱。内有上、下腔静脉口和冠状窦口。

1. 上腔静脉口（orifice of superior vena cava）　直径约20 mm，开口于腔静脉窦的上部，在上腔静脉与右心耳交界处的心外膜下有窦房结，在手术剥离上腔静脉根部时，应避免损伤窦房结及其血管。

2. 下腔静脉口（orifice of inferior vena cava）　直径约30 mm，开口于腔静脉窦的下部。在下腔静脉口的前缘有一胚胎期存留的半月形瓣膜，称下腔静脉瓣（Eustachiam valve），其外侧端连于界嵴，内侧端向前上延续于卵圆窝前

缘。此瓣在胎儿时有引导下腔静脉血经卵圆孔流入左心房的作用。出生后下腔静脉瓣逐渐退化，形成一瓣膜残痕。有的该瓣发育较好，在行心外科修补下腔静脉瓣口附近的房间隔缺损时，切忌不要将发达的下腔静脉瓣误认为房间隔缺损的边缘而予以缝合，否则将导致下腔静脉血完全流入左心房的严重后果。一部分人在下腔静脉口处有Charis网连于界嵴、房壁与下腔静脉瓣之间（图13-8）。

3. 冠状窦口（orifice of coronary sinus） 位于下腔静脉口与右房室口之间，相当于房室交点区的深面。80%的窦口为卵圆形。成人的冠状窦口口径为10~13mm。窦口后下缘有半月形的冠状窦瓣，亦称Thebesian瓣，出现率约为60%，亦多见瓣膜遮盖口的1/3。窦口异常增大常常是冠状窦回流血流增加的反映。房间隔修补时，应注意避免将增大的窦口误认为缺损而缝合。有报道冠状窦口的位置会有变异：①位于下腔静脉瓣左前方的约占92%；②位于下腔静脉瓣下方并为下腔静脉瓣遮盖的约占6.5%；③位于下腔静脉瓣后上方的约占3.3%。冠状窦口是心导管术中右心房内一个重要标志性结构，有时可被误认为是其他孔腔结构。

此外，在右心房的许多部位还可见一些直径小于0.5 mm的小孔，为心最小静脉的开口。

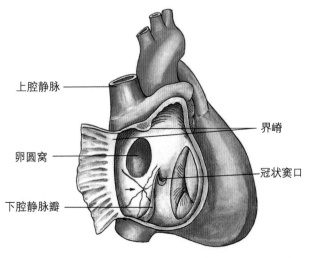

图13-8 Charis网与下腔静脉瓣的关系（箭头示Charis网）

房间隔和主动脉隆凸

1. 房间隔（interatrial septum） 为右心房内侧壁的后部。

2. 主动脉隆凸（torus aorticus） 是房间隔前上部的右心房内侧壁稍微隆起，由主动脉窦（主要是后窦）向右心房凸起而成。该处为心导管术应注意的一个结构。主动脉窦瘤破裂或手术误伤时，血液可涌入右心房。

Koch三角

Koch三角是位于冠状窦口，Todaro腱、左房室瓣隔侧尖附着缘之间的三角形区域（见图13-7）。Todaro腱为下腔静脉前方心内膜下可触摸到的一个腱性结构，它向前经房间隔附着于中心纤维体（右纤维三角），向后与下腔静脉瓣相延续。Todaro腱在儿童的出现率为85%，基本是腱性结构；成人的出现率为74%，前部为腱性，后部为肌性结构。Koch三角的前部心内膜深面为房室结，三角的尖对着室间隔膜部。此三角为心内直视手术时的重要标志，用以指示房室结的位置所在，以防术中损伤。此外，在行心导管检查时，在此三角区过分刺激，可引起心律失常。

右心房的前下部为右房室口，右心房的血液由此流入右心室。

■ 右心室

右心室（right ventricle）位于右心房的前下方，直接位于胸骨左缘第4、5肋软骨的后方，在胸骨旁第4肋间隙做心内注射多注入右心室。右心室内腔容积约为85 mL，内腔整体形状略呈尖端向下的锥体形，锥底被位于右后方的右房室口和左前上方的肺动脉口所占据，锥尖指向左前下方。

右心室前壁与胸廓相邻，介于冠状沟、前室间沟、心右缘及肺动脉口平面之间，构成胸肋面的大部，此壁较薄仅及左心室壁厚度的1/3（3~4 mm），供应血管相对较少，因切开前壁后可使右心室腔充分显露，是右心室手术的主要切口部位。前壁下部腔面有许多交错隆起的肉柱，呈海绵状，且有节制索（moderator band，又称隔缘肉柱，septomarginal trabecula）存在，不宜选作切口部位。前壁四周有血管围绕，比较大的血管支有前室间动脉和心大静脉，右冠状动脉和心小静脉及右冠状动脉右缘支，做手术切口时要防止损伤这些血管。下壁与膈中心腱相贴。内侧壁为室间隔。

右心室腔被一弓形肌性隆起即室上嵴分成后下方的右心室流入道和前上方的流出道两部分。室上嵴（supraventricular crest）可分为壁带、漏斗隔和隔带3部分。如切除右心室游离壁并翻开右心房壁（图13-7）即可见到壁带的断面，它凸向右房室口，其上方为右冠状动脉的起始部；漏斗隔位于左、右肺动脉瓣的下方，深面为右主动脉窦，其肌束向右前方折转并增厚，形成漏斗部的前壁，即壁带；漏斗隔下方"Y"形扁平肌隆起，即为室上嵴隔带，其下端移行为隔缘肉柱，向上分为两脚，前脚走向左肺动脉瓣，后脚伸向室间隔膜部，两脚之间的上方即为漏斗隔（图13-9）。室上嵴肌若肥大（法洛四联症等）可造成漏斗部狭窄。

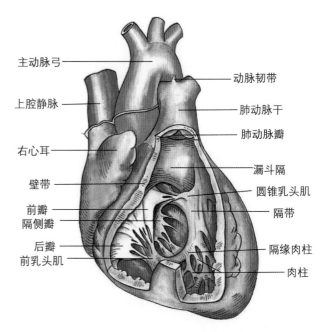

图13-9　右心室内部结构

主动脉弓　动脉韧带　上腔静脉　肺动脉干　肺动脉瓣　右心耳　漏斗隔　圆锥乳头肌　壁带　隔带　前瓣　隔侧瓣　后瓣　隔缘肉柱　前乳头肌　肉柱

右心室流入道

右心室流入道又称窦部或固有心腔，从右房室口延伸至右心室尖。室壁有许多纵横交错的肌性隆起，称肉柱（trabeculae carneae），故腔面凸凹不平。肉柱的形态有3种类型（图13-10）：①嵴状隆起附于室壁；②桥索状肉柱两端固定于室壁或室间隔面，如隔缘肉柱，从室间隔的下部

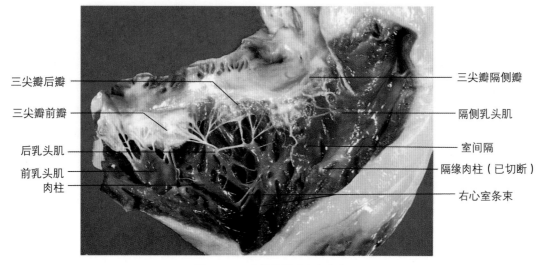

三尖瓣后瓣　三尖瓣前瓣　后乳头肌　前乳头肌　肉柱　三尖瓣隔侧瓣　隔侧乳头肌　室间隔　隔缘肉柱（已切断）　右心室条束

图13-10　肉柱类型（右心室）

横跨心室腔达前乳头肌基部，形成右心室流入道的下界，有防止心室过度扩张的功能。房室束的右束支及供应前乳头肌的血管可通过隔缘肉柱达前乳头肌，在右心室手术时，要防止损伤隔缘肉柱，以免发生右束支传导阻滞；③乳头肌基部附着于室壁，尖端突入心室腔。右心室乳头肌分前、后、隔3群，3%分2群。前乳头肌（anterior papillary muscle）1~5个，其中1个较粗大，占84%，2个占14%，起于右心室前壁中下部，由其尖端发出腱索呈放射状分散成5~10条细索连于右房室瓣前、后尖，多数连于前尖，少数连于后尖。后乳头肌（posterior papillary muscle）较小，多数为1~3个（其中1个占28%；2个占35%；3个占29%），起自心室下壁，发出腱索多数连于后尖，少数至隔侧尖。隔侧乳头肌（septal papillary muscle）更小且数目较多，位于室间隔右侧面中上部，出现率71%，以1~2个最多，占50%。隔侧乳头肌中有1个较大的乳头肌称圆锥乳头肌（conus papillary muscle，Luschka乳头肌），起于室间隔的中上部，在室上嵴隔带上端附近，其尖端发出一束腱索附于前尖和隔侧尖的相邻缘，此乳头肌的后下方有右束支通过。圆锥乳头肌是心内直视手术的重要标志，可以区分室间隔缺损的类型，也可以估计传导束的位置以避免修补缺损时受损伤。

此外，在室间隔后部与右室游离壁之间，有的还可见到含Puskinje纤维的游离肌性小梁，称右心室条束，但较左心室者少。

右心室流入道入口处为右房室口（right ventricular orifice），呈卵圆形，周径约11 cm，可容纳3~4个指尖。口周围由致密结缔组织构成的右房室瓣环围绕，右房室瓣前尖、后尖和隔侧尖基底部附着于右房室瓣环上（详见心瓣膜）。右房室瓣（三尖瓣）环、瓣尖、腱索和乳头肌形成右房室瓣复合体（tricuspid valve complex），其功能是调节通过房室口的血流，其中任何一部分结构损伤，将会导致血流动力学改变。

右心室流出道

右心室流出道是右心室室腔向左上方延伸的部分，内壁光滑无肉柱，呈锥体状，其上部称动脉圆锥（conus arteriosus）或漏斗部（infundibulum）。流出道长轴与流入道长轴之间的夹角约为45°。动脉圆锥的上界为肺动脉口（orifice of pulmonary trunk），口的周长6.5~7.5 cm，口周缘有肺动脉环，环上附有3个半月形的肺动脉瓣（pulmonary valve），即前瓣、左瓣和右瓣。瓣膜游离缘朝向肺动脉干方向，肺动脉瓣与肺动脉壁之间的袋状间隙名肺动脉窦，当心室舒张时，血液流入肺动脉窦，使3个瓣膜相互靠拢，肺动脉口关闭，阻止血液倒流入右心室。每个瓣膜游离缘的中部有一增厚的小结，称半月瓣小结，当瓣膜关闭时，3个小结紧密相贴，使瓣膜之间的空隙暂时完全封闭，有效防止血液逆流。动脉圆锥的下界为室上嵴，前壁为右心室前壁，内侧壁为室间隔。

动脉圆锥的肌分浅、深两层，浅层为环形肌，深层为环行和斜行肌束。深层肌中，沿室间隔走行的肌束为隔带（septal band），绕向动脉圆锥前壁的肌束称壁带（perital band），二者之间斜行肌束为斜带（oblique band）。3个肌束的部分纤维形成隔缘肉柱，由室上嵴下缘横跨右心室腔至前乳头肌基底部。

■ 左心房

左心房（left atrium）位于右心房的左后方，位置近身体正中线，构成心底的大部，是4个心腔中最靠后的一个腔，也是最大的一个腔，其容积达100~130 mL，壁厚3 mm。前方有升主动脉和肺动脉，后方与食管相毗邻。左心房因病扩大时，可压迫后方的食管，X线钡剂造影，可以此诊断左心房有无扩大。左心房为一不规则六面体结构，其外侧壁为左心耳开口处；内侧壁为房间隔；前壁为左房室口；后壁4个角为4个肺静脉开口处；上壁对向气管杈；下壁无特殊结构。从外科考虑，左心房比右心房更适合于手术切开探查，除左心耳及左心房可切开外，尚可采用肺静脉入路。

根据胚胎发育来源，左心房亦可分为前、后两部，前部为左心耳，后部为左心房窦。

左心耳

左心耳（left auricle）较右心耳狭长，壁厚，边缘有几个深陷的切迹。突向左前方，覆盖于肺动脉干根部左侧及左冠状沟前部。左心耳根部较细，且与左房室瓣邻近，为左房室瓣闭式分离术的常用路径。左心耳与左心房内侧壁之间形成的夹角外观脂肪组织较多，夹角内左心耳与内侧壁分界处隐藏有左冠状动脉，该动脉的旋支位于左心耳下缘处，左心耳切开时要避免伤及旋支。左心耳上缘面对肺动脉主干凹面处，壁较薄，易在手术中撕破。左心耳腔面结构与右心耳相似，其内壁因有梳状肌而凹凸不平，似海绵状。梳状肌没有右心耳发达而且分布不匀，心耳尖部多，基底部较少，上缘较密，下缘稀疏。因此在探查时一旦通过心耳尖之后，即可顺利进入左心房。由于左心耳腔面凹凸不平，当心功能障碍时，心内血流缓慢，容易导致血栓形成。临床病理资料表明，左房室瓣狭窄时，左心耳腔常有血栓存在，因此，采用左心耳手术入路时，应防止血栓脱落进入体循环。

左心房窦

左心房后部为左心房窦，又称固有心房。腔面光滑，其后壁两侧有左、右各一对肺静脉开口，开口处无静脉瓣，但心房肌可围绕4个肺静脉并延伸10~20 mm，形成具有括约肌样作用的"心肌袖"。研究发现，这些心肌袖内含有P细胞样细胞，以左上肺静脉壁内多见，可能是左上肺静脉有异位起搏作用的细胞基础，这些P细胞样细胞与心房颤动的发生有关。左房前下部借左房室

口（left atrioventricular orifice）通往左心室。内侧壁为房间隔的左心房面，房间隔前缘与升主动脉后壁弯曲一致；前缘在右肺静脉入口的内侧形成一弓形弯曲；下缘为左房室瓣环。房间隔左侧面突出的特点是具有由原始隔遗迹所形成的肌小梁弓，其中最大的一个半月形肌性隆起位于房间隔前缘上部，是胚胎时期继发孔的遗迹。在大多数心中，该弓是向后通向右心房卵圆窝的通道入口（图13-11）。

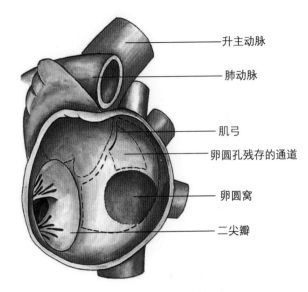

图13-11　左心房内侧壁

升主动脉
肺动脉
肌弓
卵圆孔残存的通道
卵圆窝
二尖瓣

左心室

左心室（left ventricle）位于右心室的左后方，呈圆锥形，锥底被左房室口和主动脉口所占据。室壁厚9~12 mm，是右心室壁厚度的3倍，内腔容积为85 mL，与右心室相近。左心室横切面上呈圆形，左心室周径的1/6是室间隔，5/6为游离壁。前壁呈三角形，介于前室间沟、左房室沟和左冠状动脉旋支左缘支三者之间，此三角内血管较少，是进入左心室腔的唯一壁面，被称为外科手术壁。在切开左心室前壁时应注意避开前乳头肌，前乳头肌表面投影在心尖至房室沟中点，前室间沟左侧2横指处，投影区呈圆形，直径12~20 mm，在乳头肌

左侧切开可显示左房室瓣装置，其右侧切开则导向主动脉前庭（图13-12）。后壁即膈壁，与膈相邻，位于后室间沟后段与左缘支之间，手术时难以显示此壁。在左心室各壁之间或室壁与乳头肌之间，常有一些游离于室腔的细索状结构，称左室条索（left ventricular band）或假腱索（false tendo），其出现率为77.7%。多从室间隔至后

乳头肌、左室前壁和前乳头肌，直径一般小于3mm。条束内大都含有Purkinje纤维，系左束支分支，机械伸张可使其自律性加强，从而引起室性早搏；肉柱形条索游离在左心室流出道中，还可受血流冲击而引起心脏杂音。左心室肉柱较右心室细小，心壁肌最薄处为心尖处，临床外科手术可在此插入引流管或器械，心尖也是室壁瘤容易发生的部位。左心室腔以左房室瓣前尖为界分为左后方的左心室流入道和右前方的流出道两部分（图13-13）。

左心室流入道

左心室流入道又称为左心室窦部，位于左房室瓣前尖的左后方，包括上方腔面光滑的狭义窦部和下方凸凹不平的小梁化部（图13-13）。窦部主要结构为左房室瓣复合体（mitral complex），包括左房室瓣环、瓣叶、腱索和乳头肌。左心室流入道的入口为左房室口（left atrioventricubar orifice），略小于右房室口，周径约为10 cm，可容纳2~3个指尖。口周围的致密结缔组织环为左房室瓣环，左房室瓣前、后尖基底部附着于瓣环上，瓣尖借助腱索附着于乳头肌上

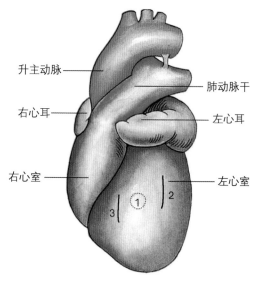

1.前乳头肌投影区；2.左房室瓣心室切口；3.主动脉前庭心室切口。

图13-12　左心室切口

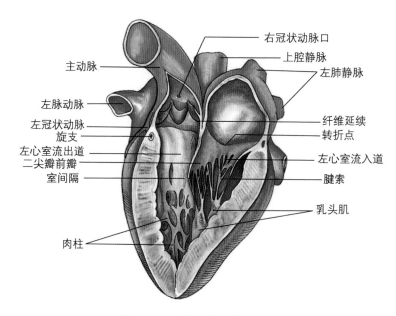

图13-13　左心室流入道和流出道

（见心瓣膜）。

左心室乳头肌较右心室的粗大，分为前、后两组（图13-14），即前乳头肌（anterior papillary muscle）和后乳头肌（posterior papillary muscle）。前乳头肌以1个最多（68%），2个次之（19%）。位于左心室前外侧壁的中部，常为单个粗大的锥状肌束，其根部在心壁的体表投影相当于冠状沟与心尖连线的中点，也就是心左缘与前室间沟之间的中点。前乳头肌对向左房室瓣前外侧连合。后乳头肌以1个最多（52%），2个次之（26%），位于左心室后壁的内侧部，对向左房室瓣后内侧连合。两组乳头肌中，每1个乳头肌尖部有4~6个肌头，由肌头发出腱索连于相邻2个瓣尖的相对应的一半。前乳头肌发出7~12条腱索连于左房室瓣前、后尖的外侧半和前外侧连合；后乳头肌以6~13条腱索连于2瓣尖的内侧半和后内侧连合。乳头肌的正常位置排列几乎与左心室壁平行，这一位置关系对保证左房室瓣前、后尖有效闭合十分重要。当左心室收缩时，乳头肌对腱索产生一垂直的牵拉力，使左房室瓣有效的靠拢、闭合，心射血时又限制瓣尖翻向心房。如果乳头肌因左心室壁扩张而发生向外侧移位，此时乳头肌与左房室瓣口的空间关系发生改变，乳头肌收缩时经腱索作用于瓣尖的拉力，由垂直方向的作用力转变成与垂直力相抗衡的侧向拉力，使左房室瓣关闭障碍，发生左房室瓣反流。

左心室流出道

左心室流出道又称主动脉前庭（aortic vestibule）、主动脉圆锥或主动脉下窦，为左心室的前内侧部分，由室间隔上部和左房室瓣前尖组成，室间隔构成流出道的前内侧壁，左房室瓣前尖构成后外侧壁。此部室壁光滑无肉柱，缺乏伸展性和收缩性。流出道的下界为左房室瓣前尖下缘平面，此处室间隔呈一凸起，凸起上方室间隔向右方凹陷形成半月瓣下小窝，室间隔膜部即位于这个平面。流出道的上界为主动脉口（aortic orifice），位于左房室口的右前方，口的直径男性的为28.4 mm，女性的为26.7 mm，也有研究资料认为：主动脉瓣环直径为25.2 mm，周径为74.9 mm。口周围的纤维环上附有3个半月形的瓣膜，名主动脉瓣（aortic valve），分别为左半月瓣、右半月瓣和后半月瓣。每个瓣膜相对应的主动脉壁向外膨出，半月瓣与主动脉壁之间的袋状间隙名主动脉窦（aortic sinus or sinus of Valsalva），可分为左窦、右窦和后窦。左、右窦

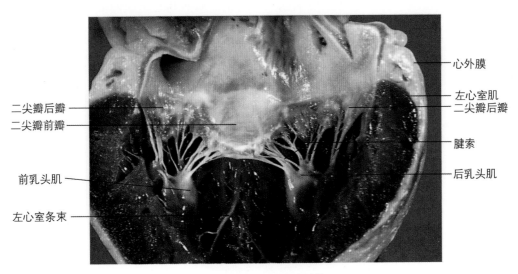

二尖瓣后瓣

二尖瓣前瓣

前乳头肌

左心室条束

心外膜

左心室肌

二尖瓣后瓣

腱索

后乳头肌

图13-14 左心室内结构

的主动脉壁上分别有左、右冠状动脉的开口，后窦因无冠状动脉开口，又称为无冠状动脉窦。冠状动脉口一般位于主动脉瓣游离缘以上，当心室收缩主动脉瓣开放时，瓣膜未贴附窦壁，进入窦内的血液形成小涡流，这样不仅有利于心室射血后主动脉瓣立即关闭，还可保证无论在心室收缩或舒张时都不会影响足够的血液流入冠状动脉，从而保证心肌有充分的血液供应。

心壁与心间隔

■ 心壁

心壁从内向外由心内膜、心肌层和心外膜组成（图13-15），心肌层是构成心壁的主要部分。心壁3层结构分别与连接心的大血管的3层结构相对应。心房壁和心室壁以及主动脉和肺动脉起始部都附着于心的纤维支架上。纤维支架将这几部分连接起来，并为房室瓣和主、肺动脉瓣提供附着处，在心肌的收缩和舒张及瓣膜的开启和关闭时，起到力学支点的作用。

心内膜

心内膜（endocardium）是覆被于心腔内面的一层滑润的膜，与出入心的血管内膜相延续，它由内皮（endothelium）和内皮下层（subendothelial layer）构成（图13-16）。内皮与大血管的内皮相延续，为一层多边形内皮细胞组成，位于连续的薄层基膜上。内皮下层位于基膜外，临床上所指的心内膜炎主要是这层的病变。该层由结缔组织构成，可分为内、外2层：内层薄，由成纤维细胞、胶原纤维和弹性纤维构成，其中含少量平滑肌肌束，尤以室间隔处较多；外层较厚，靠近心肌层，又称心内膜下层，为较疏松的结缔组织，含有小血管、淋巴管和神经以及心传导系的分支。乳头肌和腱索处无心内膜下层。心内膜各部的厚度不同，在心室和心耳处的心内膜较心房和室间隔上的心内膜薄，主动脉口和肺动脉处的心内膜最厚，而肉柱上的心内膜最薄。左心房的心内膜比右心房的心内膜厚。各心瓣膜均由心内膜向心腔折叠而成，中间夹有薄层致密结缔组织。

心 肌

心肌层（myocardium）为构成心壁的主体，包括心房肌和心室肌两部分。心房肌较薄，附着于心纤维骨骼的上面；心室肌较厚，其中左心室

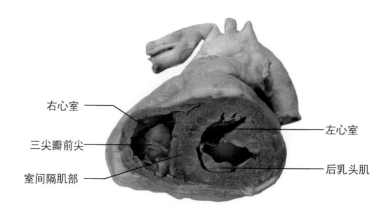

右心室

三尖瓣前尖

室间隔肌部

左心室

后乳头肌

图13-15 心壁

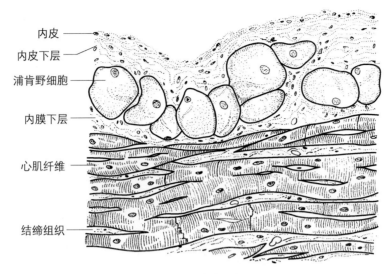

内皮

内皮下层

浦肯野细胞

内膜下层

心肌纤维

结缔组织

图13-16 心内膜和心肌层

肌最厚，附着于心纤维骨骼的下面。心房肌和心室肌并不直接相连，这也保证了心房肌和心室肌不同时收缩，心房肌收缩在前，心室肌收缩在后。心肌层由心肌纤维和心肌间质组成。心肌纤维呈分层或束状。心肌间质内有结缔组织，含有心肌胶原纤维、弹性纤维、血管、淋巴管、神经纤维及一些非心肌细胞成分，如成纤维细胞等，这些结构成分充填于心肌纤维之间，在心肌局部损伤修复时大量增加。心肌本身分化程度较高，再生修复能力很低。

1. 心房肌 由浅、深两层组成。浅层肌束横行，包绕左、右心房，为左、右心房共有，其前面的心肌较明显，一部分延伸为房间隔的肌纤维。深层肌纤维分别包绕左、右心房，呈袢状或环状。袢状纤维跨过心房的前、后面，到达房室口的纤维环；环形纤维环绕心耳、腔静脉口和肺静脉口以及卵圆窝周围。当心房收缩时，这些肌纤维具有括约作用，可阻止血液逆流。心房肌出现许多梳状的嵴称梳状肌。在界嵴和梳状肌处的肌纤维呈束状，肌束之间有较多胶原、弹力纤维，如用强光透照肌束之间的心房壁，则可观察到此处心房壁如薄纸，略显透明，最薄处是右心房后窝，心导管术时应格外小心，防止损伤导致

破裂大出血。心房肌具有分泌心钠素的功能，此物质具有利钠、利尿、扩张血管和降低血压的作用。

2. 心室肌 比较发达，尤以左心室肌为甚（图13-15）。肌纤维层复杂，一般分为浅（心外膜下肌纤维）、中（中层肌）、深（心内膜下肌纤维）3层（图13-17）。

浅层肌纤维纵行，起自纤维环，向左下方斜行，在心尖捻转形成心涡，并转入深层移行为纵行的深层肌，上行续于肉柱和乳头肌（图13-18），并附于纤维环。在左心室，深层肌除形成肉柱和乳头肌外，其余为薄层纵形肌纤维。浅层肌收缩时可缩小心室腔。

中层肌肌纤维环行，亦起于纤维环，位于浅、深两层肌之间，有分别环绕左、右心室的纤维，亦有联系左、右心室的"S"形肌纤维。左心室的环形肌尤其发达，围成圆锥形的左心室腔。环绕左心室的流入道和流出道。浅层肌与深层肌收缩时，可缩短心室，中层肌收缩时则缩小心室腔。环形肌在左心室底部最厚，由于心室肌收缩时是向心底运动的，能将血液挤入大血管，对心室的射血起重要作用。部分心肌纤维呈螺旋状走行，收缩时其合力可使心尖作顺时针方向旋转，

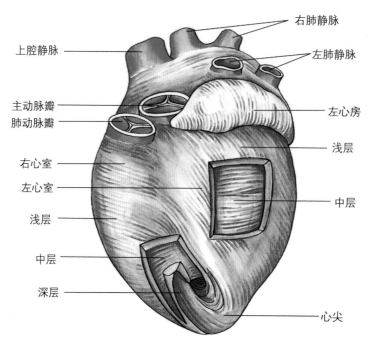

图13-17　心的肌层

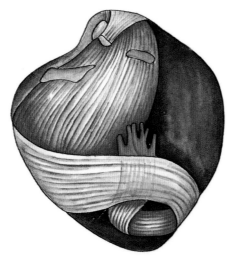

图13-18　心室肌

造成心收缩时心尖向前顶击，因此在体表可扪及心尖搏动。室间隔处由浅、中、深3层心肌纤维构成，以中层环行肌纤维为主。心尖部缺乏环行肌纤维，此处心壁最薄，易发生室壁瘤。

乳头肌的心肌纤维为心室浅层肌经心涡处延续为深层肌的伸延，可与心室肌同时收缩。因此，当心室收缩时乳头肌的收缩能防止左、右房室瓣和各瓣尖的反转。

关于心室壁中层肌纤维的研究另有发现认为，此层有较多M细胞（middle myocardium cell），可能与解释心律失常的发生机制有关。

心外膜

心外膜（epicardium）即浆膜心包的脏层，包裹在心肌表面。表面被覆一层间皮。间皮深面为薄层结缔组织，在大血管与心接口处，结缔组织与血管外膜相连。深层含有胶原纤维、弹性纤维、血管和许多神经纤维，也有不定量的脂肪组织，脂肪的含量与年龄及身体胖瘦程度有关，亦有人将此层称为心外膜下层（subepicardium）。心房的心外膜下层，尤其是冠状血管周围和冠状沟附近，脂肪组织较多。心外膜的组织结构使其具有较大的弹性，以适应心舒缩功能。

■ 心间隔

心的间隔，把心隔为左、右两半，分隔心内动脉血和静脉血，左半心容纳动脉血，右半心容纳静脉血，左、右两半心之间互不相通。左、右心房之间为房间隔，左、右心室之间为室间隔，右心房与左心室之间的间隔为房室隔（图13-19）。

房间隔

房间隔（interatrial septum）又名房中隔，位于左、右心房之间（图13-19~21），在心表面无明显的标志，但右肺静脉与下腔静脉交界的沟可表示房间隔右侧缘的位置。房间隔向左前方倾斜，与人体正中矢状面呈45°角，由两层心内膜中间夹心房肌纤维和结缔组织构成，有前、后、下3缘，其厚度为3~4 mm。房间隔的整体形态约81%呈叶片形，19%呈卵圆形或其他形状。其面积在成人为953 mm²，在小儿为499 mm²。其前缘与升主动脉后面相适应，稍向后弯曲，长约37 mm。

后缘上端与前缘交汇点位于上腔静脉口的内侧，后缘由此向后下弯行，经卵圆窝的后方止于冠状窦口的前上方，后缘在心表面正对后房间沟。下缘短直，在左心房面正好与左房室瓣在间隔上的附着缘相平，长约41 mm；在右心房面，房间隔的下缘约在左房室瓣隔侧尖附着缘上方10 mm处（图13-20，21）。

房间隔右侧面中下部有一卵圆形凹陷，称卵圆窝（fossa ovalis），其直径为15~25 mm，为胚胎时期卵圆孔（foramen ovale）闭合后的遗迹，是房间隔最薄弱处（仅厚1 mm），尤其是窝的中央处最薄，是房间隔缺损的好发部位，也是从右心房进入左心房心导管穿刺的理想部位。卵圆窝长轴呈垂直方向，右侧面凹成窝，左侧面轻度突向左心房腔内，其面积在成人的为235 mm²，儿童的为137 mm²。在成人，卵圆窝面积占整个房间隔面积的24%，在儿童占28%。卵圆窝前缘较明显，称卵圆窝缘（limbus fossa ovalis）。分为上、下缘支，其内含有两个较大的肌束：上缘束较显著，为穿房间隔左心房导管术时的重要标志，当

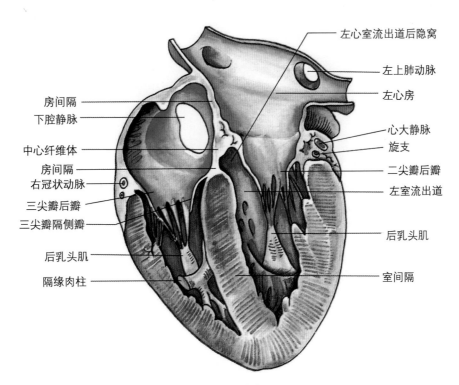

图13-19 心间隔

左心室流出道后隐窝
左上肺动脉
左心房
心大静脉
旋支
二尖瓣后瓣
左室流出道
后乳头肌
室间隔

房间隔
下腔静脉
中心纤维体
房间隔
右冠状动脉
三尖瓣后瓣
三尖瓣隔侧瓣
后乳头肌
隔缘肉柱

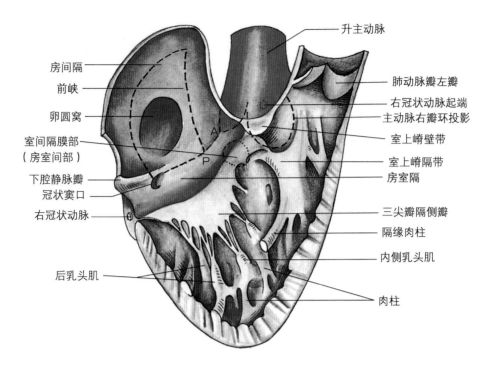

升主动脉

房间隔

前峡

卵圆窝

室间隔膜部
（房室间部）

下腔静脉瓣

冠状窦口

右冠状动脉

后乳头肌

肺动脉瓣左瓣

右冠状动脉起端

主动脉右瓣环投影

室上嵴壁带

室上嵴隔带

房室隔

三尖瓣隔侧瓣

隔缘肉柱

内侧乳头肌

肉柱

A.主动脉后瓣环切面投影；P.转折点投影；A-P.中心纤维体左上缘投影；P后虚线为左房室瓣环水平。

图13-20　房间隔与室间隔（右侧面观）

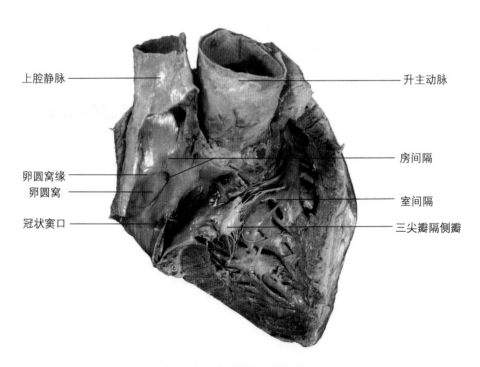

上腔静脉

升主动脉

卵圆窝缘

卵圆窝

冠状窦口

房间隔

室间隔

三尖瓣隔侧瓣

图13-21　心间隔（右侧面观）

导管由上向下移动滑过该部时有特殊的弹动，而后进入卵圆窝；下缘束与下腔静脉瓣和冠状窦瓣相连，也是心内探查的重要标志。1/4~1/3的正常心中，卵圆窝上缘支与卵圆窝底没有融合，约50%的标本其间存在斜位的裂隙或孔，探针可由此通入左心房。正常时由于左心房压高于右心房，故不会产生病理性血液分流现象。但在右心房压高于左心房时或做心导管插管时，可以通过此裂隙由右心房进入左心房。即使在卵圆窝缘与窝底融合的标本中，这种融合亦很疏松，用探针轻轻触之亦可通入左心房。卵圆窝一般在出生后1年左右完全闭合，若仍未闭合即为卵圆孔未闭，是房间隔缺损的一种。卵圆窝与房间隔前缘之间的狭窄区为前峡。成人前峡宽为7.2 mm，James认为前峡内有前结间束通过。

室间隔

室间隔（interventricular septum）又名室中隔，位于左、右心室之间（图13-19~21），呈45°倾斜，室间隔上方呈冠状位，随后向下至心尖呈顺时针方向做螺旋状扭转，其前部较弯曲，后部较平直，这种扭曲使室间隔中部明显凸向右心室，凹向左心室。室间隔呈三角形，其基底位于上方，顶相当于心尖部，前、后缘相当于前、后室间沟。上缘比较复杂，由前（动脉间部）、中（膜性部）、后（房室部）3部分构成：①动脉间部向上与肺动脉干和升主动脉相连，横切面呈"S"形，其前部凸向左，由肺动脉左窦下缘形成，后部凸向右，由主动脉右窦下缘形成，主动脉右窦下缘比肺动脉左窦下缘低10 mm；②膜性部最小，相当于右房室瓣隔侧尖前1/4及前瓣内侧端附着处；③房室部位于右心房与左心室之间，左上有左房室瓣附着，右下有右房室瓣附着，即房室隔的后部及前部的后端。

室间隔分为肌部和膜部。

1. 室间隔肌部（muscular part of ventricular septum） 室间隔肌部占据室间隔的大部分，由肌组织覆盖心内膜而成。厚1~2 cm，其左侧面心内膜深面有左束支及其分支通过，在右侧有右束支通过，但其表面有薄层心肌覆盖。室间隔肌部机能上属于左心室，参与围成厚而强韧的圆锥形左心室室壁，发挥强而有力的舒缩功能。室间隔肌部从发生和形态上可分为3部分（图13-22）。①窦（后）部：较小，为肌性室间隔靠近房室瓣的部分，表面光滑，又称光滑部，来源于原始肌间隔，被左房室瓣隔侧尖所覆盖，房室通道型室

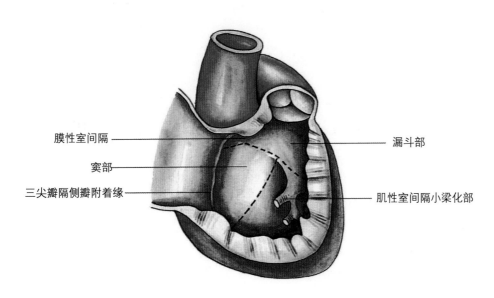

膜性室间隔
窦部
三尖瓣隔侧瓣附着缘
漏斗部
肌性室间隔小梁化部

图13-22 室间隔的分部

间隔缺损多发生于此部。②小梁化部：为室间隔前下部，表面肌束发达，肉柱明显。③漏斗部：位于左、右心室流出道之间，由胚胎期的中心球嵴愈合而成，与主动脉根部关系密切，表面也较光滑平坦。漏斗部的面积在左心室面因圆锥部退化而很小，在右心室面因圆锥大部分未退化而面积较大，构成动脉圆锥的壁。当进行法洛四联症切除漏斗部肥厚心肌时，应注意不要伤及主动脉根部。

2. 室间隔膜部（membranous part of ventricular septum） 室间隔膜部是由胚胎期的室间孔闭合而成，位于心房与心室交界部位，是室间隔上缘中部一致密结缔组织小区域，用光线透照心标本，此膜区为一亮区，其前、后长径约13.8 mm，上、下宽径约8.4 mm，厚约1 mm。膜部的大小和形状有较大变异，近似三角形者多见，约为63%，圆形或卵圆形者较少，占30%。从室间隔左侧面观察，膜部的上界为主动脉右瓣和后瓣下缘，下界为室间隔肌部的上缘，膜部后缘为右心房壁。膜部向后延续为主动脉后瓣环下方的中心纤维体。从室间隔右侧面观察，膜部的前上方是室上嵴壁带的下缘，膜部右侧面中部有

左房室瓣隔侧瓣的前端附着，此处也正是隔侧瓣与前瓣之间的前内侧联合的部位，故将膜部分为后上部位于右心房与左心室之间的房室部（房室隔），前下部位于左、右心室之间的室间部（图13-19~21，23）。室间隔膜部的室间部范围甚小，位于室上嵴下方，其后上方以左房室瓣隔侧尖附着缘与房室隔相邻；下方是肌性室间隔的嵴，前方为漏斗部肌肉。室间隔缺损多发生于此部。膜部后缘后方约4 mm处为房室结，房室束从膜部的后下缘经过，并在膜部下缘与肌性室间隔之间分叉。膜部是室间隔缺损的好发部位，在缺损修补术时要注意膜部周围的邻接结构，特别是防止损伤在后下缘经过的房室束。

房室隔

房室隔（atrioventricular septum）是位于右心房与左心室之间的部分间隔，是房间隔和室间隔之间的过渡、重叠区域（图13-20，23~25），其上界是间隔上的左房室瓣环，它高于右房室瓣附着缘约1 cm，上缘向前是中心纤维体的左上缘，再向前为主动脉后瓣环和右瓣环；因此房室隔的

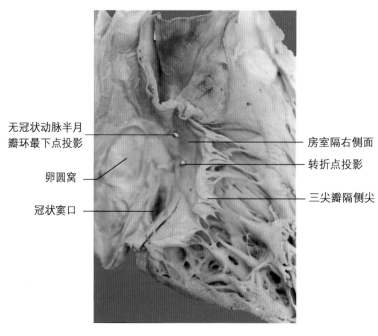

无冠状动脉半月瓣环最下点投影

卵圆窝

冠状窦口

房室隔右侧面

转折点投影

三尖瓣隔侧尖

图13-23 房室隔（右侧面观）

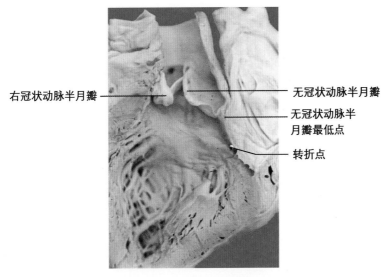

图13-24 房室隔（左侧面观）

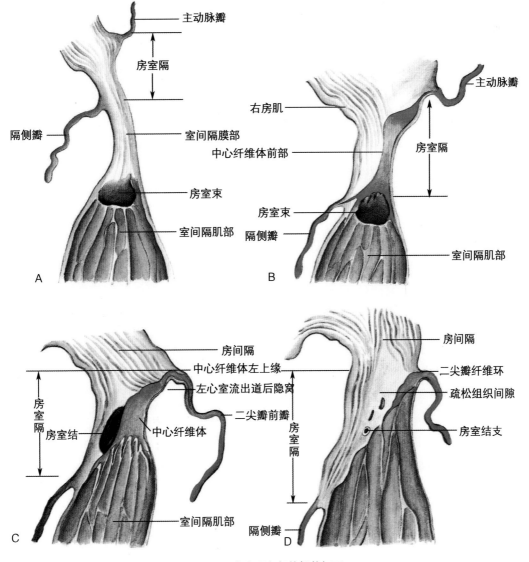

图13-25 房室隔各部的额状切面

上界是以间隔左侧面上的主动脉瓣环水平和左房室瓣的附着水平来确定，二者以中心纤维体的左上缘相连接。房室隔下界为间隔右侧面的右房室瓣隔侧尖附着缘；前界右侧为室上嵴，左侧为主动脉右瓣环；后界为冠状窦口前缘至隔侧尖的垂线，两侧为心内膜；大致呈前窄后宽的三角形，房室隔前后长约30 mm，前、中、后部的宽度分别为5 mm、10 mm和16 mm，其厚度在前（膜部）、中（房室结处）、后部分别为1 mm、6 mm和10~12 mm。房室隔右侧面全属右心房，左侧面则后部属左心室流入道，前部属左心室流出道，二者的分界线是从"转折点（turn point）"连至心尖的假设线，此线界面前方是流出道（主动脉前庭），后方是流入道。此转折点是间隔上左房室瓣环向前上转折为中心纤维体左上缘处，也是左房室瓣环从间隔上转折到左心室腔内的一点。用这点为标志将房室隔分为前部与后部，其前部基本为膜性结构，包括室间隔膜部的房室间部；后部主要为室间隔肌部的上缘。

房室隔的内容：房室隔前部膜部后下缘处主要有房室束，它与隔侧瓣尖附着缘相交叉；在前部后端，中心纤维体的右侧有房室结。在房室隔后部，左侧有左房室瓣环和室间隔肌肉；右侧有薄层右心房肌，它可延伸至右房室瓣隔侧尖的根部；在左、右两侧的肌肉之间为一较大的疏松组织间隙，前至房室结和中心纤维体，后至房室交点区，间隙内有房室结动、静脉，神经纤维束，少量神经节细胞和过渡性的少量分散的心肌纤维。此外，连接心房肌与心室肌的房室副束（Kent纤维）和连接房室结与房室束或心室肌的Mahaim纤维均可通过房室隔。

房室隔区域结构有很重要的临床意义：心内膜垫发育不良、房间隔缺损、室间隔膜部缺损和瓣膜手术等均涉及此部位。临床上提到在射频消融术时所选择后间隔、中间隔和前间隔分别相当于房室隔区域范围的冠状窦口附近、房室结附近和房室束附近。

■ 心间隔疾病外科处理的解剖基础

房间隔缺损

房间隔缺损（atrial septal defect）是指原始心房间隔在发生、吸收和融合过程中出现异常，左、右心房之间仍残留异常交通的一种先天性畸形。从发生学上可分原发孔型和继发孔型房间隔缺损两大类。原发孔型是胚胎发育过程中，由于原发间隔和心内膜发育不良或心内膜垫发育异常，致原发间隔和心内膜垫不能融合连接，第Ⅰ房间孔不能闭合；继发孔型则是由于继发房间隔发育不良或原发房间隔组织吸收过多，使第Ⅱ房间孔不能闭合。临床上以继发孔型房间隔缺损最常见，占先天性心脏病的10%~20%。而单纯原发孔型房间隔缺损相对少见，常伴有二尖瓣前瓣和三尖瓣隔瓣发育异常，因此也称心内膜垫缺损，详见本节房室隔缺损内容。卵圆孔未闭一般不列入畸形之中，其发生率在成年人为20%~30%。

1.继发孔房间隔缺损

（1）分型：继发孔型房间隔缺损的位置和大小可有较大差异，常见者直径多在2~3 cm。根据其缺损部位通常分为以下4型（图13-26）。①中央型：又称卵圆孔型，缺损位于房间隔中部，冠状静脉窦的后上方，相当于卵圆窝的部位，占继发孔型房间隔缺损的70%左右，为房间隔缺损最常见的类型。临床上多为单个大缺损，也可为筛孔样。②下腔型：缺损位于房间隔的后下部，缺损下方没有完整的房间隔边缘，而是和下腔静脉入口相延续，没有明显分界线，左心房后壁构成缺损的后缘。占20%左右。③上腔型：又称静脉窦型，较少见，位于房间隔的后上方，缺损与上腔静脉入口处无明显界限，占5%~10%。④混合型：即同时兼有上述两种以上类型的巨大房间隔缺损。

（2）解剖特点及其外科处理方法：不同类型的房间隔缺损，由于其缺损的部位和合并的畸

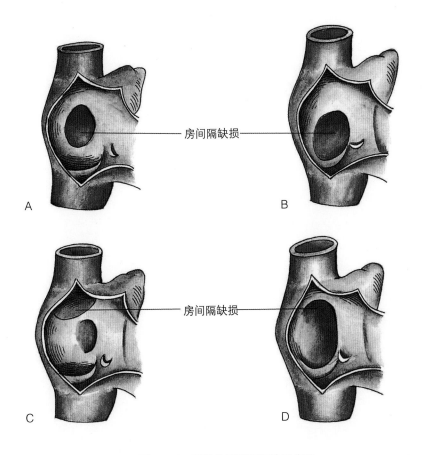

图13-26 继发孔型房间隔缺损分型
A.中央型；B.下腔型；C.上腔型；D.混合型

形及其邻近组织的解剖特点不同，外科处理方法及其注意事项也不同。

中央型多为单个大缺损，呈椭圆形，较少为筛孔状，通常周围有良好的边缘，缺损距传导系统较远。近年来，随着微创心脏外科的迅速发展，直径在3.6~4.0 cm以下、缺损边缘大于0.4~0.5 cm的中央型房间隔缺损大多可采用微创封堵器封堵治疗，包括经导管介入封堵术，及经胸小切口封堵术，将封堵器置于房间隔缺损位置关闭缺损。缺损较大，残余缘不完整者不适合行微创介入封堵，可行胸腔镜下房间隔缺损修补或常规手术治疗。手术均在体外循环下进行，缺损较小者大多可直接缝合，较大者可用自体心包补片或涤纶补片修补。应注意缝合缺损左上缘时进针不可过深，主动脉根部位于右心房壁深部，以免误伤。

下腔型由于下缘与下腔静脉的入口没有明显分界，不适合介入封堵，均需外科手术治疗。术中均需行补片修补，以免造成下腔静脉梗阻，同时注意，勿将下腔静脉瓣误认为缺损下缘，在缝合缺损下缘时要经过房间隔缺损缝至左心房后壁组织，以防残余漏。

上腔型往往合并右肺静脉异位引流，缺损的右上角（侧）与窦房结位置较近，不适合介入封堵，均需行外科手术治疗。缺损大多采用补片修补，必要时应用心包片加宽上腔静脉，以防术后心律失常和上腔静脉或肺静脉梗阻。术中上腔静脉采用直角插管有利于缺损上缘显漏（图13-27）。

混合型大多为中央型加上腔型或下腔型，缺损较大，需用补片修补。

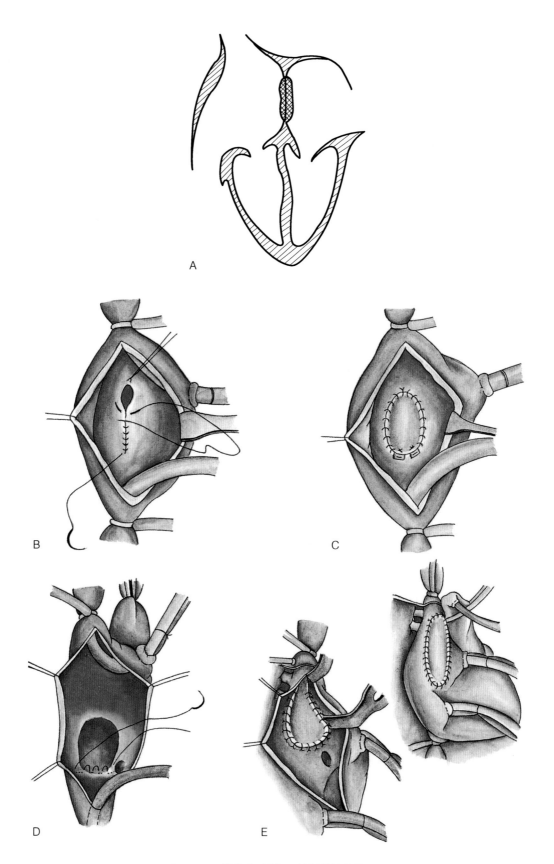

图13-27　继发孔型房间隔缺损的外科处理

A.中央型封堵器封堵；B.中央型直接缝合；C.中央型补片修补；D.下腔型补片修补；E.上腔型补片修补

2. 原发孔型房间隔缺损　单纯原发孔型房间隔缺损位于冠状静脉窦的前下方，其缺损上缘为原发间隔所形成的弧形边缘，下缘为完整的心内膜垫，使缺损呈半月状，缺损边缘坚韧，移动度有限，其左前上方距传导束较近（图13-28）。因此，修补原发孔缺损应以补片修补，并避免损伤传导束。原发孔缺损患者的房室结向后下方移位，靠近冠状窦口，其发出的传导束总干较短，在三尖瓣环与缺损之间到达房室环中点前进入室间隔。因此，冠状窦口到房室环中点的缺损边缘均为"危险区"，缝合"危险区"时缝针要浅，以免引起传导阻滞，必要时可将冠状窦口隔至补片左侧。

室间隔缺损

室间隔缺损（ventricular septal defect）指左右心室之间的异常交通，包括先天性的和后天性的。通常主要指先天性室间隔缺损，是由于室间隔发育过程中发育不全或融合不良造成心室间隔部位的异常交通。占先天性心脏病的12%~25%。通常单个多见，但也可多发或作为某些复杂心畸形的组成部分。不同患者室间隔缺损的部位和数目可差异很大，与周围重要解剖结构如主动脉瓣、二尖瓣、三尖瓣等关系密切，尤其是与心的传导系统关系较复杂，室间隔缺损手术治疗中需格外关注。

1. 分型　根据胚胎发育情况及其分布部位，室间隔缺损可分为膜部缺损、漏斗部缺损、肌部缺损及混合型缺损（图13-30）。

膜部缺损是由于室间隔膜部发育不全或融合不全而形成，在临床上最常见。又可分单纯膜部型、膜周型和隔瓣下型3个亚型。单纯膜部型为局限于膜部间隔的小缺损，常为圆形，缺损四周为纤维结缔组织，鲜有传导组织。膜周型一般位于室上嵴下方，缺损常较大，紧靠瓣前瓣和隔瓣交界区，而前、隔交界之右侧即有传导组织，传导束之穿支通过中心纤维体在缺损的右侧通过，紧邻膜周缺损的右下边缘或包裹在残余的膜部间隔中，束支穿过后即转向缺损的左心室面。隔瓣下型位于三尖瓣隔瓣下方，圆锥乳头肌之后，又称流入道型或房室通道型，缺损一般较大，大部分被瓣隔瓣覆盖，距主动脉瓣较远，但右下缘距传导束较近。

漏斗部缺损主要由于圆锥间隔各部融合不全所致。它又可分嵴内型和干下型两个亚型。嵴内型位于室间隔嵴部，四周均为完整的肌肉组织，

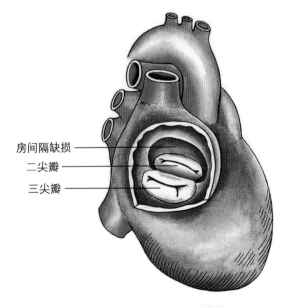

图13-28　原发孔型房间隔缺损

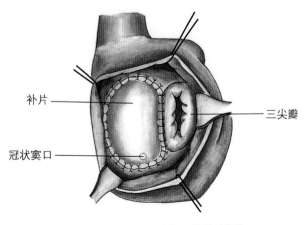

图13-29　原发孔型房间隔缺损的修补

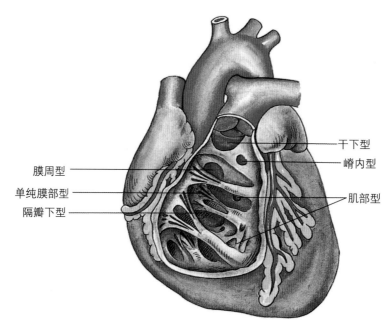

膜周型

单纯膜部型

隔瓣下型

干下型

嵴内型

肌部型

图13-30　室间隔缺损分型

远离传导束。干下型位于肺动脉干下，其右上角紧靠主动脉瓣环，上缘紧靠肺动脉瓣，其余部位为肌性组织，通过缺损可见主动脉瓣（以右冠窦和右冠瓣为主），常合并主动脉瓣脱垂，缺损通常较大。

肌部缺损最少见，多位于心尖部和调节束后方。可单发亦可多发，缺损的表面常有小的肌束覆盖。因此，临床上极易漏诊。

混合型为两种以上室间隔缺损合并存在，以膜周型合并肌部室间隔缺损多见。

2. 室间隔缺损的治疗　室间隔缺损的治疗目前主要有介入封堵和手术修补两类，主要根据其分型、部位、大小及其与邻近重要结构的关系而定（图13-31）。

室间隔缺损的介入治疗包括经导管介入封堵和经胸小切口介入封堵，一般要求室间隔缺损直径在3~10 mm间，缺损边缘距主动脉瓣和三尖瓣3 mm以上。由于血管入路的限制，经导管介入封堵主要适用于2岁，体重10 kg以上患者。而经胸小切口封堵避免了血管入路损伤，可适用于较小

体重患者。近年来，随着封堵器设计改进，介入封堵室间隔缺损适应证不断拓展，某些干下型室间隔缺损也可通过经胸介入封堵治疗。

对于缺损较大及不适合介入封堵治疗的室间隔缺损，外科手术仍是目前最常用和有效的治疗手段。主要修补方法有直接缝合和补片修补。手术均在体外循环下进行。

（1）直接缝合：主要适用于单纯膜部型和漏斗部缺损嵴内型或肌部缺损较小者，通常缺损直径小于0.5 cm、边缘无传导束，可直接带垫片缝合（图13-31A）。

（2）补片修补：主要适用于缺损较大者。膜周部室间隔缺损的右下角是"危险区"有传导束通过，术中损伤传导束是发生房室传导阻滞的直接原因。在修补缺损右下角时可缝在隔瓣的瓣叶近附着部或远离缺损边缘5 mm以上的右心室面，以免损伤传导束（图13-31B）。干下型室间隔缺损均需补片修补，修补时上缘可带垫片褥式缝合，缝于肺动脉瓣兜内的肺动脉瓣环上，缝至右上角时注意缝在主动脉瓣环上，切勿损伤

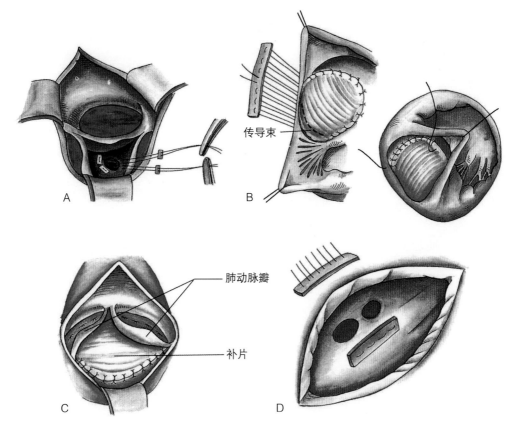

图13-31　室间隔缺损的外科治疗
A.直接缝合；B.膜周型和隔瓣下型补片修补；C.干下型缺损修补；D.肌部缺损修补

主动脉瓣，以免引起主动脉瓣关闭不全（图13-31C）。肌部缺损临床上极易漏诊，因此，修补此类缺损时应仔细探查，必要时可经左室切口探查（图13-31D），以免遗漏或修补不完整。

房室隔缺损

房室隔缺损（atrioventricular septal defect）又称心内膜垫缺损或共同房室通道和房室管畸形等。其特征为房室瓣平面的上方和下方间隔组织缺少或阙如，房室瓣也有不同程度的畸形。在胚胎发育过程中，心内膜垫和房室隔发育障碍从而产生各种类型的房室隔缺损，且均伴有二尖瓣前瓣畸形和原发孔型房间隔缺损。房室瓣畸形中二尖瓣可分为左上叶、左下叶及其跨越部和左侧叶，前二者可完全分开也可部分融合；三尖瓣可分为右上叶、右下叶和右侧叶。在房室间隔缺损中，房室瓣多为5瓣叶或6瓣叶，少数为4瓣叶或7瓣叶。

1. 分型及其病理解剖特点　在临床上房室隔缺损通常分部分型和完全型。

（1）部分型的解剖特征：是低位原发孔房间隔缺损伴或不伴房室瓣畸形（图13-32）。可分以下3个亚型：①单纯原发孔房间隔缺损（图13-32A），无房室瓣关闭不全（详见房间隔缺损部分）；②原发孔房间隔缺损合并二尖瓣和（或）三尖瓣畸形，二、三尖瓣向心室移位，除三尖瓣的右上叶外，均附着在低凹的室间隔嵴上，少数二尖瓣有双瓣口；③共同心房（图13-32C），整个房间隔阙如，仅遗有残留房间隔缺损的边缘，均合并二、三尖瓣畸形和关闭不全。

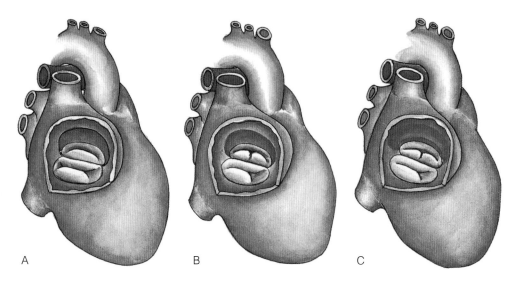

图13-32 部分型房室隔缺损的分型
A.单纯原发孔型；B.合并房室瓣膜畸形型；C.共同心房型

（2）完全型的解剖特征：是有房间隔缺损和室间隔缺损，左、右房室腔共用一组房室瓣。根据左上瓣叶及腱索解剖连接变化程度，Rastelli、Kirklin等又将完全型分A、B和C亚型（图13-33），A型和B型房室瓣畸形相似，左上瓣叶和右上瓣叶借其腱索附着于室间隔上，形成两瓣叶下的室间隔缺损，左下瓣叶及其跨越部分和右下瓣叶直接附着于室间隔嵴上。A型左上瓣叶的乳头肌在室间隔的左侧，而B型位于室间隔右侧（图13-33B）。C型除有A型瓣膜畸形特征外，左下瓣叶及其跨越部与左下瓣叶融合完全飘浮，不附着在室间隔上，而形成房室瓣下巨大的室间隔缺损（图13-33C）。80%的三尖瓣隔瓣有发育不全或阙如，临床上以A型最常见。

根据房室共同瓣的位置与室间隔的关系又可分右优势型、左优势型和均衡型。右优势型其右心室较大，而左心室较小，共同房室瓣向右，左优势型与右优势型正好相反，均衡型则双室对称扩大，房室瓣居中，在临床上最常见。

房室隔缺损不仅有房室瓣畸形，而且传导系统亦有异常。房室结向后下移位，位于右房后壁在冠状静脉窦口与室间隔嵴间即结三角（nodal triangle）内。从房室结发出希氏束向上前走行于室间隔嵴与房室瓣融合处，以后沿室间隔嵴至左下瓣叶跨越部分下方分出左束支，在室间隔嵴中部发出右束支。因此从冠状静脉窦口到左上、下瓣交界（即二尖瓣大瓣分裂处）的缺损边缘均为"危险区"（图13-34）。

2. 房室隔缺损的外科治疗　房室隔缺损均有重要的血流动力学障碍，确诊均应择期手术治疗，如已出现充血性心力衰竭，则应尽早手术。房室隔缺损手术治疗目的在于闭合房间隔/室间隔缺损，以及将房室瓣分隔为单独的左侧二尖瓣和右侧三尖瓣，同时注意术中保护传导系统。原发孔房间隔缺损均需补片修补，如有室间隔缺损也应予补片修补，房室瓣多伴有关闭不全，大多可通过瓣膜成形矫治（图13-35）。修补的注意事项包括以下内容。

（1）妥善修复二尖瓣和三尖瓣关闭不全，术中明确二尖瓣瓣裂位置，间断缝合，可行注水试验进行测试，经食管超声复查。术中注意避免二、三尖瓣狭窄。二、三尖瓣关闭不全大多可通过成形修复。

（2）修补房室间隔缺损，均需行补片修

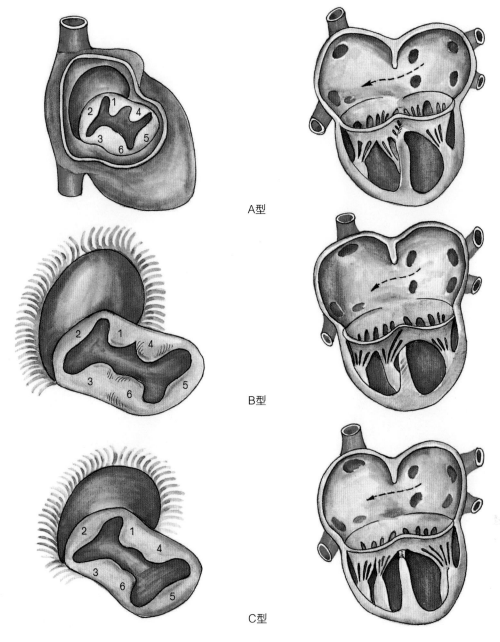

A型

B型

C型

图13-33 完全型房室隔缺损的分型
A型：单纯原发孔型；B型：合并房室瓣膜畸形型；C型：共同心房型

补。一般可采用双片法或单片法。术中注意避免引起传导阻滞，室间隔缺损补片下缘要缝在三尖瓣右下瓣叶和（或）二尖瓣左下瓣叶跨越部分以及室间隔的右心室面。修补房间隔缺损时心包片可覆盖结三角，缝线绕经冠状静脉窦口外侧，即将冠状静脉窦隔至左侧心房。

3.防止左心室和右心室流出道梗阻。

■ 心间隔疾病微创手术的解剖学基础

近年来，随着外科微创技术及相关器械的发展，越来越多心间隔疾病可通过微创手段进行治疗，主要包括心间隔缺损的介入封堵术、腔镜下修补术、机器人手术及小切口微创手术等。

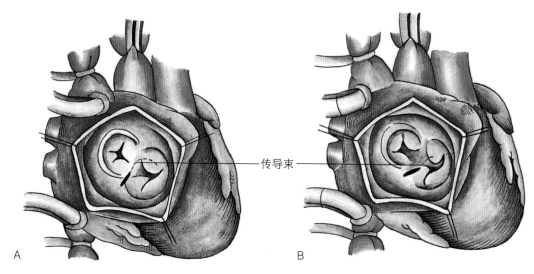

图13-34　房室隔缺损与传导系统的关系
A.部分型；B.完全型

传导束

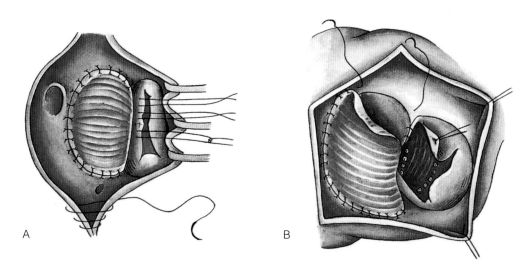

图13-35　房室隔缺损的外科治疗
A.部分型；B.完全型

心间隔缺损的介入封堵术解剖基础

　　心间隔缺损介入封堵治疗的解剖基础在于患者缺损位置和大小适宜，缺损周缘存在可供封堵器固定的足够边缘，同时距紧邻重要结构传导束、瓣膜等有足够距离，不至于术后造成医源性损伤。目前临床应用的介入封堵术主要包括经导管介入封堵及经胸介入封堵。

　　1. 经导管介入封堵（图13-36）　心间隔缺损经导管介入封堵术一般均在导管室或杂交手术室进行，需要DSA及超声引导，也可单纯超声引导下进行。因经导管介入封堵术中封堵器输送鞘管较粗，对患者血管径路有一定要求，所以目前一般认为患者年龄大于2岁，体重大于10 kg为宜。

　　大多数中央型房间隔缺损均可考虑经导管介入封堵治疗，但术前须行超声检查，通过不同切面明确房间隔缺损周缘完整，患者房间隔缺损边缘大于0.4~0.5 cm，以保证封堵器的稳定。术中穿

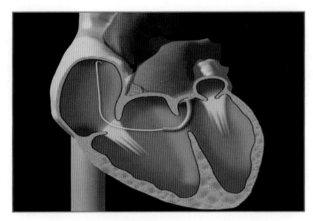

图13-36　室间隔缺损经导管介入封堵示意图

瓣及传导束较近，只有部分膜周型及肌部室间隔缺损可行介入封堵治疗。针对不同类型的室间隔缺损，封堵器的设计有较大不同。肌部室间隔缺损，因其边缘完整距主动脉瓣及传导束较远，封堵器为较大伞盘的对称双圆伞盘结构，可封堵1 cm以内肌部室间隔缺损，但部分肌部室间隔缺损紧邻心尖部，导管操作难度较大，手术成功率不高。膜周部室间隔缺损，因距离主动脉瓣较近，一般仅适用于室间隔缺损直径小于4 mm，边缘距主动脉瓣2 mm以上的患者，同时为避免损伤主动脉瓣，有各式偏心伞的设计。

2. 经胸介入封堵（图13-37）　在经导管介入封堵的基础上，经胸介入封堵技术逐渐出现。经胸介入封堵采用封堵器技术，但不需DSA引导，术中在患者胸骨旁做2 cm左右切口，通过患者右心房或右心室壁直线路径将封堵器置于间隔缺损关闭分流。该方式避免了对患者血管入路的要求，因此可在更小患者中应用，可释放更大直径的封堵器，尤其是对经导管路径困难的特殊病例优势明显。对于患者适应证解剖结构要求，与经导管介入封堵相同，要求间隔缺损周缘完整，房间隔缺损周缘完整且边缘大于0.4~0.5 cm，室间隔缺损直径小于1 cm，周缘距主动脉瓣2 mm

刺一侧股静脉（多为右侧），将输送鞘管经房间隔缺损送至左心房侧，进而经鞘管将封堵器双侧伞盘分别至于左心房侧和右心房侧，关闭房间隔缺损。房间隔缺损边缘距上腔或下腔静脉、右上/右下肺静脉、冠状静脉窦、二尖瓣/三尖瓣边缘不足0.5 cm者，不宜行介入封堵。原发孔房间隔缺损，因其房室瓣方向无缘，距离冠状静脉窦近等，不适合行介入封堵治疗。同时，合并肺动脉高压患者，肺阻力大于8 U（wood），不宜关闭房间隔缺损。

由于室间隔缺损一般均距主动脉瓣、三尖

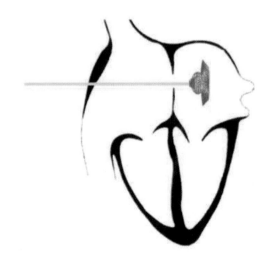

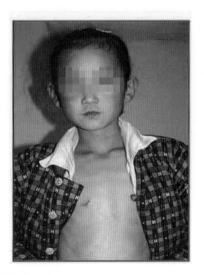

图13-37　经胸封堵房间隔缺损示意图及术后伤口

以上。同时注意避免损伤紧邻重要瓣膜、传导束等，如术中超声证实出现相关损伤，应立即考虑常规手术进行缺损修补。

胸腔镜下心间隔缺损修补术解剖基础

腔镜外科技术是现代外科一项重大进展，但在心脏外科起步相对较晚。20世纪90年代陆续有腔镜技术在心脏外科应用的报道，但多为腔镜辅助下小切口心脏直视手术，并未将腔镜技术的优势充分发挥（图13-38）。自2000年以来，第四军医大学西京医院在国际上首先开展了全腔镜闭式体外循环下心脏手术，标志着全腔镜心脏手术时代的开始。

全腔镜心脏手术均需外周体外循环，一般均采用股-股转流。一般于右腹股沟做2 cm小切口分离股动、静脉，肝素化后按体重选用相应薄壁插管建立外周体外循环。对于单根双极静脉引流不佳或体重低于25 kg的儿童，需加做上腔静脉插管引流。

体位和胸壁切口：患者取仰卧位，右侧垫高20°~30°，右上肢抬高，前臂悬吊。手术通常

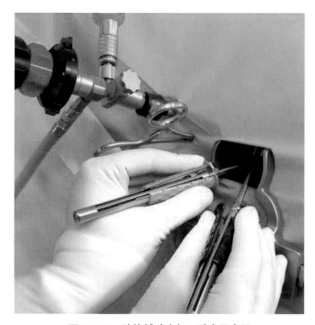

图13-38　腔镜辅助小切口手术示意图

经右侧胸壁做3个1~2 cm微小切口：分别位于右胸骨旁第3肋间（第1操作孔），腋前线第4肋间（第2操作孔），右侧锁骨中线外2 cm第5肋间（第3操作孔）。第1、2操作孔主要供操作手术器械和出入手术器材使用，第3操作孔主要用于放置腔镜镜头。

全腔镜下房间隔缺损修补术。所有类型的继发孔房间隔缺损和原发孔房间隔缺损均可通过全腔镜手术修补，包括合并心内型肺静脉异位引流患者。术中，建立外周体外循环后，经第1、2操作孔在右膈神经前3 cm切开心包，平行房间沟做右房外侧壁切口，缝置2~3根牵引线悬吊切口边缘，显露房间隔缺损。探查确认房间隔缺损位置结构后，置入补片修补房间隔缺损或直接缝合。注意避免残余分流和传导束损伤，具体参照直视手术技术。

全腔镜下室间隔缺损修补术。对于经右房径路可较好显露的膜周部室间隔缺损均可在全腔镜下进行手术矫治。术中经第1、2操作孔送入手术器械，切开右心房外侧壁，并置牵引线悬吊显露右心房，经卵圆窝切口置入左心引流管。缝牵引线牵开三尖瓣隔瓣充分暴露室间隔缺损，及主动脉瓣的重要周围结构。小缺损可直接缝合，5 mm以上室间隔缺损应予补片修补。可采用间断缝合将预置间断缝合线自第2操作孔引出缝至补片周缘，之后推入胸腔置于室间隔位置间断打结完成手术修补，亦可行连续缝合。

全腔镜下房室间隔缺损修补术（图13-39）。由于完全型房室间隔缺损中室间隔缺损较大且周围结构相对复杂，腔镜手术操作时间长，目前全腔镜下房室间隔缺损矫治主要针对部分型房室间隔缺损患者。术中悬吊显露左心房内结构，重点探查房室瓣发育情况，明确瓣膜情况后，间断缝合修补二尖瓣裂，若存在瓣环扩大或有二尖瓣反流时，可行二尖瓣成形。修补原发孔房间隔缺损时，应注意避免损伤传导束，必要时可将冠状静脉窦隔至左侧心房。

机器人心间隔缺损修补术解剖基础

机器人手术早期研发方向主要是针对远程医疗模式，但其问世后则主要应用于微创外科（图13-40）。机器人系统在心脏外科的应用较多的是冠状动脉旁路移植术和二尖瓣成形等。在心间隔疾病矫治中的应用主要是房间隔缺损修补。机器人房间隔缺损修补术，患者取仰卧位，均采用外周体外循环股-股转流，一般采用类似腔镜手术的3~4孔右侧胸壁微小切口送入手术器械进行手术操作。术者于手术台旁机器人系统操作台，在3D视野下操作机械臂进行手术，手术台上需1~2名助手协助机械臂器械传递进入胸腔。术中阻断升主动脉心脏停搏后，切开心包及右心房，拉钩或牵引线悬吊右心房显露房间隔缺损，予以补片缝合或直接缝合。由于机器人房间隔缺损修补手术费用较高，手术时间较长，与常规介入封堵、腔镜手术及小切口直视手术等相较优势不明显，目前在国内外应用有限。

小切口微创心间隔缺损修补术解剖基础

胸骨正中切口是最常用的心脏直视手术切口，能够比较满意地显露所需手术部位，确保手术操作精准。随着手术技术、体外循环技术等的不断发展，在确保手术安全的前提下，为满足患者对于切口美容效果和减轻手术创伤，尤其是术后早期活动和康复的要求，小切口微创手术临床应用日益增多。心间隔缺损修补可采用多种小切口进行手术矫治。

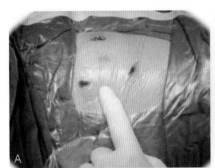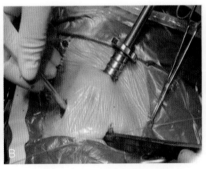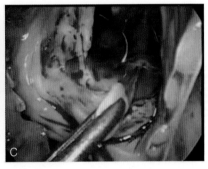

图13-39　全腔镜心脏手术

A.全腔镜心脏手术切口；B.手术操作；C.室间隔缺损修补术中视野

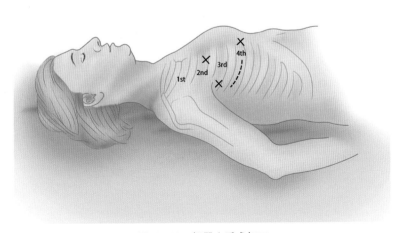

图13-40　机器人手术切口

1. 胸骨下段小切口　患者仰卧位，切口上缘起始于第3肋间平面，下缘至剑突下。切开皮肤后，自下而上锯开胸骨至第3肋间水平，向右横断胸骨或向两侧横断胸骨，注意勿损伤两侧胸廓内动脉。胸骨撑开器撑开后可较好地显露心脏全貌，一般可行中心插管即升主动脉上、下腔插管建立体外循环，也可行外周体外循环股-股转流更好地显露术野。一般房间隔缺损、室间隔缺损、房室间隔缺损均可通过胸骨下段切口进行手术矫治，尤其在婴幼儿患者显露更佳。具体手术矫治方法同常规手术。

2. 右侧腋下小切口　患者取左侧卧位，切口选择右侧腋窝中下部沿腋中线向下第3~5肋间，儿童3~5 cm，成人8~10 cm，可略向前。切开皮肤后，将胸大肌和背阔肌牵开，切断前锯肌，经第4肋间进入胸腔。采用双撑开器撑开，充分悬吊心包后，可较好显露上下腔静脉、右心房及主动脉根部。一般均采用升主动脉上、下腔插管建立体外循环。房间隔缺损、室间隔缺损、房室间隔缺损均可通过右侧腋下小切口进行手术矫治，婴幼儿患者显露较成人的好，成年患者由于术野较深需应用长柄微创器械完成手术操作。

3. 右胸骨旁第4肋间小切口　患者取仰卧位，右侧垫高，右侧胸骨旁沿第4肋间行6~8 cm切口进入胸腔。女性患者需在乳房下缘做皮肤切口，注意勿损伤乳腺组织。切口前端注意保护乳内动脉。一般多采用外周体外循环股-股转流。房间隔缺损、膜周部室间隔缺损均可通过该切口进行手术矫治，但该切口更多应用于成人二尖瓣、三尖瓣微创手术。

（刘　洋　俞世强）

心纤维性支架

心纤维性支架又称心纤维骨骼（fibrous skeleton）、心肌支架或心骨骼。位于房室口、肺动脉口和主动脉口的周围，由致密结缔组织构成（图13-41）。镜下观察一般可见大量胶原纤维、成纤维细胞，有时也可见到纤维软骨组织，在房室口周围的纤维环还可见弹性纤维和少量脂肪细胞。人的心纤维性支架随着年龄的增长可发生不同程度的钙化，甚至骨化。心纤维支架可提供心房肌和心室肌的各自附着点，尤其是与心室肌的连接强而有力；两部分肌肉互不连续，正常情况下仅通过心传导系组织相联系，所以心房肌与心室肌可不同步收缩。由于心纤维骨骼质地坚韧而富有弹性，不仅提供了心肌和心瓣膜的力学附着点，也对心肌运动和瓣膜的活动起了支持和稳定作用。此外，因心纤维性支架由致密结缔组织构成，具有一定形态，对于室间隔缺损的修复和人工心瓣膜的缝合，都是十分重要的。

心纤维性支架包括左、右纤维三角，4个瓣纤维环（肺动脉瓣环、主动脉瓣环、二尖瓣环和三尖瓣环），圆锥韧带，室间隔膜部和瓣膜间隔等（图13-41，42）。

■ 右纤维三角

右纤维三角（right fibrous trigone）位于左房室瓣环、左房室瓣环和主动脉后瓣环之间，向下附着于室间隔肌部，向前逐渐移行为室间隔膜部，略呈三角形或前宽后窄的楔形。因右纤维三角位于心的中央部位，又称为中心纤维体（central fibrous body）（图13-42）。婴幼儿与成人中心纤维体的形态、位置及与房室结、房室束的关系略有不同。

婴幼儿中心纤维体呈低平位（图13-43），可分为心房面、心室面、左缘和右缘。心房面向上，或稍向右下方倾斜，附有房室结和房间隔

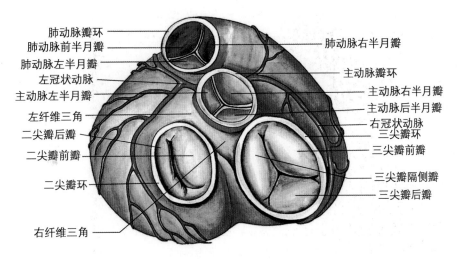

图13-41 心纤维支架

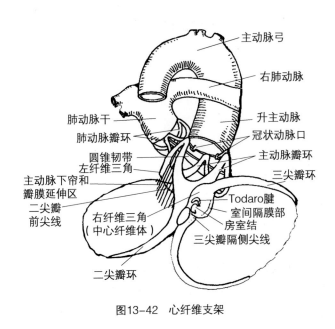

图13-42 心纤维支架

肌，房室结的部分可伸入中心纤维体；心室面向下与室间隔肌部紧密相连；左缘与左房室瓣环相连；右缘指向左房室瓣隔侧尖附着处。

在成人，由于左、右心室压力差的变化，左心室的压力大于右心室，中心纤维体明显向右下方倾斜，左缘抬高，右缘相对降低，出现了三角形的左心室面，中心纤维体几乎矢状位，房室结和房间隔肌部仍位于心房面，但房室结是明显呈矢状位的扁长形结构，很少见到房室结细胞伸入

中心纤维体内。心室面附着于室间隔肌部上缘，有许多结缔组织束，呈树根样伸入肌内，连结十分牢固。分化出的左心室面朝向左心室流出道，呈前宽后窄微凹的三角形，其下界是稍隆起的肌性室间隔上缘，上界为中心纤维体左上缘。由中心纤维体左心室面、左上缘和左房室瓣前瓣围成一个间隙，称为左心室流出道后隐窝。当心室射血时，有一部分血液可经此隐窝向后流至左房室瓣深面，以利于左房室瓣关闭。隐窝的右侧隔着中心纤维体与房室结相对。中心纤维体与房室结、房室束的关系十分密切，已为心脏外科所重视。房室束穿过中心纤维体的右上面，行向下，在室间隔膜部和肌部交界处离开中心纤维体。由于中心纤维体与右房室瓣环、左房室瓣环及主动脉瓣环相关联，因而在手术处理左房室瓣后内连合、主动脉后瓣下端，以及室间隔膜部时，都应特别注意房室束，以防损伤。

成人的中心纤维体厚约2 mm，前方与主动脉后瓣连接处长约11 mm；左缘与左房室瓣环相连，并延伸发出一纤维带（Henle冠状带），参与左房室瓣环的形成，左缘长约15 mm；右缘与右房室瓣环相连，其长度为13 mm；前面与室间隔膜部相延续；后面有的发出一结缔组织束（即

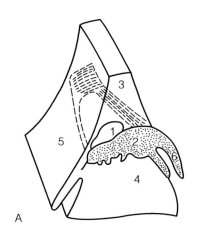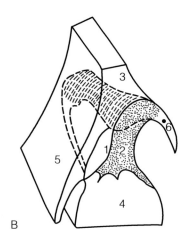

1. 房室结；2. 中心纤维体；3. 房室隔；4. 室间隔；5. 左房室瓣；6. 右房室瓣。

图13-43　中心纤维体形态
A.小儿心；B.成人心

Todaro腱），呈白色索状，位于右心房心内膜深面，在接近下腔静脉瓣末端时，纤维分散而终止。从右心房面看，中心纤维体相当于冠状窦口前上方和卵圆窝下缘支前方的部位，有下缘束附着。

中心纤维体由胶原纤维和成纤维细胞构成。成纤维细胞的形态、大小不一，分布在胶原纤维之间。此外还有肌成纤维细胞和成束的弹性纤维。胶原纤维在婴幼儿排列方向杂乱，无一定方向，而在成人排列方向规则，呈纵向平行排列，这可能与其所承受的张力不同有关。中心纤维体内常可见有纤维软骨，有时发生钙化，甚至骨化，从而影响或压迫穿过中心纤维体的房室束，产生房室传导阻滞。

■ 左纤维三角

左纤维三角（left fibrous trigone）位于主动脉左瓣环与左房室瓣环之间，呈三角形，体积较小（图13-42，43），面积为右纤维三角的一半。其中前方与主动脉左瓣环相连，向后方发出Henle冠状带，与右纤维三角发出的纤维带共同形成左房室瓣环。左纤维三角下缘附着于左心室游离壁的上缘，其房面（上缘）有左心房肌附着，相当

于左心耳的根部。左纤维三角厚度为2 mm，3个边的长度：主动脉边长9 mm，左房室环边长8 mm，左冠状沟边长10 mm。左纤维三角位于左房室瓣前外连合之前，外侧与左冠状动脉相邻近，是左房室瓣手术时的重要标志，也是易于损伤冠状动脉的部位。

■ 左房室瓣环

左房室瓣环（mitral annulus）位于左房室口周围，又称为左房室环（图13-42，43）。作为心房、心室肌的附着处，同时为左房室瓣纤维板提供附着部位。左房室瓣环宽2~3 mm，厚约1 mm，周径80~90 mm。环的前内侧部强韧，由瓣间隔下缘和左、右纤维三角的边缘及左、右两个纤维三角沿左房室口延伸的纤维索构成，环的后外侧部较薄弱，由疏松结缔组织构成。左房室瓣环具有一定的弹性和伸缩性，心脏收缩时环缩小，舒张时恢复原状，从舒张期到收缩期末，左房室环周长可缩短40%，有类似括约肌的功能，在左房室瓣关闭时起一定的作用。在心收缩期，该环向主动脉根部方向移动。

■ 右房室瓣环

右房室瓣环（tricuspid annulus）环绕右房室口的周围，又称右房室环（图13-42，43）。环的前内侧部较强韧，由中心纤维体的边缘及其沿右房室口延伸的纤维索组成，环的后外侧部疏松薄弱，由疏松结缔组织构成。右房室环宽2~3 mm，厚为1 mm，周径100~110 mm。环上有心房肌附着，环的下方有右房室瓣附着，但右房室瓣隔侧尖附着缘的前半并不常止于右房室瓣环，而止于室间隔的膜部和肌部的上部，所以在此处房室环与隔侧尖瓣环分开，二者相距4.5 mm。

右房室瓣环和左房室瓣环虽然几乎均呈垂直位，但二者不在同一平面，在中心纤维体处两环接近，但在后方，右房室瓣环显著低于左房室瓣环。从心间隔上看，两环之间形成一三角区，该三角区在右心房面位于右房室瓣隔侧尖之上，与Koch三角位置相当，在左心室面则位于左房室瓣环以下。

■ 主动脉瓣环

主动脉瓣环（aortic annulus）为位于心脏纤维支架的中央、主动脉根部主动脉瓣基底部的致密结缔组织环（图13-42，43）。由3个弧形瓣环首尾相互连结而成，即左、右、后主动脉瓣环，各瓣环的长度为4~44 mm，环上有主动脉瓣附着。主动脉后瓣环和右瓣环后1/3的下方为室间隔膜部，占主动脉瓣环口周径的56.6%；左、右瓣环的前2/3下方借致密结缔组织与室壁肌肉紧密相连，占主动脉瓣环口周径的43.4%。这种解剖学关系与猪的主动脉瓣环下膜性部分和肌性部分的关系正好相反，而且猪的心肌除附于瓣环以外，尚伸展到半月瓣基底侧1/3处。因此，在制作猪的主动脉生物瓣时，应注意这一解剖关系，去除猪的瓣环下的心肌。

左、后主动脉瓣环之间的三角形致密结缔组织板，名瓣间隔，向下与左房室瓣前瓣相连续，同时向左延伸连接左纤维三角，向右与右纤维三角相连。多数情况下（75%）左、后瓣环交界处向下正对左房室瓣前瓣尖中线，少数略偏左或右，在先天性心脏病患者，这种位置关系可因胚胎时期主动脉旋转不够而有变化。

■ 肺动脉瓣环

肺动脉瓣环（pulmonary annulus）位于主动脉瓣环的左前方，与主动脉瓣环相似，由前、左、右3个弧形的瓣环连接而成（图13-42，43）。各个瓣环的长度为4~43mm。瓣环向下与右心室肌相连，右瓣环与主动脉瓣环的左面上方，借锥状韧带（conus ligament），又称漏斗腱（tendon of infundibulum）相连。

左房室瓣环、右房室瓣环和主动脉瓣环彼此靠近，而肺动脉瓣环单独地位于较高平面。肺动脉瓣环环口平面高于主动脉瓣环口平面约15 mm。

心瓣膜

心的瓣膜由双层心内膜折叠而成，位于左房室口的为左房室瓣（二尖瓣），位于右房室口的是右房室瓣（三尖瓣），位于升主动脉起始部的为主动脉瓣，位于肺动脉起始部的为肺动脉瓣。瓣膜的主要功能是使血液能在心内定向的流动。

■ 心瓣膜的形态

1. 左房室瓣　左心室流入道的入口为左房室口，呈卵圆形，周径为100 mm，其周缘的纤维环附着2片帆状瓣膜，称左房室瓣（bicnspid

valve）。左房室瓣分前瓣和后瓣（图13-44~46）。

左房室瓣前瓣（前内侧瓣）与后瓣比，较为宽长而完整，前瓣只有0.96%的人出现有分裂现象。后瓣（后外侧瓣）为窄长而不完整，常分裂为数个小瓣，小瓣的数目多数在1~5个，分裂的部位多位于后瓣的两端，以内侧端的多见。后瓣分裂的情况可分为3型：Ⅰ型，后瓣中部发育良好而未见分裂者占48%；Ⅱ型，前外侧部发达者占35%；Ⅲ型，后内侧部发达者占17%。左房室瓣的宽度：前瓣中部24.91 mm，后瓣中部14.15 mm，

前瓣宽于后瓣，后瓣的宽度仅为前瓣的2/3，前交界区为9.98 mm，后交界区为9.25 mm。左房室瓣的长度：前瓣42.5 mm，后瓣51.2 mm，前交界区11.8 mm，后交界区12.9 mm。

瓣膜面积的大小对临床上瓣膜置换和人工瓣膜的研制都很重要。左房室瓣面积测量的结果为：①模拟左心室收缩左房室瓣关闭，测得纤维环以内的面积为瓣膜关闭时的面积约为699 mm²（图13-47）；②沿左室左缘切开左室后展平左房室瓣，测得的面积约为1 421 mm²（图13-48）。二者之比为0.49∶1。

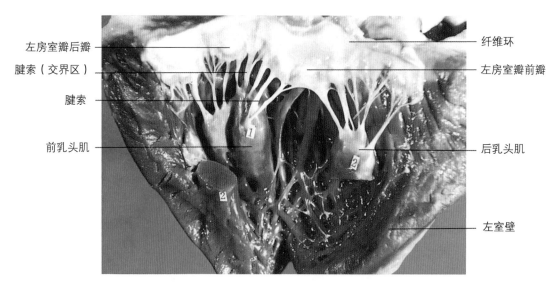

图13-44　正常人左房室瓣的形态（心房面观）

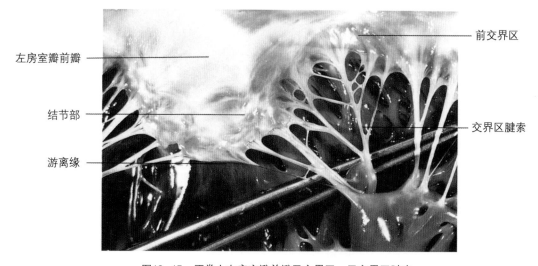

图13-45　正常人左房室瓣前瓣及交界区，示交界区腱索

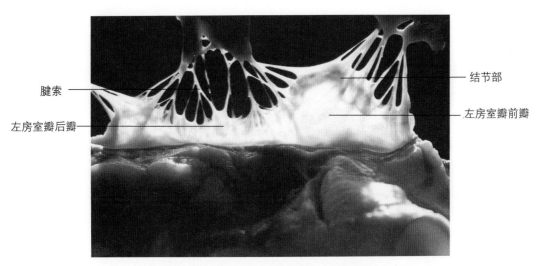

图13-46　正常人左房室瓣的形态（心室面观）

左图标注：
腱索
左房室瓣后瓣
结节部
左房室瓣前瓣

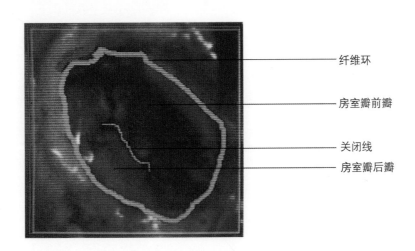

图13-47　左房室瓣的面积（模拟瓣膜关闭，示计算机图像处理系统测量范围，摄自监视器屏幕）

右图标注：
纤维环
房室瓣前瓣
关闭线
房室瓣后瓣

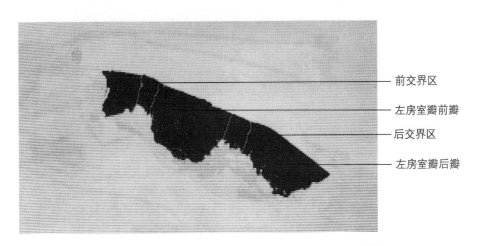

图13-48　左房室瓣的分区面积（瓣膜展平，摄自监视器屏幕）

右图标注：
前交界区
左房室瓣前瓣
后交界区
左房室瓣后瓣

右房室瓣

右心室流入道的入口为右房室口（图13-49~51），卵圆形，周径为110 mm，可通过3~4个指尖，其周缘的纤维环附着了3片近似三角形的帆状瓣膜，称右房室瓣（tricuspid valve）。右房室瓣分前瓣、后瓣和内侧瓣（隔侧瓣）（图13-49，50）。前瓣较大，介于右房室口和肺动脉圆锥之间。有时还可见到较小的副瓣夹在相邻的两瓣之间，或偶见后瓣分为2个小瓣。成人右房室瓣的前瓣长22.9 mm，宽12.9 mm；后瓣长19.2 mm，宽16.4 mm；隔侧瓣长26.6 mm，宽16.5 mm。

左房室瓣和右房室瓣的底分别附着于左、右房室口的纤维环上，瓣的游离缘和室面借腱索连于乳头肌上，瓣膜的房面光滑，室面较为粗糙。每瓣可分为3个带；近附着缘较厚的部分为基底带；近游离缘的部分呈半月形，也较厚且粗糙不平，称粗糙带；基底带与粗糙带之间的部分薄而透明，称光滑带。粗糙带与光滑带之间有一明显的隆起线，为瓣膜闭合线。当瓣膜闭合时，闭合线以下的粗糙带互相贴合，瓣膜发生病变时，多先发生在闭合线及闭合线以下的粗糙带。2个相邻

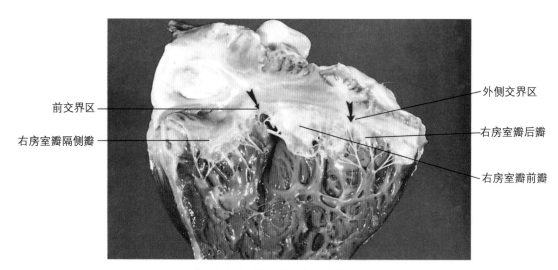

图13-49　正常人右房室瓣的形态（切开右心室展平，心房面观）

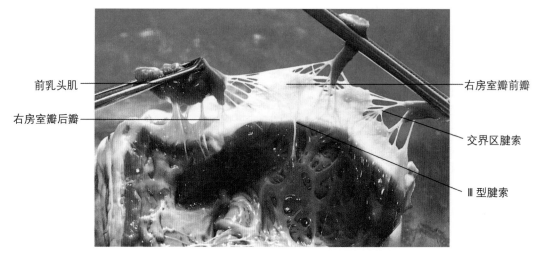

图13-50　正常人右房室瓣心室面结构（切断右室乳头肌拉起瓣膜）

瓣膜之间的瓣膜组织称为连合，相应有3个瓣连合：前内侧连合、后内侧连合和外侧连合，连合处亦有腱索附着（图13-49，50，52）。瓣膜粘连多发生在连合处，造成房室口狭窄。由于前内侧连合恰位于室间隔膜部，因此在手术分离粘连的瓣连合时，只分离外侧连合及后内侧连合，而不分离前内侧连合，以防损伤室间隔膜部和房室束。也应防止损伤此部深面紧邻的主动脉右窦。

连于右房室瓣的腱索其数量多于左房室瓣的腱索，但长度要比左房室瓣的腱索短而且直径也要细得多。

主动脉瓣

主动脉瓣（aortic valve）（图13-52，53）位于主动脉口。左心室腔以左房室瓣前瓣为界分为窦部（左心室流入道）和主动脉前庭（左心室流出道）。主动脉前庭又称主动脉圆锥，由室间隔上部和左房室瓣前瓣所组成，圆锥的下界为左房室瓣前瓣的下缘（图13-52，54，55）。在前瓣下缘平面，室间隔呈一凸起，凸起的上方，室

间隔向右方凹陷组成半月瓣下小窝。室间隔膜部即在该平面。圆锥的上界为主动脉口。主动脉口位于左房室瓣口的右前方；肺动脉的后方。在其平面向上向右，在男性其直径约24 mm，周径约76 mm；女性的直径约22 mm，周径约70 mm。附有3个半月形瓣膜，即主动脉瓣的左前瓣（长度29 mm，深度14 mm）；右前瓣（长度32 mm，深度14 mm）和后瓣（长度31 mm，深度16 mm）。各瓣中间部都有一个小结。动脉圆锥、半月瓣和升主动脉三者合称为主动脉管，为一个功能单位，临床上统称为左心室流出道。

半月瓣的瓣叶各自分离，各为一个半袋形薄膜结构，其附着缘（瓣环）参与构成心的支架，游离缘则等分为2个弧形，其中点的增厚部分称为半月瓣小结节。自结节分别向下延伸的两弧线（关闭线）将瓣叶的室面分为2个部分；一为关闭线上部分与邻近瓣相遇的接触面（弧带），另一为关闭线下部分，面向心室的非接触面。3个瓣叶游离缘的总长度及接触面的总面积决定半月瓣的启动功能。如果半月瓣游离缘的总长度合适，各

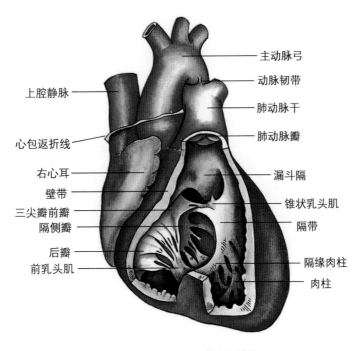

图13-51 右心室的内部结构

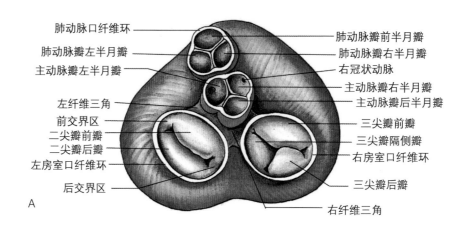

肺动脉口纤维环　　　　　　　　　　　　　　　　　　　肺动脉瓣前半月瓣
肺动脉瓣左半月瓣　　　　　　　　　　　　　　　　　　　肺动脉瓣右半月瓣
主动脉瓣左半月瓣　　　　　　　　　　　　　　　　　　　右冠状动脉
左纤维三角　　　　　　　　　　　　　　　　　　　　　　主动脉瓣右半月瓣
前交界区　　　　　　　　　　　　　　　　　　　　　　　主动脉瓣后半月瓣
二尖瓣前瓣　　　　　　　　　　　　　　　　　　　　　　三尖瓣前瓣
二尖瓣后瓣　　　　　　　　　　　　　　　　　　　　　　三尖瓣隔侧瓣
左房室口纤维环　　　　　　　　　　　　　　　　　　　　右房室口纤维环
后交界区　　　　　　　　　　　　　　　　　　　　　　　三尖瓣后瓣
A　　　　　　　　　　　　　　　　　　　　　　　　　　右纤维三角

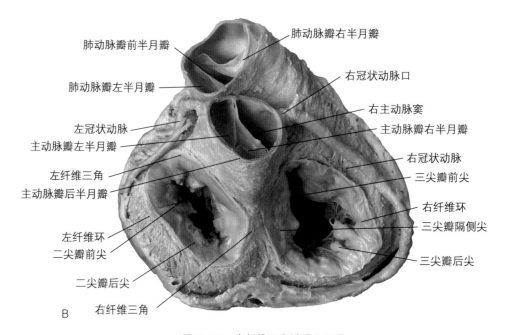

肺动脉瓣前半月瓣　　　　　　　　　　　　　　　　　　　肺动脉瓣右半月瓣
肺动脉瓣左半月瓣　　　　　　　　　　　　　　　　　　　右冠状动脉口
左冠状动脉　　　　　　　　　　　　　　　　　　　　　　右主动脉窦
主动脉瓣左半月瓣　　　　　　　　　　　　　　　　　　　主动脉瓣右半月瓣
左纤维三角　　　　　　　　　　　　　　　　　　　　　　右冠状动脉
主动脉瓣后半月瓣　　　　　　　　　　　　　　　　　　　三尖瓣前尖
左纤维环　　　　　　　　　　　　　　　　　　　　　　　右纤维环
二尖瓣前尖　　　　　　　　　　　　　　　　　　　　　　三尖瓣隔侧尖
二尖瓣后尖　　　　　　　　　　　　　　　　　　　　　　三尖瓣后尖
B　　右纤维三角

图13-52　心纤维环和瓣膜上面观
A.模式图；B.标本图

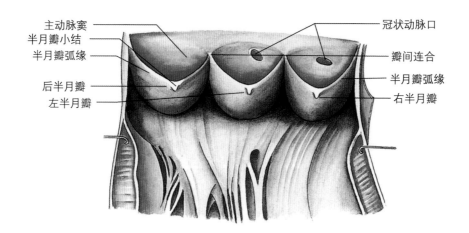

主动脉窦　　　　　　　　　　　　　　　　　　　　　　　冠状动脉口
半月瓣小结　　　　　　　　　　　　　　　　　　　　　　瓣间连合
半月瓣弧缘　　　　　　　　　　　　　　　　　　　　　　半月瓣弧缘
后半月瓣　　　　　　　　　　　　　　　　　　　　　　　右半月瓣
左半月瓣

图13-53　主动脉瓣的形态

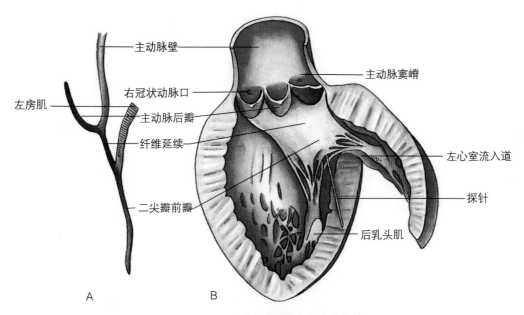

图13-54 主动脉心室膜和左心室流出道

A.通过主动脉后瓣和左房室瓣前叶的纵切面示主动脉心室膜；B.左心室流出道

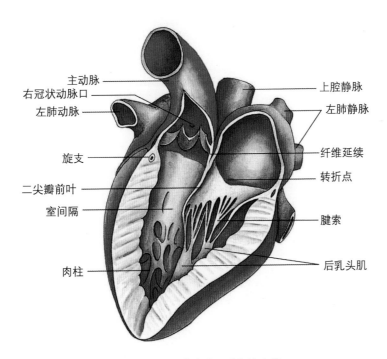

图13-55 左心室流入道和流出道

瓣又有足够的接触面，则在收缩期开启充分、灵活，舒张期关闭严密，否则将造成梗阻或关闭不全。

半月瓣数目为3个，是最优化的。从平面上计算，动脉壁周长等于2R（6.28R）稍大于6个动脉半径，即3个瓣叶游离缘的6个弧长，在收缩期半月瓣充分开放后，游离缘总长度仅略小于动脉圆周，但瓣口位于中心，故无梗阻现象。3个瓣叶的总面积约大于动脉的截面积的40%，关闭时3个瓣叶在平面上虽是3个弧相交的布局，但实体上是6个半径互相贴紧，其中心又恰为3个结节所填塞加固。以立体看，瓣叶为半袋形，3个瓣叶的弧带互相接触，动脉反冲压使之相互搭靠贴紧，这时3个瓣叶的弧带构成了3条悬吊的支撑缆，防止了瓣叶向心室内脱垂，故关闭严密。此外，3个交界构成的三角形，在力学上是最固定而不会变形的一种构形，因而可防止在心动周期中瓣膜区的变形。

肺动脉瓣

肺动脉瓣（valve of pulmonary trunk）位于肺动脉口（图13-52）。肺动脉口位于主动脉口的上方，孔面向后、向上、向左，呈圆形，男性的直径22 mm，周径70 mm；女性的直径21 mm，周径65 mm。肺动脉瓣由前、左和右3个半月瓣组成，3个肺动脉瓣环的长度在男性为43 mm，女性为40 mm。各瓣游离缘的中部有半月瓣小结。

肺动脉圆锥、肺动脉瓣和肺动脉干合称为肺动脉管，为一个功能单位和病理单位，因此临床常视为一体。

■ 瓣膜的厚度

瓣膜的厚度与血流冲击有关，人工瓣膜的断裂原因有多种说法，但瓣膜的厚度是被考虑的因素之一。由于血流冲击力对瓣膜的影响不同，致使瓣膜各个部分的厚度不一。左房室瓣各部（基底部、中间带、结节区和游离缘）的厚度差异明显，基底部至游离缘厚度逐渐变薄，从1.14 mm到0.37 mm不等。

■ 瓣膜的结构

瓣膜主要由结缔组织和表面覆盖的心内膜所构成。用扫描电镜观察左房室瓣表面（心房面）：可见瓣膜表面的内皮细胞由瓣膜的基底部（近纤维环处）向瓣膜的游离缘呈纵行排列，细胞核膨大凸突，细胞与细胞之间的周界清楚（图13-56），在瓣膜的某些部位可见内皮细胞呈旋涡状排列，其功能意义尚不清楚。内皮细胞在瓣膜表面的排列形式，为在生物瓣膜上覆盖内皮细胞提供了解剖学基础。

在手术显微镜下，剥去心瓣膜（左房室瓣）表面的内皮层，扫描电镜观察，可见其深层大量的胶原纤维、弹性纤维和网状纤维，以胶原纤维为主体（图13-57），其纤维在瓣膜内的排列方向（主要是胶原纤维），也是从基底部向游离缘呈纵行排列。在腱索附着于瓣膜的部位可见到，腱索内的胶原纤维，先在瓣膜内潜行约1 mm（图13-58）后再呈辐射状续于瓣膜内。腱索附着于瓣膜的这种解剖关系提示：瓣膜的内皮细胞和胶原纤维都是纵行排列的，在瓣膜切开时，应选择从基底部至游离缘的纵向切口为宜。

在瓣膜的VG染色的切片上，显示瓣膜的心房面含有较多的弹性纤维，而中层则以胶原纤维为主（图13-59~61）。

瓣膜的最薄处不论前瓣和中瓣都在瓣膜的游离部。在左心室收缩时，前、后瓣叶的粗糙带相互紧贴，其上缘在心房面上形成关闭线。瓣膜的结节部最厚，而Ⅱ型腱索也附着于此。瓣膜的厚度在瓣膜的不同部位不尽相同，这种变化说明瓣膜在心室收缩时各部所承受血流的冲击和张力也不尽相同。瓣膜各部厚度的不同，为人工瓣的研制提供了形态学依据。

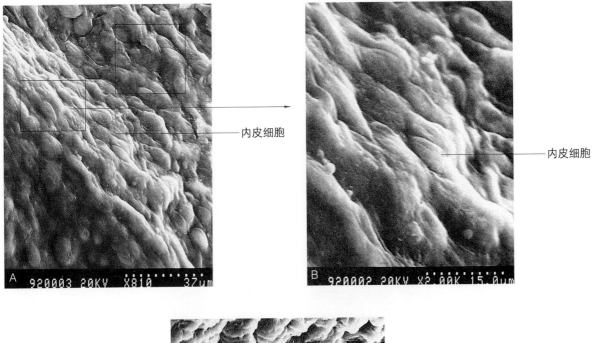

内皮细胞

内皮细胞

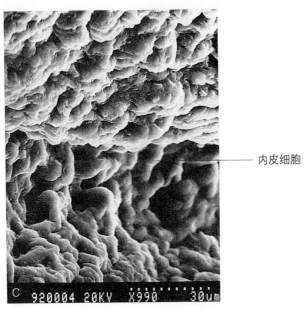

内皮细胞

图13-56　人左房室瓣心房面内皮细胞形态
A.扫描电镜（×810）；B.扫描电镜（×2000）；C.扫描电镜（×990）。图中A、B两区为高倍电镜观察区

■ 瓣膜的肌组织

瓣膜的肌有两类：一类与心房肌相似（图13-61），另一类似于传导系统的肌。瓣膜内的肌肉对乙酰胆碱的反应和心房肌相同。围绕房室口在瓣膜的基部有环行肌，形成房室口的括约肌，由此发出纵行肌至瓣尖和边缘并附着于胶原纤维，还有横行的肌束连结纵行胶原纤维和肌肉。由此可见，房室瓣并不是一个被动的瓣膜，它和半月瓣不同，在心室收缩、房室口关闭时，瓣膜内的肌纤维对房室口能起收缩作用，能调节瓣的形状和位置，并防止瓣膜向心房方向膨出。供应房室瓣的血管仅存在于瓣膜的基底部。

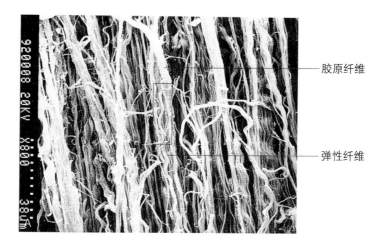

胶原纤维

弹性纤维

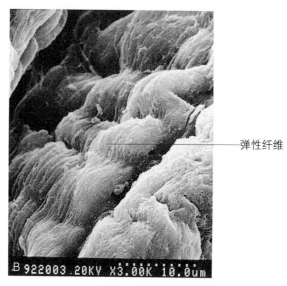

弹性纤维

图13-57 人左房室瓣心房面

A.剥去瓣膜表面的心内膜，示瓣膜内结构，高倍电镜观察区，扫描电镜（×800）；B.剥去瓣膜
表面的心内膜，示瓣膜内弹性纤维，扫描电镜（×3000）

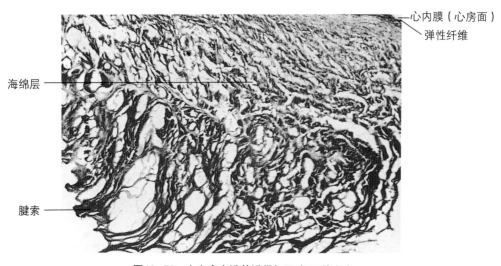

心内膜（心房面）

弹性纤维

海绵层

腱索

图13-58 人左房室瓣前瓣纵切面（VG染色）

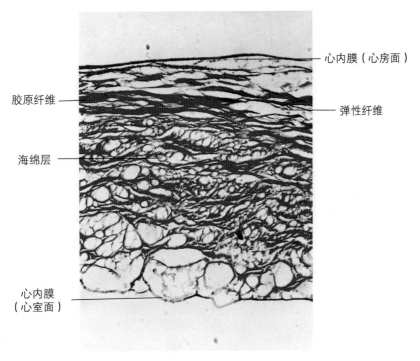

心内膜（心房面）

胶原纤维

弹性纤维

海绵层

心内膜
（心室面）

图13-59　人左房室瓣前瓣纵切面（VG染色）

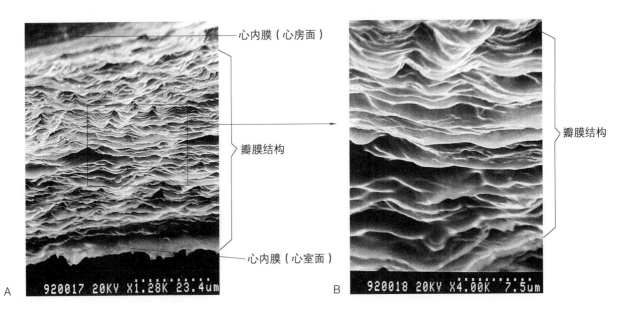

心内膜（心房面）

瓣膜结构

瓣膜结构

心内膜（心室面）

A　920017 20KV X1.28K 23.4um

B　920018 20KV X4.00K 7.5um

图13-60　人左房室瓣前瓣纵切面

A.瓣膜内结构，扫描电镜（×1280）；B.瓣膜内结构，扫描电镜（×4000）

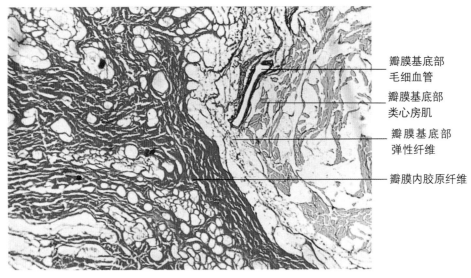

瓣膜基底部
毛细血管

瓣膜基底部
类心房肌

瓣膜基底部
弹性纤维

瓣膜内胶原纤维

图13-61　左房室瓣前瓣内结构（VG染色）

■ 瓣膜的神经

人和一些哺乳动物房室瓣的神经供应都很丰富，左房室瓣比左房室瓣更甚。这些神经来自心房肌环周围的神经丛和心内膜下神经丛。瓣膜的神经纤维的形态、分布和性质，在人的心瓣膜和动物实验方面都有报道，瓣膜内神经纤维为胆碱能和去甲肾上腺素能神经，纤维为有髓纤维（图13-62），行于海绵层，呈串珠状组成大的网状，另一种是无髓纤维组成的网，在网的旁边有圆形或多边形的细胞结构存在，从多边细胞的细胞体发出几条柱状突起。

■ 瓣膜与腱索和乳头肌的关系

腱索是介于瓣膜和乳头肌之间强大的纤维组织索，从乳头肌尖端呈放射状连于瓣膜之间，能有效地对抗和缓冲心室收缩时对瓣膜的冲击力。

腱索可以分为3型：Ⅰ型，腱索为乳头肌尖端至瓣膜的游离缘；Ⅱ型，腱索为乳头肌尖端至瓣膜的结节部；Ⅲ型，腱索为室壁至瓣膜的基底部（图13-63，64）。其中Ⅱ型腱索在直径上粗于Ⅰ、Ⅲ型腱索，并且附于瓣膜部位均呈对称性。Ⅲ型腱索比Ⅰ型既细又短。在行瓣膜整形术

时可以切断Ⅲ型腱索而不影响瓣膜的功能。Ⅰ、Ⅱ、Ⅲ型腱索数目的比例为1：0.4：0.2。

腱索与瓣膜的关系在瓣膜的结构一段中已述。腱索附属于瓣膜的关系提示在行瓣膜整形（削平瓣膜）术时，其允许剥离的厚度不得超过海绵层，范围从瓣膜的基底部不得超过结节部，以免伤及附着于瓣膜内的腱索。腱索内主要由大量胶原组成（图13-65），在HE染色的组织切片，可见到成纤维细胞（图13-66）。

腱索与乳头肌的关系为腱索呈树根样插入乳头肌肌束间，腱索内的纤维与乳头肌纤维均呈纵行（图13-67）。在行乳头肌切开术时，只能作纵行切开乳头肌，以防过多地伤及乳头的腱索。

■ 瓣膜和腱索的生化成分

腱索和瓣膜的主要成分为胶原纤维，胶原分子中含有丰富的特殊的羟脯氨酸。连接胶原纤维的成分之一的是氨基己糖；它有很强的亲水性和黏性，赋予组织以弹性和张力。通常用测定羟脯氨酸的含量来表示胶原蛋白量，测定氨基己糖的含量来表示组织的弹性。

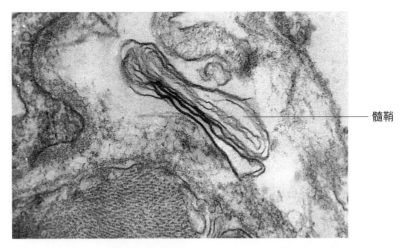

图13-62 人左房室瓣前瓣纵切面（透射电镜）示瓣膜内有髓神经纤维

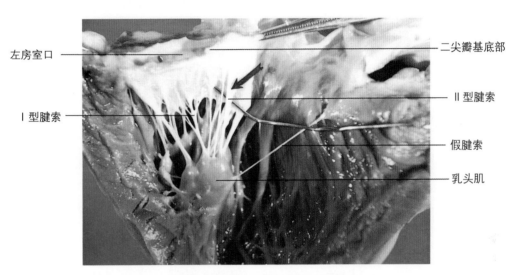

图13-63 正常人左房室瓣和Ⅰ型腱索

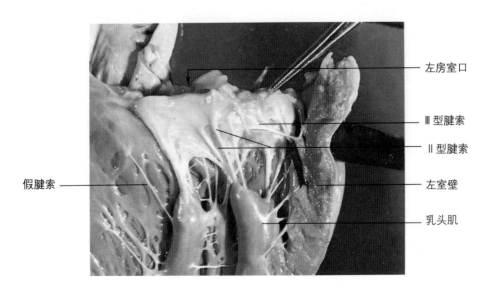

图13-64 正常人左房室瓣和Ⅱ型腱索

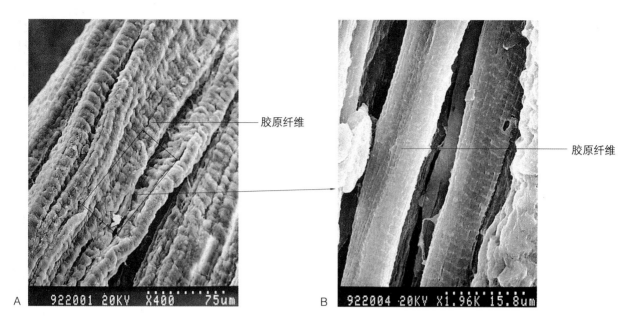

图13-65　腱索内结构（剥去腱索表面的心内膜，示腱索结构）

A.扫描电镜（×400）；B.扫描电镜（×1 960）

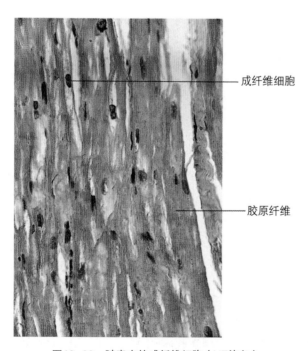

图13-66　腱索内的成纤维细胞（HE染色）

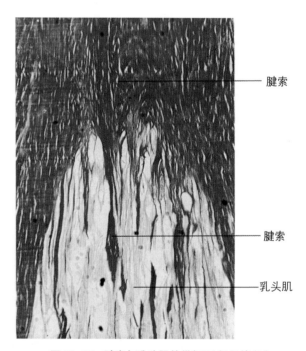

图13-67　腱索与乳头肌的纵切面（VG染色）

左房室瓣

人左房室瓣的瓣膜和腱索内每100 mg组织所含的羟脯氨酸分别为1.71 mg和2.36 mg；氨基己糖分别为0.68 mg和0.84 mg。瓣膜和腱索内羟脯氨酸含量之比为1.0∶1.38；氨基己糖的含量之比为1.0∶1.24。

右房室瓣

人右房室瓣的瓣膜和腱索内每100 mg组织所含的羟脯氨酸分别为1.43 mg和2.15 mg；氨基己糖分别为1.67 mg和1.32 mg。瓣膜的羟脯氨酸与氨基己糖之比为1∶1.50；腱索内羟脯氨酸与氨基己糖之比为1∶0.79。

以上结果提示，瓣膜和腱索是含羟脯氨酸和氨基己糖丰富的组织，腱索内的羟脯氨酸和氨基己糖的含量均高于瓣膜，说明腱索具有很强的弹性和抗张力作用。

■ 心瓣膜的生物力学

瓣膜的组织结构与其功能相适应

心的房室口和动脉口处附着有由心内膜折叠而成的瓣膜。瓣膜内有一层致密结缔组织与纤维环相连，起加固作用，动脉瓣较薄，房室瓣较厚，以左房室瓣的前瓣最为强厚。动脉瓣与房室瓣还各有自己的特点。

主动脉瓣的两层心内膜之间有中心纤维板，与主动脉瓣环紧密相连。瓣的基底附着缘增厚，水平的游离缘也稍微加厚，但在游离缘的中点有纤维组织聚集的半月瓣小结，有细的胶原纤维束从此放射而出，直至附着缘。在偏振光显微镜下观察瓣膜，可见有3个纤维致密区：1个在中部，比较明显，2个在下缘的两侧，不太明显。致密区由不同方向的胶原纤维交织而成。在纬向纤维束之间，以细的胶原纤维束互相维系着。显然胶原纤维的配布与瓣膜拉伸主应力的方向一致，中央

致密区是应力集中的部位。在瓣的游离小结的两侧为薄层的瓣膜弧影区，其作用为：当瓣膜关闭时，弧影区受压凸向室面，将瓣膜的上缘由线密接变为面的密接，有增强防止血液反流的作用。此外，由于弧影区薄而柔软，容易受开瓣波的影响，使瓣在较小的压力梯度下开启。在瓣关闭时，3个瓣尖的小结相互靠近，来自3个方面的力形成平衡力互相支撑，构成稳定支点。瓣尖和下缘的基部承受经向的拉伸应力，而致密的小结对合隆起区则主要承受向下内的纬向位伸应力，以保持加载时的力学平衡。对瓣膜进行经向和纬向加载拉伸试验表明，在一定应力范围内，其拉长变形与外力成正比，符合虎克定律。

房室瓣主要以左房室瓣为例说明其结构力学特点。后瓣的纤维层较薄弱，它附着的纤维环也较为疏松。但前瓣的纤维层则非常强韧、致密。它向上延续为主动脉左、后瓣间的瓣间隔，向两侧连接强厚的左、右纤维三角。在瓣膜部与瓣间隔之间的过渡地带，纤维组织较为强厚。左房室瓣的粗糙部的室面和游离缘有腱索附着，以防止心室收缩时瓣膜翻向心房。左房室瓣的受力主要在心室面，因为在心室收缩期，左房室瓣关闭，整个左室腔变为一个大的压缩器，将血液在高压下射入主动脉。此时，左房室瓣前瓣可以看成是构成左室流出道的一个壁。可以想象它要承受与流出道的其余肌性壁相等的压力，所以左房室瓣，尤其是前瓣在功能上有非常重要的意义。

瓣膜开闭的机制

目前还没有任何一种人工心瓣膜像自然心瓣那样，在人的一生中反复开放与关闭27亿多次，不但自身没有损伤，而且对血液成分和血液流变学特性没有影响。"软"关闭可能就是其中奥妙之一，这对循环系统有重要的意义。有学者认为，瓣膜关闭的原因是血液流动减速而引起的逆压力梯度，因而非常灵敏，几乎没有血液的回流。冯元桢也认为，健康人的瓣膜是非常有效的

装置，打开时它们对血液流动的阻力极小；在很小的压差下它们立即关闭，倒流量小。他认为"减速度产生压力，压力关闭瓣膜"，这是瓣膜关闭的原理。下面分述主动脉瓣和左房室瓣的关闭。关于瓣膜开放的原理不难理解，主要是由瓣膜两侧压力差所引起。

1. 主动脉瓣的关闭　来自左心室的血液射流，在主动脉刚打开时，大部分血液直冲主动脉，另一部分血液则在主动脉瓣的边缘中间部位流进Valsalva窦，形成旋涡，然后再从主动脉瓣边缘的两侧部分流回主动脉。当主动脉压已达足够高时，则射血减速，此时瓣远侧处的压力即高于上游（即瓣近侧处）的压力（图13-68）。远侧的压力越高，流进Valsalva窦的血液愈多，从而驱使主动脉瓣关闭。瓣膜开放时，瓣的对向主动脉的一面并不紧贴主动脉壁，中间仍留有空隙，这时瓣的上缘呈直线形，使3个瓣膜之间的动脉腔呈三角形；这时的主动脉瓣环也比主动脉瓣关闭时为大。这种情况保证了主动脉的血流始终不间断地流入冠状动脉内。由于动脉瓣关闭是由血流减速而引起的，它产生在心室收缩的末期，而不是产生在心室开始舒张之后。

2. 左房室瓣的关闭　左房室瓣的关闭原理与主动脉瓣者基本相似，射流减速及与此相关的逆压力梯度是舒张期左房室瓣关闭的机理。在心动周期中，在心室舒张初期左房室瓣即开始摆动式地软关闭，至心室收缩时心瓣已经关闭了全部开关幅值的86%，继而全部关闭。多普勒超声心动图也表明，心瓣关闭时，血流量处于减少状态，即流量少，压力低，没有强烈的振动。

在心室舒张期，血液由心房流入心室，左房室瓣开放。起初大部分血液流向左室腔及心尖部，但有一部分血液流至左房室瓣的深面，在瓣后形成旋涡（图13-69）；继之由于血流速度减慢，形成压力梯度差，形成早期的瓣膜半关闭状态；随后由于心房收缩使血流又变强，此时瓣膜的深面又形成较明显的涡流；以后血流变细，又

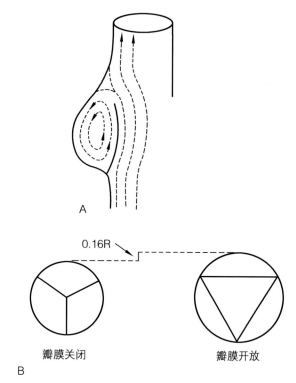

R为瓣膜的半径（瓣膜联合水平），收缩期半径增大，瓣口呈三角形。

图13-68　左心室收缩期射血过程
A.主动脉窦内形成涡流；B.主动脉窦开放状态

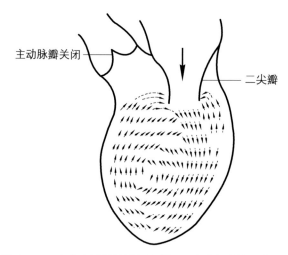

图13-69　左房室瓣开始关闭机制图。心室舒张期，箭头示血流方向

出现减速，室内环流相对变强，终于使左房室瓣完全关闭。此时比心室开始收缩要早50 ms。也就是说左房室瓣软关闭是在舒张末期，而不是在收缩期的初期。在整个关闭过程中左房室瓣关闭2

次，第1次是半关闭式的摆动，第2次才是完全关闭式的摆动（图13-70）。在超声心动图上观察左房室瓣前瓣的活动是"招手状"即摆动2次。

据实验观察，左房室瓣环不是一个固定不变的结构，它是像括约肌一样可以伸缩的结构。收缩期左房室瓣环缩小，舒张期扩大（图13-71）。环的收缩使左房室瓣口的面积缩小36%，甚至达到40%。环缩小只发生在肌部或是在后叶的部分，尤其是在后叶的内侧部分。在环缩小的同时，并向前内上方移位，即向着主动脉的方向移位。这种移位是被收缩期的血流所推动的。瓣膜的开关、心内压力的变化，心音与心电的活动应联系起来，以理解心的整体功能活动。

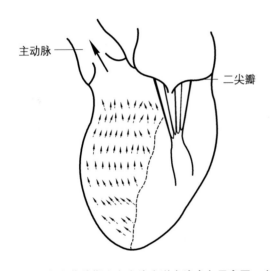

图13-70　心室收缩期左心室流出道血流方向示意图。左房室瓣关闭，箭头示血流方向

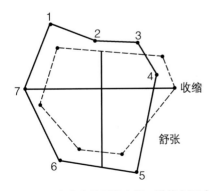

图13-71　左房室瓣环缩小是一种偏心运动

心舒缩、心腔内压力变化、瓣膜开闭与心电活动相互之间，由图13-72可以看出以下关系。

1. 心房的收缩紧随心电图P波，心室的收缩紧随心电图的R波，T波处于心室射血减少期。

2. 心房收缩在前，心室收缩在后，然后是心房和心室的共同舒张期。在收缩的高峰期，左心室和主动脉的压力远高于右心室和肺动脉的压力，心房的压力低于心室的压力，接近于零。

3. 左房室瓣的关闭是在等容舒张期之末。主动脉关闭是在射血减少期之末，此时左心室压力低于主动脉压力，二者间有压力差。左房室瓣开放是当左心室压力低于左心房压力时。主动脉瓣开放是在左心室压大于主动脉压力时。

4. 主动脉瓣开、关之间是左心室射血期。左房室瓣开、关之间是左心室充盈期。左房室瓣关闭与主动脉瓣开放并非同时，二者之间的时间为等容收缩期。主动脉瓣关闭与左房室瓣开放亦非同时，二者之间的时间为等容舒张期。

5. 左心室容量的第2次高峰与左房室瓣的2次软关闭有关。

心瓣膜疾病外科处理的解剖基础

瓣膜闭锁

瓣膜闭锁是一种罕见的先天性畸形，大多合并其他畸形，常常是复杂先天性心脏病中的一个组成部分，其中以房室瓣闭锁多见。

1. 二尖瓣闭锁（mitral atresia）　是一种罕见的复杂先天性心脏病。其解剖特征是具有正常的主动脉瓣，在左心房与左心室间呈膜性或肌性闭锁，而无二尖瓣或二尖瓣口。肌性闭锁可能由于室间隔的发育方向异常，左心房左心室间的肌性结构将左房室口闭合。膜性闭锁则可能是由于心内膜垫过多地融合使二尖瓣完全连结在一起。左侧心发育不全，只有小左心房和小或无左心室，实质上是一种特殊类型的B型单心室，约占单心室的10%。心室主腔为右心室结构，左心

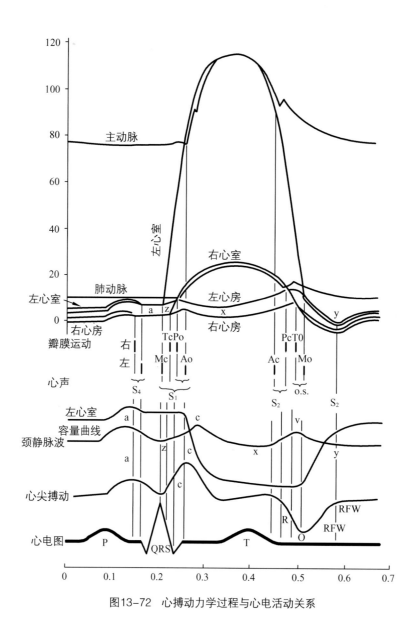

图13-72 心搏动力学过程与心电活动关系

房和左心室间无交通。从左心房看，二尖瓣本身阙如形成一盲端凹陷。左、右心房间有交通或为单心房。绝大多数合并其他畸形，如肺静脉异位引流、动脉导管未闭、主动脉狭窄、腔静脉引流异常等。如合并主动脉瓣闭锁或狭窄和升主动脉发育不全则称为左心发育不全综合征。Eliot根据大动脉互相关系，将二尖瓣闭锁分为两种类型，Ⅰ型为大动脉关系正常，Ⅱ型有大动脉转位（图13-73）。

此病的预后极差，大多需在出生后1个月内行急诊姑息性手术。效果也不理想。手术方式主要有以下几种：①球囊房间隔撑开术。主要适用于左心房压力高者，一般在做心导管检查时同时施行。②肺动脉紧缩术。适用于无肺动脉狭窄和肺动脉高压者，即在主肺动脉中部束一涤纶片带，使肺动脉紧缩致肺动脉压力小于体循环压的50%。③体-肺动脉分流术。即用锁骨下动脉与肺动脉连接或用一人造血管将锁骨下动脉与肺动脉连接，适用合并肺动脉狭窄，特别是两侧肺动脉发育较差者。④全腔静脉与肺动脉连接（图13-74）。适用于合并肺动脉狭窄、两侧和周围肺动脉发育良好者。目前以此手术效果相对较好，应

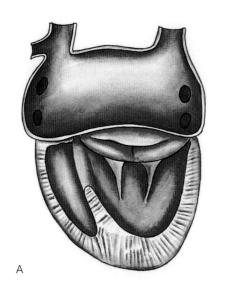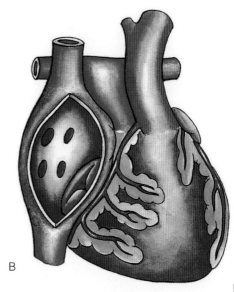

图13-73　二尖瓣闭锁Eliot分型
A. I 型：心房反位，左旋心；B. II 型：心房正位，左侧大动脉转位

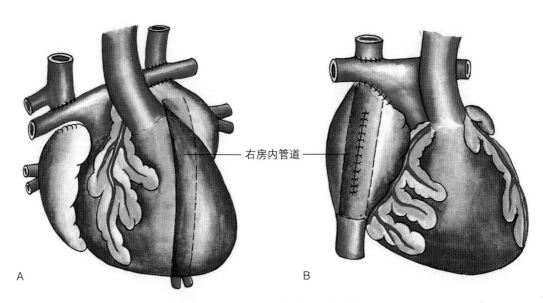

右房内管道

图13-74　全腔静脉与肺动脉连接术
A. I 型：心房反位，左旋心，大动脉关系正常；B. II 型：心房正位，左侧大动脉转位

用较多。

2. 三尖瓣闭锁（tricuspid atresia）　是由于室间隔与房室管在一定程度上对位异常，致使右心室窦部阙如，室间隔右移并堵塞右侧房室瓣口，造成右侧房室瓣阙如。同时有房间隔缺损或卵圆孔未闭、右心室发育不良及二尖瓣和左心室扩大。三尖瓣闭锁的发生机制尚不十分明了，可能与房室管分隔不均有关。在房室管的分隔过程中

如中心心内膜垫过于偏右，则右房室孔（三尖瓣孔）可能发育不全。

三尖瓣闭锁在解剖上可分为肌内型、膜型、瓣型、Ebstein畸形型和房室隔型5种（图13-75），其中以肌内型最多。Keith等根据三尖瓣闭锁者的大动脉关系、有无肺动脉闭锁或狭窄等的病理解剖特点，将其分为3种类型8个亚型（图13-76）。

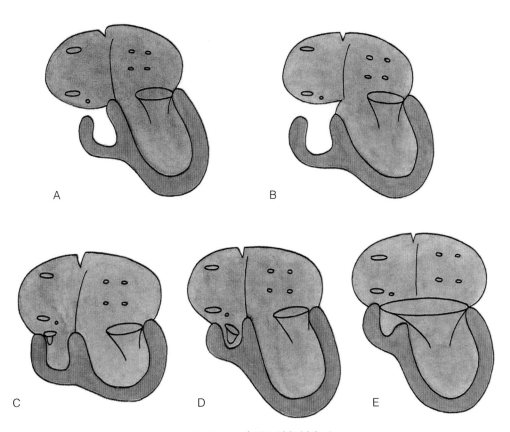

图13-75 三尖瓣闭锁解剖分型
A.肌内型；B.膜型；C.瓣型；D.Ebstein畸形型；E.房室隔型

Ⅰ型：大动脉关系正常，升主动脉直接起源于左心室，占60%~70%，其中Ⅰa型有肺动脉闭锁、肺血来自动脉导管未闭或主动脉、肺动脉的侧支循环动脉，右心室漏斗腔仅为一裂缝，无室间隔缺损，在Ⅰ型中约占10%；Ⅰb型有肺动脉狭窄，小室间隔缺损，5%患者有周围肺动脉发育不良；Ⅰc型肺动脉发育正常，在Ⅰ型中占15%。

Ⅱ型：右侧大动脉转位，升主动脉直接起源于右心室、肺动脉起源于左心室，有室间隔缺损，其中Ⅱa型有肺动脉闭锁；Ⅱb型有肺动脉瓣或瓣下狭窄；Ⅱc型肺动脉正常。

Ⅲ型：左侧大动脉转位，主动脉起源于右心室，肺动脉起源于左心室。Ⅲa型有肺动脉或瓣下狭窄；Ⅲb型有主动脉瓣下狭窄。

三尖瓣闭锁自然预后不佳，文献报道未经手术治疗者约50%死于出生后6个月内，2/3死于1岁内，90%死于10岁以内，预后与其解剖类型特别

是肺血流多少有密切关系。由于三尖瓣闭锁患者一般合并其他心脏畸形，在选择手术方式时应对各种合并畸形的解剖特点和血流动力学影响综合考虑，尤其是有无大动脉转位，右心室及肺动脉（包括肺动脉瓣）及其分支发育情况，以及室间隔缺损大小等，对手术方式的确定有重要意义。

此类患儿如在新生儿期出现缺氧、呼吸窘迫和心力衰竭等症状，右心房较左心房压力阶差大于5 mmHg，应考虑行房间隔撑开术或手术切除部分房间隔。在合并肺动脉狭窄或肺动脉闭锁患儿，肺血流减少，须行改良Blalock-Taussig分流术。对于合并肺动脉高压患儿可行肺动脉环缩术。

>4~6月龄的患儿，可考虑双向腔肺动脉分流术（双向Glenn手术）和半Fontan手术。将上腔静脉直接引流至左右肺动脉，避免一期Fontan手术后并发症多、死亡率高的问题，手术相对安全。3~4岁以上患儿，可考虑传统改良Fontan手

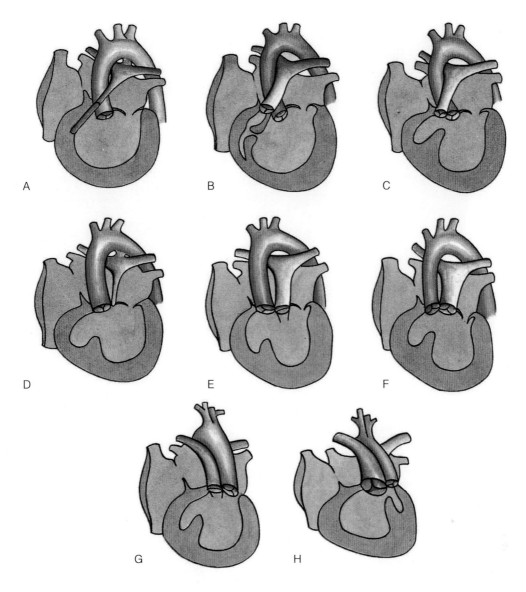

图13-76 三尖瓣闭锁Keith分型
A.Ⅰa型；B.Ⅰb型；C.Ⅰc型；D.Ⅱa型；E.Ⅱb型；F.Ⅱc型；G.Ⅲa型；H.Ⅲb型

术或全腔静脉肺动脉连接术。改良Fontan手术有2种，其目的是在右心房与右心室和（或）肺动脉间重建一通道：①右心房与右心室连接术（图13-77），应用于大动脉关系正常者，多为Ⅰb和Ⅰc两型；②右心房与肺动脉连接术（图13-78），最适用于Ⅱb和Ⅲa两型。

全腔静脉与肺动脉连接术是1988年de Level等在改良Fontan手术基础上发展出来的一种新术式（图13-79），主要适用于Ⅰb型而漏斗腔窄小，或肺动脉瓣及其瓣环狭窄者。

瓣膜狭窄

心瓣膜狭窄是最常见的心瓣膜疾病之一。主动脉瓣、二尖瓣、三尖瓣和肺动脉瓣均可存在狭窄病变，可单独存在，但多数同时合并关闭不全或是其他心脏病一个组成部分。其病因总体上可分先天性和后天性两大类，前者以先天性肺动脉瓣狭窄多见，后者以风湿性二尖瓣狭窄和主动脉瓣狭窄多见，三尖瓣狭窄相对较少见。

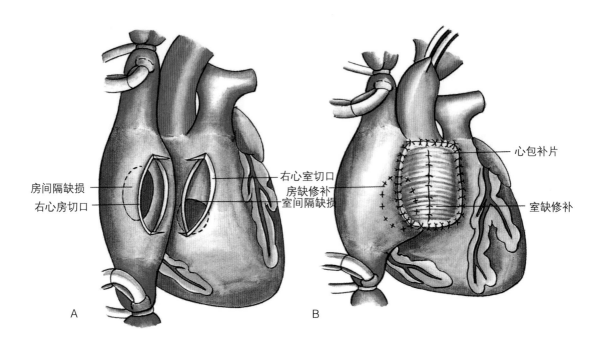

房间隔缺损
右心房切口

右心室切口
房缺修补
室间隔缺损

心包补片

室缺修补

A　　　　　　　　B

图13-77　右心房与右心室连接术
A.切口；B.缝合

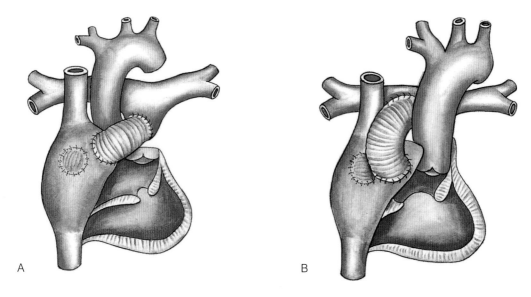

A　　　　　　　　B

图13-78　右心房与肺动脉连接术
A.右心耳与主肺动脉连接；B.右心耳与肺动脉连接

1. 二尖瓣狭窄

（1）分型及其病理解剖特点：先天性二尖瓣狭窄（mitral stenosis）可由二尖瓣环发育不全、瓣膜病变（如瓣上环、瓣膜组织过多等）、腱索病变（如扁短）和乳头肌异常（单个或多个

或阙如）等多种因素引起。按Carpentier分型主要有以下4种类型（图13-80）。①交界融合型：即瓣膜交界处先天性融合，导致瓣口狭窄，瓣叶本身正常，瓣下可有一个乳头肌肥厚或腱索缩短。②吊床型：瓣膜的大小瓣融合，仅遗有一小孔，

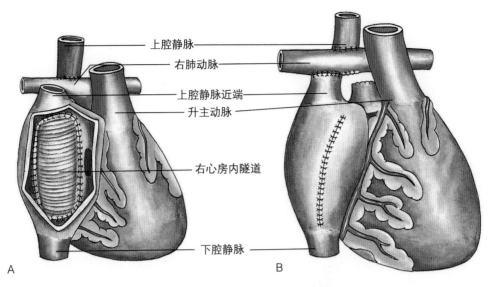

上腔静脉

右肺动脉

上腔静脉近端

升主动脉

右心房内隧道

下腔静脉

A   B

图13-79　全腔静脉与肺动脉连接术

A.右心房内隧道；B.上、下腔静脉与右肺动脉连接

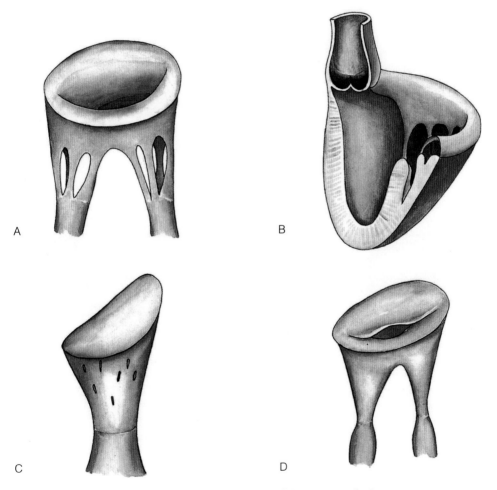

A   B

C   D

图13-80　先天性二尖瓣狭窄Carpentier分型

A.交界融合型；B.吊床型；C.降落伞型；D.漏斗型

瓣下腱索和乳头肌融合成片，腱索缩短肥厚，前后或多个乳头肌融合形成一"拱桥"。因此，瓣膜和瓣下均有狭窄。③降落伞型：瓣膜本身病变不重，瓣下腱索相互融合，附着在单一乳头肌上，融合的腱索形成一筛孔状膜片，形成瓣下狭窄。④漏斗型：交界相互融合形成一小孔，腱索再融合成膜片状，分别附着在前后乳头肌上，形成漏斗状狭窄。

后天性二尖瓣狭窄以风湿性改变多见，主要病理解剖有瓣叶纤维化增厚，伴不同程度的钙质沉着，交界区粘连融合等，引起瓣口的狭窄。通常瓣下腱索和乳头肌有增粗、粘连和融合，形成左心室流入道漏斗状梗阻，常伴关闭不全。根据病变程度通常分以下3型（图13-81）。①隔膜型：大、小瓣边缘呈纤维增厚，交界有粘连，偶有钙化点，但瓣叶活动可，腱索病变轻。②隔膜漏斗型：在上述隔膜型基础上，大、小瓣纤维化增厚加重，交界粘连融合明显，乳头肌增粗，可伴钙化和关闭不全。③漏斗型：大、小瓣纤维化增厚严重，瓣叶僵硬，活动度明显受限，瓣下腱索增粗、缩短，部分可与瓣叶融合，乳头肌增粗或缩短，常伴明显的关闭不全。

（2）手术方式及其选择：二尖瓣狭窄的外科手术治疗方法常用的有以下几种。①闭式二尖瓣扩张术（图13-82）：即应用闭式扩张器在手指的引导下将狭窄瓣膜扩开，主要适用于单纯二尖瓣狭窄，不合并关闭不全。该术式关闭不全发生率较高，且远期再狭窄发生率高，目前已基本淘汰。②直视二尖瓣狭窄修复术：即在体外循环下，根据狭窄的范围及类型进行综合修复，如融合交界切开、增厚瓣叶削剥、钙斑剔除，融合腱索劈开或开窗，单个乳头肌劈开等，主要适用于先天性二尖瓣狭窄和后天性隔膜漏斗型狭窄；由于二尖瓣狭窄病变成形修复操作复杂，关闭不全发生率高，术后远期再狭窄发生率高，目前应用较少（图13-83）。③二尖瓣人工瓣膜置换术：即在体外循环下，切除病变瓣膜，置入人工瓣膜，目前临床应用最多。人工瓣膜主要有机械瓣和生物瓣两种，一般年轻患者可选用机械瓣，老年人或有抗凝相关问题者选用生物瓣。术中切除病变瓣叶应保留瓣叶基底部2 mm左右，以避免损伤瓣环的完整性，缝合瓣环时不宜过深或离瓣环过远，以免损伤瓣环邻近或深部重要结构和组织。

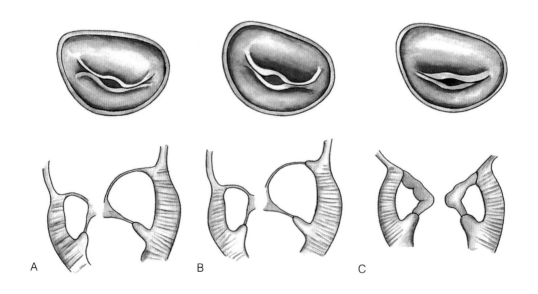

图13-81 风湿性二尖瓣狭窄分型

A.隔膜型；B.隔膜漏斗型；C.漏斗型

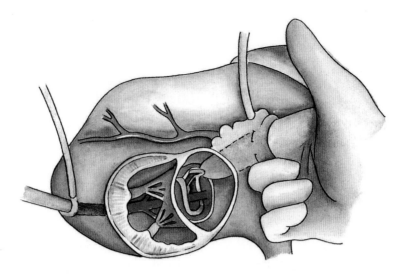

图13-82 闭式二尖瓣扩张术

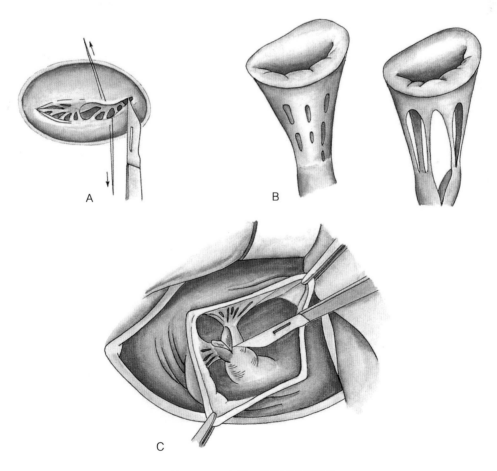

图13-83 直视二尖瓣狭窄修复术
A.融合交界切开；B.融合腱索劈开或开窗；C.乳头肌劈开

2. 主动脉瓣狭窄（aortic stenosis） 以风湿和高龄退行性变多见。常合并关闭不全和（或）二尖瓣的病变。先天性病变中以主动脉瓣和二尖瓣畸形常见，可合并主动脉窦部扩张。

（1）病因及其病理解剖特点：在成年患者中以风湿性病变常见，在老年人中瓣叶退行性变（钙化性）较多见（图16-84）。风湿性主动脉瓣狭窄的主要病理解剖改变是瓣叶纤维化增厚明显、交界融合钙化、瓣叶活动受限。老年钙化性主动脉瓣狭窄也表现为瓣叶增厚和钙化，但其交界钙化更明显，甚至侵及瓣环、室间隔或二尖瓣前瓣，瓣叶僵硬活动明显受限。

（2）手术方式：根据主动脉瓣病变的病理解剖特点，常用的手术方法有以下2种。①主动脉瓣交界切开术：主要适用于先天性主动脉瓣狭窄。②主动脉瓣置换术：多用于严重先天性主动脉瓣狭窄和后天性主动脉瓣狭窄。术中体外循环下切除病变主动脉瓣叶，应尽可能切除病变钙化组织，同时保留1~2 mm缝合缘，多采用间断缝合，注意勿损伤传导束。

3. 三尖瓣狭窄（tricuspid stenosis） 较少见，可有先天性和后天性2类。

（1）分类及其病理解剖特点：先天性三尖瓣狭窄通常分以下2型。①瓣环型：即三尖瓣环纤维化狭小、瓣膜细小、发育不良、腱索和乳头肌均有萎缩，相对常见。②瓣膜型：即三尖瓣瓣叶融合增厚，无明显分界或仅留有交界痕迹，瓣孔呈不同程度狭窄，腱索短缩。

后天性三尖瓣狭窄大多为风湿性，均合并有二尖瓣和（或）主动脉瓣病变，主要病理解剖表现为交界融合，以前、隔瓣叶交界和前、后瓣叶为重，瓣叶可增厚，常伴有关闭不全。

（2）手术方式及其选择：三尖瓣狭窄的手术方法主要有以下2种。①三尖瓣狭窄交界切开成形术：主要适用于以瓣膜交界融合粘连为主者，但交界切开后要行三尖瓣环成形，避免造成三尖瓣反流；在儿童先天性三尖瓣狭窄患者，应谨慎应用成形环。②三尖瓣置换术：主要适用于成形失败或难以成形者。一般选生物瓣膜置换。在缝针通过隔瓣根部时要浅缝，或缝至冠状静脉窦右侧，避免引起房室传导阻滞。

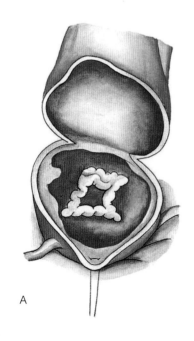
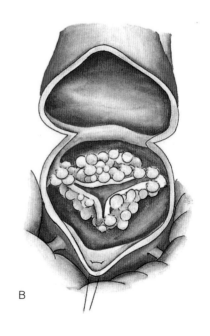

图13-84　后天性主动脉瓣狭窄的病理解剖
A.风湿性；B.钙化性

4. 肺动脉瓣狭窄（pulmonary valve stenosis） 以先天性最常见，它可单独存在，也可合并其他心脏畸形。后天性肺动脉瓣狭窄罕见，风湿性肺动脉瓣狭窄几乎均伴有其他瓣膜病变，肺动脉瓣叶可有轻度增厚和交界粘连，但病变大多较轻，一般不需特殊处理或予粘连交界切开即可。

瓣膜关闭不全

瓣膜关闭不全是指由于瓣叶、瓣环和（或）瓣下结构病变引起瓣膜关闭时对合不良，导致瓣膜反流。二尖瓣、三尖瓣、主动脉瓣和肺动脉瓣均可发生，临床以前三种瓣膜关闭不全多见，可同时累及多个瓣膜。瓣膜关闭不全可单纯存在，也可同时合并狭窄或其他心血管畸形，其病因总体上可分先天性和后天性两大类，先天性相对少见，成人后天性瓣膜关闭不全较多见，在发展中国家以风湿性最常见，而在发达国家以瓣膜退行性变更常见，随着人口老龄化的进展，我国瓣膜退行性变的病例逐年增多。

1. 二尖瓣关闭不全

（1）分型和病理解剖特点：先天性二尖瓣关闭不全（mitral incompetence）可以作为复合心畸形的一个组成部分，如心内膜垫的缺损，但也可作为独立的畸形出现。Carpentier等将先天性二尖瓣关闭不全分为3型（图13-85）。Ⅰ型：瓣叶活动正常，主要是瓣环扩大、瓣叶裂或瓣叶有缺损。Ⅱ型：瓣叶脱垂，主要是由于腱索发育不良（过长或过细而断裂）或阙如、乳头肌发育异常（主要是延长）所致。Ⅲ型：瓣叶活动受限，主要是由于瓣叶交界融合、瓣下结构（腱索或乳头肌）增厚、缩短或闭锁融合所致。常常合并二尖瓣狭窄。

后天性二尖瓣膜关闭不全主要分风湿性和非风湿性两大类。慢性风湿性二尖瓣膜关闭不全几乎均合并二尖瓣狭窄，主要病理解剖表现为瓣叶特别是后瓣叶增厚和挛缩、钙化和僵硬，交界可

粘连融合、腱索缩短增粗或融合、乳头肌增粗，致瓣叶活动受限，对合不良。非风湿性二尖瓣关闭不全中常见二尖瓣脱垂和乳头肌功能障碍。前者主要是由于二尖瓣膜黏液样变性，致瓣叶面积、瓣环扩大，或伴有腱索延长、断裂，后者多为冠心病引起乳头肌缺血或梗死导致二尖瓣关闭不全。此外，感染性心内膜炎可致瓣叶组织破坏（穿孔），腱索断裂等引起二尖瓣关闭不全。

（2）手术方式及其选择：无论是先天性还是后天性二尖瓣关闭不全，其手术方式总的来说可分为瓣膜成形术和瓣膜置换术两大类。先天性二尖瓣关闭不全，特别在儿童患者应尽可能采用成形术（即修复术）。后天性二尖瓣关闭不全除风湿性外，大多也首选成形术，风湿性二尖瓣关闭不全以瓣膜置换术为主。

1）二尖瓣成形术：根据不同的病因和病理解剖特点，常用的成形方法有以下几种（图13-86）。①交界折叠术：主要适用于瓣环扩大者，常用Reed法。②瓣叶修复：主要针对瓣叶有裂隙或孔洞或部分阙如者，裂隙可直接缝合，孔洞或阙如可用自体心包片修复。③瓣叶部分切除：主要针对瓣叶有脱垂者，一般采用倒三角形或矩形切除瓣膜的脱垂部分，然后直接缝合或采用滑行修复技术。④二尖瓣"双孔"化：主要适用于瓣叶有脱垂伴瓣环明显扩大者。⑤腱索或乳头肌缩短：适用于腱索或乳头肌延长者。⑥自体或人工腱索移植：主要针对大瓣主腱索断裂者，将相应的小瓣腱索移植至大瓣上，若无合适的自体腱索供移植或需移植的腱索较多，可采用人工腱索移植。⑦瓣环成形术：适用于瓣环扩大和瓣膜成形后预防瓣环扩大。在临床上往往多种成形方法综合应用。

2）二尖瓣置换术（图13-87）：即切除病变的二尖瓣及瓣下腱索全部或部分置入人工瓣膜。主要适用于成形术失败或复发，以及合并有明显狭窄或其他病变难以成形者。常用的人工瓣膜有生物瓣和机械瓣两大类，前者又有同种、异种和

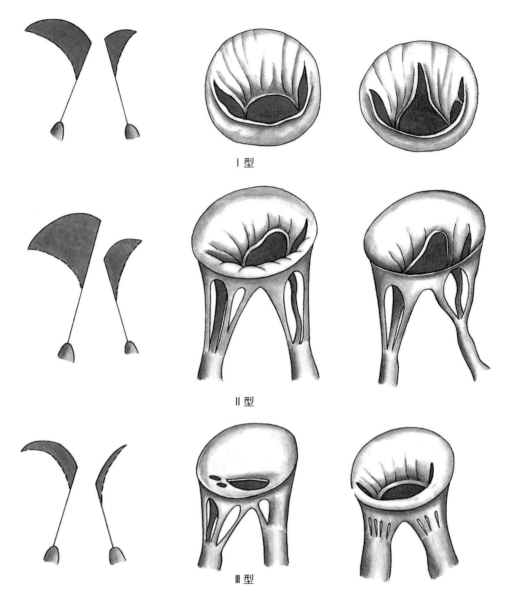

Ⅰ型

Ⅱ型

Ⅲ型

图13-85　先天性二尖瓣关闭不全Carpentier分型

自体瓣膜生物瓣之分。由于生物瓣有远期衰败钙化问题，目前国内机械瓣应用较多，生物瓣主要用于老年人或对机械瓣应用有禁忌者，但机械瓣置换术后抗凝并发症发生率较高。行二尖瓣置换术（图13-87A）时，切除病变瓣叶应保留瓣叶基底部2 mm左右，以避免损伤瓣环的完整性，缝合瓣环时不宜过深或离瓣环过远，以免损伤瓣环邻近或深部重要结构和组织（图13-87B），如前瓣侧的主动脉瓣和传导束，后瓣侧的左冠状动脉回

旋支。剪除病变腱索时不可伤及乳头肌，避免形成室壁血肿或引起左室破裂。近年来，越来越多的学者主张部分或全部保留二尖瓣瓣下结构（图13-87C），有利于保护左心室功能和预防左心室破裂。

2. 主动脉瓣关闭不全

（1）病因和病理解剖特点：主动脉瓣关闭不全（aortic regurgitation）大多是后天性的，其中又以风湿性和退行性变最常见，并且多数合并

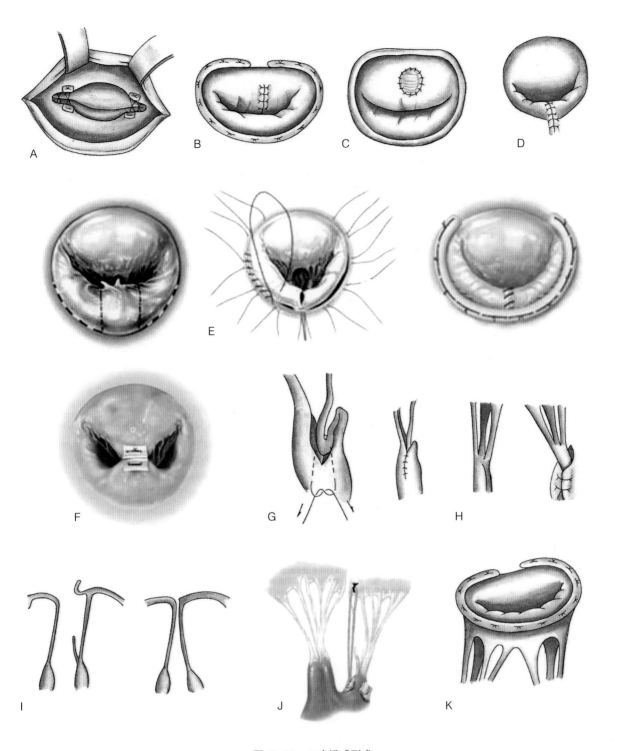

图13-86　二尖瓣成形术

A. Reed 法交界折叠；B.裂隙缝合；C.自体心包片修复；D.瓣叶部分切除直接缝合；E.瓣叶部分切除滑行修复术；F.二尖瓣"双孔"化；G.腱索缩短；H.乳头肌缩短；I.自体腱索移植；J.人工腱索移植；K.瓣环成形

主动脉瓣狭窄，其中主要病理解剖改变有瓣叶增厚，瘢痕及钙化形成，交界可融合，使瓣叶变形、活动不良，瓣叶不能闭合。其次，心内膜炎和马方综合征等也可引起瓣膜破坏、松弛或瓣环扩大致关闭不全。另外，其他先天性心脏病（如室间隔缺损、主动脉窦瘤破裂等）可引起继发的

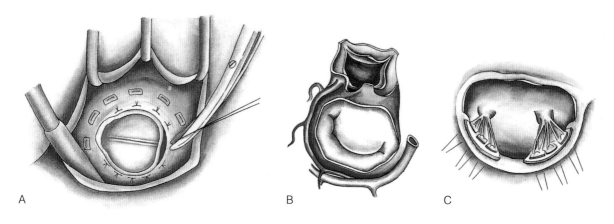

图13-87 二尖瓣置换术
A.机械瓣置换术；B.二尖瓣与瓣环邻近组织结构的关系；C.保留瓣下结构

主动脉瓣关闭不全。先天性中以主动脉瓣二叶化畸形多见，也可同时伴有主动脉瓣狭窄。两个瓣叶可增厚，常不等大，其中较小叶常有发育不良，较大叶由两小叶融合而成。二叶瓣间有间隙致关闭不全。

（2）手术方式及其选择：主动脉瓣关闭不全的手术方式也有瓣膜成形和置换两种。临床上以主动脉瓣置换术常用。

1）主动脉瓣成形术：通常采用下列3种方法（图13-88）。①瓣叶折叠悬吊术：适用于单个瓣叶的脱垂，临床最常见的是右冠瓣脱垂。②瓣环环缩术：适用于因主动脉扩张引起瓣环扩大者。③瓣叶修复术：适用于瓣叶穿孔或裂伤者。由于主动脉瓣无瓣下结构支持，因此成形术的选择要十分慎重。

2）主动脉瓣替换术（图13-89）：即切除病变瓣膜，置入人工瓣膜，主要用于不适合成形或成形失败者。常用的人工瓣膜有机械瓣、生物瓣，后者又有同种、异种和自体组织瓣多种。目前临床上以前者常用，后者主要用于老年人或未成年人（主要用自体肺动脉瓣，即Ross手术）。行主动脉瓣替换时，应距瓣环1~2 mm处切除病变瓣叶，瓣膜不宜选择过大，以免阻塞或压迫影响冠状循环。

3.三尖瓣关闭不全

（1）病因和病理解剖特点：单纯三尖瓣关闭不全（tricuspid valve regurgitation）很少见，绝大多数合并其他瓣膜病变。其病因也可分风湿性和非风湿性两大类。在风湿性心瓣膜病中，三尖瓣关闭不全大多是相对性的，主要是由肺动脉高压和（或）右心室扩大所致的三尖瓣环扩大引起，并且主要以前、后瓣区的瓣环扩大明显，三尖瓣瓣叶稍增厚或无明显异常，少数是器质性的，主要病理改变有部分瓣叶纤维化，增厚卷缩，交界粘连，腱索短缩或延长融合。非风湿性病因以先天性如三尖瓣下移畸形和心内膜垫缺损及感染性心内膜炎多见。先天性三尖瓣下移畸形的主要病理解剖改变是三尖瓣隔叶和后叶下移至右心室内，右心室被三尖瓣分成两部分，位于心房侧的部分由于右心室壁变薄称为"房化右心室"，不能有效地收缩，影响右心室功能。位于三尖瓣下方的部分其心室壁正常，称为"功能右心室"。前叶虽然正常附着在三尖瓣环上，但形似帆形，腱索间的空隙不同程度地消失和粘连到室壁上（图13-90）。

（2）手术方式的选择

1）三尖瓣关闭不全首选成形术，少数成形失败或不具备成形条件者可选择瓣膜置换术。

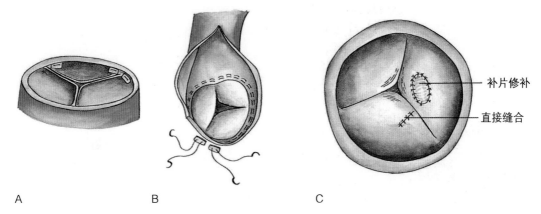

图13-88　主动脉瓣成形术
A.瓣叶折叠悬吊术；B.瓣环环缩术；C.瓣叶修复术

补片修补
直接缝合

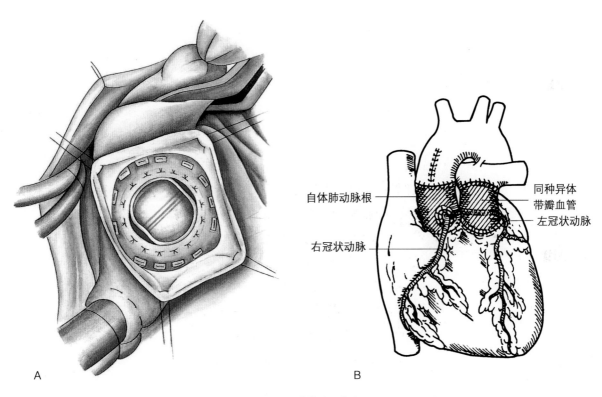

自体肺动脉根
右冠状动脉
同种异体
带瓣血管
左冠状动脉

图13-89　主动脉瓣置换术
A.人工瓣膜置换术；B.Ross手术

三尖瓣成形术方法常用的有以下几种（图13-91）：①Kay's二瓣化，即缝闭后瓣，适用于功能性三尖瓣关闭不全瓣环显著扩大者；②瓣环成形术，常用De Vega成形术，主要环缩三尖瓣的前、后叶区瓣环，也主要用于功能性三尖瓣关闭不全；③"双孔"化或"三叶草"形瓣膜成形术；

④人工瓣环固定术，常用Carpentier-Edwards成形环、Duran软质环和Cosgrove-Edwards成形环，适用范围同上，其优点是较上两种更牢固与持久；⑤房化右心室折叠成形术，主要用于三尖瓣下移畸形的矫正。

2）三尖瓣置换术，由于机械瓣在三尖瓣区

的瓣膜功能障碍和血栓形成发生率较高，因此以选生物瓣膜为宜（图13-92）。另外，在缝针通过隔瓣根部时要浅缝或缝至冠状静脉窦右侧，以免引起房室传导阻滞。

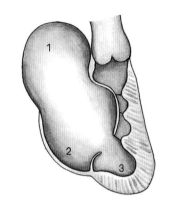 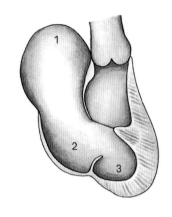 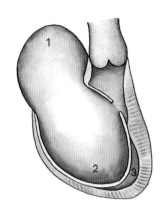

1. 右心房；2. 房化右心室；3. 功能右心室。

图13-90　三尖瓣下移畸形的病理解剖

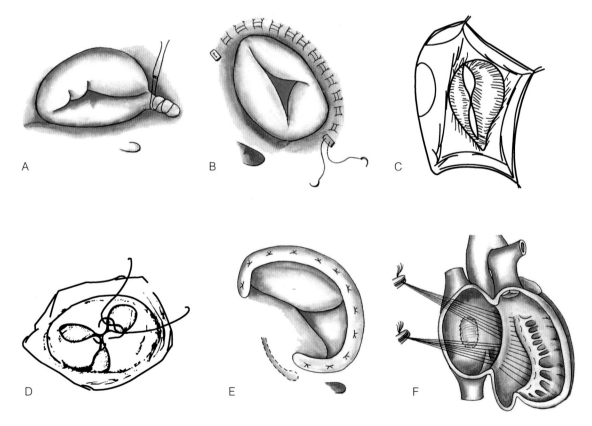

图13-91　三尖瓣成形术

A. Kay's二瓣化；B. De Vegu成形术；C. "双孔" 化；D. "三叶草" 形瓣膜成形术；E. Carpentier-Edwards成形术；F.房化右心室折叠成形术

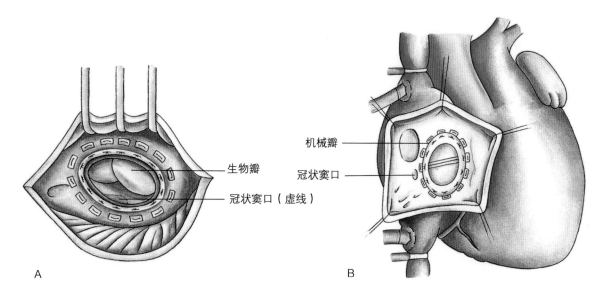

图13-92　三尖瓣置换术
A.生物瓣；B.机械瓣

心瓣膜疾病微创手术的解剖学基础

常规胸骨正中切口心脏直视手术能够较好地显露心脏各瓣膜病变并利于手术矫治，但手术创伤相对较大，影响术后早期锻炼及恢复，且切口不够美观。随着外科微创技术及相关器械的发展，越来越多心瓣膜疾病可通过微创手段进行治疗，主要包括微创小切口瓣膜成形/置换术，腔镜下瓣膜成形/置换术，机器人瓣膜手术，以及近来发展较快的经导管瓣膜修复/置换术等。

小切口心瓣膜疾病微创治疗解剖基础

1. 胸骨上段小切口　患者取仰卧位，切口上至胸骨上切迹1~2 cm，下至第3~4肋间水平，从胸骨上窝向下锯开胸骨，下缘可向左或向右锯断胸骨，也可横断胸骨，注意勿损伤两侧胸廓内动脉。该切口可较好地显露心底部，适用于各类主动脉根部手术，包括主动脉瓣置换/成形术、Bentall手术等。体外循环建立可选用外周体外循环股-股转流，或升主动脉右心耳插管转流。心内操作同常规正中开胸直视手术。

2. 右胸骨旁第2肋间小切口　患者取仰卧位，右侧垫高20°~30°。右侧胸骨旁第2肋间做6~8 cm横切口进入胸腔，沿主动脉纵轴切开心包，将右侧心包向右上牵引悬吊，以利于更好地显露主动脉根部。该切口主要适用于主动脉瓣置换术，一般均通过外周体外循环股-股转流建立体外循环。由于该切口术野较深，一般在体型偏瘦患者优势明显，桶状胸或肥胖患者操作困难，不宜选用。术前应行CT检查明确升主动脉与胸壁位置关系，必要时可选用第3肋间进入胸腔以利于显露。

3. 右胸骨旁第4肋间小切口　患者取仰卧位，右侧垫高20°~30°。于右侧胸骨旁第4肋间行6~8 cm切口进入胸腔，注意女性患者应做乳房下缘皮肤切口，同时注意保护乳腺组织，切口胸骨侧注意勿损伤右侧胸廓内动脉。该切口适用于二尖瓣、三尖瓣病变的手术矫治。右侧乳房下切口对女性患者有较好的切口美容效果。在成年患者，一般均采用外周体外循环股-股转流。术中注意将心包向右侧牵引悬吊，以利于更好的显露，必要时在腋前线至腋中线第3肋间做微小切口便于置入升主动脉阻闭钳。由于术野较深需应用长柄微创器械进行手术操作。桶状胸或肥胖患者由于术野过深操作困难，不宜选用。

4.胸骨下段小切口（图13-93） 患者仰卧位，切口上缘起始于第3肋间平面，下缘至剑突下。切开皮肤后，自下而上锯开胸骨至第3肋间水平，向右横断胸骨或向两侧横断胸骨，注意勿损伤两侧胸廓内动脉。胸骨撑开器撑开后可较好地显露心脏全貌，一般可行中心插管即升主动脉上、下腔插管建立体外循环，也可行外周体外循环股-股转流更好地显露术野。该切口适用于二尖瓣、三尖瓣疾病的手术矫治。心内操作同正中切口直视手术。

5.右侧腋下小切口 患者取左侧卧位，切口选择右侧腋窝中下部沿腋中线向下第3~5肋间隙，成人8~10 cm，可略向前。切开皮肤后，将胸大肌和背阔肌牵开，切断前锯肌，经第4肋间隙进入胸腔。采用双撑开器撑开，充分悬吊心包后，可较好地显露上下腔静脉、右心房及主动脉根部。一般均采用升主动脉上下腔插管建立体外循环。该切口适用于二尖瓣、三尖瓣疾病手术矫治，二尖瓣手术可选用右心房房间隔径路或房间沟左心房径路。由于成年患者术野较深，需充分游离肋间切口，以保证显露，在部分体型偏瘦患者可通过该切口进行主动脉瓣二尖瓣双瓣膜置换术。桶状胸或肥胖患者由于术野过深操作困难，不宜选用。具体手术矫治方法同常规正中切口直视手术。

腔镜下心瓣膜疾病微创治疗解剖基础

自2000年以来，第四军医大学西京医院在国际上首先开展了全腔镜闭式体外循环下心脏手术，标志着全腔镜心脏手术时代的开始。

1.全腔镜心瓣膜疾病手术

（1）适应证及禁忌证：目前全腔镜或腔镜辅助直视心脏手术适应证主要包括经右心房切口及房间沟切口，在心房内能充分显露和处理的疾病。常见二尖瓣、三尖瓣疾病均可通过全腔镜手术进行矫治，主动脉瓣疾病的腔镜手术目前仍有较大困难。手术禁忌证有：①严重胸廓畸形如漏斗胸，心脏完全位于左侧胸腔内，无法提供最佳手术显露，有严重胸膜粘连者；②术前诊断有严

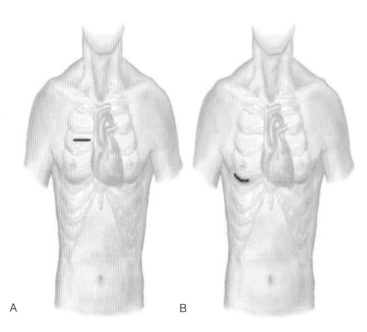

图13-93 不同位置小切口
A.右前胸骨旁切口；B.右前外侧小切口

重血管疾病，包括腹主动脉、髂动脉或股动脉疾病，或有严重动脉粥样硬化、主动脉夹层或升主动脉内径大于4 cm；③高龄，心功能Ⅳ级合并其他脏器功能不全患者；④过度肥胖者。

（2）全胸腔镜二尖瓣、三尖瓣成形/置换术解剖基础：全腔镜心脏手术均需外周体外循环，一般均采用股-股转流。一般于右腹股沟做2 cm小切口分离股动、静脉，肝素化后按体重选用相应薄壁插管建立外周体外循环。对于单根双极静脉引流不佳或体重低于25 kg儿童，需加做上腔静脉插管引流。

体位和胸壁切口：患者取仰卧位，右侧垫高20°~30°，右上肢抬高，前臂悬吊。手术通常经右侧胸壁做3个长1~2 cm的微小切口：分别位于右胸骨旁第3肋间（第1操作孔），腋前线第4肋间（第2操作孔），右侧锁骨中线外2 cm第5肋间（第3操作孔）。第1、2操作孔主要供操作手术器械和出入手术器材使用，第3操作孔主要用于放置腔镜镜头。

1）全腔镜下二尖瓣成形术：术中经第1、2操作孔送入手术器械，做右心房-房间隔切口，于房间隔切口前缘缝置2~3根牵引线可较好地显露二尖瓣结构。可行注水试验有助于判断二尖瓣瓣叶反流位置。瓣膜交界或瓣下结构有轻度粘连者可先行分离，进而通过缝置人工腱索、缘对缘缝合、交界折叠等技术进行二尖瓣成形，手术操作同直视手术。必要时可缝置人工瓣环成形。缝置人工成形环时，多选用简短缝合技术，经第1、2操作孔在扩大的二尖瓣环缝置10~12针间断缝线并从第1孔引出，缝置于人工瓣环上，进而将人工瓣环自第1孔推入胸腔至二尖瓣位置间断打结，操作完毕可再行注水试验。

2）二尖瓣置换技术：对于严重二尖瓣狭窄钙化或关闭不全，无成形可能的患者，可在腔镜下行二尖瓣置换术。术中先经第1、2操作孔送入手术器械，距瓣环2 mm切除病变瓣膜组织及腱索结构，进而可选用间断或连续缝合将人工瓣膜固

定于二尖瓣位置。间断缝合时，应用2-0带垫片双色褥式缝线10~12针间断缝于二尖瓣残余缘，并将缝线自第1孔引出缝于人工瓣膜缝环，进而将人工瓣膜自第1孔推入胸腔至二尖瓣位置间断打结。由于腔镜视野及操作角度限制，术中应注意二尖瓣环左侧部位缝合，避免术后发生瓣周漏。

3）腔镜下三尖瓣疾病矫治：三尖瓣疾病最常见类型是合并其他瓣膜病变的三尖瓣关闭不全，腔镜下三尖瓣手术主要涉及成人三尖瓣成形。术中经第1、2操作孔切开右心房并将右心房前缘向右前方悬吊可充分显露三尖瓣。探查三尖瓣口及瓣下结构，若有三尖瓣叶缺失或瓣膜脱垂可行心包补片修补或缝置人工腱索。功能性三尖瓣关闭不全主要是由于三尖瓣环扩大引起，若仅限于交界区或反流较少可行交界折叠缩窄术或瓣环缩窄（De Vaga成形）。如反流量较大应缝置人工成形环，一般采用间断缝合15针左右，将缝线自第1孔牵出缝于人工瓣环上，注意人工瓣后瓣环上缝线间距应略窄，保证重点缩小后瓣环，使前瓣叶充分展开，可达到更佳的成形效果。

2. 机器人心瓣膜疾病微创治疗解剖基础（图13-94） 机器人手术在瓣膜疾病外科治疗中应用较多的是二尖瓣成形修复术，也可应用于二尖瓣置换或三尖瓣成形术。由于机器人系统可提供高清3D放大视野，非常有助于区分多个独立腱索，并追踪到其附着的瓣叶位置，对于瓣膜成形手术有很好的优势。对于以下情况，目前认为不适宜行机器人瓣膜手术：①右侧胸部手术或外伤史，胸廓粘连的；②外周血管病变严重，建立外周体外循环时风险较大的；③存在其他常规心脏手术禁忌证。

机器人瓣膜修复或置换手术均在外周体外循环下进行，多采用右侧股-股转流，必要时可加做上腔静脉引流。心脏停搏后，可经右房径路显露三尖瓣，房间隔切口或房间沟左心房径路显露二尖瓣。由于目前的达芬奇系统提供4个器械臂，可较好地通过牵拉悬吊显露瓣膜结构。心内操作

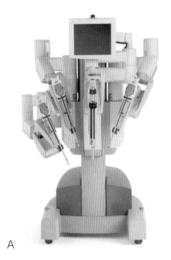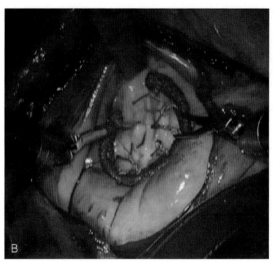

图13-94　机器人二尖瓣成形手术
A.达芬奇机器人系统；B.二尖瓣成形术野

方法同直视手术。在进行瓣膜置换或缝置瓣膜成形环时，可行间断缝合，由台上助手将间断缝线自胸骨旁操作孔牵出体外缝于缝合环上，再将人工瓣膜或成形环自操作孔送入体内间断打结。

经导管心瓣膜疾病介入治疗解剖基础

经导管心瓣膜疾病介入治疗早期主要是针对单纯二尖瓣狭窄和肺动脉瓣狭窄开展的球囊扩张治疗。近年来随着在欧美等国经导管主动脉瓣置换术（transcatheter aortic valve replacement，TAVR）及二尖瓣钳夹术（MitraClip）的迅速推广，经导管瓣膜微创治疗技术再度引起了高度重视。

1. 经导管主动脉瓣置换（TAVR）　经导管主动脉瓣置换术是通过经导管介入技术，将预先装载于输送系统的支架主动脉瓣释放在固有主动脉瓣位置，替换病变的主动脉瓣。目前临床应用的介入主动脉瓣主要有两类：一类是球囊扩张式，即支架瓣膜预置在球囊上，输送系统定位后通过球囊扩张将支架瓣膜固定在主动脉瓣环上；另一类是自膨式，支架瓣膜有自膨胀性能，输送系统将支架瓣膜送至预定位置后，回撤输送系统，支架瓣膜自膨胀定位于主动脉瓣环。目前两

类瓣膜均限于主动脉瓣狭窄的治疗，并要求主动脉瓣钙化程度相对较重，以利于支架瓣膜释放后的定位。

目前，经导管主动脉瓣置换术开采用经股动脉入路、经心尖入路、经升主动脉等多种入路，主要根据患者血管入路条件确定，一般高龄患者如合并严重动脉粥样硬化、动脉瘤、血管严重迂曲等，经股动脉途径置入风险较大，可选用经心尖或经升主动脉途径置入，否则首选经股动脉途径。

另外，高龄主动脉瓣狭窄患者中二叶瓣畸形发病率高，是TAVR手术相关的重要解剖结构异常，特别是在中国人群中发生率更高，目前国内有限的TAVR病例中，二叶瓣畸形发生率约为50%，术前筛查及术中应特别注意。早期学者们认为二叶瓣畸形TAVR术后瓣周漏发生率高，术中支架瓣膜定位困难，需谨慎应用，甚至禁忌手术，但研究结果表明，二叶瓣与三叶瓣TAVR手术成功率及瓣周漏严重程度并无明显性差异，反映了二叶瓣患者TAVR手术的安全性和有效性，但在术前评估和瓣膜类型选择中需高度重视二叶瓣特殊的解剖结构可能存在的风险。

目前，TAVR手术适应证仍限于手术风险较

高的高龄重度主动脉瓣狭窄患者，随着该技术应用的进一步推广和相关器械研发的进步，适应证将进一步拓宽。目前已有可应用于主动脉瓣关闭不全的瓣膜产品在临床初步应用（图13-95）。

2. 经导管二尖瓣修复　经导管二尖瓣成形技术可追溯到20世纪80年代出现的Inoue球囊二尖瓣扩张术（percutaneous balloon mitral vavuloplasty，PBMV），该技术目前仍是单纯二尖瓣狭窄的首选治疗方式（图13-96）。该技术采用经导管介入技术，术中穿刺股静脉，将二尖瓣球囊扩张系统沿股静脉及房间隔送至左心二尖瓣位置，并进行扩张以缓解二尖瓣狭窄症状。由于该技术利用扩张球囊的瞬间张力使瓣膜交界扩张，因此对狭窄瓣膜及瓣下结构有较高要求，术前需通过B超仔细观察瓣膜及瓣下组织解剖结构及钙化程度，瓣下组织粘连严重、瓣膜钙化增厚严重、动度较差者，术后易发生关闭不全，应谨慎选择。术前合并关闭不全、左心房血栓、心房颤动患者禁忌手术。

近年来另一类经导管二尖瓣修复技术发展迅速，主要是基于外科"缘对缘"成形，交界缩窄及瓣环成形技术的经导管二尖瓣关闭不全修复技术。MitraClip技术是其中发展最快且最具代表性的一项技术，它是基于"缘对缘"成形理论，对二尖瓣关闭不全进行瓣叶缘对缘缝合，以达到减少反流的效果（图13-97）。术中，经股静脉穿刺房间隔将MitraClip系统送至左心室二尖瓣下，进而捕获二尖瓣前瓣及后瓣瓣尖进行夹闭完成瓣叶的缘对缘缝合。另外，还有Mitralign、CardioBand等多种针对瓣环和交界的成形技术尚在临床前研究阶段，初步应用结果令人鼓舞，特别是其能够避免常规外科开刀手术创伤及风险的优势令人期待。

新近出现的经导管二尖瓣置换术，是经导管二尖瓣修复技术的另一重要方向（图13-98）。由于TAVR技术在临床实践中的巨大成功，不断有研发机构和学者们向经导管二尖瓣置换技术发起挑战，目前文献报道的已有20余种瓣膜产品，其中10种已开展了临床试验研究。但由于二尖瓣特殊的解剖结构，瓣膜研发困难较大。与主动脉瓣的结构不同，二尖瓣面积较大，瓣叶及瓣下结构复杂，有诸多腱索及乳头肌，心脏搏动过程中瓣环形变复杂且面积变化较大，瓣下结构连接左心室流出道等。以上诸多二尖瓣解剖结构的问题均

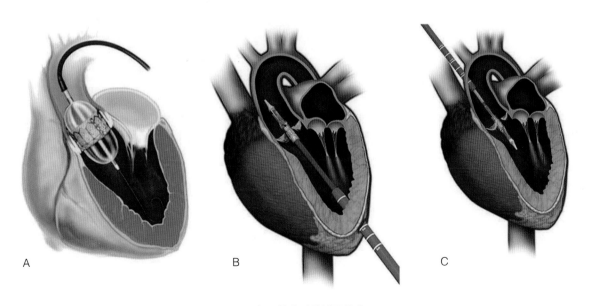

图13-95　经导管主动脉瓣置换术TAVR
A.经股动脉途径；B.经心尖途径；C.经升主动脉途径

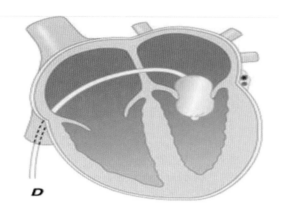

图13-96　二尖瓣球囊扩张术

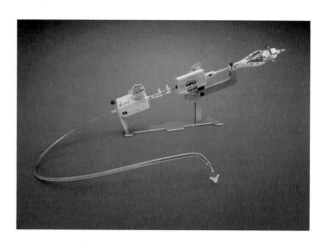

图13-97　MitraClip经导管二尖瓣成形系统

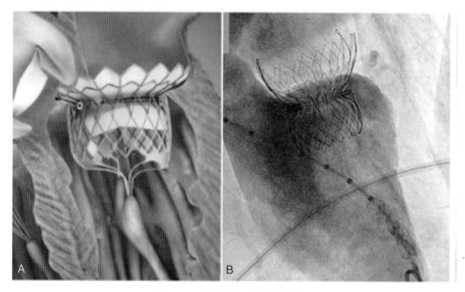

图13-98　经导管二尖瓣置换术
A.示意图；B.术中造影

表明经导管二尖瓣置换技术远比TAVR技术复杂，目前虽有诸多产品，但临床可能遇到的困难还很多。

3. 经导管肺动脉瓣修复　肺动脉瓣狭窄经导管球囊扩张术已在临床应用多年，对于中度以上肺动脉瓣狭窄患者均可采用该方法进行治疗，术中经股静脉入路将球囊置于肺动脉瓣位置进行扩张，效果肯定。随着介入瓣膜技术的发展，近年来出现了针对法洛四联症或其他肺动脉瓣病变矫

治术后肺动脉瓣关闭不全的经导管肺动脉瓣置换术，由输送系统将支架瓣膜送至肺动脉瓣位置，可有效改善肺动脉瓣关闭不全导致的右心功能障碍。

4. 经导管三尖瓣修复　目前，经导管三尖瓣修复均采用off-label二尖瓣成形术，仅有少量文献报道，但临床上功能性三尖瓣关闭不全的发病率较高，特别是既往行主动脉瓣、二尖瓣术后的患者，是未来经导管瓣膜修复技术的重要应用方向。

心的体表投影与叩诊浊音区、瓣膜听诊区

心的体表投影

心的体表投影可分心脏外形和瓣膜位置的体表投影（图13-99）。

1. 心脏外形的体表投影　心脏的体表投影的个体差异较大，也可因体位而有变化，通常采用4点连线法来确定。

（1）左上点：于左侧第2肋软骨的下缘，距胸骨侧缘约12 mm处。

（2）右上点：于右侧第3肋软骨上缘，距胸骨侧缘约10 mm处。

（3）右下点：于右侧第7胸肋关节处。

（4）左下点：于左侧第5肋间隙，距前正中线70~90 mm（国人为64 mm）。

左、右上点连线为心的上界。左、右下点连线为心的下界。右上点与右下点之间微向右凸的弧形连线为心的右界，左上点与左下点之间微向左凸的弧形连线为心的左界。

2. 心各瓣膜的体表投影

（1）肺动脉瓣（肺动脉口）：在左侧第3胸肋关节的稍上方，部分位于胸骨之后。

（2）主动脉瓣（主动脉口）：在胸骨左缘第3肋间隙，部分位于胸骨之后。

（3）左房室瓣（左房室口）：在左侧第4胸肋关节处及胸骨左半的后方。

（4）右房室瓣（右房室口）：在胸骨正中线的后方，平对第4肋间隙。

心的叩诊浊音区

心右界的浊音区为右上点和右下点的连线，几乎与胸骨右缘相一致，只是在第4肋间隙处略在胸骨右缘之外。心左界的浊音区为左上点和左下点的连线，在第2肋间隙几乎与胸骨左缘相一致，向下逐渐左移并向左下形成向外凸起的弧形。

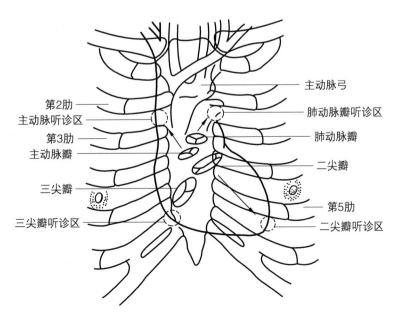

图13-99　心外形和瓣膜的体表投影及听诊区

瓣膜的听诊区

心瓣膜听诊区与瓣膜在胸前壁的投影部位并不一致，因为心瓣膜所产生的声音是随血流方向传导的，传至瓣膜附近的相应部位。在此听诊最清楚。常用的心瓣膜听诊区有4听诊区和7听诊区两种。

1. 四听诊区

（1）左房室瓣听诊区：通常位于胸骨左缘第5肋间隙，锁骨中线内侧，即心尖部或心尖搏动最强区。位于血液从左心房向左心室流动的方向上。

（2）右房室瓣听诊区：在胸骨左缘第4肋间隙附近，即位于胸骨体下部近剑突处（有时可偏右侧），相当于靠近胸壁的右心室部分。

（3）主动脉瓣听诊区：有2个听诊区。①在胸骨右缘第2肋间隙；②在胸骨左缘第3、4肋软骨处。

（4）肺动脉瓣听诊区：在胸骨右缘第2肋间隙，与肺动脉瓣口的解剖位置基本一致。

2. 七听诊区　四听诊区在解剖位置上虽与各瓣膜口相距较近，但在病理情况下无论是临床听诊或心音图记录常与其不一致。Luisada将心的听诊部位定为7个区（图13-100，101）。

（1）左心室听诊区：主要位于心尖区左右。向右扩延到第4、5肋间胸骨左缘20 mm，向外达腋前线。此区适于听取与左心室有关的心瓣膜杂音，如左房室瓣狭窄及关闭不全之杂音，左心室性第三心音，左心房性第四心音，第二心音的主动脉成分、主动脉瓣关闭不全和狭窄及主动脉瓣下狭窄之杂音等。

（2）右心室听诊区：包括胸骨下部，第4、5肋间胸骨左、右缘20 mm或更大一些的范围。此区主要听取与右心室有关的心瓣膜杂音，如左房室瓣狭窄和关闭不全之杂音、右心室性第三心音、右心房性第四心音、肺动脉瓣关闭不全和室间隔缺损等之杂音。

（3）左心房听诊区：左心房位于左心室的后上方。此区位于胸骨左缘第3、4肋软骨处，正常人左心房的心音图仅能记录到较弱的心音振动。此区有时可以记录到左房室瓣关闭不全之收缩杂音，或左房室瓣开放拍击音和左房室瓣收缩期杂音。

（4）右心房听诊区：正常右心房的体表投影在第4、5肋间隙胸骨右缘10~20mm附近，当左房室瓣关闭不全时右房明显扩大，投影位置可向右超过锁骨中线。左房室瓣关闭不全之收缩期杂音常在此区最响亮。

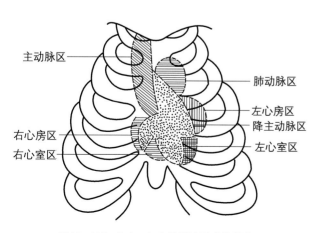

图13-100　Luisada心的听诊区（胸部）

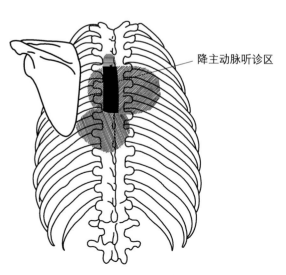

图13-101　Luisada心的听诊区（背部）

（5）主动脉听诊区：该区既包括主动脉瓣口本身，也包括主动脉根部和升主动脉所在的部位。其在胸部的体表投影范围；相当于胸骨左缘第3肋间及胸骨右缘第2肋间，也可扩展到胸骨右缘第1、3肋间，右胸锁关节及胸骨上凹处。胸骨左缘第3肋间听诊区即所谓Erb点或包特金区，即主动脉辅助听诊区或第二听诊区。该点比胸骨左缘第2肋间更接近主动脉瓣口且无肺组织遮盖，故第二心音的主动脉成分及某些主动脉瓣病变所引起之杂音和喷射音在这里更易听取。主动脉瓣狭窄伴升主动脉扩张音，收缩期杂音在胸骨柄、胸骨右缘第2肋间及胸骨上窝处比其他部位响亮。

（6）肺动脉听诊区：此区包括肺动脉瓣口本身，也包括肺动脉干。该区的中心是胸骨左缘第2肋间，上达左锁骨下第1肋间和左胸锁关节，下达胸骨左缘第3肋间，向后到第4、5胸椎旁20~30 mm处。此区主要听取肺动脉瓣狭窄及关闭不全、肺动脉高压和肺动脉扩张等引起的杂音、喷射性杂音及第二心音的肺动脉瓣成分。

（7）降主动脉听诊区：胸降主动脉的解剖位置在第2~10胸椎椎体间，后正中线以左20~30 mm处。胸前区可在胸骨左缘第4肋间处听取。主要听取主动脉狭窄、主动脉瘤及夹层动脉瘤杂音和主动脉瓣的杂音。

（周忠江　王月刚）

心导管术的应用解剖

心导管检查术和心血管造影术是临床上了解心血管系统有无形态异常和功能变化的重要检查方法，近年来在此基础上还发展了各种心血管疾病的介入治疗方法。

心及大血管在X线透视及平片上因阴影重叠，有时较难区分异常情况下心及大血管的形态。心血管造影及心导管检查可获得各心腔及大血管形态结构以及压力和血样资料，通过分析能准确了解心血管异常的结构及功能，从而为心血管疾病的进一步治疗提供有力的依据。

■ 心导管插管途径的应用解剖

心导管的插入，多通过外周动静脉。心腔的直接穿刺法目前床上已基本不用。左心系统一般采用动脉途径，少数可通过静脉途径经房间隔缺损或室间隔缺损入左心系统；右心系统则采用静脉途径。

动脉途经

1. 股动脉途径　由于穿刺器具的改进，目前多采用经皮股动脉穿刺，局部切开法已较少应用，除非有严重瘢痕或反复穿刺失败。腹股沟局部解剖结构如图13-102所示，髂前上棘与耻骨联合结节的连线即是腹股沟韧带在体表的投影位

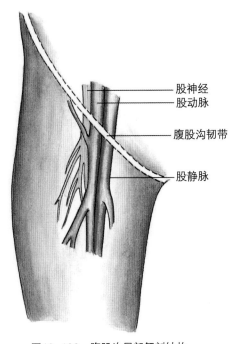

图13-102　腹股沟局部解剖结构

股神经
股动脉
腹股沟韧带
股静脉

置，皮肤皱褶在其上方10~30 mm处。股动脉在腹股沟韧带中点之下，即可扪及其搏动，有先天性主动脉缩窄或主动脉弓离断，或者主动脉夹层累及降主动脉及其分支的患者股动脉搏动会减弱。动脉穿刺点多选择在腹股沟韧带下方10~30 mm处，若穿刺点在韧带处或偏上方，会影响导管及鞘管的置入，插管后不易压迫止血，反而因止血不彻底导致血肿形成；若过于偏下，股动脉常发出分支且多行走在股静脉之上，造成穿刺困难或形成动静脉瘘。对于婴幼儿及肥胖患者，需抬高臀部，下肢稍外展，有利穿刺成功。扪清动脉走向，选择好穿刺点后，用2~3个手指按住动脉直接穿刺，或用手指在动脉两侧固定，在两指间穿刺。

导引钢丝或导管走向从股动脉逆向经髂外动脉、髂总动脉至腹主动脉，X线透视下可见导管位于脊柱椎体左侧，穿过膈肌水平至降主动脉，经主动脉弓达升主动脉，跨过主动脉瓣进入左心室。

近年发展起来的主动脉内支架植入术，由于所采用介入导管较粗，因此，常需切开股动脉，一般在髂前上棘与耻骨联合之间中点向下做纵向切口，来显露股动脉。

2. 肱动脉途径 在肘窝皮纹上20~50 mm，扪清窝内侧肱二头肌腱。该肌腱内侧即可触及肱动脉，其两侧各有静脉伴行，动脉内侧是正中神经，注意勿损伤（图13-103），穿刺插管方法

同股动脉，一般应前臂外展，即可扪及动脉搏动点。当穿刺法有困难时，可以采用肱动脉切开法插管。行左心导管检查或升主动脉及左心室造影时，应选择右肱动脉穿刺或切开，导管经右锁骨下动脉、右头臂干进入升主动脉；但若准备将导管送入胸主动脉或腹主动脉时，应选择左肱动脉穿刺或切开。这是因为导管经左锁骨下动脉易进入其下方的降主动脉。

穿刺失败时，可采用局部切开的方法，沿肱动脉走向，在肘关节皮纹上方做纵行或横行切口显露。

3. 桡动脉途径 多采用右桡动脉，穿刺桡动脉成功后置入动脉鞘管，沿钢丝将造影导管送入升主动脉。在左前斜位X线透视下操纵导管，将其送入左或右冠状动脉。目前桡动脉入路可以满足绝大多数的介入治疗要求，但是桡动脉穿刺也存在一些不利因素，如桡动脉直径相对较小，穿刺相对困难，处理复杂病变时，器械应用受到限制，且桡动脉容易出现痉挛等。

静脉途径

1. 股静脉途径 股静脉位于腹股沟韧带下10~30 mm、股动脉内侧5~10 mm处，与股动脉平行排列（图13-102）。穿刺点在股动脉偏内1横指多能成功。笔者等多采用从股动脉外侧进针穿入导管，越过动脉穿刺静脉，以减少误穿动脉的机会。股静脉经髂外静脉至髂总静脉，沿脊柱右

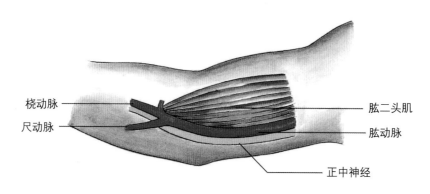

桡动脉 ——

尺动脉 ——

—— 肱二头肌

—— 肱动脉

—— 正中神经

图13-103 肱动脉局部解剖结构

缘进入上腔静脉，通过膈肌水平进入右房。

2. 肘部静脉途径　由于经股静脉途径能完成绝大多数的右心导管检查，肘部静脉途径已较少应用。但在右心房巨大、三尖瓣严重反流及重度肺动脉高压时，经上肢肘部静脉多能顺利完成右心导管检查。解剖位置及穿刺方法基本同肱动脉穿刺。

3. 颈部静脉途径　在电生理诊治中，常用颈内静脉穿刺置入电极导管至右心房、右心室。颈内静脉穿刺尤其是插入冠状静脉窦的最好途径。颈内静脉起自颅底，止于锁骨后第1肋内缘，在胸锁乳突肌锁骨头内缘深部与锁骨下静脉交汇入头臂静脉，再进入上腔静脉。由于右颈内静脉与头臂静脉及上腔静脉几乎成直线，且右胸膜较左侧低，故多采用右侧穿刺（图13-104）。穿刺时，头部左偏，抬高头部可见胸锁乳突肌胸骨头与锁骨头及锁骨形成一个三角形，穿刺点在胸锁乳突肌分叉点，针尖向同侧乳头或髂前上棘方向。在患者肩部加垫抬高颈部使后仰姿势，头部转向对

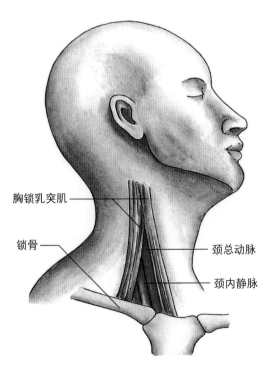

图13-104　右侧颈内静脉的解剖

（图中标注：胸锁乳突肌、锁骨、颈总动脉、颈内静脉）

侧，较易穿刺。穿刺时注意扪清内侧的颈内动脉，避免误穿。另外一种穿刺方法是选择胸锁乳突肌三角底边即锁骨边中点上方20 mm处，呈45°角向同侧乳头方向进针，也较易进入颈内静脉，但进针不能太深。

4. 锁骨下静脉途径　起搏器电极置入常采用该静脉途径。锁骨下静脉起始于第1肋外侧缘，是同侧腋静脉的延续，止于前斜角肌内侧缘，在胸锁关节后与颈内静脉交汇成头臂静脉，与锁骨下动脉之间由前斜角肌相隔。与第1肋在深面交叉后，走行于锁骨中内1/3后面，因此穿刺点常选择在锁骨中内1/3下面。常采用锁骨下穿刺法（图13-105）。在锁骨中内1/3交点锁骨下缘10 mm处，针夹指向胸骨上窝且与皮肤呈20~30°角，取头低位或垫高肩部有利于穿刺。主要并发症是气胸或血气胸。

5. 头静脉途径　右头静脉是置入永久起搏器电极的常用途径。头静脉在三角肌与胸大肌之间的三角沟内、筋膜下脂肪垫中，但头静脉走向变异较多，与锁骨下静脉交汇时夹角过小，导管较难进入右房，此时须选择锁骨下静脉途径。

■ 心导管术的心血管应用解剖

在X线影像中，心和大血管的各部位有重叠影且变异较大，且心脏病种类繁多，畸形复杂，须多角度观察。有时还需与其他检查方法如超声、MRI和CT等相互补充。

右心房

正位上心右缘下段为右心房，上、下端分别与上、下腔静脉相连。它与上腔静脉相连的交界点在透视下可以观察其特征性的"相反搏动点"，这是几乎不动的上腔静脉与有较弱搏动的右心房右缘的相接处域，则可判定即位于右心房腔内；而若导管先端位于膈下区域时，即位于膈下偏左或偏右时，则导管可能进入左、右肝静脉

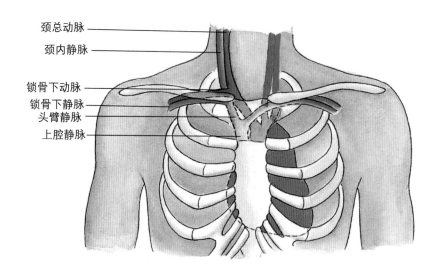

颈总动脉 ——

颈内静脉 ——

锁骨下动脉 ——
锁骨下静脉 ——
头臂静脉 ——
上腔静脉 ——

图13-105　右锁骨下静脉的解剖

内，此时应撤出导管。将右心房自上而下分为3等份即为右房上、中、下3部，房中区即为右心房右侧最凸出部位，房下部则应以深吸气时膈上10 mm处为标准。与右心房相关的几个结构如下。

1. 右心房耳部　为凸向胸椎左缘的一个近似三角形的结构，侧位偏前，与右心室流出道相叠。

2. 冠状静脉窦　位于右心房下方，下腔静脉左上方为冠状静脉窦右心房开口部，若导管沿此方向向左走行超过椎体达"心尖"部位（心中静脉）或"右心室流出道"左心缘处（心大静脉）后不能再前进，则很可能于冠状静脉窦内，测压显示低压改变或随心搏动出现波形，血氧饱和度亦低。导管不宜在此停留，以免出现心律失常。

3. 三尖瓣口　位于右心房左下方，瓣口呈卵圆形，大致相当于脊柱右缘第3~5或第6肋水平，显示为一凹陷的切迹（心房收缩期），导管在瓣口区域易引起期前收缩，若使导管前端稍呈弧形，则较易进入右心室。

右心室

导管经三尖瓣口即进入右心室腔。右心室似圆锥形，正位位于心影中央，侧位位于心影前方。右心室可分为流入道（三尖瓣口至心尖）、室中（心尖部区域）、流出道（心尖至肺动脉瓣下区域）3部分。在行右心导管检查时，需要从这3个部位抽取血氧标本。一般来讲，导管可经室中或沿右室流出道经肺动脉瓣送入主肺动脉。若导管先端顶住右心室壁（尤其在室中区域肌小梁较多部位或流出道室上嵴）时，往往引起室性期前收缩，或其他心律失常，应立即后撤导管，然后再重新推送。

肺动脉及其分支

在右心室与肺动脉瓣的交界处可见一浅凹陷，透视下可见其上、下缘搏动方向相反，此为右心室与主肺动脉的交界处。若导管超过此"相反搏动点"，即送达主肺动脉，随后可测量压力曲线与血氧含量，并可与心室数值相比较。进一步导管可送入左、右肺动脉干（相当于双侧肺门区域），并进而再向肺野中外带插入，直至嵌顿后可测"肺毛细血管压"。

肺静脉

导管进入右心系统时，只有当卵圆孔未闭或有房间隔缺损时，导管才能自右心房经过房间隔进入心房，从而逆行插入肺静脉，这可以从测压和血氧分析中确定。但当进行肺静脉楔形造影时，则必须将导管插入每一支肺静脉，并注入适量的造影剂，经过肺毛细管网逆行灌注充盈肺动脉，以了解肺动脉的发育情况，尤其适用于肺动脉闭锁或近于闭锁之先天性心脏病患者，以明确有无手术指征。

左心房

同导管进入肺静脉一样，只有当右心导管经房间隔缺损或卵圆孔未闭途径才能进入左心房，否则只有进行房间隔穿刺（用特殊的穿刺针等）才能进入。左心房是一个位于心影中央的类圆形的心腔，它不构成心缘，通过二尖瓣口与左心室相连通。由于导管很难进入左心房，一般并不进行左心房心导管及心血造影检查。

左心室

自动脉插入导管后，导管经主动脉瓣可进入左心室，在正位透视下观察，导管稍向左侧偏斜并指向心尖。左心室似斜卵圆形，侧位位于心影后部，心尖略向前偏移。左心室为流入道（为二尖瓣口至心尖）、心尖部和流出道（心尖至主动脉瓣口）。

主动脉

起自左室的主动脉瓣口，向前上右方上升走行，约长5.0 cm，为主动脉升部；升主动脉于第2胸肋关节处越过左主支气管向左后方弯曲，形成主动脉弓部；主动脉弓于第4胸椎椎体左侧沿脊柱下行达膈面为降主动脉，降主动脉经膈肌的主动脉裂孔（约第12胸椎前方）进入腹腔后称为腹主动脉，沿脊柱右侧走行，达第4腰椎水平分为左、右髂总动脉。

（周忠江　王月刚）

心血管CT与MRI检查

CT和MRI作为医学影像学的高新技术，近年来在心血管疾病的诊断中应用越来越多，特别是无创性冠状动脉CT血管造影技术（CTA）和无创性复杂先天性心脏病的MRI诊断技术、冠心病MRI心肌灌注和心肌活性扫描技术进步引人瞩目。随着CT技术的发展，从常规CT到320排螺旋CT，图像从断面到二维和三维重建，CT对心血管的形态诊断越趋于精确，冠状动脉CTA可清楚显示冠状动脉的3~4血管分支，对临床筛查冠心病提供极大帮助。MRI具有无创、软组织对比分辨率高，可任意方向成像和三维成像等优点，因此在复杂先天性心脏病的形态学检查和心功能的定量测定等方面有独到的诊断价值，另外，MRI心肌灌注和活性检查可对冠心病CTA发现的阳性患者进一步判断患者心肌缺血的程度和范围，以及缺血区内心肌有无坏死、坏死的程度和范围，指导临床选择合适的治疗方案。

■ 常规心血管CT检查的解剖基础

CT为横断面扫描，在此基础上可进行二维、三维重建。心血管CT扫描通常采用5 mm层厚的螺旋CT。常用的层面及其解剖特征如下。

1. 主动脉弓上层面　相当于第2、第3胸椎水平。气管居中，在其前方有5支大血管：其中2支静脉在动脉的前外方，在前方横行走向的是左头臂静脉，向右方与位于气管右前方的右头臂静脉汇合；3支动脉位于气管前方及左前方，从右向左依次为头臂干、左颈总动脉和左锁骨下动脉（图13-106）。

2. 主动脉弓层面　相当于第4、第5胸椎水平。气管居中，主动脉弓包绕其前、左侧方，上腔静脉位于气管右前方、主动脉弓右侧。在上腔静脉和主动脉弓与胸骨之间为胸骨后间隙和血管前间隙，胸腺位于血管前间隙内（图13-107）。

3. 心及大血管基部层面　相当于第7胸椎水平。心及大血管的基部被心包包绕，升主动脉呈圆形，位于中央，其右后方为上腔静脉和右心耳，左及左后方斜向走行的是肺动脉干，降主动脉位于胸椎左旁，在胸椎与降主动脉前方两个气体密度水平走行的分别为左、右主支气管，在左主支气管前方的为左肺静脉，后方的为左肺动脉（图13-108）。

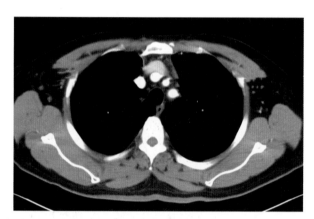

图13-106　主动脉弓上层面

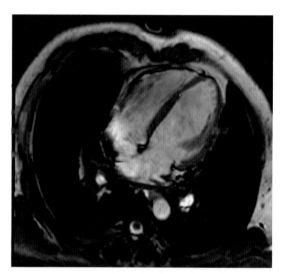

图13-107　MPR图像显示瓣膜及心室

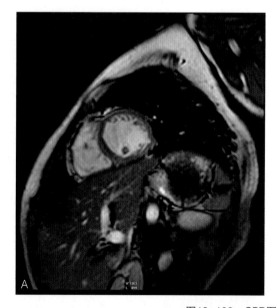

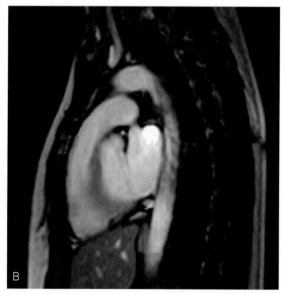

图13-108　CPR图像显示冠状动脉

A. CPR左冠状动脉展开图像；B. CPR右冠状动脉展开图像

4. 主动脉根部层面　相当于第7、第8胸椎水平。中央为升主动脉，呈圆形，其右侧和右前方为右心房，呈新月形或三角形，前方稍偏左为肺动脉圆锥，呈椭圆形，左侧为左心室，后方为左心房。椎体的左旁为降主动脉（图13-109）。

5. 四腔心层面　相当于第9胸椎水平。前为右心室，右为右心房，左为左心室，后为左心房。借助造影剂能很好地显示心肌和心腔，以及区分房、室间隔（图13-110）。

6. 心室层面　相当于第9、第10胸椎间隙水平。右前为右心室，左后为左心室。室间隔与额面近呈45°角（图13-111）。

■ 常规心血管MRI检查的解剖基础

由于心的长轴线与人体的长轴线不平行，前者向后者的前下与左倾斜，因此，采用多种扫描体位才能充分显示或获得正确的心血管解剖结构。常用的MRI扫描体位及其解剖特点如下。

1. 体轴横断面切层　扫描平面与身体长轴垂直，而与心脏长、短轴既不平行也不垂直。切面显示的是不典型的"四腔心"断面。左心室侧壁、前壁和室间隔相互延续移行，无明显分界，呈"V"形。前壁的断面为一斜切面，其厚度大于解剖实际厚度。切面与室间隔近于垂直，其厚

度与解剖学厚度相当。此切层不能显示室间隔长轴方位上的最大切面，只能显示左室短轴方位上的心室最大横径。但它与心的CT影像一致，因此，此层仍为观察心及大血管形态、结构、大血管相对位置的最基本切层（图13-112）。

2. 体轴冠状断面切层　扫描平面与身体冠状面平行。心的冠状断面切层与心的长轴间呈一向左前开放的夹角，各切面与室间隔呈一开向左腋后线方位的钝性夹角。冠状切面可恒定地显示左心室腔及左心室流出道、主动脉窦及升主动脉形态、位置，也可较好地显示左心房及右心房后部。由于此仍是一种心的短轴方位上的左心室斜切断面，因此，左心室壁厚度与心室腔内径要大于实际的解剖正切径值。升主动脉和主肺动脉的

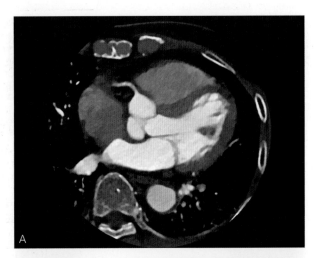

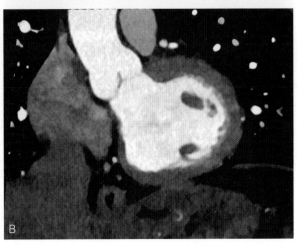

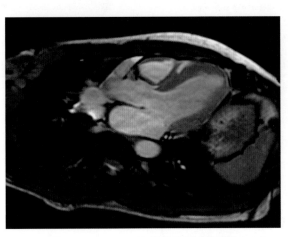

图13-109　ThinMIP图像显示冠状动脉

图13-110　主动脉弓层面

左、右径相当或稍大于相应的解剖横径。此切面可用于观察心房与内脏、心房与心室、心室与大血管的连接关系（图13-113）。

3. 右前斜心长轴断面切层（两腔心）　以体轴横断面切层为定位基础，平行室间隔方向倾斜扫描。同一切层可同时显示右心房和右心室，或左心房和左心室，左心室前、后壁呈"<"形汇合

于心尖部。此外，也可清晰显示左心室流出道、主动脉根部、右肺动脉、左肺动脉、后组乳头肌等，所获得的图像与右前斜位30°的心血管造影像相似（图13-114）。能准确地测量左心室长轴和短轴，计算心功能。快速成像序列可观察二尖瓣、三尖瓣的功能变化。

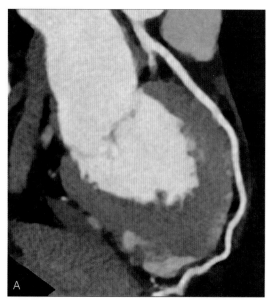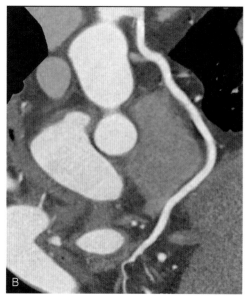

图13-111　心及大血管基部层面

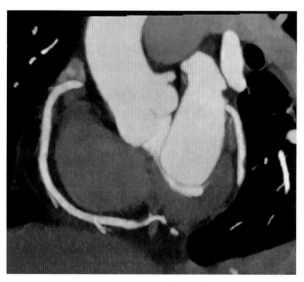

图13-112　主动脉根部层面

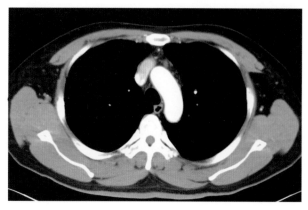

图13-113　四腔心层面

4．平行心膈面心长轴断面切层（四腔心） 以右前斜平行于室间隔长轴断面为基础，中心线通过主动脉根部与心尖，垂直于室间隔倾斜扫描。此切层是典型的四腔心切面，它能很好地显示房间隔和室间隔、二尖瓣和三尖瓣口、左心室前壁、侧壁以及心尖、心底部心肌（图13-115），还能较好地显示左右心室流出道、升主动脉与主肺动脉。它与超声心动图剑突下"四腔心"切面图像基本相似。经过心室腔最大切面的切层显示的左、右心室壁和室间隔厚度，左、右心室腔最大长径、横径均为标准解剖径值。

5．左前斜心室短轴断面切层 以体轴横断面切层为定位基础，垂直室间隔方向倾斜扫描。与左前斜60°的心血管造影像基本相似。在同一层面上，房室间隔将左、右心房或左、右心室对称地隔开，能很好地显示房、室间隔，左、右心房和心室，心肌前、侧、下和后壁，也是显示主动脉升、弓降部及其分支的最佳体位（图13-116）。

6．心脏电影 根据重点显示解剖位置的需要，参照前述各扫描方位最佳角度和方向做心脏电影（即一个心动周期的动态扫描）。最常用的位置是"四腔心"，可在心脏最大舒张期和收缩期测心肌、室间隔、心腔各径值，计算左心收缩功能（图13-117）。也可平行于左、右心室流入或流出道，观察瓣膜功能，较好地显示有无收缩期狭窄引起的血液湍流及舒张期关闭不全引起的血液反流。

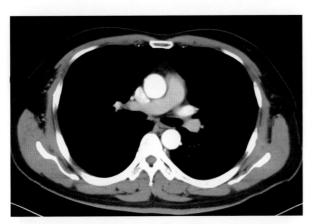

图13-114 心室层面

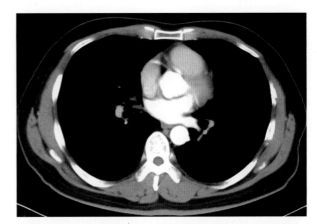

图13-115 体轴横断面切层

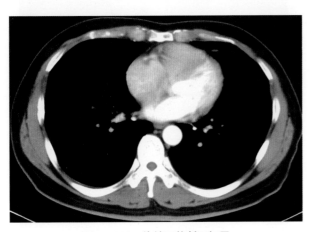

图13-116 体轴冠状断面切层

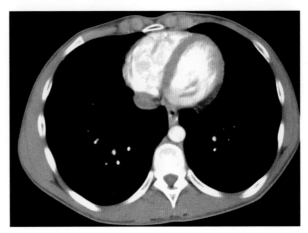

图13-117 右前斜心长轴断面切层。左心房和左心室

■ 冠状动脉CTA检查的解剖基础

心脏、冠状动脉CT检查要求患者心率平稳、规则，心率<70次/分（口服美托洛尔50 mg，酌情增减），患者屏气扫描，扫描范围：自气管分叉下缘至心脏膈面，平扫期用来测冠状动脉钙化积分，经肘前静脉注入造影剂后，进行造影剂跟踪扫描，发现造影剂抵达靶区后，立即启动增强扫描，扫描后获得心脏、冠状动脉区域的三维增强数据，数据常用多平面重建（MPR）、曲面重建（CPR）、薄层最大密度投影（ThinMIP）和容积漫游技术（VRT）后处理获得临床需要的各种图像。

1. MPR　主要用来观察心室形态、心瓣膜及心包情况，结合临床需要做斜位、双斜位重建，得到左心室长轴、短轴或四腔位图像（图13-118）。

2. CPR　主要用来显示扭曲血管全程走行，需要沿着冠状动脉行径手画曲面，重建后整条血管在平面上展开（图13-119）。

3. ThinMIP　是常用的显示冠状动脉形态的方法，但无法显示血管全程（图13-120）。

4. VRT　可以用灰阶或彩色显示，可直观地显示冠状动脉狭窄及钙化斑块，有常用的几个分段显示左冠状动脉或右冠状动脉的角度和位置，如左后斜加头位、右前斜加头位、反蜘蛛位、足位、正位等（图13-121）。

■ 心脏MRI特殊检查

心脏MRI检查强调"一站式"检查，即根据心脏病病种不同，利用不同技术的扫描序列组合

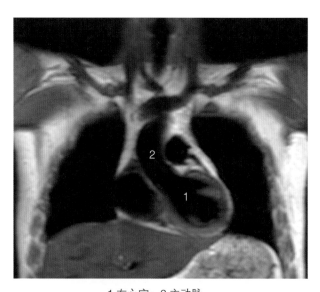

1.左心室；2.主动脉。

图13-119　左前斜心室短轴断面切层

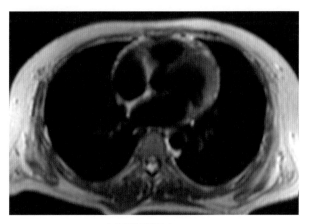

室间隔厚度5.8 mm。

图13-118　平行心膈面心长轴断面切层

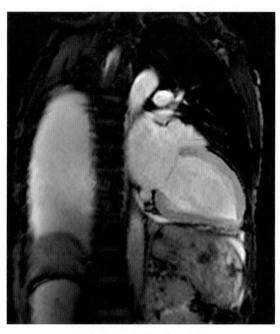

图13-120　四腔心心脏电影

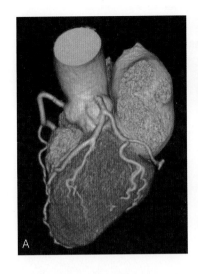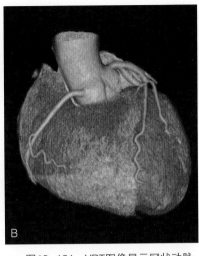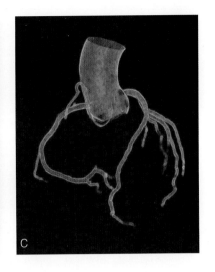

图13-121　VRT图像显示冠状动脉

A.VRT图像显示左冠状动脉主干及其分支；B. VRT图像显示右冠状动脉近中段及部分左冠状动脉；C.TAVI图像显示主动脉根部冠状窦、左右冠状动脉主干及分支

从心脏形态、功能（电影）、心肌灌注或活性、血管成像等方面完整显示心脏的改变。最常用的两个组合是检查冠心病的侧重点在心肌的"一站式"检查菜单和检查先天性心脏病等的侧重点在形态功能改变"一站式"检查菜单。

冠心病"一站式"检查的通常扫描顺序

1. 形态扫描　可以用"白血"或"黑血"模式显示心腔和室壁的改变（图13-122）。

2. 电影扫描　选择显示病变最佳的扫描方位进行一个心动周期的动态扫描（图13-123），直观显示室壁瘤或评估心功能。

3. 心肌灌注扫描　显示心肌毛细血管床的灌注情况，缺血心肌表现为低信号区（图13-124）。

4. 心肌活性扫描　显示心肌有无坏死、坏死心肌的透壁程度和范围，坏死心肌表现为高信号区（图13-125）。

先心病"一站式"检查的通常扫描顺序

1. 形态扫描　可以用"白血"或"黑血"模式显示心腔和室壁的基本形态改变（图13-126）。

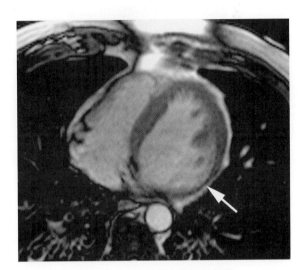

图13-122　冠心病心脏形态扫描

体轴横断面"白血"扫描模式显示：左心室稍扩大，左心室侧后壁心肌变薄（箭头所示）

2. 电影扫描　选择显示病变最佳的扫描方位进行一个心动周期的动态扫描（图13-127），进一步显示先天缺损或瓣膜狭窄、关闭不全等。

3. 增强MR血管成像扫描　心脏和胸部大血管的三维成像，通过后处理可以从任意方向、角度、扫描平面来显示心血管的形态改变（图13-128）。

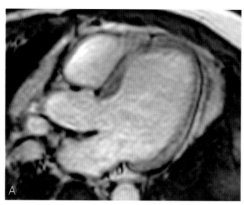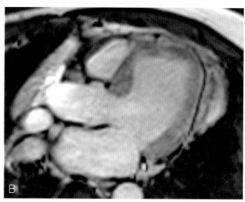

图13-123　心肌梗死心脏电影扫描（四腔位心脏电影扫描显示）

A.舒张期，左心室略增大，室间隔中段变薄；B.收缩期，左心室收缩功能下降，室间隔上段及前壁、后壁心肌增厚，而室间隔下段未见增厚

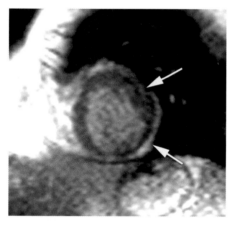

图13-124　冠心病心肌灌注扫描。与图13-122为同一患者，左室短轴位心肌灌注扫描显示左室侧后壁心肌缺血，呈低信号改变（箭头所示）

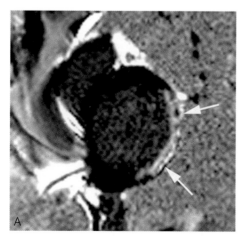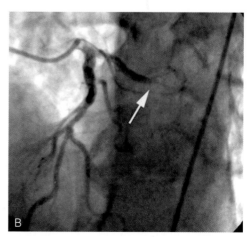

图13-125　冠心病心肌活性扫描及冠状动脉造影（同一患者）

A.左心室短轴位心肌活性扫描显示左心室侧后壁心肌坏死，呈高信号改变，坏死程度近于透壁（箭头所示）；B.冠状动脉造影证实左冠状动脉回旋支中段99%狭窄（箭头所示）

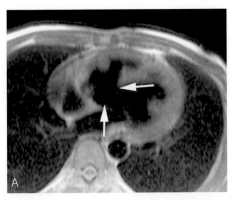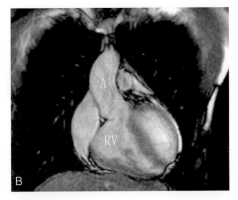

图13-126　法洛四联症心脏形态扫描

A.体轴横断面"黑血"扫描模式显示室间隔膜部缺损（箭头所示）；B.同一患者，体轴冠状面"白血"扫描模式显示主动脉骑跨于室间隔上，右心室部分血流直接进入主动脉

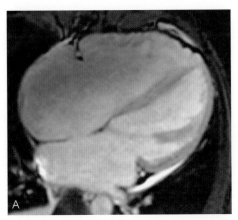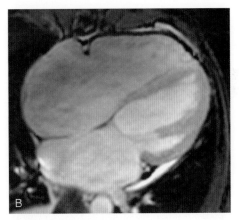

图13-127　房间隔缺损心脏电影扫描（四腔位心脏电影扫描）

A.舒张期，可见房间隔缺损和右心房扩大；B.收缩期，房间隔缺损表现同前

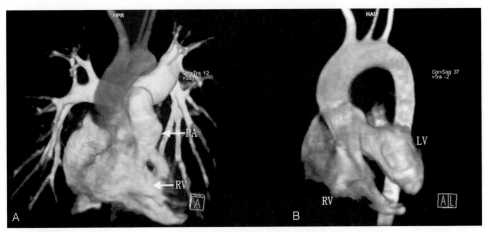

图13-128　法洛四联症MR血管造影

A.肺动脉早期血管造影显示：右心室充满造影剂，肺动脉显影良好，无明显狭窄，主动脉亦显影，造影剂略淡，说明右心室部分造影剂直接进入主动脉；B.主动脉期血管造影显示：主动脉骑跨于室间隔之上，同时接受来自左、右心室的血液，骑跨率约30%

（吴元魁）

心血管的超声心动图检查

超声心动图（echocardiography）是应用超声波原理来检测心脏结构和功能的一种无损伤心脏检查方法。目前临床上常用的有M型超声心动图、二维超声心动图和多普勒超声心动图及心脏声学造影术。前两种主要研究心脏及大血管的解剖结构和功能，而后两种主要研究心脏及大血管中血流的走向、流速和血液的分布情况等。本节主要介绍M型超声心动图和二维超声心动图检查的解剖学特点。

■ M型超声心动图

M型超声心动图是记录声束方向上（即一维方向上）心脏各层组织反射回波形成的运动-时间图，即一种能显示界面厚度、距离、活动方向与速度和心动周期关系的曲线。主要用于心脏和大血管腔径的测量，以及对其形态和功能的改变进行评价。常用的探查部位是心前区，其他部位如剑突下区和胸骨上凹区不常用。

常用探测区

常在胸骨左缘和左锁骨中线之间、第2~4肋间范围内。沿心脏的长轴（心尖至心底部中点之间的连线）方向，进行扫查，其扫查波群曲线的解剖特点如下。

1. 心尖波群（1区）　此处腔室径小，主要观察室壁的厚度及其运动情况（图13-129）。

2. 心室波群（2a区）（图13-130）　在胸骨左缘2~3 cm的第3或第4肋间扫查，所得波群自前胸至后背依次为胸壁、右心室前壁、右心室腔、室间隔、左心室腔、二尖瓣腱索和左心室后壁（图13-131）。其中腱索水平的心室波群为标准的心室探测部位，主要测量收缩期和舒张期心室壁、室间隔的厚度，心腔（尤其是左心室腔）的内径，从而进一步计算心室的收缩和舒张功能。

3. 二尖瓣波群（2b、3区）（图13-131）　在胸骨左缘1~2 cm的第2或第3肋间扫查，所得波群由前至后依次为胸壁、右心室前壁、右

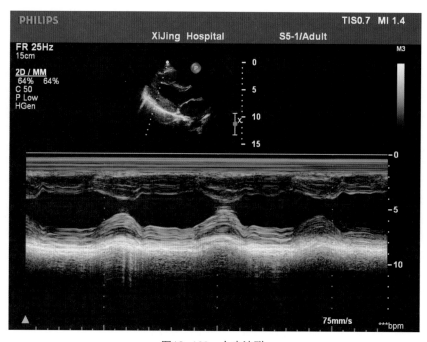

图13-129　心尖波群

心室腔、室间隔、左心室流出道、二尖瓣前叶。在2b区时二尖瓣前叶之后为二尖瓣后叶及其左心房后壁；在3区时二尖瓣前叶之后为左心房及其后壁（图13-131）。在本区内主要可探查到二尖瓣

前叶的活动情况。正常人二尖瓣前叶在舒张期呈双峰状，后叶的活动与前叶呈镜向关系。二尖瓣狭窄时，二尖瓣前叶呈典型的"城墙样"改变。

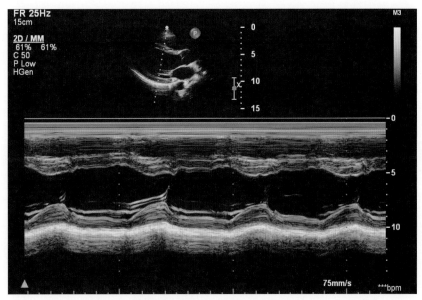

图13-130　心室波群（2a区）

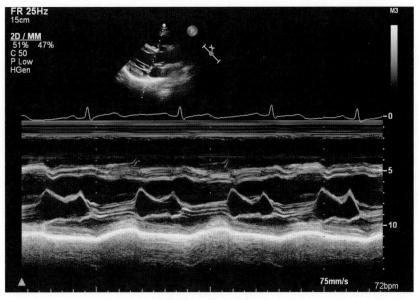

图13-131　二尖瓣群

4. 心底波群（4区）（图13-132） 亦称主动脉根部曲线。在胸骨左缘1~1.5 cm的第2或第3肋间扫查，探头略向后、内、上方，所得波群从前至后依次为胸壁、右心室前壁、右心室流出道、主动脉前壁、主动脉腔、主动脉瓣、主动脉后壁、左心房前壁、左心房腔及其后壁（图13-132）。在该区主要测量主动脉根部的内、外径及主动脉瓣的活动情况。正常人主动脉瓣叶收缩期开放曲线呈六边形盒状，舒张期呈一闭合单线。主动脉瓣狭窄时，瓣膜回声增强、瓣叶增厚、开放受限，主动脉瓣关闭不全时，关闭线呈双线，间距>1 mm。

5. 三尖瓣波群（5区）（图13-133） 探头于胸骨左缘第3、4肋间，方向稍向内斜。主要结构自前至后依次为胸壁、右心室前壁、右心室流出道、三尖瓣、右心房、房间隔、左心房及左心房后壁（图13-133）。主要观察三尖瓣的活动情况。

6. 肺动脉瓣波群（6区）（图13-134） 在4区位探头指向左上方。所得波群依次为胸壁、主肺动脉前壁、肺动脉腔、肺动脉瓣、肺动脉后壁、左心房前壁、左心房腔和左心房后壁（图13-134）。一般只能显示肺动脉瓣后叶曲线，在声窗十分理想的受检者可显示与主动脉瓣类似的完整M型图像，肺动脉瓣前叶与后叶呈相反方向运动，收缩期开放呈一六边盒状，舒张期关闭呈一闭合线。在心电图P波稍后处闭合线有一向下的凹陷运动，称为a波，为右心房收缩所改。肺动脉高压时a波变浅或消失；肺动脉瓣狭窄时，a凹加深。

其他探测区有：①剑突下区。将探头置于剑突下区，方向斜向左后上方，可得波群自前下至后上依次为右心室前侧壁、右心室腔、三尖瓣环或三尖瓣、房间隔、二尖瓣环或二尖瓣、左心房腔和左心房后壁。主要观察三尖瓣的活动情况。②胸骨上凹区。探头置于胸骨上凹内，可扫查心脏上下方位上的解剖关系，所得波群自上而下依次为主动脉弓、右肺动脉和左心房，重点可观察有无主动脉弓狭窄、扩张、夹层等。

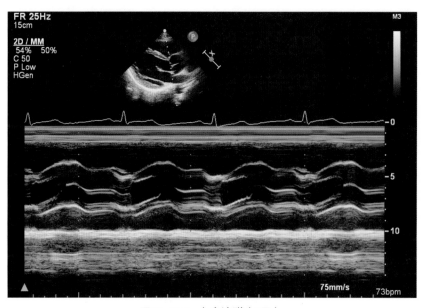

图13-132　心底波群（4区）

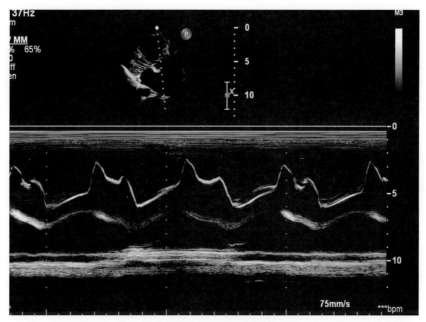

图13-133　三尖瓣波群

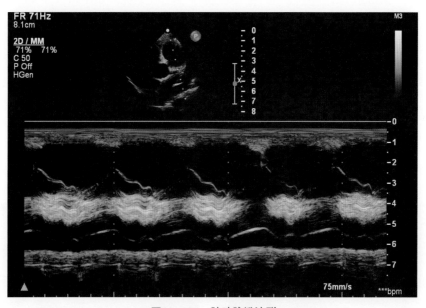

图13-134　肺动脉瓣波群

■ 二维超声心动图

二维超声心动图也称扇形扫描超声，通过对心脏不同方位的"切割"获得心脏的不同扇形切面来了解心内部的结构。常用的基本切面、解剖特点及临床应用价值如下。

胸骨旁切面

1. 胸骨旁左心室长轴切面　使声束扫描平面与心脏长轴或左心室长轴大致平行。显示结构主要有右心室前壁、右心室流出道、主动脉根部和室间隔、主动脉瓣（右冠瓣和无冠瓣）、左心室二尖瓣、左心房腔、左心房后壁和胸主动脉（图13-135）。此切面常作为标准切面进行M型超声扫描。在临床上的重要价值是：①观察心腔形态，判断右心室、左心室及心房是否扩大；②观察主动脉根部有无增宽，Valsalva窦有无扩张，主动脉壁有无剥离；③观察二尖瓣装置有无异常，瓣叶的活动幅度及开口大小，有无脱垂（包括连枷现象），是否增厚，反射强度如何及有无赘生物形成等；④观察主动脉瓣的反射强度、厚度、开口幅度，有无连枷现象，有无赘生物等；⑤视主动脉前壁与室间隔的连续完整性，有无中断及骑跨等；⑥主动脉后壁与二尖瓣前叶延续关系；⑦探查心壁厚度，特别是室间隔与左心室后壁厚度比例，有无增厚及因肌性隆起导致的左心室流出道狭窄；⑧测定室间隔的活动幅度、方向及与左心室后壁运动的对应情况，确定为同向或逆向运动同；⑨注意心室壁有无节段性运动异常；⑩注意冠状静脉窦有无增粗；⑪观察心内有无异常反射，如黏液瘤、血栓形成、左心室的异位腱索及三房心的隔膜等；⑫心外有无异常反射，如心包积液与肿块等；⑬测定心腔直径大小，计算容量与心脏排血功能等。

2. 胸骨旁短轴切面

（1）心底短轴切面：又称主动脉水平短轴切面，探头置于胸骨左缘第2、3肋间，使声束与左心室长轴垂直。该切面显示结构为右心室前壁、右心室流出道、主动脉根部横截面、主肺动脉、肺动脉瓣、左心耳、左心房、房间隔、右心房、三尖瓣、右心室及左冠状动脉主干。切面稍向上倾斜，可见肺动脉主干及其左、右分支（图13-136）。

此图像可观察内容如下：①观察主动脉根部形态，有无扩张，Valsalva窦及动脉夹层形成；②右心室及右心室流出道有无增宽及狭窄，左、右心房有无扩大，其内有无肿块；③观察主动脉瓣的形态、厚度、活动度，有无二叶或四叶畸形；④观察三尖瓣及肺动脉瓣的形态及活动情况；⑤注意肺动脉干有无增宽或狭窄，左、右分支的内径、位置有无异常；⑥左、右冠状动脉显示是否清晰，主干有无狭窄，有无动脉局限性扩张；⑦主动脉根部与肺动脉间有无瘘管，肺动脉分支与降主动脉间有无交通。

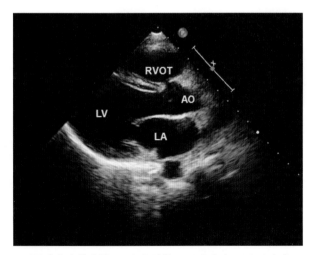

RVOT.右心室流出道；AO.主动脉；LV.左心室；LA.左心房。

图13-135　左心室长轴切面

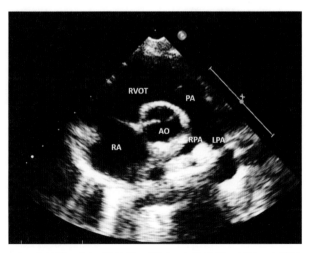

AO.主动脉；PA.肺动脉；RPA.右肺动脉；LPA.左肺动脉；RA.右心房；RVOT.右心室流出道。

图13-136　心底短轴切面

（2）二尖瓣水平短轴切面：探头在胸骨旁左侧第2、3肋间，方向同上述切面，稍向下倾斜。该切面显示结构有二尖瓣的前、后瓣叶横截面、左心室流出道、室间隔、左心室游离壁及右心室，是观察二尖瓣叶形态、面积和室壁厚度及室壁运动的重要切面（图13-137）。

此图像可观察内容如下：①观察心脏形态，左、右心室腔的大小及其比例；②观察室间隔厚度、活动度、走向与弯曲度，有无连续中段；③观察二尖瓣的形态活动，有无狭窄、脱垂、瓣裂等情况，并测定瓣口面积；④视心腔内有无肿块，心外有无积液；⑤局部心壁有无节段性运动异常。

（3）乳头肌水平短轴切面：在二尖瓣水平短轴切面基础上将探头向左下倾斜。显示的结构主要有左心室腔，左心室的前、侧、下后和下壁，室间隔以及右心室腔，左心室腔内两组乳头肌。正常时，左心室前外侧乳头肌位于该切面的"4~5点"处，后内侧乳头肌位于"7~8点"处（图13-138）。

此图像可观察内容如下：①左、右心室内径；②室间隔、左室壁厚度及局部心肌运动状态；③评价乳头肌功能等。

心尖部

1. 心尖四腔心切面　探头水平置于心尖部，指向患者右肩胛骨。该切面可显示左右心房及心室、室间隔、房间隔、二尖瓣、三尖瓣及肺静脉入口（图13-139）。心尖四腔心切面在二维超声心动图检查中非常重要，其主要观察内容如下：①观察各房室腔的大小与形态，测量左、右心室长轴及横径的长度，并测定心功能；②探查室间隔回声的连续性，视有无连续中断并注意观察缺损的类型；③观察两侧房室瓣的形态、厚度、活动度、开口大小、腱索、乳头肌有无异常；④探查两侧瓣叶附着位置是否异常，瓣叶有无瓣裂、脱垂、穿孔及骑跨；⑤观测室壁的厚度及活动情况，视有无阶段性运动异常及室壁膨出；⑥观察四支肺静脉是否回流入左房，有无存在部分或完全性畸形引流；⑦确定心房的方位，心房与心室的对位关系等；⑧注意心腔内有无肿块（黏液瘤及血栓等）。

2. 心尖五腔心切面　在心尖四腔心切面基础上将探头向上倾斜或略顺时针转动，扫描平面经过主动脉根部，使四腔之间又出现一半环形主动脉口，即心尖五腔心切面。该切面可显示左、右心房及心室、室间隔、房间隔、二尖瓣、三尖瓣及肺静脉入口。

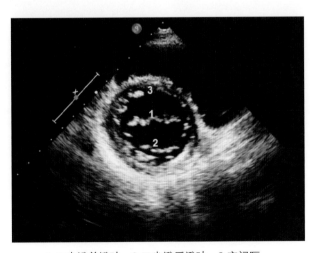

1.二尖瓣前瓣叶；2.二尖瓣后瓣叶；3.室间隔。

图13-137　二尖瓣水平短轴切面

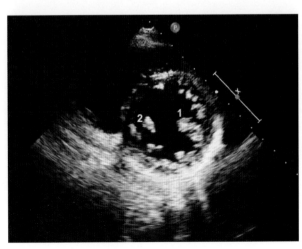

1.外侧乳头肌；2.内侧乳头肌。

图13-138　乳头肌水平短轴切面

此图像的作用主要用于：①观察主动脉瓣瓣叶活动情况，是否存在反流；②观察左心室流出道，判断其是否存在狭窄和二尖瓣叶的收缩期前向运动；③室间隔膜部，可评估是否存在室间隔缺损，或者膜部间隔瘤的形成，并观察是否存在室水平的左向右分流。

3. 心尖左心室两腔心切面　探头在心尖四腔切面基础上，逆时针旋转90°。此切面可显示左心室流出道、左心房、二尖瓣、左心室及其前壁、下后壁（图13-140）。主要观察左心室长径、室壁厚度和运动幅度等。

此图像的作用在于：①观察左心室的长径，估计其大小并进一步计测心功能；②探测心壁厚度、活动度，观察有无阶段性运动异常及局部室壁膨出；③确定二尖瓣口血流频谱和彩色多普勒血流成像的变化，测定二尖瓣狭窄和关闭不全的程度。

剑突下

1. 剑突下四腔心切面　探头置于剑突下，指向左肩。此切面显示四个心腔、室间隔、房间隔、三尖瓣、二尖瓣及肝左叶（图13-141）。

此图的意义与前述的心尖四腔图相似，但重点观察以下内容：①观察房间隔的连续性，有无中断（缺损）及其部位、类型和长度；②房间隔向哪侧膨胀突出，有无波动及其与心脏舒缩的关系；③室壁特别是心尖部的活动状态，有无减低或矛盾运动及局限性室壁膨出；④肺静脉回流入口部位及其与左心房的关系，亦可观察上腔静脉与右心房的连接关系；⑤探测肺静脉、腔静脉回心血流及左、右心房间有无分流；⑥房室形态结构和二、三尖瓣的开放状态；⑦评价心房与心室的对位关系。

2. 剑突下二房心切面　探头置于剑突下，指向左上。此切面可显示左、右心房，房间隔，肺静脉与左房的关系。是判断房间隔缺损部位、肺静脉畸形引流等的极佳部位（图13-142）。

3. 剑突下下腔静脉长轴切面　探头置于剑突下，偏向右侧，与下腔静脉长轴平行。该切面显示下腔静脉肝段、肝静脉、下腔静脉入口、右心房、三尖瓣和右心室（图13-143）。

此图的作用如下：①观察下腔静脉及肝静脉有无扩张（淤血所致）及搏动现象；②注意有无下腔静脉闭塞；③观察右心房壁与膈肌间有无较

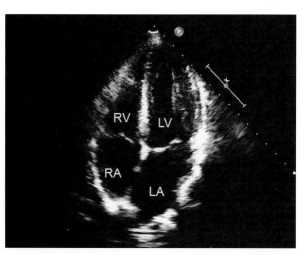

RV.右心室；LV.左心室；RA.右心房；LA.左心房。

图13-139　心尖四腔心切面

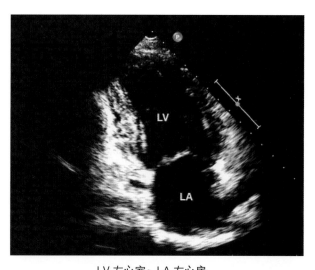

LV.左心室；LA.左心房。

图13-140　心尖左心两腔心切面

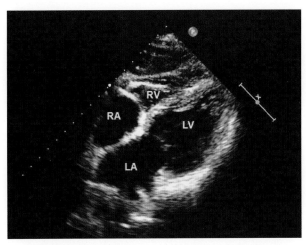

RV.右心室；RA.右心房；LV.左心室；LA.左心房。

图13-141 剑突下四腔心切面

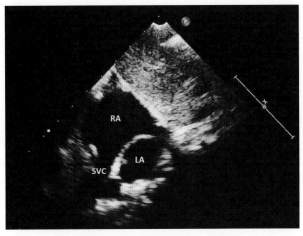

RA.右心房；LA.左心房；SVC.上腔静脉。

图13-142 剑突下二房心切面

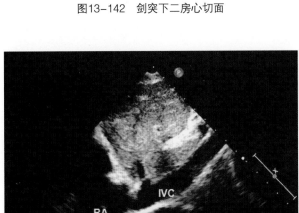

IVC.下腔静脉；RA.右心房；LA.左心房。

图13-143 下腔静脉长轴切面

窄的回声带，借以诊断少量心包积液；④声学造影时，观察有无造影剂反射向下腔静脉及肝静脉反流，并注意其出现的时间和心动周期的关系。

4. 剑突下主动脉短轴切面 在剑突下四腔心切面基础上，探头向上倾斜。此切面显示右心室、左心室、右心房、主动脉、肺动脉主干和右肺动脉。主要观察主动脉和肺动脉的位置关系（图13-144）。

胸骨上窝

1. 主动脉弓长轴切面 探头置于胸骨上窝，探测平面与主动脉弓走行平行。此切面显示升主动脉、主动脉弓、降主动脉、主动脉弓上的大动脉分支（即头臂干、左颈总动脉和左锁骨下动脉）、右肺动脉横切面（图13-145）。

2. 主动脉弓短轴切面 探头位置同上，逆时钟旋转90°。此切面可显示主动脉弓、肺动脉干、右肺动脉及其分支及上腔静脉等。

此上两个切面在观察时应相互对照，做连贯性扫查。其目的在于了解以下情况：①确定主动脉各节段的宽度，有无缩窄或主动脉夹层形成；②确定主动脉弓的走向、方位，有无畸形与转位

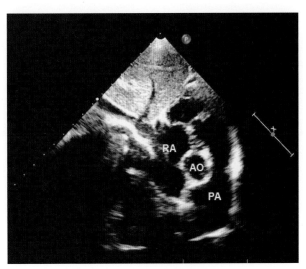

RA.右心房；AO.主动脉；PA.肺动脉主干。

图13-144 主动脉短轴切面

等；③测定肺动脉干及右肺动脉宽度；④观察上腔静脉有无增宽或梗阻；⑤探查有无动脉导管未闭；⑥探查主动脉弓左旁有无异常管道，排除左位上腔静脉和肺静脉畸形引流。

3.肺动脉及左肺动脉切面　在主脉弓长轴切面基础上将探头向左下倾斜。该切面主要显示肺动脉分叉部及左肺动脉分支，是观察左肺动脉发育情况及有无动脉导管未闭的重要切面。

■ 彩色多普勒

二尖瓣口血流

取心尖四腔或心尖两腔切面，取样框置于二尖瓣口，舒张期左心室出现宽阔的红色血流信号，瓣尖处流速最快，红色明亮，边缘流速较慢，红色暗淡；收缩期左房出现反向的蓝色血流信号，属于二尖瓣反流（图13-146，147）。

主动脉瓣口血流

取心尖五腔切面，取样框置于主动脉瓣口，收缩期左心室流入道出现蓝色血流信号；舒张期左心室出现红色血流信号，属于主动脉瓣反流（图13-148）。

三尖瓣口血流

取心尖四腔或心尖两腔切面，取样框置于三尖瓣口；舒张期右心室出现宽阔的红色血流信号，瓣尖处流速最快，红色明亮，边缘流速较慢，红色暗淡；收缩期右心房出现反向蓝色血流信号，属于三尖瓣反流（图13-149，150）。

肺动脉瓣口血流

取肺动脉长轴切面，取样框置于肺动脉瓣口，收缩期主肺动脉蓝色血流信号充盈；舒张期右心室出现反向红色血流信号，属于肺动脉瓣反流（图13-151，152）。

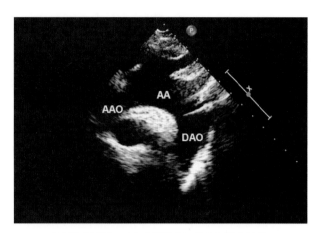

AAO.升主动脉；AA.主动脉弓；DAO.降主动脉。

图13-145　主动脉弓长轴切面

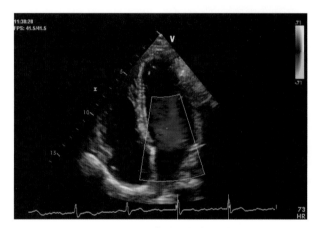

图13-146　二尖瓣口血流（1）

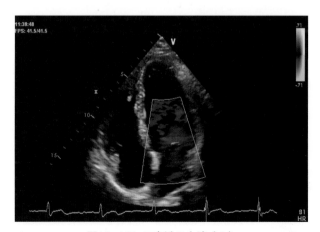

图13-147　二尖瓣口血流（2）

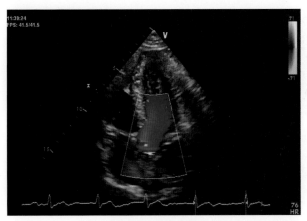

图13-148 主动脉瓣口血流

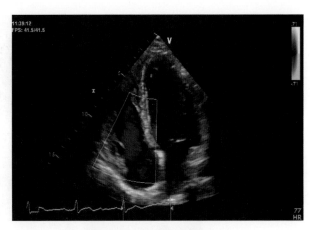

图13-149 三尖瓣口血流（1）

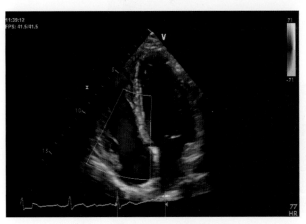

图13-150 三尖瓣口血流（2）

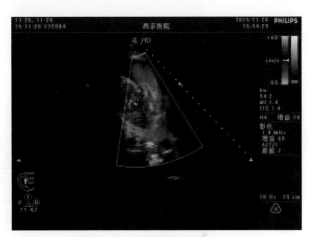

图13-151 肺动脉瓣口血流（1）

■ 频谱多普勒

左心系统频谱多普勒

1. 左心室流入道（二尖瓣尖下）血流频谱（图13-153） 取心尖四腔切面或心尖两腔切面，取样容积置于二尖瓣尖下，舒张期可得正向双峰窄频带波形。正常参考值：最大血流速度60~130 cm/s（成人），80~140 cm/s（儿童）。

2. 左心室流出道血流频谱（图13-154） 取心尖五腔切面，取样容积置于主动脉瓣下，收缩期负向单峰窄频带波形。正常参考值：最大血流速度70~110 cm/s（成人），70~120 cm/s（儿童）。

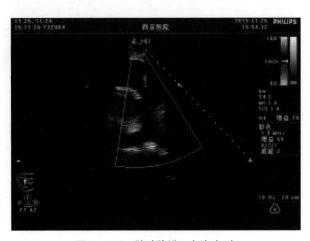

图13-152 肺动脉瓣口血流（2）

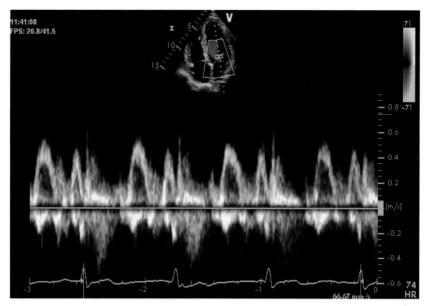

图13-153　左心室流入道

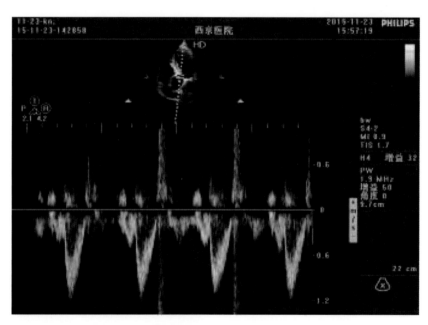

图13-154　左心室流出道

3. 升主动脉（主动脉瓣上）血流频谱（图13-155）　取心尖五腔切面或胸骨上凹升主动脉长轴切面，取样容积置于主动脉瓣上，收缩期负向单峰窄频带波形。正常参考值：最大血流速度100~170 cm/s（成人），120~180 cm/s（儿童）。

右心系统频谱多普勒

1. 右心室流入道（三尖瓣下）血流频谱（图13-156）　取心尖四腔切面，取样容积置于三尖瓣下，舒张期正向双峰窄频带波形。正常参

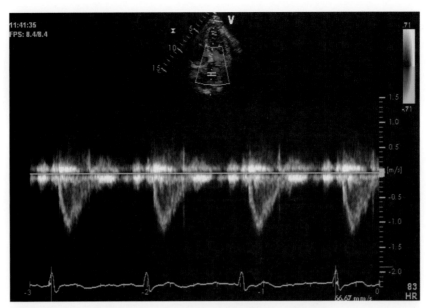

图13-155 升主动脉（主动脉瓣上）血流频谱

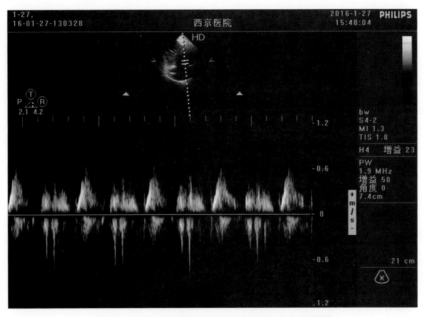

图13-156 右心室流入道（三尖瓣下）血流频谱

考值：最大血流速度30~70 cm/s（成人），50~80 cm/s（儿童）。

2. 右心室流出道血流频谱（图13-157）取右心室流出道切面，取样容积置于肺动脉瓣下，收缩期负向单峰窄频带波形，正常参考值：最大血流速度60~90 cm/s（成人），50~80 cm/s（儿童）。

3. 主肺动脉（肺动脉瓣上）血流频谱（图13-158）取肺动脉长轴切面，取样容积置于肺动脉瓣上，收缩期负向单峰窄频带波形。正常参考值：最大血流速度60~90 cm/s（成人），70~110 cm/s（儿童）。

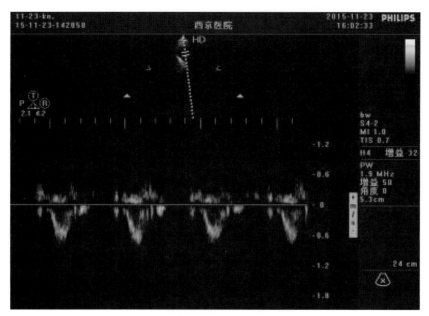

图13-157 右心室流出道血流频谱

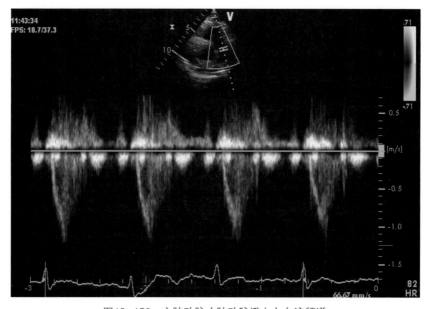

图13-158 主肺动脉（肺动脉瓣上）血流频谱

心脏相关静脉血流频谱

1. 上腔静脉血流频谱（图13-159） 取胸骨上凹主动脉短轴切面，取样容积置于上腔静脉管中央，收缩期和舒张期负向双峰窄频带波形。频谱峰值受呼吸影响，吸气时加快，呼气时减低，

正常参考值：最大血流速度28~80 cm/s。

2. 下腔静脉血流频谱（图13-160） 取剑突下下腔静脉长轴切面，取样容积置于下腔静脉管中央近右房入口处，负向或正向双峰窄频带波形。频谱峰值受呼吸影响，吸气时加快，呼气时减低。正常参考值：最大血流速度28~80 cm/s。

3. 肺静脉血流频谱（图13-161）　取心尖四腔切面，取样容积置于右上肺静脉距离开口2 cm处，收缩期和舒张期正向双峰窄频带波形。频谱峰值受呼吸影响较小。正常参考值：最大血流速度40~60 cm/s。

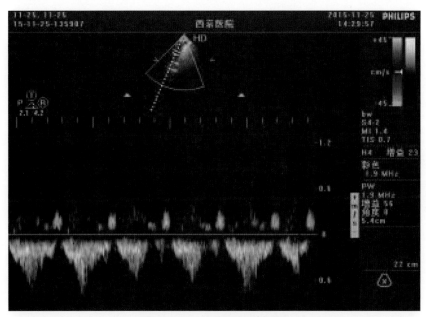

图13-159　上腔静脉血流频谱

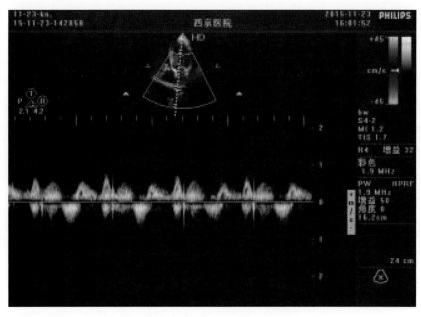

图13-160　下腔静脉血流频谱

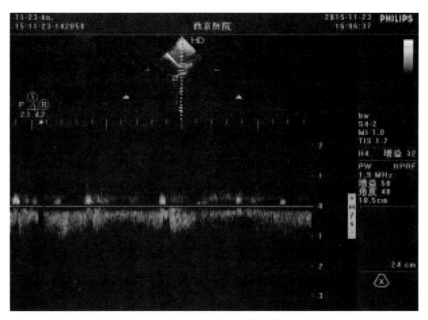

图13-161　肺静脉血流频谱

（刘丽文　孟　欣）

心脏手术入路的解剖学基础

合理的心脏手术入路对保证心脏手术的安全进行和病变的彻底矫治至关重要。心脏手术入路的选择主要取决于术区的解剖特点和手术的显露要求，并且随着心脏外科技术的发展而有不断改进，使之更符合术野显露好、操作方便、创伤小、尽可能美观以及对呼吸、循环功能影响小的原则。近年来，微创心脏外科手术（minimally invasive cardiac surgery）发展迅速，使心外科手术切口更趋于微创、隐蔽或者美观。目前常用的心脏手术入路主要由以下几种。

■ 胸骨正中切口

胸骨正中切口（midline sternotomy incision）是目前临床上最常用和经典的心脏外科手术切口。此切口距离心脏最近，能正面接触心脏，可以达到所有的心瓣膜区域，而且避免打开双侧胸膜腔。其优点是对呼吸和循环功能影响小，术野显示佳，因此适用于绝大多数心外科手术。但由于胸骨表层的肌组织较少，感染机会相对大些。患者取仰卧位，肩胛间垫高。皮肤切口上端位于胸骨切迹下1~2 cm，注意起点不宜过高，以免若术后需行气管切开时，颈部切口与胸部切口顶部沟通而易发生胸部切口及纵隔感染，向下止于剑突下缘，对成人来说，切口长20~25 cm。沿胸骨正中线切开皮肤和皮下组织，切断胸骨上韧带，用直角钳紧贴胸骨上切迹分离胸骨上端软组织，沿胸骨正中线切开胸骨骨膜至剑突处，作为劈开胸骨的标记；剑突下沿腹直肌白线切开，向两侧游离腹直肌与剑突间隙，注意不要损伤腹膜。提起剑突，分离胸骨后心包上、下韧带，用胸骨锯自下而上或自上而下纵行劈开胸骨，注意不要锯偏。胸骨劈开线的正后方就是右侧胸膜返折部，在劈胸骨时有可能进入右侧胸膜腔，因此在锯胸骨时要提醒麻醉医师关闭呼吸机，放出肺内气体以降低进入右侧胸膜腔的概率。小儿胸骨短且软，也可用直剪直接剪开，但不如胸骨锯锯开的切缘平整。胸骨内外层骨膜有多处出血点，可电烙止血，胸骨骨髓腔可用骨蜡涂抹或填充止血。此时注意避免过多地烧灼胸骨骨膜，避免损伤胸骨血供影响胸骨愈合。撑开胸骨、显露心包，分离开胸腺与心包间隙，纵行"人"字形或倒"T"形切开心包，上至升主动脉心包返折处，

下至膈肌返折处，最后将心包固定在无菌巾单或同侧皮下（图13-162）。关闭切口时，心包仅缝合上1/2~2/3部分，并置纵隔、心包引流管，以便心包和纵隔内积血引流。胸骨用5~6根钢丝固定，以防松动，影响胸骨愈合。胸廓内动脉主干在胸骨两侧距离胸骨缘1.5~2 cm，关胸时要注意穿过肋间的钢丝可能误伤乳内动脉主干或分支。

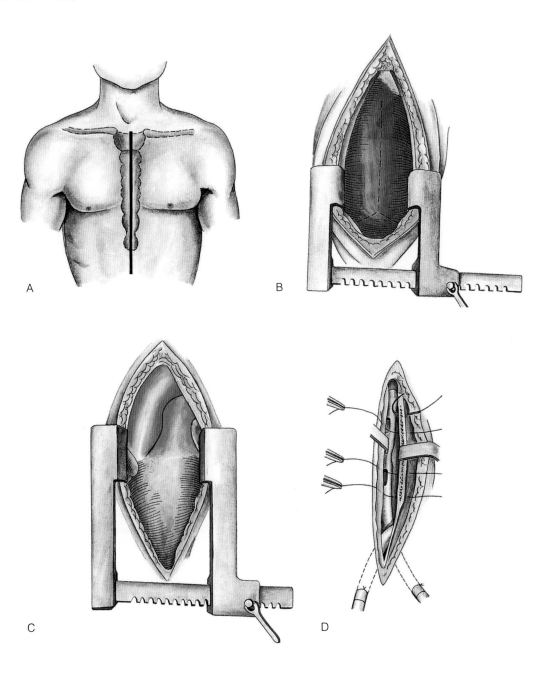

图13-162　胸骨正中切口
A.皮肤切口；B.劈开胸骨、显露心包；C.切开心包；D.钢丝固定胸骨

■ 前外侧切口

前外侧切口（anterolateral incision）分左前外侧切口和右前外侧切口两种，前者显露左心房、左心耳、肺动脉及心尖部较好，常用于左胸径路二尖瓣闭式分离术，后者显露右心房、右心耳及上、下腔静脉较好，主要适用于房、室间隔缺损修补术，二尖瓣或三尖瓣手术等。患者取仰卧位，术侧肩部及臀部垫高，向前斜30°，同时术侧上肢上举屈肘固定在麻醉架上。切口位置根据手术需要而定，通常经第4或第5肋间。切口前缘起自胸骨缘，沿第4或第5肋间隙方向上行至腋中线。女性患者的皮肤及皮下切口应沿乳房下缘弧行行走，以免损伤乳腺组织。切开皮肤、皮下组织，切断部分胸大肌、胸小肌及前锯肌。沿第4或第5肋间切开肋间外肌、肋间内肌及胸膜进入胸腔（图13-163）。如术野显露不佳时也可向前横断胸骨延长切口，但要避免损伤对侧乳内动脉及进入胸膜腔。撑开肋骨，注意避免折断肋骨，另外在切口前缘注意避免损伤胸廓内动、静脉。闭合切口时，肌肉层要缝合严密，以防漏气，引起皮下气肿。

■ 后外侧切口

后外侧切口（posterolateral thoracotomy）可良好地显露中、后纵隔组织结构。在心脏外科临床上主要采用左后外侧切口，适用于动脉导管未

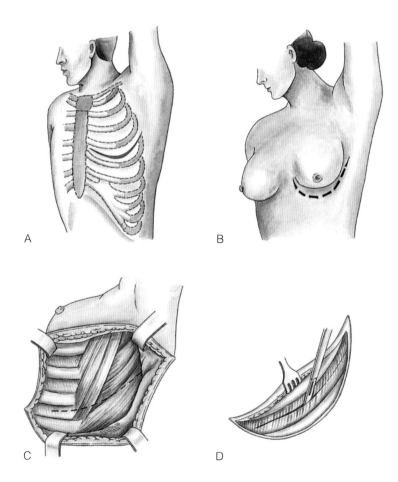

图13-163　前外侧切口

A.男性切口；B.女性切口；C.切断部分胸大肌、胸小肌及前锯肌；D.经肋床进入胸腔

闭、主动脉缩窄和降主动脉瘤手术等。患者取侧卧位（术侧朝上），切口一般后侧自棘突与肩胛骨后缘的中点开始，向下、向前于肩胛下角下方2 cm处，绕过肩胛下角继续向前至腋中线（图13-164），切开皮肤和皮下组织，肌层切开自肩胛下角后方听诊三角区肌层最薄处开始，切开肌筋膜至肋骨，再沿切口向前切开背阔肌和前锯肌，向后切开斜方肌和菱形肌，达竖脊肌外缘。用肩胛拉钩将肩胛骨抬起，然后用手指在肩胛下间隙向上触摸进行肋骨计数，一般最上可触及的一根肋骨为第2肋，但较瘦者用力过大有时可触及第1肋。根据手术需要确定进入胸腔的肋间或切除的肋骨，原则上尽量经肋间进入胸腔，估计经肋间进入胸腔术野显露不佳者也可切除肋骨

经肋床进入胸腔（图13-14）。通常取第4或第5肋（间）。经肋间进入胸腔者，可直接切开肋间外、内肌及胸膜进入胸腔。必要时可切断上或下肋骨的后端或前端，扩大切口；经肋床进入胸腔者，先用电刀切开所需切除肋骨的骨膜，用骨膜剥离器将骨膜向两侧推开，剥离骨膜应顺肋间外肌方向，即剥离肋骨上缘骨膜时应由后上向前下进行，剥离肋骨下缘骨膜时则由前下向后上进行，剥离前方至肋骨与肋软骨交界处，后方至肋骨颈部。切除肋骨，切开肋床处胸膜进入胸腔。闭合切口时，肋骨用粗丝线固定，肌肉层要缝合严密，尤其是切除肋骨者，以防漏气，引起皮下气肿。

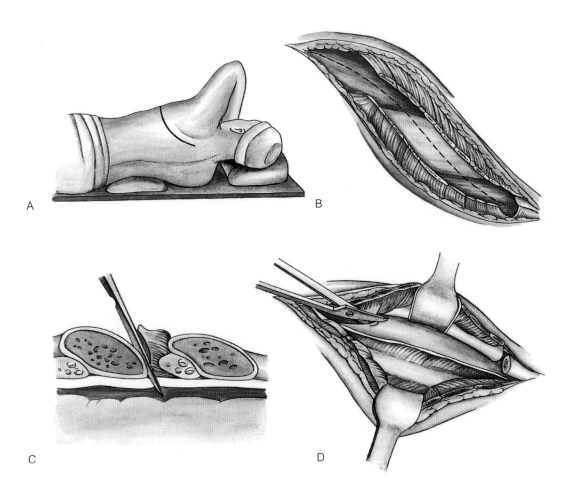

图13-164　后外侧切口
A.体位和切口；B.切开肌层口；C.经肋间进入胸腔（儿童）；D.经肋床进入胸腔

▪ 腋下切口

腋下切口（subaxillary incision）亦称Dennis Browne切口，分左侧和右侧腋下切口。临床上左侧腋下切口主要适用于动脉导管未闭、大血管环、肺动脉环缩和主动脉缩窄等手术，右侧腋下切口主要适用于简单的先天性心脏病（如房间隔缺损或室间隔缺损）、三尖瓣手术及有美容需求者的二尖瓣手术等。患者取侧卧位，术侧在上，术侧上肢置于头部上方，在腋中线平行腋后线做垂直切口（图13-165），切开皮肤和皮下组织，找到胸大肌与背阔肌的边缘并牵拉开，分开前锯肌并将其向后牵拉，分离胸大肌后间隙显露出第3、第4肋骨，用环形撑开器撑开胸大肌、背阔肌及前锯肌，沿第4肋间向前、向后切开，撑开肋骨进入胸腔（图13-165）。该切口主要优点是美学效果较好，但右侧腋下切口术野显露欠佳、手术操作难度较大的缺点也较明显，因此，主要用于

婴幼儿、儿童及年轻女性患者。

▪ 胸骨旁切口

胸骨旁切口（parasternal incision）是为开展微创心手术而设计的新手术切口，最常用的是右侧胸骨旁，主要应用于先天性心脏病房间隔缺损、室间隔缺损修补术和部分简单瓣膜手术如主动脉瓣手术（图13-166）。切口平行胸骨，距胸骨右侧缘2~3 cm，上起至第2肋间，下至第4肋间，长8~10 cm，逐层切开皮肤、皮下组织，切断部分胸大肌、胸小肌组织，切除部分第3和第4肋软骨，约1 cm长，注意避免损伤右侧胸廓内动、静脉，一旦损伤要严格缝扎止血。在膈神经上方约1 cm，平行切开心包并将其左右边缘分别固定在胸骨右缘皮下和纱布垫上。逐层关闭切口时应特别注意肋软骨切缘对合和用粗丝线贯穿缝合固定好。该切口优点是损伤小和美观，如手术需要

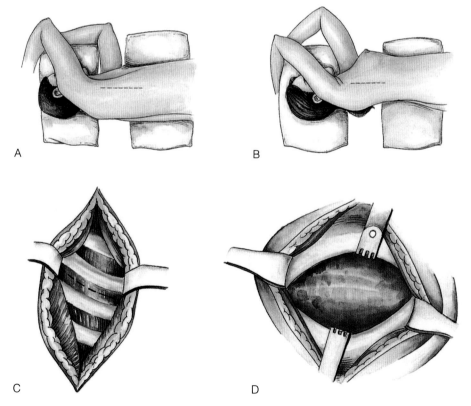

图13-165 腋下切口

A.体位和切口（儿童）；B.体位和切口（女性）；C.分开肌层；D.经肋间进入胸腔

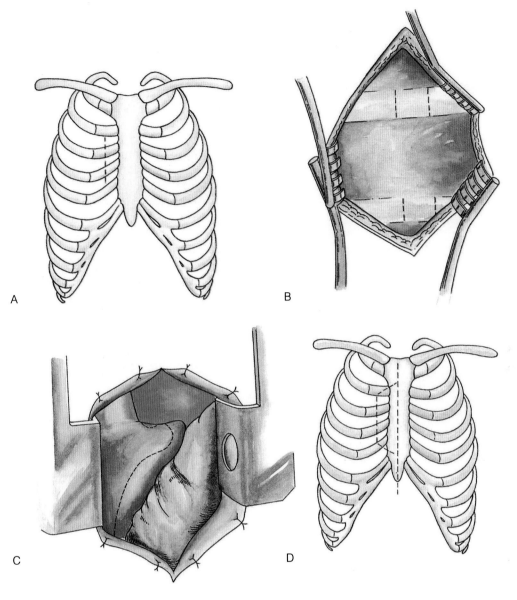

图13-166　胸骨旁切口
A.切口；B.切开肌层，切除部分肋软骨；C.切开心包，显露心脏；D.改胸骨正中切口

也易改为标准胸骨正中切口，因此特别适合儿童和女性患者。缺点是操作相对较困难些。

■ **横断胸骨双侧开胸切口**

横断胸骨双侧开胸切口（bilateral thoracotomy）应用较少，适用于部分心包剥离术和心内直视手术，其特点是显露心脏、大血管充分，但缺点是手术创伤大，术后对呼吸功能影响严重，因此，现临床上已基本不用。切口在双侧锁骨中

线之间，男性经第4肋间隙，女性则绕过乳房下缘做波浪式切口（图13-167）。切口在中部互相连接，横过胸骨，切开皮肤和皮下组织，并将皮肤和乳房向上翻起，直达胸大肌筋膜。切开胸大肌及胸小肌，扪出第4肋间隙，直接切开肋间肌进入胸腔。注意在胸骨缘左、右两侧约1 cm处有胸廓内动、静脉，需游离切断和缝扎。剥离胸骨后间隙，用胸骨锯横断胸骨，并用开胸器撑开。关胸时，要用钢丝固定胸骨，软组织逐层缝合。

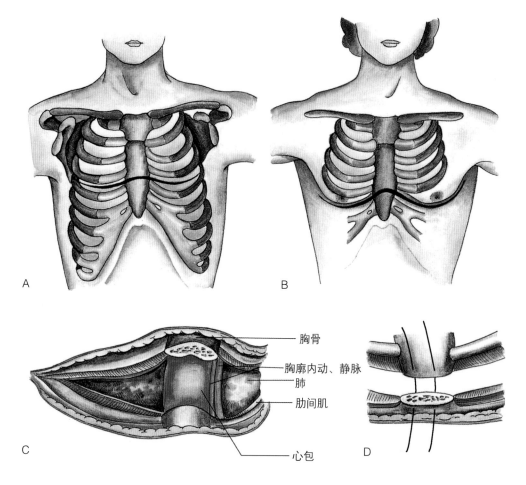

胸骨
胸廓内动、静脉
肺
肋间肌
心包

C D

图13-167　横断胸骨双侧开胸切口
A.男性切口；B.女性切口；C.缝扎胸廓内血管和横断胸骨；D.钢丝固定胸骨

■ 胸骨小切口

胸骨小切口亦称部分胸骨劈开切口，主要根据微创心脏外科手术的要求由常规胸骨正中切口改良而来。常见的有胸骨上段"J"形或"L"形切口，胸骨中部横断、反"Z"形切口和胸骨中下段倒"L"形切口等。胸骨小切口的手术步骤基本同胸骨正中切口，但所需皮肤切口较短，一般8~10 cm即可。另外，胸骨只有部分劈开，仍保持了胸廓骨架的完整性，有利于术后减轻咳嗽引起的胸痛和避免胸骨愈合不良。但手术操作相对常规胸骨正中切口较难些。

1. 胸骨上段"J"形（图13-168）或"L"形切口（图13-169）　皮肤切口为纵行，上平胸骨

切迹上缘，下缘至第5肋间，胸骨自上而下用电锯锯开，下至第4或第5肋间斜向肋间半横断胸骨（"J"形向右，"L"形向左）。该术式主要适用于升主动脉、主动脉瓣或高位室间隔缺损修补手术，但美容效果仍不佳，现已少用。

2. 胸骨中部反"Z"形切口（图13-170）　皮肤及皮下切口有2种方法：一种为纵行，上起自第2肋间水平，下至胸骨下端近剑突处；另一种为"Y"形（主要用于年轻女性），即胸骨正中切口上缘起自第3肋间，纵行下至胸骨下端平第5肋间，然后自胸骨正中切口上缘分别向两侧斜上方延伸，至第2肋间水平，长3~4 cm，两侧斜切口紧靠双侧乳房内上侧边缘，但不损伤乳腺组织。胸骨切口均上起自左第2肋间，半横断胸

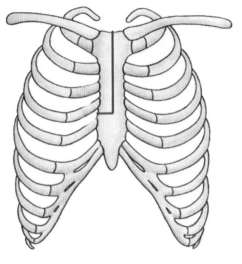

图13-168 胸骨上段"J"形切口

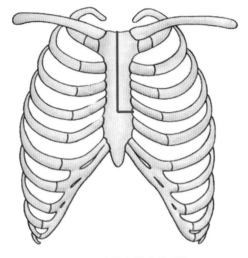

图13-169 胸骨上段"L"形切口

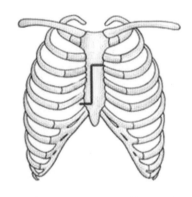

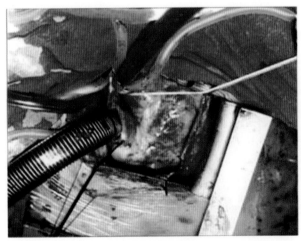

图13-170 胸骨中部反"Z"形切口

骨，于胸骨正中垂直向下至第4或第5肋间水平再向右半横断胸骨（即反"Z"形）。用撑开器将胸骨向右上和左下撑开显露心包和心脏。该切口呈菱形，显露升主动脉、右心室流出道（包括肺动脉干近段）、上腔静脉、右心房上半部较好。因此该术式主要适用于主动脉瓣或高位室间隔缺损修补手术，与胸骨正中切口、胸骨上段"J"形或"L"形切口相比，前上胸部美容效果较好，尤其适合年轻女性。

3. 胸骨中段横断小切口（图13-171） 取前胸部平胸骨第2肋间皮肤横切口，长8~10 cm，平第2肋下缘横断胸骨，用撑开器上下方向撑开胸骨扩大切口。该切口显露术野及手术范围基本同胸骨中部反"Z"形切口，但缺点是撑开胸骨张力较大，开口较大时易牺牲一侧或双侧胸廓内动脉，现不常用。

4. 胸骨中下段倒"L"形切口（图13-172） 切口上缘平第2肋间，下同常规胸骨正中切口，胸骨切口上起自第2肋间右侧，半横断胸骨，再于胸骨正中垂直向下至剑突，余也同常规胸骨正中切口。主要适用于先天性心脏病房间隔或低位室间隔缺损修补手术，以及二尖瓣或三尖瓣手术。

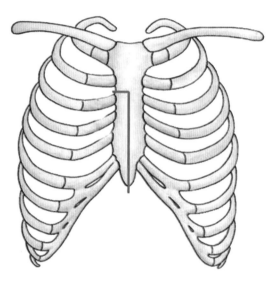

图13-172 胸骨中下段倒"L"形切口

（张　振　郑少忆）

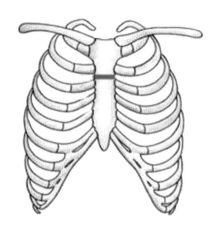

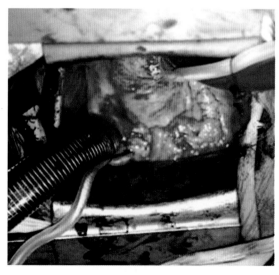

图13-171 胸骨中段横断小切口

主要参考文献

1. 丁自海, 张希. 临床解剖学·胸部分册. 2版. 北京: 人民卫生出版社, 2014.

2. Richard L. Drake. 格氏解剖学. 41版. 丁自海, 刘树伟主译. 济南: 山东科学技术出版社, 2017.

3. 刘正津, 姜宗来, 殷玉琴. 胸心外科临床解剖学. 济南: 山东科学技术出版社, 2000.

4. 刘正津, 陈尔瑜. 临床解剖学丛书: 胸部和脊柱分册. 北京: 人民卫生出版社, 1994.

5. 凌凤东, 林奇, 赵根然. 心脏解剖与临床. 北京: 北京大学医学出版社, 2005.

6. 张朝佑. 人体解剖学. 2版. 北京: 人民卫生出版社, 1998.

7. 纪荣明. 正常人左房室瓣装置的应用解剖学研究Ⅰ. 左房室瓣的形态和组织结构. 解剖学杂志, 1992, 15(5):321.

8. 纪荣明. 正常人左房室瓣装置的应用解剖学研究Ⅱ. 腱索的形态和组织结构. 解剖学杂志, 1992, 15(5):325.

9. 纪荣明. 正常人左房室瓣装置的应用解剖学研究Ⅲ. 瓣膜和腱索的生化成分. 解剖学杂志, 1992, 15(6):415.

10. 冯元桢. 生物力学. 北京: 科学出版社, 1983.

11. 李吉. 心脏乳头肌的形态调查. 解剖学通报, 1966, 1:18-22.

12. 徐恩多, 何维为, 于频. 外科解剖学. 沈阳: 辽宁教育出版社, 1992.

13. 成令忠. 组织学. 第2版. 北京: 人民卫生出版社, 1993.

14. 凌凤东, 赵根然, 刘全禄, 等. 成人房室隔的研究. 解剖学杂志, 1993, 16:441-446.

15. 凌凤东, 林奇. 心脏临床解剖学. 西安: 陕西科学技术出版社, 1996.

16. 胡为民. 先天性心脏病临床放射学. 北京: 人民卫生出版社, 1994.

17. 华琦, 陈秉良. 心脏的临床检查. 北京: 人民卫生出版社, 1995.

18. 吴雅峰, 张桂珍. 实用心脏超声诊断学. 北京: 中国医药科技出版社, 1996.

19. 杜湘珂, 罗德馨. 胸部CT图谱. 北京: 北京医科大学中国协和大学联合出版社, 1995.

20. 李坤成. 心血管磁共振成像诊断学. 北京: 人民卫生出版社, 1997.

21. 张维君, 姜腾勇. 心导管学. 北京: 人民卫生出版社, 1996.

22. 王新房. 超声心动图学. 4版. 北京: 人民卫生出版社, 2009.

23. 朱晓东. 心脏外科基础图解. 北京: 人民卫生出版社, 1980.

24. 凌凤东, 林奇, 赵根然. 心脏解剖与临床. 北京: 北京大学医学出版社, 2005.

25. 汪曾炜, 刘维永, 张宝仁. 手术学全集: 心血管外科卷. 2版. 北京: 人民军医出版社, 2003.

26. 朱晓东主译. 先天性心脏病外科学. 2版. 北京: 人民卫生出版社, 1994.

27. 于伟勇, 陆方林, 唐昊. 胸骨小切口微创主动脉瓣置换术. 中华实用医学, 2004, 6(4):99-100.

28. Gerard J Tortora. Principles of human anatomy. Ninth edition. New York. John Wiley & Sons, Inc. 2002.

29. Elaine N Marieb, Jon Mallatt. Human anatomy. Third edition update. San Francisco. Benjamin Cummings, 2003.

14

心脏的血管、淋巴管和神经

生命过程中，心脏不断地做收缩和舒张交替的活动，舒张时收纳静脉血回心，收缩时把血液射入动脉，为血液流动提供能量。每次心跳，心脏都要做功耗能，心本身就必须有足够的血液供应。心脏的血液供应来自左、右冠状动脉；回流的静脉血，绝大部分经冠状窦汇入右心房，一部分直接流入右心房，极少部分流入左心房和左、右心室。心脏本身的循环称为冠状循环。尽管心脏仅约占体重的0.5%，而总的冠状动脉血流量占心输出量的4%~5%。因此，冠状循环具有十分重要的地位。

心脏的血管

■ 冠状动脉

左、右冠状动脉（coronary artery）均起自相应的主动脉窦，其主干和主要分支行于心外膜下，较细小分支穿入心肌内，再逐级分支供应心肌细胞等组织。

冠状动脉的开口部位和直径

升主动脉根部与主动脉瓣3个半月瓣相对的主动脉壁向外膨大，称主动脉窦（aortic sinus，即Valsalva窦），可区分为左、右、后3个窦，分别称为左主动脉窦（left aortic sinus，或左冠状动脉窦，left coronary sinus）、右主动脉窦（right aortic sinus，或右冠状动脉窦，right coronary sinus）和后主动脉窦（posterior aortic sinus，或无冠状动脉窦，non-coronary sinus）。主动脉窦的上界呈弧形隆起，称主动脉窦嵴。主动脉的左、右窦分别有左、右冠状动脉开口，其开口位于嵴下方者为窦内，位于嵴上方者为窦外（图14-1）。

左冠状动脉主干开口于主动脉左窦窦内者为92%，并绝大部分在窦的中1/3，开口距窦底约15 mm。左冠状主干直径（外径）距主动脉壁2 mm处为4~5 mm者占48%，为5~6 mm者占29%。左冠状动脉主干最小直径为2.6 mm，最大直径为7.5 mm。

右冠状动脉主干开口于主动脉右窦窦内者为94%，绝大部分也在窦的中1/3，开口距窦底15~20 mm。右冠状动脉主干起始处直径（外径）为3~4 mm者占41%，4~5 mm者占34%。左冠状动脉一般比右冠状动脉粗。但在同一心的左、右冠状动脉比较，左冠状动脉粗的占61%，右冠状动脉粗的占28%，左、右相近者占11%。

冠状动脉造影，利用导管寻找冠状动脉口时，注意主动脉右窦在心脏的右前方向，左窦在心脏的左后方向。要调整体位使这2个冠状动脉开口一个在正前方（即正对检查者），一个在正后

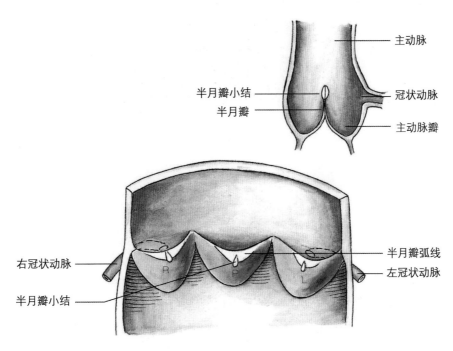

R.右主动脉窦；P.后主动脉窦；L.左主动脉窦。

图14-1 主动脉窦和冠状动脉开口

方，这样才便于调整导管弯曲头端的方向，使之正对着所要寻找的冠状动脉口。如右前斜位时，右冠状动脉口前移，患者右胸抬高，右冠状动脉口正对着术者，使导管弯曲的头端朝前，即正对着术者，再使导管头部上下滑动，注意动脉口距窦底15~20 mm，则不难进入相应的冠状动脉口。

左冠状动脉

左冠状动脉起始后，向左行于左心耳与肺动脉干之间，然后分为前室间支和旋支（图14-2，3）。左主干很短，成人的长为10~28 mm，儿童的长为10~21 mm。约1.6%的无左主干，前室间支和旋支直接起于主动脉左窦。前室间支与旋支的夹角为40°~150°，以90°±10°为多数。

左冠状动脉主干的分叉处常发出对角支（diagonal branch），出现率为42.3%，多为一支。对角支向左下斜行，分布于左心室前壁，粗大者也可至前乳头肌。对角支粗细不一，直径为1.0~3.5 mm，有时它和前室间支和旋支等粗，甚

至比旋支粗。有对角支时，则应视为左冠状动脉有3~4支主要分支。

1. 前室间支（anterior interventricular branch） 也称前降支，似为左冠状动脉的直接延续，沿前室间沟下行（图14-2），其始段位于肺动脉始部的左后方，被肺动脉始部掩盖，其末梢多数绕过心尖切迹止于后室间沟下1/3，部分止于中1/3或心尖切迹，可与后室间支末梢吻合。前室间支起始部外径为3~5 mm。有的前室间支左缘或右缘发出1支，与其平行下行，称副前室间支。前室间支的分支有以下几种。

（1）左心室前支（left anterior ventricular branch）：是前室间支向左侧发出到左心室前壁的较大的动脉支，最多可发出9支，以3~5支者多见，其中近侧的1~3支较其他支粗大，成为供应左心室前壁的主要血管。它们分别向心左缘或心尖斜行，沿途向两侧再发出许多小分支。左心室前支主要分布于左心室前壁、左心室前乳头肌和心尖部。

（2）右心室前支（right anterior ventricular

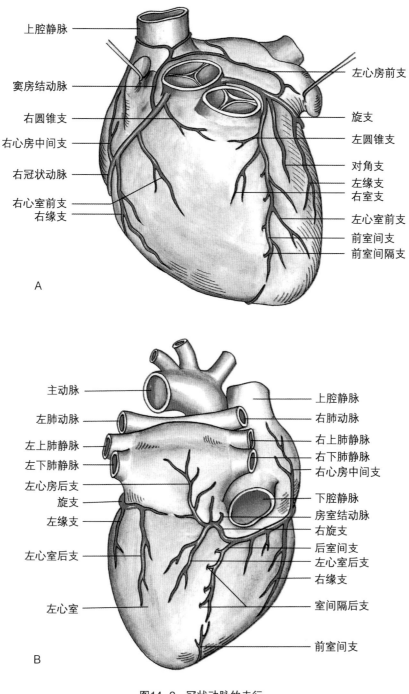

上腔静脉
窦房结动脉
右圆锥支
右心房中间支
右冠状动脉
右心室前支
右缘支

左心房前支
旋支
左圆锥支
对角支
左缘支
右室支
左心室前支
前室间支
前室间隔支

A

主动脉
左肺动脉
左上肺静脉
左下肺静脉
左心房后支
旋支
左缘支
左心室后支
左心室

上腔静脉
右肺动脉
右上肺静脉
右下肺静脉
右心房中间支
下腔静脉
房室结动脉
右旋支
后室间支
左心室后支
右缘支
室间隔后支
前室间支

B

图14-2　冠状动脉的走行
A.前面观；B.后面观

branch）：短小，一般以近60°角发出前室间支。分布于右心室前壁靠近前纵沟区域。右心室前支最多有6支，第1支往往在近肺动脉瓣水平处发出，分布至肺动脉圆锥，称为左圆锥支。此支大部分比右冠状动脉发出的右圆锥支细短，但有

少数比右圆锥支粗长。左、右圆锥支互相吻合形成动脉环，称为Vieussens环（图14-2），是常见的侧支循环。此外，在圆锥支分支之近侧段，由前室间支（或左主干）发出一细长的分支分布于肺动脉或主动脉始部，参与肺动脉壁或主动脉壁

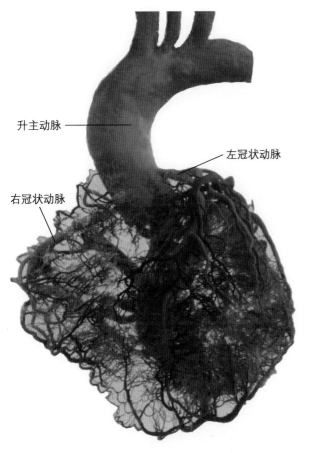

升主动脉

左冠状动脉

右冠状动脉

图14-3 心的动、静脉分布（铸型标本）

动脉网的组成。

（3）室间隔前支（anterior septal branch）：有8~22支，以12~17支多见。一般第2~4支粗大，起自前室间支的深面。穿入室间隔内，分布于室间隔的前2/3。

前室间支及其分支分布于左心室前壁、前乳头肌、心尖、右心室前壁一小部分、室间隔的前2/3及心传导系的右束支和左束支的前半。

2. 旋支（circumflex branch） 也称左旋支。旋支一般从左冠状动脉主干发出后即行走于左侧冠状沟内（图14-2，3），在少数个体主干较长，到达前室间沟分支，此时旋支呈一凸向下的弧形弯曲，转返向上，回到冠状沟，然后在沟内循正常行径行走。旋支起始部直径2.5~4.5 mm。

旋支的长短不一，它的分布区域同右冠状动脉在膈面的分布区域相配合，因此冠状动脉分布类型则根据旋支与右冠状动脉在膈面分布关系而定。旋支大部分（60.4%）终末于左缘与房室交点之间的左心室膈面，此时旋支则发出左心室后支或左心房后支；有30.5%的旋支终末于左缘并发出左缘支或左心室后支；有的到达房室交点处延续为后降支，有的甚至到右心室膈面形成右心室后支。旋支有的可穿行于左心耳根部的心肌内，此处邻近左纤维三角，当手术中涉及左心耳时，慎勿伤及此动脉。旋支的分支如下。

（1）左心室前支：细小，有2~3支，多以锐角起于旋支，分布于左室前壁上部。

（2）左缘支：于心左缘处起于旋支，也可以从旋支始段发出后，斜行至心左缘。该支较恒定，也较粗大，分支供应心左缘及邻近的左心室壁。

（3）左心室后支：多数为1支，分布于左心室膈面的外侧部。较大的旋支发出的左心室后支也可分布至左心室后乳头肌。

（4）窦房结支（branch of sinuatrial node）：约40%起于旋支的起始段，直径1~3 mm，可单独起始，也可与左心房前支共干。该支起始后向上经左心耳内侧壁，再经左心房前壁向右至上腔静脉口，多以逆时针方向从上腔静脉口后方绕至前面，从尾端穿入窦房结。少数为顺时针方向，或呈分叉状包绕上腔静脉口，从前面进入窦房结。该动脉从心房前部往往穿过房间束（Bachman束）。

（5）心房支：为一些细小分支，由旋支的上缘发出可分为左心房前支、左心房中间支和左心房后支，分别供应左心房前壁、外侧壁和后壁。

（6）左心房旋支（left atrial circumflex branch）：起于旋支近侧段，与主干平行，向左后行于旋支上方，分布于左心房后壁。该动脉直径可达2~3 mm，与附近心房支形成吻合（图14-4）。

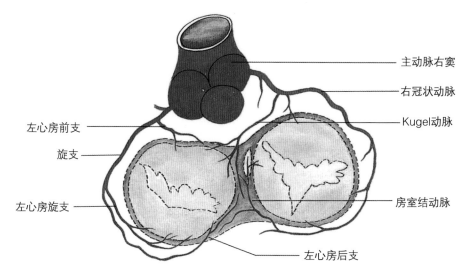

主动脉右窦

右冠状动脉

Kugel动脉

左心房前支

旋支

左心房旋支

房室结动脉

左心房后支

图14-4 Kugel动脉和左心房旋支（上面观）

旋支及其分支分布于左心房、左心室前壁一小部分、左心室侧壁、左心室后壁的一部或大部，甚至可达左心室后乳头肌，约40%的人分布于窦房结。

右冠状动脉

右冠状动脉起始后行于右心耳与肺动脉干之间，再沿冠状沟右行，绕心锐缘至膈面的冠状沟内（图14-2，3）。一般在房室交点附近或右侧，分为后室间支和右旋支。右冠状动脉的分支如下。

1. 右圆锥支（right conus branch） 多为右冠状动脉的第1个分支，至动脉圆锥上部，并与左圆锥支吻合。如单独起自主动脉窦即为副冠状动脉。

2. 右心室前支（right anterior ventricular branch） 有2~3支，较粗大，分布在右心室前壁。

3. 右缘支（ritht marginal branch） 较粗大，恒定，沿心锐缘左行，分布于附近心室壁。

4. 右室后支 有1~4支，较细小，分布于右心室后壁。

5. 后室间支（posterior interventricular branch） 亦称后降支，约94%的人该支起于左冠状动脉，其余的起于旋支，自房室交点或其右侧起始后，沿后室间沟下行，多数止于后室间沟下1/3，小部分止于中1/3或心尖切迹，可与前室间支的末梢吻合。该支除分支供应后室间沟附近的左、右心室壁外，还发7~12支室间隔后支，穿入室间隔，供应室间隔后1/3。

6. 右旋支（right circumflex branch） 为右冠状动脉的另一终支，起始后向左行越过房室交点，止于房室交点与心左缘之间，也可有细支与旋支（左旋支）吻合。

7. 左心室后支 右冠状动脉的左心室后支多为右旋支的延续，向下分布于左心室后壁的右侧部分和后乳头肌。左心室后壁多由左、右冠状脉的分支共同供应。

8. 右心房支 又可以区分为右心房前支、右心房中间动脉和右心房后支。

（1）右心房前支：有1~3支，其中第1支多数与右窦房结动脉共干，此时该支发自右冠状脉的始部再分为2支，1支分布于右心耳，另1支即窦房结动脉，经右心耳与升主动脉之间行向右心房，分布于上腔静脉壁形成动脉环包绕上腔静脉口。有的右房前支经右心耳和右心房之间分布于左、右心房壁并形成心房动脉网。

（2）右房中间动脉：为心右缘附近较粗长、恒定的心房支，与右缘支相对应起始，偶见较粗长的该动脉，横过右心房终于上腔静脉口成为窦房结动脉。

（3）右房后支：发自右冠状动脉膈面一段，有1~2支。该支细短时只分布到右心房，有的该支较粗长，可越过后纵沟向左行，分布于左心房的肺静脉口附近。它也可以和房室结动脉共干，分布于下腔静脉与肺静脉之间的心房壁。

9. 房室结支（branch of atrioventricular node） 约93%的房室结支起于右冠状动脉，其余者起于左冠状动脉，或有2支分别起于左、右冠状动脉。该支直径1.1~3.0 mm。右冠状动脉的右旋支经过房室交点时，常形成倒"U"形弯曲，房室结支多起于该弯曲的顶端，向深部进入Koch三角的深面，其末端穿入房室结，供应房室结和房室束的近侧段。该支还向下分出细小分支供应室间隔上缘的小部分。冠状动脉分布类型呈均衡型或左优势型者，房室结支起始处的动脉也可以无"U"形弯曲，呈平直状。

右冠状动脉一般分布于右心房、右心室前壁大部分、右心室侧壁和后壁的全部，左心室后壁的一部分和室间隔后1/3，包括左束支的后半及房室结（93%）和窦房结（60%）。

常见的冠状动脉疾病是冠状动脉粥样硬化，病变往往是多发的，节段性的。好发的部位是前室间支的上1/3段、右冠状动脉近侧段、左旋支的近侧段；较少的是左冠状动脉主干，但如左主干一旦严重狭窄或闭塞，则可导致猝死。

冠状动脉粥样硬化可造成冠状动脉分布区域的心肌坏死，即心肌梗死。心肌梗死的范围基本上与动脉的分布区一致。如左心室侧壁和后壁心肌梗死主要是由于阻塞了左旋支。前壁和室间隔前部心肌梗死主要是由于阻塞前室间支。

利用冠状动脉造影技术可以比较准确地诊断动脉阻塞或狭窄的部位及狭窄的程度。多通过股动脉将特制的导管经主动脉逆行送入左或右冠状动脉口内，注入造影剂，拍摄不同方位的冠状动脉X线片，或用录像的方法连续动态观察，以更准确地了解冠状动脉病变情况。

心为似椭圆球形体，X线动脉造影时易于相互重叠，而且X线片只是动脉在一个平面上的投影，不易在一个位置一张X线片上显示每一冠状动脉的分支系统。 临床上常采取不同方位的造影进行综合分析，常用的方位有：①右前斜位（影像增强管在患者的右前方），标准右前斜位为30°角，显示前室间支及其分支最好。②左前斜位（影像增强管在患者左前方），一般为40°~60°，显示对角支及后室间支最清楚。③左前斜头位（影像管在患者的左前上方），可清楚地显示左冠状动脉主干及其各主要分支（图14-5）。

观察冠状动脉造影的X线片时，注意拍摄的方位，还要利用一些标志性形态结构来辨认所要观察的动脉的名称和形态特点。如左旋支和右冠状动脉主干沿冠状沟围成一个环形。前、后室间支共同构成一个口朝心底的"U"形。左、右缘支较粗大、恒定，可作确定心缘的标志。房室结动脉起点处，冠状动脉常呈"U"形弯曲，出现率为69%，一旦出现就是一个有用的标志，此处正是房室交点区的中心。它与主动脉根部的连线可大致视为房间隔的下缘（图14-5）。

应用主动脉冠状动脉旁路移植术以及定向冠状动脉内切除术、经皮穿刺冠脉腔内成形术和激光冠状动脉成形术等，利用心导管技术在动脉腔内清除病灶、扩张狭窄部位的方法治疗冠心病，都需有熟练解剖知识作为基础，如各冠状动脉及其分支的开口、长度、口径，分支的角度及常见的变异。

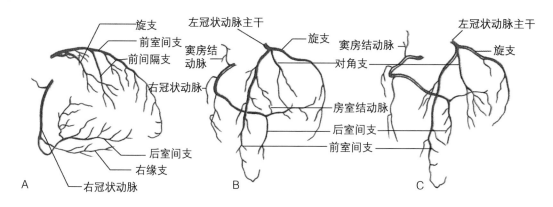

图14-5　不同体位的冠状动脉造影
A.右前斜位；B.左前斜位；C.左前斜头位

冠状动脉的几何形态学

冠状动脉的上述分支分布的形态描述观察，缺少完整的几何形态学定量资料。然而，在对冠状循环进行定量研究时，需要有完整的血管几何形态学数据。姜宗来等应用Strahler分支模型研究了人冠状动脉的几何形态学，结果表明，人右冠状动脉树有14级分支，左冠状动脉树有15级分支。

冠状动脉的分布类型

左、右冠状动脉在心的胸肋面的分布变异不大，而在心的膈面的分布范围则有较大变异。遵义医学院等按Schlesinger分型原则，采用以后室间沟为标准的三分法，将国人冠状动脉分布类型分为3型（图14-6）。

1. 右优势型　右冠状动脉在心室膈面的分布范围，除右心室膈面外，还越过房室交点和后室间沟，分布于左心室膈面的一部或全部。后室间支来自右冠状动脉。此型占65.7%（图14-7）。

2. 均衡型　左、右心室的膈面各由本侧的冠状动脉供应，互不越过房室交点。后室间支为左、右冠状动脉的末梢支，或同时来自左、右冠状动脉。此型占28.7%（图14-8）。

3. 左优势型　左冠状动脉较大，除发出分支分布于左心室膈面外，还越过房室交点和后室间沟分布于右心室膈面的一部分，后室间支和房室结动脉均发自左冠状动脉。此型占5.6%（图14-9）。左优势型虽然在国人中出现率低，但临床上不能忽视，一旦左优势型的患者左主干或旋支及前室间支同时受累，则症状相当严重，可发生广泛性左室心肌梗死，且窦房结、房室结、左右束支均可受累，发生严重的心律失常。

以往人们根据冠状动脉在膈面的分布变化，确定其分布的优势类型。各家采用的标准不一，结果也很不一致，其中以采用上述Schlesinger的三分法者较多，该法根据冠状动脉与房室交点及后室间支的关系，将冠状动脉的分布分为右优势型、均衡型及左优势型3种类型。但是，姜宗来等对冠状动脉几何形态学研究结果表明，右冠状动脉第10级以上分支的长度大于左冠状动脉。左、右冠状动脉累计总容积之比为1.81、第1级分支数目之比为1.82。人的左心室壁厚、工作量大、所需氧及营养物质多，左冠状动脉的管径大、分支多、总容积大是适应功能的需要。从形态定量的研究结果，认为左冠状动脉是心脏的首要供血动脉，即生理上的优势动脉。

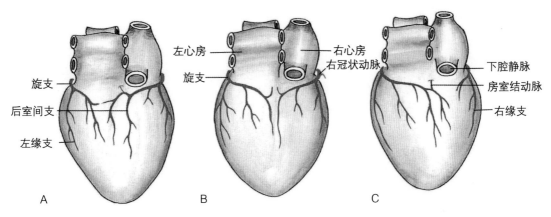

图14-6 冠状动脉的分布类型
A.右优势型；B.均衡型；C.左优势型

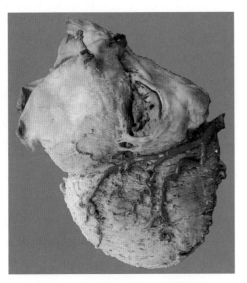

图14-7 心室膈面动脉（右优势型）

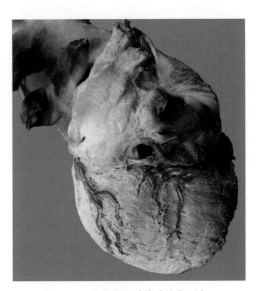

图14-8 心室膈面动脉（均衡型）

　　然而，冠状动脉传统的分型原则，仅考虑了冠状动脉心外膜下分支的走行和分布，即分支的长度特征，忽视了最具生理意义的分支管径因素。在其他条件不变的情况下，血管越长其血流量就越小，而血管半径的变化，将引起血流量以半径4次方的比例变化。可见，血管的几何形态因素中，血管的半径最重要。若在确定冠状动脉的分布类型时，考虑心外膜下分支的管径因素，有

可能更准确地描述冠状动脉的形态特征。

　　在冠状动脉循环的实验研究中，实验设计和分析实验结果要考虑实验动物的冠状动脉分支分布特征。姜宗来等详细研究了大鼠、猫、兔、犬和恒河猴的冠状动脉分支分布。他们发现：①大鼠和家兔左冠状动脉主干及前室向支始段与伴行静脉关系密切，复制心肌梗死模型时，可在动脉圆锥和左心耳之间结扎左冠状动脉；②猫冠状动

脉分支分布类型以右优势型为主，前室间支多终于心尖区，右室间支和房室结动脉多来源于右冠状动脉等特征与其他实验动物比较更接近于人；③大鼠、兔和恒河猴冠状动脉分布以均衡型为主，而犬冠状动脉几乎全部为左优势型。

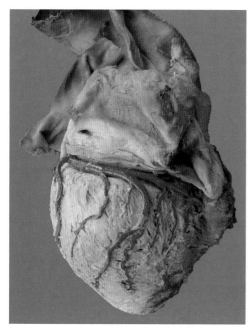

图14-9　心室膈面动脉（左优势型）

副冠状动脉

除左、右冠状动脉以外，直接起始于主动脉窦的动脉称副冠状动脉。副冠状动脉的出现率为44.2%，发自右主动脉窦者占绝对多数，其开口部多位于右冠状动脉开口的前方1~5 mm处。副冠状动脉一般有1~3支，1支者属多数，较细，分布于动脉圆锥附近或右心室前壁，与动脉圆锥附近动脉支有吻合，当冠状动脉发生阻塞时，具有较重要的侧支循环意义。

壁冠状动脉

冠状动脉主干及主要分支，大部分行走于心外膜下脂肪中或心外膜深面。有的动脉主干或分支中的一段，被浅层心肌所掩盖，称该段动脉为壁冠状动脉。壁冠状动脉的出现率67%以上，好发于前、后室间支，其中出现于前室间支的为54.3%，又以前室间支中1/3处最多见。在同一心脏，有1处者为多，也可出现多处，最多可达7处（图14-10）。壁冠状动脉的长度一般为2~50 mm不等，其表面心肌桥的厚度不一。心肌桥肌纤维的方向在前、后室间支处，与该处动脉长轴几乎呈直角，而在右心室前支和左心室前支，则呈较小的角度。在壁冠状动脉的横断面，可见

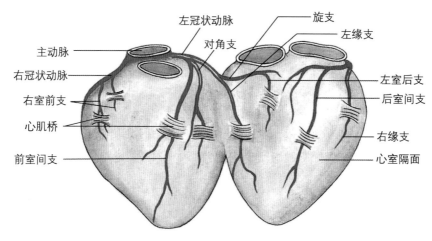

图14-10　心肌桥分布

其管腔小，管壁也薄，当心肌桥厚时更为明显。一般认为，壁冠状动脉受心肌桥的保护，局部承受的应力较小，心脏舒张时亦可控制血管，使之不过度扩张，较少发生动脉的硬化。在冠状动脉手术时，应注意壁冠状动脉的存在。

心段的概念

肺、肝、肾和脾等实质性器官的分段，已为人们所熟知。DiDio和Rodrigues提出了心脏的分段概念，按照冠状动脉主要分支的供应范围，和这些分支之间自然形成的无血管区，将心房或心室划分成为左、右两半心共7段：右半心包括圆锥段、右缘段和后室间段，左半心分为前室间段、外侧段、左缘段和左心室后段。并且划分了段间平面。

赵根然等参照DiDio心段的划分方法，将国人心室分为左、右心室两半心共6段，即右心室半心的右室前段、右缘段和后室间段及左心室半心的前室间段、左缘段和左心室后段，如图14-11所示。

心段的划分为心脏疾病的诊断、外科治疗及实验研究提供了解剖学基础。用超声或动脉造影诊断冠状动脉疾病，参考心段的概念可以推断出病变累及心壁的部位及范围，便于描述病变的部位。国外已有学者对严重心肌梗死合并室隔破裂、室壁瘤和破裂的病例提出做部分切除的设想，并且有人进行了动物实验。实验证明，坏死或缺血的心肌可以是异位兴奋的发源地，切除梗死可以改善心脏的机械效能，也使心脏的电活动较稳室。缺血的心肌可能产生毒性物质或导致代谢性酸中毒，切除坏死心肌有助于恢复心肌的生理平衡。在心脏部分被切除时，若按心段进行无疑将更为合理。

心室壁内血管构筑

冠状动脉的主干行于心的表面，在心外膜下反复支。心室表面的这些动脉支的深面发出分支进入心肌，并在心内膜下分支成网。左心室和右心室由于各自室壁结构不同，血管构筑各有其特点。

1.左心室壁内血管构筑

（1）心壁动脉分支类型：Estes、Farrer-Brown和夏家骝等认为，左心壁内动脉有分支型和直型2种类型。Estes认为分支型只供应心型肌层的外3/4~3/5，Farrer-Brown认为可达全层心肌；直型分支供应肉柱和乳头肌，并构成心内膜下丛（图14-12）。于彦铮等按照动脉的形态和

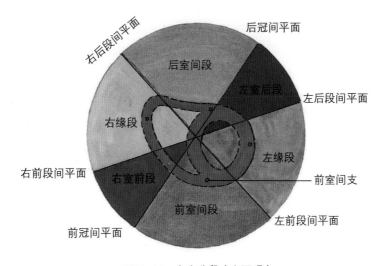

图14-11　心室分段（上面观）

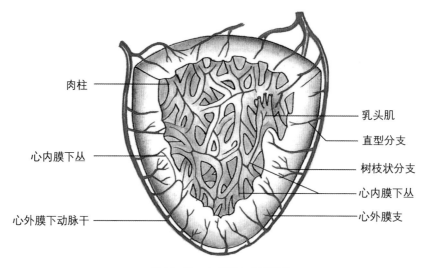

图14-12 左室壁心内膜下丛

分布，将左心室壁内的动脉分成4种类型。①心外膜支（epicardial branch）：它是直接发自主干的一些短小丛状细支，分布至心外膜、心外膜下脂肪组织。②直支（straight branch）：以直角由主干上发出，沿途分支较少，直达肉柱。③乳头肌支（pafoidary muscle branch）：乳头肌支为直支的特殊类型，在心室壁内分支少，直径大，直达乳头肌。④树枝状支（arborize branch）：该类分支可达心肌层外2/3或全层，并有分支到达肉柱，可参加心内膜下血管丛，并在心内膜下和直支吻合。

赵根然、凌凤东等将左心室壁内动脉分成心外膜支、直型分支、乳头肌支和树枝状支4种类型，分支分布范围稍有不同（图14-13）。

（2）心壁微血管的形态特征：利用墨汁灌注的心肌组织切片和甲酯灌注的心肌微血管铸型的扫描电镜观察，可以提示各级微血管的特征，以及心壁各层内微血管的不同形态特点。

微动脉：由小动脉发出的微动脉，直径9~12 μm，走行扭曲，扫描电镜下表面可见环形皱襞和内皮细胞核压迹。大的微动脉有微静脉伴行，微动脉分支间有吻合。由于微动脉前括约肌的存在，在微动脉起始部有环形缩窄。毛细血管前微动脉的特点是呈短锥状，直径7~10 μm，锥

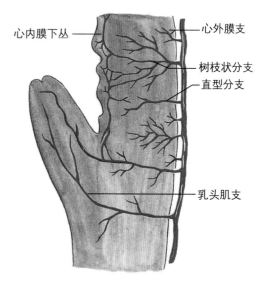

图14-13 左室壁内动脉分支类型

形尖端的缩窄为毛细血管前括约肌的部位。

毛细血管：直径2.5~10 μm，管径比较均匀一致，走行与心肌纤维平行。每条心肌纤维周围有2~4条毛细血管，排列整齐。平均每一条肌纤维有一条毛细血管。毛细血管间有吻合。2~3条毛血管汇合成一条毛细血管后微静脉，直径4~10 μm，腔扁不规则，毛细血管后微静脉再汇合成微静脉，管径200 μm以下。由于微静脉腔较扁而不规则，

以锐角收容较短的毛细血管后微静脉，也常直接收纳毛细管，故外形呈"萝卜根样"。大的微静脉扫描电镜下可见到内皮细胞核压迹。

（3）心肌各层内血管构筑特点：按血供特点和组织构造，左心室壁可分为3层：心肌外膜下层（包括薄层心肌，即心外膜下带）、心肌中层和心内膜下层（包括薄层心肌，即心内膜下带）。心外膜下层毛细血管直径、间距均较大，且排列不规则。微动脉间吻合丰富。微动脉由肌层向浅层结构发毛细血管，汇成微静脉。心肌中层毛细血管管腔均匀，走行直，与其余两层相比毛细血管直径小，间距也小。动脉间吻合较少。心内膜下层毛细血管也较心肌中层粗，且较稀疏。微动脉与静脉不伴行。微动脉在深层，远离心内膜，微动脉呈树枝状向心内膜发出毛细血管，于心内膜下注入微静脉。

2. 右心室壁内血管构筑特点 右心室壁内的动脉构筑基本上与左心室相似。其主要特点是树枝状分支占大多数，直行血管少。它们不是以直角从心肌表面的动脉分出，而是以锐角发出，在心壁内斜行一段再分支到心肌深层。在心内膜下也由末梢支形成心内膜下丛，但远不如左心室者发达。

乳头肌、房间隔和室间隔的动脉

1. 乳头肌的动脉 左心室前乳头肌的动脉来自左心室前支、左缘支和对角支。左心室后乳头肌的动脉多来自右冠状动脉的左心室后支，也可来自旋支的左后支或上述二者同时供应，亦可来自前室间支的末梢支。供给每个乳头肌的动脉可有3~5支。动脉支直径，前乳头肌为221 μm，后乳头肌为216 μm。进入乳头肌的动脉由心外膜下的动脉发出，穿室肌全层到达乳头肌。乳头肌内血管的分布方式有3种类型：①沿乳头肌纵轴由根部至尖部，多见游离型乳头肌；②与乳头肌纵轴垂直，有几条动脉分节段地进入乳头，多见于附壁型乳头肌；③混合型，上述二者皆有。在乳

头肌内动脉反复分支，最后形成与肌纤维平行的毛细血管。肌内血管互相吻合，在心内膜下也形成丛。乳头肌血管与其周围的动脉有吻合，也可与由腱索下行的微细血管吻合。乳头肌多由2支以上的动脉供应，所以一支阻塞一般不致引起严重的功能障碍。但左心室后乳头肌血供来源较少，且较细，较易受缺血的影响。

右心室前乳头肌血供来自前降支的室间隔前支或右缘支。在乳头肌内均匀地纵行分布。右心室后乳头肌和隔侧乳头肌均由附近的动脉支供应。

心肌梗死时可以合并乳头肌功能障碍，严重者可以发生乳头肌坏死、断裂，导致二尖瓣关闭不全，甚至可导致肺水肿。乳头肌的动脉来源于直型动脉支，在心肌内行程长，易受心肌收缩的压迫，达乳头肌时已处于动脉分布的末梢部位，故较易受心肌缺血的影响而发生坏死或断裂。左心室后乳头肌位于心后下壁，且位置较低，动脉来源相对较少，更处于左、右冠状动脉的最远部位，动脉直径也较细小，更易受缺血影响。有学者记述左心室后乳头肌断裂的机会比前乳头肌约大6倍。

2. 房间隔的动脉 房间隔是窦房结冲动向下传导的一个主要途径，在此进行手术的机会也较多，且房间隔下缘附近是房室结和房室束所在的部位，所以了解房间隔的血供有一定实际意义。杨月鲜等认为，房间隔的动脉主要来源于窦房结动脉、房室结动脉、Kugel动脉和左心房后支。来自以上4支动脉者占52%，来自以上3支动脉者占28%。其他分布于房间隔的动脉有左心房旋支、左旋支的终末支、左心房前支和右心房前支等。其分布特点主要是在房间隔的边缘形成一个吻合完整的，或不太完整的环形结构。再由环发出细小的分支，向卵圆窝的中心汇聚。房间隔内动脉支的密度，由周边向卵圆窝中心越来越少。

房间隔动脉的吻合，在75例标本中出现23例，占30%，共计有35次吻合。其中涉及Kugel

动脉者15次，Kugel动脉与房室结动脉吻合者9次。可以看出，房间隔是心房动脉之间出现吻合较多的部位。左、右冠状动脉前方的分支在房间隔前部有吻合，且向后与同侧或对侧的左、右冠状动脉后方的分支有吻合。因此，房间隔成为冠状动脉间建立侧副循环的一个重要途径（图14-14）。

3. 室间隔的动脉　有5个来源（图14-15）。

（1）室间隔前支：主要起于前室间支深面，也可起于对角支、左冠状动脉主干、旋支和左心室前支。有8~25支，直径2.2 mm。分布于室间隔前1/2~3/4，以第2、3支或第1~3支直径较大，分布范围也较广。

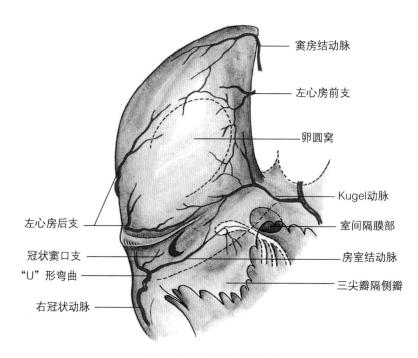

图14-14　房间隔的动脉分布

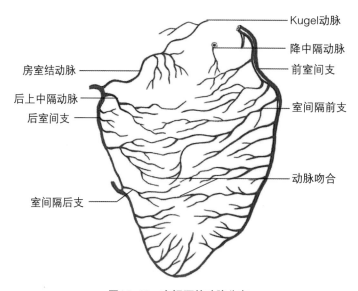

图14-15　室间隔的动脉分布

（2）室间隔后支：主要起于后室间支深面，也有起于前室间支后段或左心室分支者。可有5~24支，直径1.2 mm。分布于室间隔后1/4~1/2。在室间隔横切面上，儿童前、后室间动脉走在室隔的中间层，成人则靠近右心室行走。

（3）房室结动脉：主要起于右冠状动脉，也有起于旋支、后室间支或左心室后支者。可有1~3支，直径1.3 mm分布于室间隔上缘后1/5~1/2的区域。

（4）后上中隔的动脉：主要起于右冠状动脉，也可起于旋支、左心室后支、右心房后支或房室结动脉。可有1~2支，直径1.4 mm，分布于室间隔后上1/4~1/3区域。

（5）降中隔动脉：又称室上嵴支或上中隔动脉。主要起于右冠状动脉起始部，也可起于主动脉右窦、右副冠状动脉。出现率为62%，有1~2支，直径0.6 mm。沿室间隔前、中1/3交界处下行。分布于室上嵴处者占36%，分布到室间隔上1/4者占25%，分布到室间隔上1/3者占24%，分布到室间隔上1/2者占15%。孔祥云等发现，儿童组降中隔动脉比成人组相对要长，分布范围也较大。

室间隔内各动脉之间有丰富的吻合。吻合形式有2支吻合、3支"Y"形吻合，还有网状或丛状吻合。室间隔中1/3的吻合尤为丰富。吻合直径为50~410 μm，常见的为100~200 μm。此外，室间隔的动脉还与室间隔以外的动脉，如右心室前支、右心室后支、Kugel动脉等在隔缘肉柱、右心室肉柱等处形成吻合。

当较大的室间隔缺损时，室间隔前动脉从缺损处经过，它们被推向下方，呈弓形弯曲，密度较大。缺损上缘血管稀少，前缘是室间隔前动脉的较少分支和降中隔动脉，后缘是被推向后方的房室结动脉和走向前上的分支。缺损下缘血管丰富（图14-16）。手术时应注意后缘及下缘的房室结、房室束等传导组织及有关的血管。

室间隔动脉供应丰富，尤其是上1/3段就有5个动脉来源，这里有房室结、房室束及左右束支的近侧部。室间隔丰富的动脉供应，其意义不仅在于其所供应的肌肉，还与传导组织有密切关系。室间隔内丰富且多来源的动脉间吻合，为冠状动脉狭窄或阻塞时建立有效侧支循环提供了形态学基础。

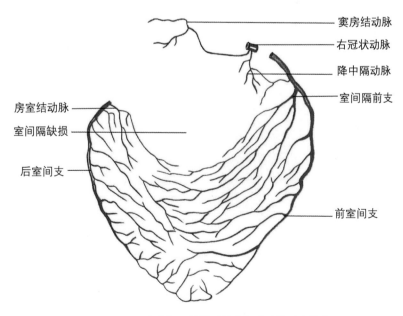

图14-16　巨大室间隔缺损时的室间隔动脉形态特点

冠状动脉发育畸形

冠状动脉发育畸形是比较少见的先天性畸形，按其功能改变程度分为轻型、重型、继发性冠状动脉畸形3大类。轻型冠状动脉畸形包括单个冠状动脉、冠状动脉的主动脉异位起始和副冠状动脉等，这类畸形多数不出现生理功能障碍。重型冠状动脉畸形包括冠状动脉瘘（cornary artery fistula）和冠状动脉起始于肺动脉的畸形，这类异常可导致心功能改变，以致出现临床症状和继发心脏的形态学改变。继发性冠状动脉畸形是指伴随严重程度不同的先天性心脏发育畸形所出现的冠状动脉畸形，可能为心脏发育畸形的代偿，将不在本章进行讨论。

1. 轻型冠状动脉畸形 这类畸形冠状动脉均直接起始于主动脉，多数只是其近侧段变异，而远侧段的行径和分布正常，通常不出现生理功能障碍（图14-17）。

（1）冠状动脉开口移位：包括冠状动脉高位开口，如起于相应的主动脉窦嵴以上；多发性开口，如副冠状动脉、前室间支和旋支直接开口于左主动脉窦；前室间支和旋支直接开口于右主动脉窦或右冠状动脉主干；冠状动脉开口于后主动脉窦（图14-18）。这类畸形往往无功能上的障碍，但在心脏手术时会造成技术上困难。

（2）单个冠状动脉：按单个冠状动脉分布和供应范围的不同，分为3类：①单个冠状动脉具备正常2个冠状动脉分布和供应的范围；②单个冠状动脉从主动脉窦发出后不久其分支具备2个冠状动脉的行程和分布范围；③单个冠状动脉的行程和分布不同于正常。

2. 重型冠状动脉畸形

（1）冠状动脉瘘：冠状动脉瘘是指冠状动脉起始部正常，而终末支与某一心腔呈直接或间接瘘状交通的冠状动脉畸形。多数为右冠状动脉

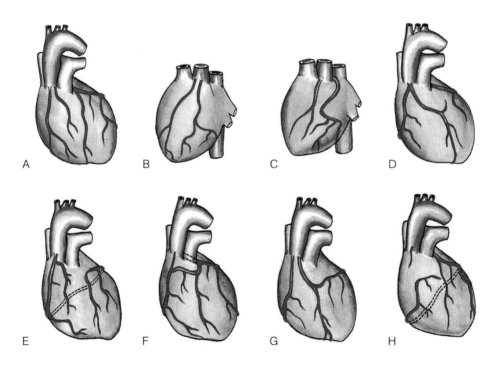

图14-17 轻型冠状动脉畸形

A.右冠状动脉和动脉圆锥支单独起始于右主动脉窦；B.左冠状动脉旋支和前室间支单独起自左主动脉窦；C.左旋支从右主动脉起始，或右冠状动脉和左冠状动脉前室间支从左主动脉窦起始；D.左冠状动脉前室间支自右冠状动脉起始；E.单支右冠状动脉，左冠状动脉由右冠状动脉末支延续而成；F.单支左冠状动脉，右冠状动脉自其前室间支起始单支冠状动脉；G.左冠状动脉闭锁，两支冠状动脉自同一主动脉窦起始；H.右冠状动脉近侧段发育不全，其远侧为左冠状动脉旋支的延续

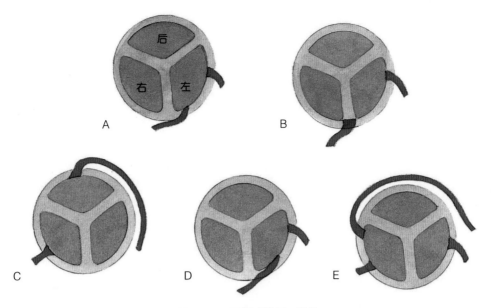

图14-18　冠状动脉开口移位

A.左、右冠状动脉同时开口于左主动脉窦；B.右冠状动脉开口于左右瓣连合附件；C.左冠状动脉开口于后主动脉窦；D.左右冠状动脉均开口于左主动脉窦。右冠状动脉开口在窦外，潜行于主动脉壁内一段，后进入冠状沟；E.左冠状动脉前室间支和旋支分别起始于左窦和右窦

瘘，少数为左冠状动脉瘘。按动脉瘘注入的部位可分为：冠状动脉—左上腔静脉瘘、冠状动脉—冠状静脉窦瘘、冠状动脉—冠状静脉瘘、冠状动脉—右心房瘘、冠状动脉—右心室瘘、冠状动脉—肺动脉瘘、冠状动脉—左心房瘘和冠状动脉—左心室瘘。其中以冠状动脉—右心室瘘最为常见（图14-19）。冠状动脉瘘瘘口的形态多样，有简单瘘口、多发性瘘口、瘤样瘘口、侧壁瘘口及与瘘相通的冠状动脉呈瘤样扩张。这类畸形由于冠状动脉和恒定的或间歇的低压心腔或血管相通，常见动静脉瘘的病理特征，出现心绞痛、充血性心力衰竭等症状或继发形态学改变。

（2）冠状动脉起始于肺动脉：包括左冠状动脉起自肺动脉左窦，走行于肺动脉左后方；右冠状动脉起自肺动脉右窦；右冠状动脉起自肺动脉；副冠状动脉起自肺动脉；旋支和左前降支分别起自肺动脉左窦；左旋支起自肺动脉，而左前降支起自主动脉；左前降支起自肺动脉，而左旋支起自主动脉。左冠状动脉起自肺动脉占冠状动脉起始异常的绝大多数，具有这类畸形的人，出生后3~4个月即可出现心动过速、呼吸急迫、心脏明显肥大和充血性心力衰竭等症状（图14-19）。

冠状动脉的侧支循环

正常情况下，冠状动脉主干和主要分支行于心外膜下，较细小分支穿入心肌内，再逐级分支，最终连于广泛的毛细血管网，供应心肌细胞等组织。由于某些原因，冠状动脉主干或主要分支被梗死，梗死远侧部心肌是否继续缺血坏死或保持其结构和功能正常，取决于通过侧支血管的血流是否充分。一般认为，冠状动脉间侧支血管发育充分的动物，冠状动脉梗死后很少发生致命性心律失常。因此，促进冠状动脉侧支循环发育的治疗是有益的。

冠状动脉的侧支循环的途径概括起来可分为壁内侧副血管、冠状动脉分支间吻合及冠状动脉与心外动脉的吻合三大类。

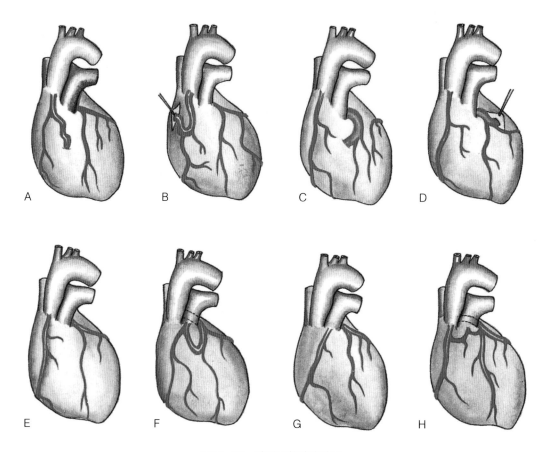

图14-19 重型冠状动脉畸形

A.从右冠状动脉至右心室的瘘；B.从右冠状动脉至右心房的瘘；C.从左冠状动脉至右心室的瘘；D.从左冠状动脉至左心房的瘘；E.左冠状动脉起自肺动脉干；F.右冠状动脉起自肺动脉干；G.左、右冠状动脉均起自肺动脉干；H.副冠状动脉起自肺动脉干

1. 壁内侧副血管

（1）心最小静脉（smallest cardiac vein）：又称Thebesius静脉，是位于心壁内的小静脉（图18-20），自心壁肌层的毛细血管丛开始，直接开口于心房或心室腔，直径约1 mm。心最小静脉没有瓣膜。冠状动脉阻塞时，心最小静脉可成为心肌从心腔获得血液供应的一个途径，对心肌内层具有一定的保护作用。

（2）动脉心腔血管（arterio-luminal vessel）：是冠状动脉与心腔之间直接交通的血管（图18-20），直径为200~1 000 μm，组织结构上与动、静脉吻合一致。它们通过心内膜时，在构造上具有静脉的特征；经过心肌的一段，又具有典型的小动脉肌膜，其结构与微动脉相似。至于动脉心腔血管的功能，有人认为与营养有关，有人主张可能是不正常心壁血液循环中的一种限制形式。

（3）心肌窦状隙（myocarlial sinusoids）：呈不规则的网状，由小动脉分支和毛细血管分出的薄壁血管构成。心肌窦状隙之间可有吻合管互相连接。心肌连续切片证明，心壁中的小冠状动脉可以通过心肌窦状隙与心腔相通（图14-20）。

2. 冠状动脉分支间的吻合 冠状动脉分支间的吻合，在人心的各部分均得到证实，最主要的是位于肌性室间隔和房间隔。此外，在室间沟附近

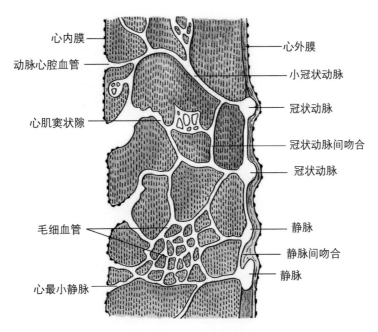

心内膜 —— 心外膜
动脉心腔血管 —— 小冠状动脉
—— 冠状动脉
心肌窦状隙 —— 冠状动脉间吻合
—— 冠状动脉
毛细血管 —— 静脉
—— 静脉间吻合
心最小静脉 —— 静脉

图14-20　心肌壁内循环

的室壁、房室交点和左、右心房壁等处也存在这种吻合。冠状动脉分支间吻合直径为70~180 μm，也有人认为，正常人冠状动脉分支间吻合支直径小于40 μm。

冠状动脉与心外动脉的吻合

冠状动脉主要是通过升主动脉壁动脉网、肺动脉壁动脉网和心房动脉网的直接吻合，或通过心包动脉网间接与心外动脉吻合（图14-21）。

1. 升主动脉壁动脉网　由胸廓内动脉、支气管动脉、右冠状动脉第1分支、动脉圆锥支、甲状颈干降支、心包胸腺动脉、前纵隔动脉分支等与右冠状动脉的分支在升主动脉壁互相吻合成网，吻合血管的直径为30~55 μm。

2. 肺动脉壁动脉网　由左、右冠状动脉的第1分支，以及副冠状动脉、动脉圆锥支、左支气管动脉分支、甲状颈干下降支等的分支在心包内段的肺动脉壁上互相吻合成网，吻合血管的直径为20~55 μm。胸廓内动脉的分支除与左支气管动脉吻合外，还直接参与本网的形成。

3. 心房动脉网　左、右冠状动脉的心房支，左支气管动脉的分支等。在左、右心房壁上相互吻合，形成心房动脉网，其口径为50~70 μm。

4. 心包动脉网　由心包膈动脉、膈下动脉、支气管动脉、胸腺动脉、甲状颈干下降支等的分支在心包返折处组成。心包动脉网与心房动脉网、升主动脉壁动脉网、肺动脉壁动脉网互相交通。

■ 心的静脉

心的静脉可分为浅静脉和深静脉两个系统。浅静脉起于心肌各部，在心外膜下汇合成网、干，最后大部分静脉血由冠状窦收集回入右心房。冠状窦的主要属支有心大、中、小静脉，此外，冠状窦还收集一些零星的小静脉属支；亦有些小静脉可以直接注入心腔（图14-3，22）。深静脉也起于心肌层，直接汇入心腔，以回流入右心房者居多。本节主要讨论心的浅静脉系统。

冠状窦及其属支

1. 冠状窦（coronary sinus） 为心大静脉的延续膨大部分，位于心后面，左心房与左心室之间的冠状沟内，从左心房斜静脉与心大静脉汇合处作为其起点，最终注入右心房的冠状窦口，长30~40 mm，起始部直径4 mm，中段为7 mm，末段为9 mm（图14-23）。冠状窦起始部的壁较薄，而大部分冠状窦壁远较一般静脉壁为厚，其表面由左心房来的薄层肌束覆盖，有类似瓣膜的作用。当心房收缩时，肌束的收缩能阻止血液流入右心房；当心房舒张时，可使血液流入右心房。

2. 冠状窦口（orifice of cornary sinus） 位于下腔静脉口与右房室口之间，其在心后面的投影相当于房室交点的上方。冠状窦口的纵径平均为12.8（7.4~27.1）mm，横径平均为7.4（2.5~11.5）mm。在78.6%标本中，冠状窦口出现1个瓣膜，瓣膜多为半月形，也可为镰形或条状。

3. 冠状窦的属支

（1）心大静脉（great cardiac vein）：又称左冠状静脉（left coronary vein），82%的心大静脉起于心尖或前室间沟的下1/3段，18%起于前室间沟的中1/3段。循前室间沟，伴左冠状动脉前室间支上行，于室间沟上1/3处斜向左上方，进入冠状沟，绕心左缘至心后面的左侧冠状沟，于左心房斜静脉注入处移行为冠状窦（图14-22，23）。

心大静脉在前室间沟接受约5支左心室前静脉，偶尔接受1~2支来自右心室前壁的细小静脉。心大静脉离开前室间沟进入冠状沟的斜行段，接受3~4支左心室前静脉，有的还接受1~2支左心房前静脉和1~2支左缘静脉。在冠状沟中接受1~2支左心房前静脉或左缘静脉。心大静脉借其属支，收纳左心室前面、右心室前壁的小部、心左缘、左心房前外侧壁、室间隔前部、左心耳及大动脉根部的静脉血。

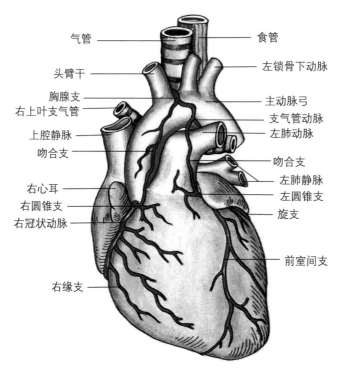

图14-21 冠状动脉与心外动脉的吻合

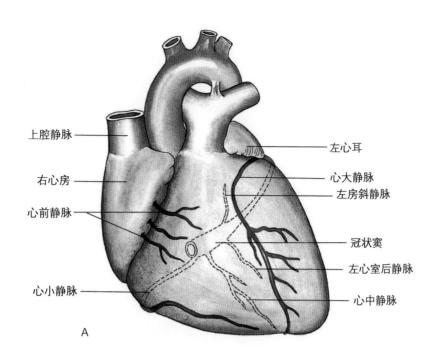

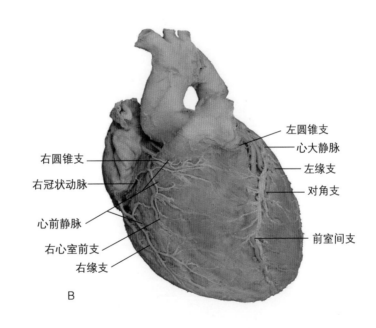

图14-22 心的静脉分布

A示意图（前面观）；B.标本图

心大静脉汇入冠状窦的开口处，约70%的心脏可出现瓣膜，多为单瓣，双瓣者亦不少见。心大静脉接受属支的开口处也有瓣膜，以防止血液逆流。

77%的心大静脉在前室间支或其分支心室前支浅面越过，23%在其深面穿过。75%在旋支浅面越过，25%在旋支深面穿过。

心大静脉多斜行进入冠状沟，因此在心大静脉、前室间支、旋支间围成一个三角形区域，常称为心血管三角，出现率为89%（图14-24）。三

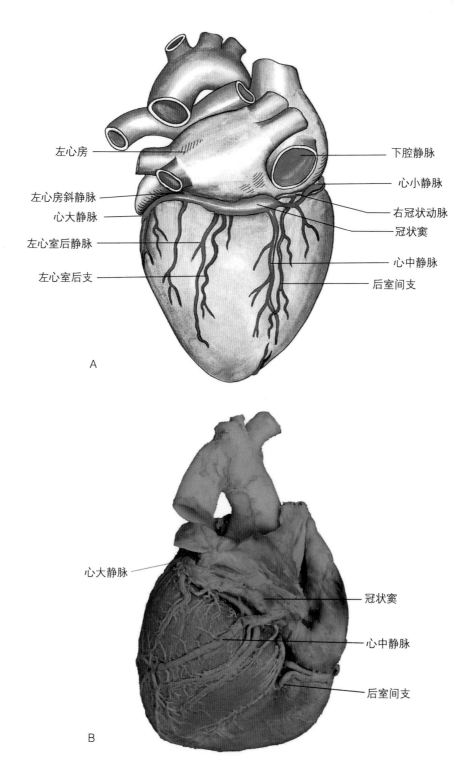

左心房

下腔静脉

心小静脉

左心房斜静脉

右冠状动脉

心大静脉

冠状窦

左心室后静脉

心中静脉

左心室后支

后室间支

A

心大静脉

冠状窦

心中静脉

后室间支

B

图14-23　冠状窦及其属支（后面观）

A.示意图；B.标本图

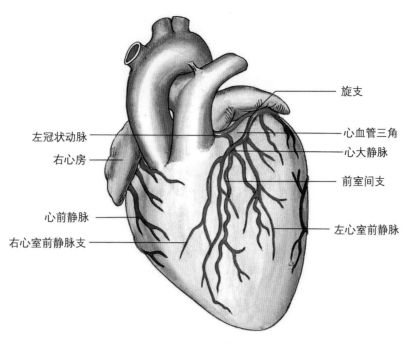

左冠状动脉

右心房

心前静脉

右心室前静脉支

旋支

心血管三角

心大静脉

前室间支

左心室前静脉

图14-24　心血管三角

角深部的脂肪组织中有对角支，三角上方邻接左心耳。

（2）心中静脉（middle cardiac vein）：又称右冠状静脉（right coronary vein），起于心尖部，伴右冠状动脉的后室间支上行，注入冠状窦的末端。心中静脉沿途接受一些左、右心室后静脉支，收纳左、右心室后壁，室间隔后部，心尖部和部分心室前壁的静脉血。心中静脉终止处管径约3 mm。

（3）心小静脉（small cardiac vein）：心小静脉变异较大，55%的有1支，45%的阙如。具有心小静脉者，按其起源和收纳范围，可分为3种类型：①起于锐缘，接受锐缘及部分右心室前、后型的回血，上行到间沟，注入冠状窦右端或心中静脉，该型为心小静脉的主要类型，占59.3%；②31.3%心小静脉接受右心室前壁及部分后壁的回血，注入冠状窦右端或心中静脉；③9.4%起于右心室后壁，纤细短小，注入心中静脉。

（4）左心房斜静脉（oblique vein of left atrium）：起于左上、下肺静脉附近，斜向下

行，以锐角注入冠状窦的起端，收纳左心房后部的静脉血（图14-22，23）。

（5）左心室后静脉（posterior vein of left vetricle）：起点变化多，回流左心室后壁及部分左缘和心尖区的静脉血，有1~4支，上行注入冠状窦（图14-23）。

（6）左缘（或钝缘）静脉（left marginal vein）：多为1~3支，起于心左缘的中下部，与同名动脉伴行，向上注入心大静脉或冠状窦

心前静脉

心前静脉又称右心室前静脉（anterior vein of right ventricle），起于右心室前壁，可有1~4支，直径多为1 mm，向上越过冠状沟直接注入右心房。有些心前静脉与心小静脉吻合（图14-22，24）。

心最小静脉

心最小静脉见本章冠状动脉侧支循环。

心浅静脉的吻合

心静脉之间的吻合非常丰富，并在不同系统的静脉之间构成广泛的交通。心肌中静脉吻合支及浅表静脉干之间吻合最为发达。冠状窦系统的静脉和心前静脉属于心脏的浅表静脉，这些静脉在心脏表面有广泛的吻合：①心尖部有心大静脉与心中静脉吻合；②心左缘附近有心大静脉的属支与左缘静脉吻合；③在左心室后壁有左心室后静脉与附近静脉之间的吻合；④在右心室前面有心前静脉与心小静脉、心大静脉属支间吻合。

（赵 鹏）

心脏的淋巴引流

心脏的淋巴管包括心内膜下淋巴管、心肌淋巴管和心外膜下淋巴管。

心内膜下的毛细淋巴管位于心内膜下的结缔组织内，在心脏各部直径和密度分布均不相同，走行不规则，先合成淋巴管，再汇入心肌层的淋巴管或直接汇入心肌层的淋巴管网。心肌层内毛细淋巴管存在于心肌纤维间的结缔组织内，沿肌细胞长轴行走行并吻合成淋巴管网，再合成淋巴管，沿肌束间的血管走行，与来自心内膜下的淋巴管汇合后注入心外膜下结缔组织内的淋巴管网。心外膜淋巴管网分为深、浅两层毛细淋巴管网，深层的淋巴管注入浅层淋巴管，浅层淋巴管与心内膜和心肌层来的淋巴管汇合后再形成淋巴管丛。由丛发出集合淋巴管，沿血管的分支及主干，最后形成较大的左、右淋巴管。

左淋巴管收纳左心大部分及前室间沟附近的右心室淋巴，向上经肺动脉后方的淋巴结，再经左支气管根部的淋巴结，向上过主动脉弓后，注入右气管支气管上淋巴结或气管旁淋巴结。右淋巴管收纳右心大部分及后室间沟附近的左心室的淋巴，然后大部分向上注入主动脉弓淋巴结，后者再借淋巴管注入右气管旁淋巴结（图14-25）。

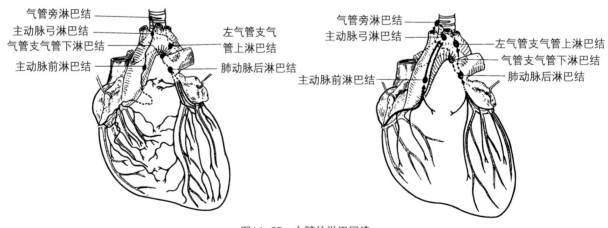

图14-25 心脏的淋巴回流

心脏的神经支配

支配心脏的神经为心交感神经和心迷走神经（图14-26）。

1. 心交感神经及其作用 脊髓胸段（T1~5）侧角发出节前纤维，节后神经元位于星状神经节或颈交感神经节内。发出的节后纤维组成心丛，发出心上、心中、心下神经，支配心脏的各个部分，包括窦房结、房室交界、房室束、心房肌和心室肌。支配窦房结的交感纤维主要来自右侧的心交感神经，其效应主要是使心率加快；支配房室交界、心房肌和心室肌的交感纤维主要来自左侧的心交感神经，其效应主要是使房室传导加速和心肌收缩力增强。

心交感节后纤维末梢释放的递质为去甲肾上腺素，与心肌细胞膜上的β_1肾上腺素能受体结合，主要通过提高心肌细胞膜对Ca^{2+}的通透性和电流引起心率加快、心肌收缩力增强及房室传导加快等效应。这些效应分别称为正性变时作用、正性变力作用和正性变传导作用。

心交感神经对心脏的兴奋作用机制是：①使窦房结P细胞4期的内向电流加强，自动除极速度加快，导致自律性升高，心率加快（正性变时作用）；②Ca^{2+}内流增多，房室交界的慢反应细胞动作电位0期除极速度和幅度增大，使兴奋经房室交界的传导过程加速（正性变传导作用）；③心肌细胞膜上的钙通道激活，Ca^{2+}内流增加；并使细胞内肌质网释放的Ca^{2+}增多，其最终效应从而使心肌收缩能力增强（正性变力作用）。此外，可使心房肌和心室肌舒张期Ca^{2+}的转移增强，即肌质网摄取Ca^{2+}增强，为收缩期贮备更多的Ca^{2+}；还可使三磷酸腺苷转变成环磷酸腺苷，后者可促使糖原分解，提供心肌活动所需的能量，故使收缩能力增强。

心交感神经和儿茶酚胺类激素对心脏的兴奋作用可被肾上腺素能β受体拮抗剂所阻断。

2. 迷走神经及其作用 心脏迷走神经属于副交感神经，节前纤维的胞体位于延髓的迷走神经背核和疑核。在胸腔内，心迷走神经纤维和心交感神经一起组成心脏神经丛，并和交感纤维伴行进入心脏，与心内神经节细胞发生突触联系。在心壁内的神经节换元后发出节后纤维支配窦房

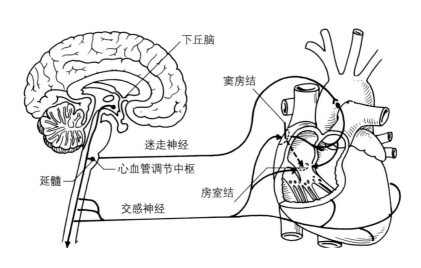

图14-26 心脏的神经支配

结、心房肌、房室交界、房室束及其分支。节前和节后神经元都是胆碱能神经元。节后纤维末梢释放的神经递质是乙酰胆碱（ACh），与心肌细胞膜上的M受体结合，通过提高心肌细胞膜对K^+通透性及减少Ca^{2+}内流可导致心率减慢，心房肌收缩能力减弱，心房肌不应期缩短，房室传导速度减慢，即具有负性变时、变力和变传导作用。

迷走神经对心脏的抑制作用机制：①ACh与心肌细胞膜上M受体结合后，可使肌质网释放Ca^{2+}减少，ACh还能抑制钙通道，使Ca^{2+}内流减

少，其最终效应使心肌收缩力减弱；②Ca^{2+}内流减少，使房室交界处慢反应细胞的动作电位幅度减小，导致房室传导速度减慢（负性变传导作用）；③ACh与M受体结合后，能激活细胞膜上的一种钾通道（IKACh通道），K^+外流增加，于是膜电位变得更负；加之ACh能抑制4期内向电流，其最终效应是使心率减慢。

心迷走神经对心脏的抑制作用可被M受体拮抗剂（阿托品等）所阻断。

（赵　鹏）

冠状动脉造影术

冠状动脉造影（coronary angiogra-phy）即向冠状动脉内注入一定量造影剂，使分布心浅表的冠状动脉显影的方法。有非选择性和选择性两种，前者与左心室和逆行主动脉根部造影相同，冠状动脉尤其是有病变的冠状动脉往往显影不清，难以满足临床诊治需要。随着导管器具的改进，选择性冠状动脉造影已成为安全、有效的检查方法，熟悉冠状动脉的应用解剖，有助于对冠状动脉疾病进行快速准确的诊治。

■ 选择性冠状动脉造影的插管途径

冠状动脉造影的插管途径有股动脉和肱动脉两种。目前临床上经股动脉的Judkins技术最常用，经肱动脉的Sones技术已较少用。

1. 股动脉途径　按上节所述方法选定穿刺点，经皮穿刺入股动脉，沿导丝送入Judkins左或右冠状动脉导管至升主动脉。在左前斜位X线透视下操纵导管。在左前斜位时，左冠状动脉开口于主动脉的左侧、右冠状动脉开口于主动脉的右侧壁，在此体位，导管尖端几乎总是指向主动脉的左侧。因此，插Judkins左冠状动脉导管可在X线透视下缓缓向前推进，易进入左冠状动脉开

口；插Judkins右冠状动脉导管则需旋转180°才可进入右冠状动脉。

2. 肱动脉途径　多采用右肱动脉，常规切开肱动脉后送入Sones导管，经锁骨下动脉、头臂干送入升主动脉。在左前斜位X线透视下操纵导管，将其送入左或右冠状动脉。

3. 桡/尺动脉途径　前述穿刺右桡动脉，成功后置入动脉鞘，送入造影钢丝，沿钢丝将造影导管送入升主动脉。在左前斜位X线透视下操纵导管，将其送入左或右冠状动脉。右桡动脉穿刺失败后，可尝试左桡动脉，还可尝试双侧尺动脉。目前桡动脉入路可以满足绝大多数介入治疗的要求，但是桡动脉穿刺也存在一些不利因素，如桡动脉直径相对较小，穿刺相对困难，处理复杂病变时，器械应用受到限制，且桡动脉容易出现痉挛等。

■ 冠状动脉造影的投影解剖

为了充分显影冠状动脉的各个分支和显露病变范围和严重程度，通常需进行多个体位的左、右冠状动脉造影。虽然个体的冠状动脉立体构型有差异，选择的投照体位也因人而异，但临床上

传统的造影体位主要有左前斜位60°、右前斜位30°和左侧位30°等，其投影解剖特征如下。

1. 左前斜位　右冠状动脉显影良好（图14-27），主干自主动脉右窦起始后，在心影右侧缘走行，似半圆形或称"C"形，在其凸面有许多分支，由近端至远端主要有窦房结动脉、右心室支、锐缘支、心房支和后降支，在其凹面分支较少，主要有圆锥支和房室支。在此平面，右冠状动脉向前和向后的分支均有不同程度的缩短。

左冠状动脉显影也良好，主干自主动脉左窦起始后，在左心耳和肺动脉主干间走行0.5~3 cm时分出左前降支和左回旋支，左回旋支于心影的左侧缘，前降支于右冠状动脉和左回旋支中间，由左上斜向右下，指向右冠状动脉的右下拐角处。左前降支主要分出对角支（2~7支）、间隔支等，左回旋支主要分出钝缘支（通常2~3支），和左心房支等。有时，在左前降支和左回旋支起始处，分出中间支。

2. 右前斜位　右冠状动脉显露良好（图14-28），其主干与左冠状动脉主干、前降支形成一大环。由于该平面几乎平行于房室沟平面，因此，右冠状动脉在起始之后接近垂直向下走行，主干似呈"L"形，构成大环的右半环，沿途向后发出的分支有些被重叠，后降支接近水平位，该平面观察右冠状动脉各分支的开口较好。

左冠状动脉显示亦良好，主干接近水平位向左走行并自然延续至左前降支，构成大环的左半环和心影的左侧缘，其分支接近垂直向下。左回旋支与主干呈近似直角向下走行，与右冠状动脉主干几乎平行。

3. 左侧位　右冠状动脉起始段接近水平，然后接近垂直向下、向后走行，远段有重叠、缩短，但其主要分支走行接近水平，显露较好。后降支及右冠状动脉远段构成心影的底缘。

左冠状动脉主干因有重叠显露不清，左前降支斜向右下走行，构成心影的右侧缘，与右冠状动脉交叉，形成斜"X"形，间隔支呈垂直向下走行。左回旋支构成心影的左侧缘，其各分支显露较好，中间支几乎平分左前降支和左回旋支形成的夹角。

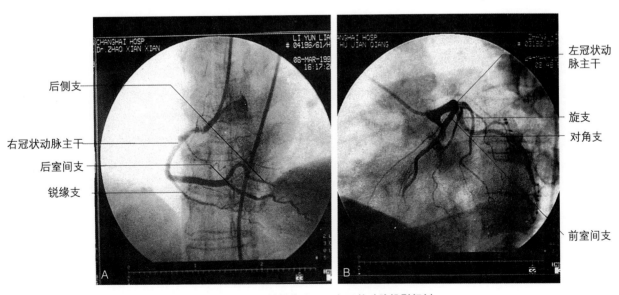

图14-27　左前斜位（45°）冠状动脉投影解剖
A.右冠状动脉；B.左冠状动脉

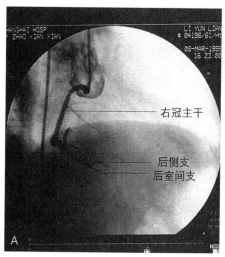
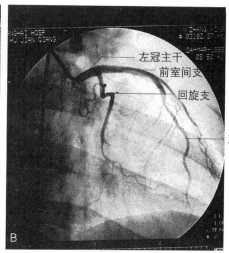

图14-28　右前斜位（30°）冠状动脉投影解剖
A.右冠状动脉；B.左冠状动脉

（王月刚　周忠江）

冠状动脉疾病外科处理的解剖基础

冠状动脉粥样硬化性心脏病（简称冠心病）是最常见的冠状动脉疾病，发病机制复杂，其主要病理改变是冠状动脉壁内膜及内膜下脂质沉着，并伴中层平滑肌细胞向内膜移行、增殖，形成粥样病灶或脂质斑块，导致冠状动脉狭窄甚至阻塞。狭窄大多在近心脏表面的冠状动脉段，常见的部位有左冠状动脉的主干、前降支或回旋支，对角支，右冠状动脉主干、钝缘支和后室间支等。狭窄多呈节段性且近动脉的分支部位，病变可单支单处，也可多支多处。临床上，一般通过冠状动脉造影或CTA检查，能够明确狭窄程度。管腔狭窄≥70%或左主干狭窄≥50%，且远端通畅和管腔＞1.0~1.5 mm，可行冠状动脉旁路移植术。

冠状动脉旁路移植术是应用血管桥移植的方法改善狭窄远端心肌供血的有效方法之一。血管桥的来源主要包括静脉血管桥（如大隐静脉）、动脉血管桥（如胸廓内动脉、桡动脉、胃网膜右动脉和腹壁下动脉等）两大类。目前临床上常用的主要有胸廓内动脉、桡动脉、大隐静脉血管桥。

■ 胸廓内动脉-冠状动脉旁路移植术

胸廓内动脉又名乳内动脉，大多起源于锁骨下动脉（左侧70%、右侧95%），位于左、右胸廓内平行胸骨走行（图14-29），距胸骨缘5~10 mm，成人50~260 mm长，管腔内径2~3 mm，与冠状动脉内径近似，又与心脏表面冠状动脉很近，与冠状动脉病变远端吻合可形成良好的旁路通道。与大隐静脉相比，其优点是血管桥为动脉血管，能根据生理需要自主调节血流量，具有扩血管和抗血小板聚积作用，相对不易发生粥样硬化，因此，远期通畅率高。但缺点是长度有限，来源少，且增加胸部切口并发症的发生率，因此，在临床上主要应用左胸廓内动脉与左前降支、右胸廓内动脉与右冠状动脉的旁路移植，以前者最为常用。获取胸廓内动脉时一般将伴行的静脉、胸内筋膜及其邻近组织作成一个带蒂血管一起游离，上缘要分离到左锁骨下动脉起源处，须将第1肋间分支切断，避免盗血，下缘至第6肋间水平，

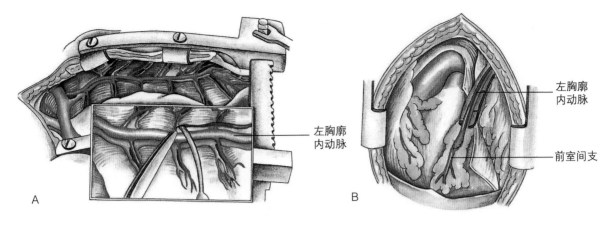

左胸廓
内动脉

左胸廓
内动脉

前室间支

A　　　　　　　　　　　　　B

图14-29　胸廓内动脉-冠状动脉旁路移植术

A.胸廓内动脉的走行和获取切口；B.左胸廓内动脉-前室间支旁路移植术

结扎所有分支，并测定其血流量，应在80 mL/min为无限制流量，应用效果较好。

主动脉-大隐静脉-冠状动脉旁路移植术

大隐静脉血管桥是临床常用的桥血管取材。大隐静脉的优点是管径大，管壁较紧韧，长度足够，取材方便，几乎适合主动脉与任何部位的冠状动脉之间的旁路移植，尤其适合多支和序贯移植（图14-30）。其缺点是非动脉组织血管桥，远期通畅率较差，较胸廓内动脉移植者低。

传统全程切口获取大隐静脉，可自近端向远端游离，或自内踝上方向近端游离，切取的长度根据所需移植的支数而定，一侧大隐静脉一般可做3~4支静脉桥。取大隐静脉时要注意不要损伤内膜，其属支要距主干1 mm处切断并结扎牢靠，以免移植后继发出血或造成管腔狭窄。由于大隐静脉有静脉瓣，因此，移植时须将大隐静脉的远端与主动脉做吻合，近端与冠状动脉狭窄段远端吻合，以防血流受阻。冠状动脉吻合口的长度一般为该血管直径的2~3倍，长于移植血管的管径，以防吻合后发生再狭窄。另外，大隐静脉桥的长度要适当，以免过长成角或扭曲易致桥静脉狭窄和

血栓栓塞，或过短张力大易引起吻合口出血。另有微创小切口分段桥血管获取和内镜下大隐静脉获取方法。

主动脉-桡动脉-冠状动脉旁路移植术

桡动脉血管桥是另一种比较常用的桥血管取材，与其他桥血管取材相比，桡动脉具有明显的中层结构和易痉挛的特点。由于桡动脉容易痉挛，多采用带有静脉及周围组织的血管蒂，其长度可供冠状动脉靶点应用，其管径较其他动脉移植物大且比冠状动脉的管径大，因此适合和足够移植到冠状动脉的任何分支。在临床上常与胸廓内动脉合用即施行全动脉化冠状动脉旁路移植术。但缺点是管壁为肌性结构，易痉挛，取材不如大隐静脉方便。如上肢血管存在解剖异常（尺、桡动脉间侧支循环差或无）者则禁忌。

桡动脉获取前必须先了解和判定尺、桡动脉间侧支循环情况，改良Allen试验证明其远端供血区无缺血征象者才可获取。切口可自肘下2 cm开始沿桡动脉行径偏内侧至腕上2 cm，具体长度根据需要而定。桡动脉穿支的特点是中段较少、上端较粗大、下段小而多。因此，分离桡动脉时

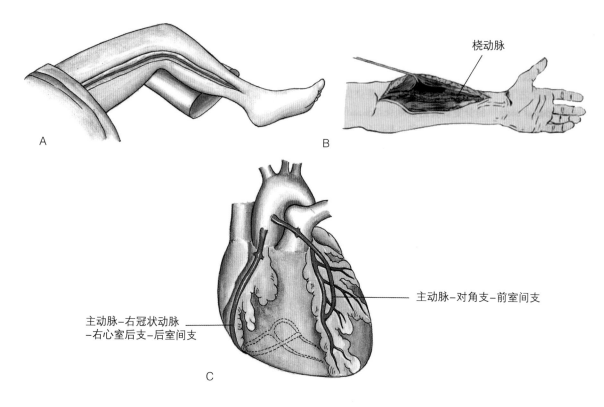

桡动脉

主动脉-对角支-前室间支

主动脉-右冠状动脉
-右心室后支-后室间支

图14-30　大隐静脉或桡动脉-主动脉-冠状动脉旁路移植术
A.获取大隐静脉切口；B.获取桡动脉切口；C.主动脉-冠状动脉（序贯）旁路移植术

一般先从中段开始，然后分别向肘和腕两方向延伸，将桡动脉和伴行静脉及脂肪组织一起游离，在游离过程中要始终用含罂粟碱溶液的纱布保护桡动脉，以防血管痉挛，并认真仔细结扎或用银夹夹闭各穿支，游离至上端时注意避免损伤桡动脉的第一分支——桡返动脉，在下段近腕横纹水平避免损伤掌浅动脉。另外，在整个分离过程中要避开和重点保护好前臂主要神经（如桡神经和正中神经）。远端与冠状动脉的吻合基本同大隐静脉，近段可与升主动脉或胸廓内动脉近段进行端侧吻合。

（刘　洋　俞世强）

冠状动脉疾病微创手术治疗的解剖学基础

　　冠状动脉疾病微创外科治疗主要是围绕冠状动脉旁路移植术出现的一系列微创技术，包括非体外循环下冠状动脉旁路移植术、小切口冠状动脉旁路移植术、小切口结合冠脉经皮介入治疗的杂交技术，以及机器人技术在冠脉外科的应用。

■ 非体外循环冠状动脉外科

　　首例冠状动脉旁路移植术（coronary artery bypass graft，CABG）即是在非体外循环下进行的。随后体外循环技术日渐成熟，术者们均选择了当时更加安全的体外循环手术（on-pump CABG）。进入20世纪90年代，随着外科器械的不断创新，使安全的非体外循环CABG手术迅速推广，特别是在国内非体外循环CABG已成为冠脉外科主流。off-pump CABG能够避免体外循环应用诱发的一系列炎症反应对机体可能产生的损害，同时缩短手术时间，减少出血，有其一定的优势，且研究结果表明其远期结果与on-pump CABG没有明显差异。

常规off-pump CABG采用胸骨正中切口，一般均选择左侧胸廓内动脉进行前降支吻合。多支病变时，应先吻合容易接近的心脏前方血管，并注意先吻合狭窄程度严重的血管，一般按照前降支、右冠状动脉、钝缘支、对角支的顺序进行吻合。术中靶血管的显露和稳定非常重要。可通过调节手术床的角度，深部悬吊心包，纱布垫高心脏等方法使心尖上翘，较好地显露不同部位的靶血管。目前应用较多的固定器为吸附式Octopus固定器，通过"U"形吸盘吸引靶血管周围心肌组织起到固定作用，使靶血管局部心肌组织相对稳定便于手术。对于吻合口的显露，可采用分流栓法、阻断法及混合喷雾法等的灵活运用，获得相对无血的吻合口显露效果。off-pump CABG术中如出现血流动力学不稳定、心律失常、严重出血等情况影响手术操作，应立即给予相应处理，必要时立即建立体外循环，在体外循环下完成手术。

■ 小切口冠状动脉旁路移植术

小切口CABG手术是在off-pump CABG之上出现的一系列经微小切口施行的非体外循环下不停跳冠状动脉旁路移植术。比较常见的小切口包括胸骨左缘第5肋间切口和胸骨下段小切口（图14-31）。

此类小切口CABG手术主要针对单纯前降支病变可行左胸廓内动脉-前降支旁路移植的患者，避免正中开胸的手术创伤，有利于术后早期锻炼及功能恢复，伤口美观，有一定优势。但也取决于术者对该技术的掌握程度。比较常用的左前胸切口冠状动脉旁路移植术（left anterior small thoracotomy CABG，LAST-CABG），患者取仰卧位，左侧垫高20°~30°，双腔气管插管。采用左侧乳房下第4或第5肋间6~8 cm切口进入胸腔，应用特殊悬吊拉钩，将切口上方胸壁充分悬吊后，右肺单肺通气，首先通过切口获取左侧胸廓内动脉，近端至锁骨下静脉，远端至切口下一肋间，LIMA侧枝近端以钛夹夹闭。测试LIMA血流满意后，自肺动脉上方切开心包直至心尖部，辨认前降支及狭窄部位，确定吻合口位置，固定器固定，分离吻合口周围组织，切开靶血管完成LIMA-LAD吻合。该切口也可行多支血管吻合，但靶血管显露和吻合较困难，特别是升主动脉近端吻合时难度较大。

■ 小切口CABG联合PCI杂交技术

在小切口CABG手术基础上，针对合并前降支病变的多支血管病变，可采用小切口CABG联合PCI杂交技术。即采用小切口CABG手术完成前降支再血管化，其他狭窄部位采用PCI技术置入血管内支架，完成冠脉主要血管的再血管化。该术式既发挥了LIMA-LAD远期通常率高的优势，同时以PCI技术保证了其他血管再血管化，体现了内外科融合微创技术优势，近年来得到逐步推广。

■ 机器人冠状动脉旁路移植术

机器人辅助冠状动脉旁路移植术包括机器人胸廓内动脉游离经胸壁小切口冠状动脉旁路移植术和全机器人冠状动脉旁路移植术（totally endoscopic coronary bypass，TECAB）两种。该手术可在体外循环下进行，也可在非体外循环下进行。目前多数TECAB手术均针对单纯前降支病变行LIMA-LAD吻合。

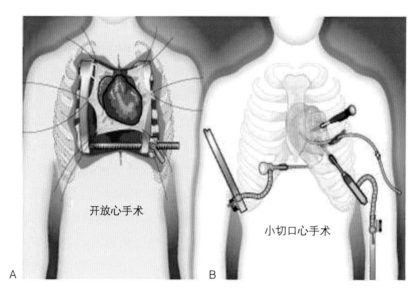

图14-31　左前外侧小切口冠状动脉旁路移植术
A.常规正中开胸CABG；B.左前外侧小切口MIDCAB

患者取仰卧位，如需体外循环均采用外周体外循环股-股转流，一般采用类似腔镜手术的3~4孔左侧胸壁微小切口送入手术器械臂进行手术操作。术者于手术台旁机器人系统操作台，在3D视野下操作机械臂进行手术，手术台上需1~2名助手协助机械臂器械传递进入胸腔。机器人手术视野的放大高清效果及其微创操作是其主要优势。但由于机器人手术费用较高、手术时间较长，与小切口手术等相较优势不明显，目前在国内应用有限。

（刘　洋　俞世强）

主要参考文献

1. 刘正津, 姜宗来, 殷玉琴. 胸心外科临床解剖学. 济南:山东科学技术出版社, 2000.

2. 遵义医学院. 冠状动脉解剖学. 北京:科学出版社, 1977.

3. 凌凤东, 林奇. 心脏临床解剖学. 陕西:陕西科学技术出版社, 1996.

4. 刘正津, 陈尔瑜. 临床解剖学丛书:胸部和脊柱分册. 北京:人民卫生出版社, 1994.

5. 于彦铮, 左焕琛. 心脏冠状动脉解剖. 上海:上海科学技术出版社, 1992.

6. 朱晓东. 心脏外科基础图解. 北京:人民卫生出版社, 1980.

7. 张朝佑. 人体解剖学（上册）. 2版. 北京:人民卫生出版社, 1998.

8. 汪曾炜, 刘维永, 张宝仁. 手术学全集:心血管外科卷. 2版. 北京:人民军医出版社, 2005.

9. 姜宗来, 凌凤东, 李应义. 兔心冠状动脉的解剖学观察. 解剖学通报, 1983, 5:45-50.

10. 卢兴, 凌凤东, 姜宗来. 100例猫心冠状动脉分布的观察. 解剖学通报, 1983, 6:204-207.

11. 胡海涛, 姜宗来. 家兔左心室壁内动脉. 解剖学报, 1984, 15:15-18.

12. 姜宗来, 胡海涛. 大鼠冠状动脉的解剖观察. 解剖学报, 1984, 15:136-142.

13. 姜宗来, 何光篪. 人冠状动脉的几何形态学. 第三军医大学学报, 1989, 11:85-91.

14. 姜宗来. 冠状动脉的形态学和生物力学特性研究. 第二军医大学学报, 1995, 16:201-205.

15. 凌凤东, 林奇, 赵根然. 心脏解剖与临床. 北京:北京大学医学出版社, 2005: 155-201.

心传导系

心肌细胞按形态和功能分为普通心肌细胞和特殊心肌细胞。前者构成心房壁和心室壁的主要部分，主要功能是收缩；后者构成心传导系，具有自律性和传导性，其主要功能是产生和传导兴奋，控制心的节律性活动。心传导系包括窦房结，结间束，房室交界区，房室束，左、右束支和浦肯野（Purkinje）纤维网（图15-1）。自19世纪40年代浦肯野纤维被发现以来，经百余年研究，对人心传导系的认识已取得了很大进展，但对某些方面仍未完全清楚，存在异议，如关于结间束结构的确切位置、心传导系与心神经的关系、异位起搏点细胞对心肌电生理活动的影响机制等方面仍有许多问题未解决。

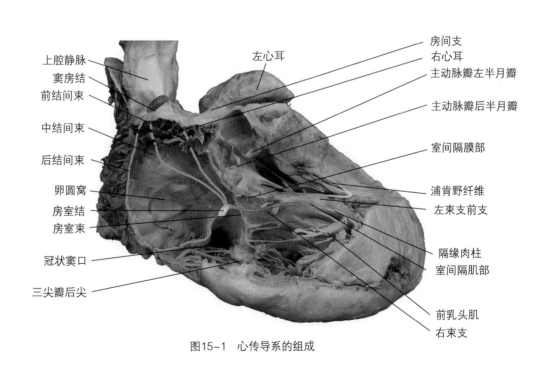

图15-1　心传导系的组成

上腔静脉
窦房结
前结间束
中结间束
后结间束
卵圆窝
房室结
房室束
冠状窦口
三尖瓣后尖

左心耳

房间支
右心耳
主动脉瓣左半月瓣
主动脉瓣后半月瓣
室间隔膜部
浦肯野纤维
左束支前支
隔缘肉柱
室间隔肌部
前乳头肌
右束支

心传导系的形态和结构

特殊心肌细胞和普通心肌细胞在形态和功能方面有较明显的差异。特殊心肌细胞的主要形态特点是细胞较幼稚，细胞间连接较简单，与收缩功能有关的细胞器少且不发达，心传导系本身不同部分的构造及细胞形态学特点相互也有差别。心传导系内的几种主要起搏细胞，即P细胞（pacemaker cell，P cell）；过渡细胞，即T细胞（transitional cell，T cell）和浦肯野细胞（Purkinje cell），与普通心肌细胞的形态和功能的比较见表15-1。

■ 窦房结

窦房结的位置

窦房结（sinoatrial node）是心脏正常窦性心律的起搏点，位于上腔静脉与右心房交界处，界沟上1/3的心外膜下，结的长轴与界沟基本平行（图15-2，3），其上端距腔耳角约4 mm，有的上端可越过腔耳角至右心房内侧壁一段，有的则更偏右下方，尾部位置更低。窦房结组织距心外膜1 mm，表面无心房肌覆盖，窦房结的深面一般不邻心内膜，而与心内膜间常隔以界嵴处的心房肌。从心外膜表面不易用肉眼辨认和定位，但用巨微解剖显微镜下剥离和通过光镜观察等方法，基本可解剖观察到并做窦房结的定位。

也可依据"窦房结三角"来确定窦房结的位置，即从右肺上静脉上缘有一束右房肌斜向前下越过窦房结尾部表面，此肌束、界沟的窦房结切迹（界沟上1/3段的右上方微凹陷即切迹）和由界沟上端至右肺上静脉入口上缘的连线，围成了窦房结三角（图15-4）。该三角左下缘处为窦房结，右下缘下方有窦房结动脉，三角内有一部分结间束起始部。

表15-1　心传导系主要细胞与普通心肌细胞的比较

细胞类型	P细胞	T细胞	浦肯野细胞	普通心肌细胞
主要存在部位	窦房结（最多）	窦房结、房室结的周围部	房室束、左右束支、浦肯野纤维网	心房、心室壁
大小（μm）	房室结5~10	10~20	10~30	10~20
排列	聚集成群或散在，也有交织成网	散在或交织成网较规则	端端相连，较规则	分支相连，或端端相连，规则
细胞间连接	多为中间连接，少数为桥粒，偶见缝隙连接	闰盘，缝隙连接较少	闰盘，缝隙连接较多	闰盘，缝隙连接多
横小管	无	无或少	无或少	有
肌原纤维	少，主要为散在肌微丝	较少	较少，在周边	多，排列规则
线粒体	少，结构简单	中等	少	大量
核旁电子致密颗粒	少	少	少	多（心房肌）
收缩功能	差	差	差	主要功能
自律功能	无	低，潜在功能	低，潜在功能	无
传导功能	高，主要功能 慢，0.2 m/s	慢	快，24 m/s	中等，0.41 m/s

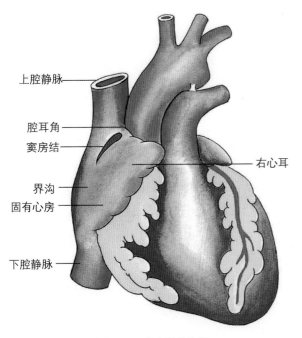

图15-2 窦房结的位置

上腔静脉
腔耳角
窦房结
界沟
固有心房
下腔静脉
右心耳

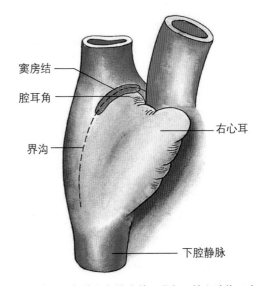

图15-3 跨腔耳角的窦房结（前面观）示结上端绕至右心房内侧

窦房结
腔耳角
界沟
右心耳
下腔静脉

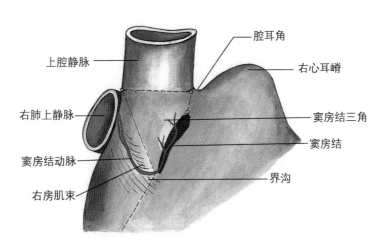

图15-4 窦房结三角界限和内容

上腔静脉
右肺上静脉
窦房结动脉
右房肌束
腔耳角
右心耳嵴
窦房结三角
窦房结
界沟

窦房结的主体位于界沟上部心外膜下约1 mm，并沿界沟向右房侧壁和右下延伸，心外膜炎、心包炎很容易侵犯到窦房结的心外膜下边缘部分。窦房结的中间及尾部的内侧面一般不紧贴心内膜，但靠近界沟附近的一个陷窝（称右心房窦，antrum atrial dextri），记录窦房结动作电位的电极常安置于此，窦房结一旦发生退行性病变或损伤，右心房窦内壁易形成血凝块，且血凝块可持续一段时间，有导致肺微小血管梗死的潜在危险。有的窦房结也有一小部分靠近心内膜，因此右心房内膜的病变可影响窦房结。

窦房结的形态

窦房结多呈长梭形，上部较宽大称为头，下部较长窄称为尾，其形状可多变（或粗短、细长、分叉形、中间变窄），结的边缘不整齐，由结缘向外周发出指状突起（图15-5），但在心外膜面和深层与心房肌相接的面则边界比较清楚。窦房结的长、宽、厚分别约为14 mm、4 mm和1 mm，似与心脏的大小不完全成正比。窦房结的形态、大小有个体及年龄差异。

窦房结的组织和细胞结构

1. 窦房结的组织学构筑　窦房结内主要有P细胞和T细胞；还有丰富的胶原纤维，形成网状支架。除胶原纤维外，结内或结边缘附近有较多成纤维细胞、无髓神经纤维及毛细血管等。窦房结内恒定地有窦房结动脉，该动脉穿过结中央，亦称窦房结中央动脉。P、T细胞位于胶原支架内，前者见于结区的中央，即在中央动脉的周围，后者则主要见于结的外周，但结的边缘也混有普通心房肌细胞。P、T细胞在结内的分布方式较有规律，即以窦房结动脉为中心，从内向外大致可分为动脉周围层、中央层和外周层，各层细胞逐渐过渡，无严格的界限（图15-6，7）。T细胞也可散在于中央区的P细胞附近，甚至在中央动脉周围。

窦房结中央动脉无明显外膜，中膜平滑肌就有P、T细胞或胶原纤维贴近，或者把P、T细胞看作是此动脉外膜的增厚。窦房结中央动脉管径较大，与结组织本身不成比例，如此大的管径穿过结，可能不仅仅是维持窦房结本身的血供。动脉内血流压力及成分的变化可能与动脉壁外起搏细胞的电生理活动有密切的关系。窦房结发放冲动可能受窦房结动脉搏动刺激的调节。还有人提出窦房结动脉起自冠状动脉根部很接近主动脉处。因此，每次心脏收缩，血液进入冠状动脉的同时，窦房结动脉的口径和管腔内血流的速度，从而牵拉着于窦房结动脉周围的胶原纤维网，刺激网眼内的结细胞群，以影响和调节细胞的放电频率。

2. 窦房结细胞的光镜结构　窦房结内细胞结构较密，多呈网状排列，易与结外的普通心肌相区别。光镜下整个结区的染色均较结外普通心肌细胞淡染。P细胞胞体呈圆形、卵圆形，胞核大而圆，胞质清亮，胞界不十分清晰，细胞可成团或分散存在。T细胞形态多为长梭形，数目多于P细胞，胞浆染色较P细胞略深，介于P细胞与普通心房肌细胞之间，胞核呈椭圆形，着色较P细胞稍重（图15-8）。

3. 窦房结细胞的电镜结构　P细胞群有共同的基膜包绕，细胞直径49 μm，核大，占细胞横径的1/2以上，可见核仁。P细胞的胞质内肌微丝排列方向杂乱，量也较少，虽偶见Z线，但无完整肌节；偶见不甚发达的高尔基复合体；线粒体少，结构简单；胞质内肌浆网很少，也没有T小管，这与普通心肌细胞有明显不同；细胞膜表面光滑，由胞质膜和其外面的电子密度较低的基膜组成；细胞间连接形式主要为中间连接，少数为桥粒连接，偶见缝隙连接。

T细胞呈梭形或长柱形，可有分支。核长圆形，核膜表面不光滑；肌微丝可形成较完整的肌节，构成肌原纤维；线粒体等细胞器均比P细胞

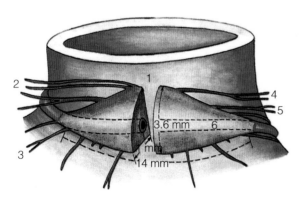

1.上腔静脉；2.中结间束；3.后结间束；4.上房间束；5.前结间束；6.窦房结动脉。

图15-5　窦房结的形态

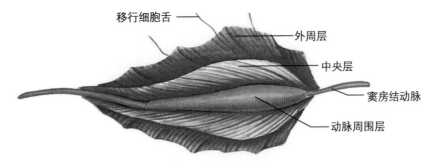

图15-6 窦房结内部构筑

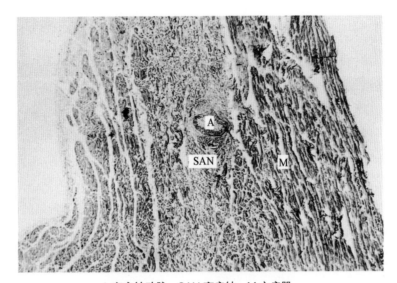

A.窦房结动脉；SAN.窦房结；M.心房肌。

图15-7 成人窦房结矢状切〔Heidenhain 苏木素染色（×13.2）〕

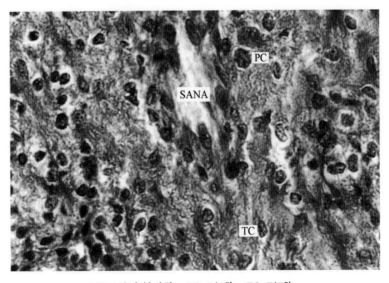

SANA.窦房结动脉；PC. P细胞；TC. T细胞。

图15-8 窦房结细胞的结构（SD大鼠，新生4 d）HE染色（×198）

多，细胞膜由于肌原纤维Z线的出现，可形成如普通心肌细胞那样的扇形缩窄；细胞间连接较复杂，可见到闰盘；细胞内可见到肌浆网和T小管。T细胞从形态上是P细胞和普通心肌细胞之间的过渡特殊心肌细胞。

在间质内尚可见到连续型毛细血管、胶原纤维和少量弹性纤维、成纤维细胞和丰富的无髓神经纤维，神经纤维虽与窦房结细胞相距很近，但未发现有突触样结构。

窦房结的功能

窦房结是自律性较高的组织，尤其是结的头部自律性最高，产生冲动的频率最高，它控制着整个心脏的节律性收缩。窦房结内有优势起搏点，且优势起搏点只限于结中心极小范围（<2 mm^2）的P细胞，然后由此向周围扩散。其余部分仅有潜在起搏功能。窦房结虽有较高的自律性，但受调节机制的影响，能随着机体内、外环境的变化而改变其产生兴奋的频率。窦房结内有丰富的血液供应和较多的神经纤维分布，神经体液因素的调节是一个重要的方面。另外，局部温度、房壁的牵张和窦房结动脉的搏动等也可能对窦房结起搏功能有一定的影响。

■ 心房传导束

窦房结产生的冲动经何种途径传至左、右心房和房室结，长期以来一直未有定论。有人认为冲动自窦房结产生后，沿心房肌本身呈放射状向下传导，心房壁上并无另外特殊的传导束。20世纪60年代初，James等提出窦房结和房室结之间有3条特殊结间束相连，左、右心房之间亦有房间束连接。但迄今为止，尚未能从形态学上证实在窦房结与房室结之间存在有特殊心肌纤维构成的传导束。尽管如此，基于临床工作和机能研究的需要，仍应对James关于3个结间束的概念有一个了解（图15-1）。

结间束

1. 前结间束　由窦房结头端发出向左行，弓状绕上腔静脉前方和右房前壁，向左行至房间隔上缘分为2束：一束左行分布于左房前壁，称上房间束；另一束下行经卵圆窝前方房间隔，下降至房室结的上缘。

2. 中结间束　由窦房结右上缘发出，向右后弓状绕过上腔静脉，然后进入房间隔，经卵圆窝前缘，下降至房室结上缘。

3. 后结间束　由窦房结下端发出，在界嵴内下行，然后转向下内，经下腔静脉瓣，越过冠状窦口的上方而至房室结的后缘。

房间束

房间束可分为上房间束和下房间束。

1. 上房间束　由窦房结头端发出，向左行至左心房前壁和左心耳的心肌束内。

2. 下房间束　3条结间束在房室结上方相互交织，有分支与房间隔左侧左心房肌纤维相连，从而将冲动传至左心房。

心房内传导束的组织学结构

房内传导束并非完全由特化的浦肯野纤维构成，而只是部分浦肯野样细胞与普通心肌纤维并行排列构成。一些学者认为，房内结间优先传导通路与右心房肌的构筑有关。右心房犹如一个多孔的球，右心房的孔口以外右心房肌分成几束纵行肌束，这些纵行肌束与所描述的结间束的位置基本一致，在这些肌束中平行排列的工作心肌细胞就可优先传导。不应将"结间束"看作心室内传导束那样的特殊的独立束。

房内传导束的功能特点

房内传导束的传导速度较一般心肌快，切断这些房内束即产生传导延迟。前结间束最短，正常时在传导中起重要作用。且随着窦房结内起搏区的移位，各结间束的重要性也随之改变。因此多条结间束的存在，可能有"备用"或传导上的代偿作用。在正常情况下，多条束可同时执行功能，一齐传导。各条束在传导中或可达至同步化；或能将延迟到达房室结的冲动加以消除。另外，结间束有抗高钾的性能。在高钾血症时，心房肌已不再兴奋，而窦房结的冲动仍可由结间束下传至房室结。房内束可能作为心律失常环路的结构基础。一般认为窦房结的冲动是优先沿房内传导束向房室结及左、右心房传导，并呈放射状沿心房肌传导。对于外科医师来说，不管是否存在特化的房内传导束，也应了解结间传导主要沿卵圆窝前、后方的肌束和界嵴传导，在手术时应尽力保留这些优先传导道路，以免术后引起房室传导紊乱和房性心律失常。

房室交界区

房室交界区（atrialventricular junction region）是心传导系在心房与心室连接部位的特化心肌结构，位于房室隔内。它由房室结、房室结的心房扩展部（结间束的终末部）及房室束（His束）的近侧部（穿部和未分叉部）组成，又称房区、结区和束区，3个部分互相连接的部分又称为房结区和结束区。房室交界区是冲动从心房传向心室的必经之路，且为最重要的次级起搏点，这一区域有重要的临床意义，许多复杂的心律失常在此区发生。

房室交界区位于房间隔下部的右心房心内膜下，其范围基本与房室隔右侧面的Voch三角一致。此三角后界为冠状窦口，上界为Todaro腱，下界为右房室瓣隔侧瓣附着缘。三角的尖可达室间隔膜部后缘。房室结在三角的尖端，结的左下面邻右纤维三角，右侧有薄层心房肌及心内膜覆盖。结的后上端和右侧面有数条纤维束伸至房间隔和冠状窦口周围，即房室结的心房扩展部，亦即结间束的入结部分。房室结连于房室束、房室束向前下穿右纤维三角而至室间隔肌部顶上和室间隔膜部后下缘处（图15-9）。

房室结

1. 房室结的位置　房室结（atrioventricular node）为一扁椭圆形结构，位于冠状窦口前上方的房室隔内，左侧面稍凹陷，贴附于右纤维三角的右心房侧斜面上，右面稍突隆，朝向右心房内膜面，由右心房心内膜覆盖，心内膜与结表面之间尚有一层右心房肌，在掀起这层心房肌后，可见结的前缘埋入右纤维三角内，此处纤维组织形成一镰状缘，缘的上脚连Todaro腱的止点，缘中央最凹陷处为房室束的起点（图15-10，11）。房室结位于Koch三角的前部，表面看不到明显的心内膜隆起。房室结距冠状窦口约5 mm，距右房室瓣隔侧瓣附着缘约4 mm，向上距Todaro腱附着点约1 mm，向前距室间隔膜部后缘约4 mm。房室结右表面距右心房心内膜约0.5 mm。房室结在左心室侧正对应左心室流出道后隐窝，这一隐窝由中心纤维体左侧面和与其相连的左房室瓣前瓣的右侧端围成，下界相当于肌性室间隔上缘水平。

2. 房室结的形态　房室结在矢状位上呈扁薄的结构，从右侧看似一个柄朝前的乒乓球板，从后向前分为头、体、尾3部分。右侧面微凸朝

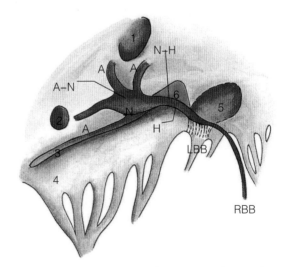

1.卵圆窝；2.冠状窦口；3.三尖瓣环；4.三尖瓣隔瓣；5.膜性室间隔；6.中心纤维体；A.房区；A-N.房结区；N.结区；N-H.结束区；H.束区；LBB.左束支；RBB.右束支。

图15-9　房室交界区的位置和分部

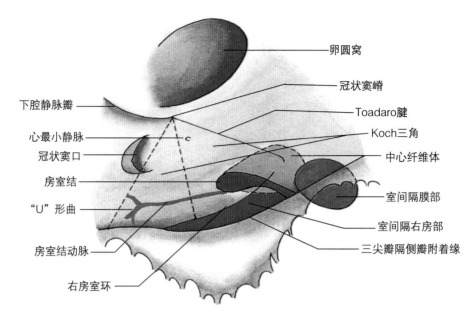

图15-10　房室交界区三角（Koch三角）

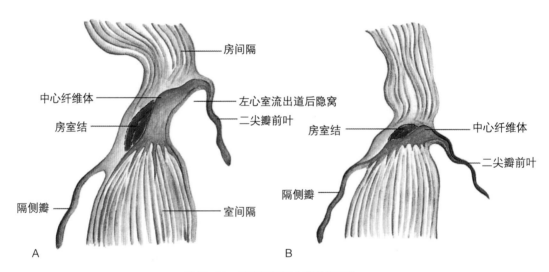

图15-11　房室结位置（额状切面）
A.成人；B.婴幼儿

向右心房；左侧面较平，紧贴中心纤维体的右侧面，中间无间隙相隔；倾斜的下面邻接室间隔肌性部，中间隔为不完整的由中心纤维体发出的结缔组织板。房室结的左上缘朝向左房室瓣前瓣的根部，即左房室瓣环；右下缘伸向右下，指向右房室瓣隔侧瓣的附着缘。所以在房室结中部的额状切面上，结呈倾斜的梭形或宽底朝右的三角形（图15-12）。房室结大小约7 mm×4 mm×1 mm。

3. 房室结的光镜结构　房室结以T细胞为主。P细胞较少，主要位于结的深层。光镜下结的染色浅淡，与周围普通心肌易于区分。结可分浅、深两部，浅部位于结右侧的表层，纤维基本由上向下走行，由数层T细胞组成，纤维向下止于结的下缘。深部的特化心肌纤维排列较紧密，且相互交织、连接。深层的细胞可侵入中心纤维体内成为结细胞岛。结的中部和前部一般见不到

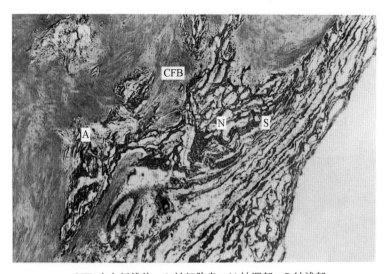

CFB.中心纤维体；A.结细胞岛；N.结深部；S.结浅部。

图15-12　人房室结［水平切面，Masson 染色（×40）］

房室结动脉干。结的内部及周围有许多T细胞，结周也有浦肯野细胞。房室结的水平面上可分为3层：①后上部由T细胞交织成网；②中部由较短而细的细胞形成更致密的束，组成致密结；③前下部为贴于纤维三角上的两束纤维，前连房室束，后伸至冠状窦口下方。这种分层结构可能与生理上分为房结区、结区和结束区相吻合。

4. 房室结的电镜结构　电镜下可见到房室结内有P、T细胞和浦肯野细胞（图15-13，14），主要是T细胞。P细胞位于结的深部。浦肯野细胞主要位于结的周围和前下部，肌原纤维细而少，肌微丝稀疏，主要分布于肌浆的周缘部分；细胞器也较少，电子密度低。核长圆形，表面凹凸不平，核周可见高尔基复合体和散在的线粒体；胞膜表面不平，扇形缩窄。浦肯野细胞有闰盘连接和缝隙连接。

房室结的心房扩展部

房室结的心房扩展部主要指结间束的终末部分，在房室结的上缘、后缘和右侧面均接受一些从心房来的过渡性肌纤维，构成房室交界区的房区。前结间束的终末部从卵圆窝前方向下经

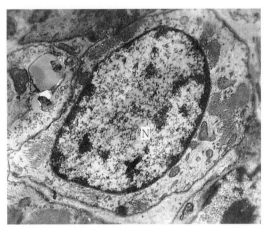

N.核。

图15-13　新生儿房室结P细胞（透射电镜 × 10 000）

Todaro腱的浅、深面止于结的上缘。中结间束的终末部也止于结上缘的后部。从冠状窦嵴来的纤维连于房室结的后缘，其中可能包括来自后结间束的纤维。从冠状窦口深面和下方来的肌纤维连于房室结的后下端及结的右侧面。房室结表面覆盖层肌纤维与房室结的浅层纤维密切相邻，其深部的纤维具有过渡细胞特点，可进入房室结的浅部。以上这些纤维在房室结的上方和后方相互交织成网。

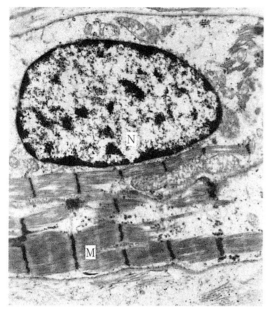

N.核；M.肌原纤维。

图15-14 房室结深层T细胞（透射电镜×8000）。上半似P细胞，下半似一般心肌

房室束的近侧部

房室结的前端变细穿入中心纤维体，穿入点可作为结与束的分界线，在中心纤维体内的一段为房室束的穿部。出中心纤维体即行于肌性室间隔上缘，以后经过室间隔膜部的后下缘分为左、右束支。由于左束支较早并陆续分出，开始分出以前至穿出中心纤维体以后的一段房室束为未分叉部；开始分出左束支纤维以后为房室束的分叉部。房室束穿部和未分叉部均属于房室交界的组成部分，二者合称为房室束近侧部，房室束的开始部为许多小的结纤维束，下行过程中交织吻合，渐向远侧则细纤维减少而粗纤维增多，最后由纵行排列的较粗的纤维构成，其间有结缔组织分隔。

房室交界区的功能

1. 兴奋传导作用　房室交界区将心房来的冲动向下传入心室，也可从心室传向心房，传导是双向的。冲动经房室交界区时可分离成两条通路，一条快传导，另一条慢传导。

2. 延搁传导作用　房室交界区将来自窦房结的兴奋延搁下传至房室束，传导在此区缓慢，约延搁0.04 s。传导速度仅有0.05~0.1 m/s，延搁可能与纤维细小、缝隙连接少有关。由于有传导延搁，可使心房和心室肌依次先后顺序分开收缩。还有研究表明，兴奋正向传导或逆向传导的大部分时间在房结（AN）区，而正向传导延搁的增加则发生在结（N）区。

3. 过滤冲动的作用　在某些情况下，如心房颤动时，由心房传来的冲动不但频率快，而且强弱不一，但由于此区纤维相互交织，可使经过此区的冲动产生相互冲撞，一些弱小的冲动可以减轻乃至消失，于是进入心室的冲动大为减少，这可保证心室基本以正常节律收缩。

4. 起搏作用　房室交界区本身有潜在自律性，房室交界区为次级起搏点，起搏部位主要在结的两端。

■ 心室传导束

心室传导束包括房室束、左束支、右束支和浦肯野纤维网，共同构成希-浦系统。

房室束

房室束（atrioventicular bundle，bundle of His，希氏束）是传导系中连接心房与心室冲动的唯一通路。其他部位房肌与室肌借纤维环分隔开，无冲动通过。房室束起自房室结前端，穿中心纤维体（穿部），继而走在室间隔肌性部与中心纤维体之间（未分叉部）；向前下行于室间隔膜部的后下缘，同时左束支的纤维陆续从主干发出，最后分为右束支和左束支最前部纤维而终（分叉部）。房室束全长10~20 mm，直径1.5~2.0 mm。

组织学观察，房室束的起始部与房室结相似，由较细的特化心肌纤维组成。以后肌纤维逐渐变粗，平行排列，胞质淡染，大部分为浦肯野纤维，少数为T细胞。电镜下主要可见浦肯野纤维，直径较宽，肌原纤维较少，肌微丝较稀疏，线粒体散在。细胞端与端之间可见不典型闰盘，与细胞的长轴斜行相嵌。

房室束行程中有重要的毗邻关系。可居于室间隔肌性部的顶端，或偏于左侧。从右侧面看，右房室瓣隔侧瓣附着缘前段斜越房室束，与之交叉。从左侧面看，房室束与主动脉后半月瓣下缘关系密切。房室束分叉部经室间隔膜部后下缘，其前端在主动脉右、后瓣交界处的下方，有的相距很近（图15-15），手术时避免损伤房室束（如瓣膜置换），以免引起房室传导阻滞或不同形式的束支传导阻滞。

左束支

左束支（left bundle branch）呈瀑布状发自房室束的分叉部，发出后呈扁带状在室间隔左侧心内膜下行约15 mm，于肌性室间隔上、中1/3交界水平分为3组分支：前组分支向前上行，经一组游离小梁到达前乳头肌中下部并分支散开，分布于前乳头肌和附近游离心室壁并交织成网。后组分支向后下行也经过游离小梁到达后乳头肌下部，分支分布于后乳头肌和附近游离心壁也交织成网。间隔组的形式变化较大，分支分布于室间隔的中下部，并绕心尖分布于左心室游离壁。左心室有三处心内膜最早兴奋，分别在前、后乳头肌根部和室间隔中、下部，这种现象与左束支三组分支分布特点一致。三组分支在游离壁互相吻合成网，相互间无明显界限。它们从室间隔上部的前、中、后3个方向散向整个左室内面。左束支系统在左室内面构成了一个浦肯野纤维网（图15-16）。因为3组纤维分支形式多变又相互有丰富的吻合，因此心电图的"左束支分支阻滞"可以视为左束支前组、后组病变为主的心电图表现。三组纤维在向心室散开过程中，特别是前、后两组经一些游离于心室腔内的小梁（或称假腱索）而较直接地到达乳头肌的隔旁区。由于这些假腱索是重要的传导组织，手术时应避免损伤。

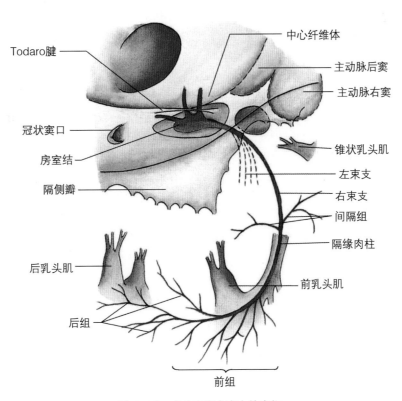

图15-15 房室束和右束支的走行

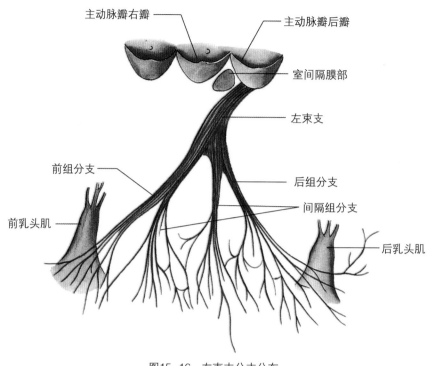

图15-16　左束支分支分布

主动脉瓣右瓣

主动脉瓣后瓣

室间隔膜部

左束支

前组分支

后组分支

间隔组分支

前乳头肌

后乳头肌

右束支

右束支（right bundle branch）呈圆索状，起于房室束分叉部的末端，从室间隔膜部下缘中部向前下弯行，表面有室间隔右侧面的薄层心肌覆盖，经过右心室圆锥乳头肌的后方，向下进入隔缘肉柱（节制索），到达右心室前乳头肌根部的前外侧分为三组分支（图15-15）。前组分支由前乳头肌根部行向前上方，外侧组分支由前乳头肌根部行向外侧右心室游离壁；后组为右束支的终末支，由前乳头肌根部向后行至后乳头肌。三组分支再分支吻合成浦肯野纤维网分布于右室壁。右束支的间隔组分出较晚，在隔缘肉柱的起端才分出，分布于室间隔右侧面的下部。

左、右束支及其分支主要由浦肯野纤维组成。左束支的特点是发出较早，主干呈扁带状，且较短，间隔主要由左束支的间隔支首先激动，右束支则分出较晚，主干为圆索状且较长，故右束支易受局部病灶影响而发生传导阻滞。左、右室乳头肌较早接受束支的分支，故其收缩略早于游离壁的肌肉，有利于牵拉房室瓣，防止血液反流。

浦肯野纤维网

左、右束支的分支在心内膜下交织成心内膜下网，并深入心室肌内形成心肌内网，心内膜下网主要分布在室间隔中下部心尖、乳头肌的下部和游离室壁的下部，室间隔上部、动脉口和房室口附近则分布稀少或没有。乳头肌的浦肯野纤维供应最为直接。左束支前、后组的纤维各经一组游离小梁直达乳头肌；右束支主干经节制带而直达前乳头肌，并由此向后散向后乳头肌。乳头肌的这种浦肯野纤维分布形式可使乳头肌率先兴奋，且从基底部开始，从而保证乳头肌在房室瓣关闭时的支持作用。心内膜下网的纤维发出纤维分支以直角或钝角进入心室内则构成心肌内网。心肌内网很浅，浦肯野纤维直接或借T细胞与一般心肌细胞相连。1条浦肯野纤维可以兴奋数以千计的普通心肌纤维。

心室内传导系的功能

冲动进入束支后，传导速度加快（可达1.5~5.0 m/s），仅需0.03 s即可到达心室肌，但在心室肌传导速度则慢得多（0.3~0.4 m/s），从内膜面传至外膜面需0.03 s。

由于左束支主干短，故左心室内膜的左心室前、后隔旁区和间隔中部先兴奋，然后很快融合而向外扩散。右束支较长，最先在间隔右侧面下部分支，故间隔右侧面下部的兴奋稍晚于左侧面，由于右束支主要分支在右心室前乳头肌根部周围，故右心室主要兴奋区发生在此区，由于乳头肌根部的浦肯野纤维直接来自束支主干，故乳头肌亦率先兴奋。

整个心室的兴奋过程是：①从内膜面向外膜面扩散；②以心室中下份开始向心尖和心底扩散。整个心室壁兴奋传导的顺序基本上是从间隔扩散至前壁、侧壁，再扩散至心尖和下壁，最后至心底和右心室流出道。因此，心室除极过程的不同瞬间主要是由不同壁兴奋产生不同方向和大小的电动势（心电向量）。心电图和心电向量图的QRS波群和QRS环就是记录这一激动过程。

■ 心传导系结构的年龄变化

窦房结结构的年龄变化

窦房结细胞的分化、发育成熟一直持续到出生以后。胚胎早期窦房结是由一系列排列紧密的细胞群和支持窦房结细胞的纤维性基质所构成，P、T细胞不易区分。出生后12周内，各细胞成分开始发生很大变化，光镜下可明显区分各自的特征，随着细胞的分化，P细胞主要集中于窦房结中央动脉周围，T细胞多分布在结的边缘。从儿童期开始，P细胞逐渐减少。20岁后继续缓慢减少，到75岁时，P细胞已减少了90%。P细胞减少的同时，T细胞大量增多。

从儿童期开始，窦房结内由成纤维细胞及胶原纤维形成的纤维网架也逐渐发育。P细胞减少、胶原纤维增加也是窦房结出生后发育的形态学重要标志之一。P、T细胞，尤其是P细胞逐渐安排在纤维网架之中，外观形态在生后甚至到成年期与胎儿期相比无多大变化，但从功能上却发育成为起搏细胞，细胞内部的生理、生化代谢发生成熟性变化。出生时，P、T细胞散在分布，随着出生后的发育，P细胞主要集中在结的中央。

窦房结内胶原纤维的含量在保持着动态平衡过程中伴有明显的增龄性变化。在胚胎时期，胶原纤维很少，出生后进行性增加，直到50~60岁为止。窦房结内胶原纤维网架在出生后逐渐大量增加，是与窦房结细胞的分化发育成熟及生理起搏功能密切相关的。胶原纤维的动态平衡，可能是起搏细胞活动达到最佳稳态的基本条件。

房室结和房室束结构的年龄变化

房室结及房室束结构增龄性变化主要有：①胶原纤维、弹性纤维和脂肪随年龄的增长而增加，细胞间胶原纤维网架逐渐成熟完善；②结细胞肌性成分老年以后逐渐减少；③房室结、房室束及其分支的形态结构有出生后不断发育变化的过程；④房室束的变化主要是纤维增生和脂肪细胞浸润。

心传导系的常见变异

在心房内向下传导的冲动可经异常传导束或纤维过早地到达心室肌某部，使之提前激动，这些异常传导束和纤维与预激综合征有关，因而有重要的临床意义。心传导系的常见变异如下（图15-17）。

■ Kent束（房室副束）

心房与心室之间通常只有房室束相连，冲动从心房向心室的传导只能通过房室结和房室束，但少数人在纤维环浅面出现另一肌束连接心房肌和心室肌，称Kent束。Kent束直径1~3 mm，起于房室环附近的心房肌，经过房室环的浅面，止于心室肌，长3~10 mm。少数位置表浅，位于心外膜下的脂肪组织内（图15-18）。Kent束绝大多数由一般心肌构成，含有少数特殊心肌。房室副束可出现在左、右房室环的任何部位，也可出现在间隔内，以左房室环的后外侧、右房室环的外侧和后间隔区较多见（图15-1，16）。

左、右房室环处的房室副束浅面分别与左冠状动脉的旋支、右冠状动脉主干相邻，左后部的房室副束还与冠状窦密切相邻，手术时宜加以注意。前、后间隔内的房室副束手术切断或消融难度较大，因前间隔内的房室副束与房室束关系密切，后间隔区的疏松组织间隙内有房室结动脉通过。

房室副束的存在使房室间的传导通道除房室束外，为另一条房室间的传导通道，经一条通路下传的冲动又可能经另一条通道折返，并再次激动心房，形成折返性心动过速。此外，由于房室副束的存在，使心房的兴奋先经此肌下传，将一

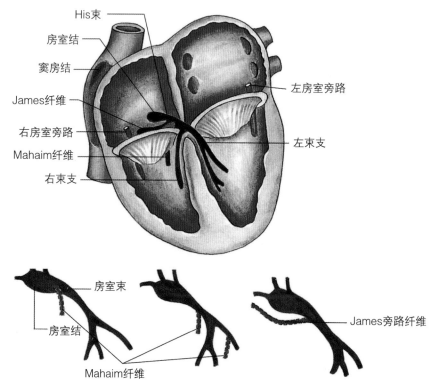

图15-17　心传导系的旁路类型

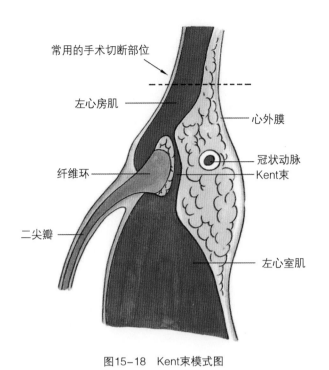

常用的手术切断部位

左心房肌 —— 心外膜

纤维环 —— 冠状动脉
Kent束

二尖瓣

左心室肌

图15-18　Kent束模式图

部分正常。

■ Mahaim纤维

Mahaim纤维（图15-1，17）是与心传导系相连的一种副束，分为2种。①结室副束：由房室结直接发出纤维连于室间隔心肌。②束室副束：由房室束或束支主干直接发出纤维连于室间隔心肌。

■ James旁路束

后结间束的大部分纤维和前、中结间束的小部分纤维可绕过房室结右侧面止于结的下部或止于房室束的近侧部，构成James旁路束（图15-1，17）。房室结右侧的心房肌覆盖层的一些纤维也可与结表面相连，止于结的前部，也构成一种旁路纤维。这些James旁路纤维由于不经过房室结的延搁，可使P-R间期缩短，但QRS群正常。

部分心室肌预先激动，从而使心电图上的P-R间期缩短，QRS波群的初始部分有顿挫，而经房室交界区下传的冲动，经过延搁后快速经束支系统下传，兴奋其余部分的心室肌，故QRS波群的其余

心传导系的血液供应

心传导系的各个主要部分分别由来自左、右冠状动脉的特定分支供应。

■ 窦房结的血液供应

窦房结的动脉

窦房结动脉约67%起于右冠状动脉，约32%起于左冠状动脉，另外有1%是2支，分别起于左、右冠状动脉（图15-19，20）。如起自右冠状动脉，自近侧端10~20 mm发出，在主动脉和右心耳间沿右心房壁向后上行至上腔静脉根部。如起自左冠状动脉旋支，自近侧端1~2 mm发出，在主动脉后方横过左心房前壁至上腔静脉根部。来自

右冠状动脉的窦房结动脉到达房间沟上端后也多以逆时针方向绕上腔静脉口，由结的尾端进入窦房结，有的呈分支双侧包绕上腔静脉吻合成环。

窦房结动脉与窦房结的关系主要有下列几种情况：①动脉入结后，基本上以一条主干穿过结实质中央（称窦房结中央动脉），主干上有小的分支；②结动脉进入结实质后，立刻分成许多树枝状分支；③结动脉入结后，仍以一主干穿过结实质，但偏于一侧；④结动脉分2支，分别从结的头、尾侧进入结的实质。

窦房结的静脉

窦房结似有相对独立的微血管系统。毛细血

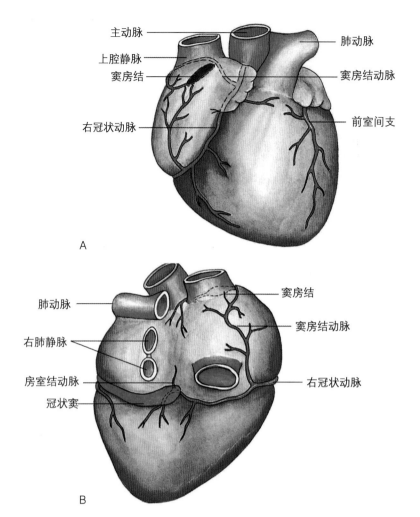

主动脉
肺动脉
上腔静脉
窦房结
窦房结动脉
右冠状动脉
前室间支

A

肺动脉
窦房结
窦房结动脉
右肺静脉
房室结动脉
冠状窦
右冠状动脉

B

图15-19　窦房结动脉的起始和行径

A.常见类型，起自右冠状动脉（右前外侧面观）；B.少见类型，起自右冠状动脉后面上行入结（右后外侧面观）

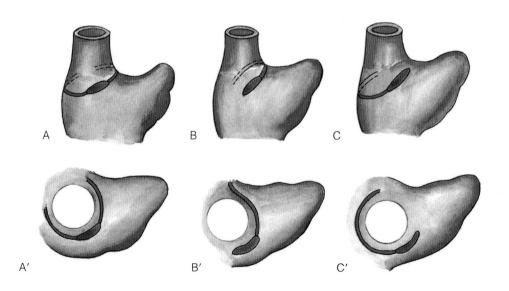

A　　　　　　　B　　　　　　　C

A′　　　　　　B′　　　　　　C′

A、A′.从两侧入结；B、B′.从上端入结；C、C′.从下端入结；A、B、C.右侧面观；A′、B′、C′.上面观。

图15-20　窦房结动脉入结的形式

管汇入毛细血管后微静脉和微静脉，它们的口径较小，最后汇入小静脉注入右心房。毛细血管的动脉和静脉端都有括约肌形成的环形缩窄，这都与调节窦房结的血流有关。窦房结区的小静脉，头部的注入上腔静脉，体、尾部的直接开口于右心房。

房室交界区的血液供应

房室交界区的动脉

房室交界区动脉供应的特点是多源性，吻合丰富，故房室结动脉的某一支动脉阻塞的影响，仅表现为房室交界区的暂时性血供障碍，出现一过性房室传导阻滞，不久即可恢复正常功能。房室交界区由以下动脉供应（图15-21）。

1. 房室结动脉 房室结动脉主干长约15 mm，直径约1 mm，绝大多数起于右冠状动脉（93%），少数发自左冠状动脉旋支（7%）。房室结动脉起自右冠状动脉还是左冠状动脉旋支，常取决于后室间支的来源。在右优势型心，房室结动脉多起于右冠状动脉的右旋支，该支在房室交点处常形成一个"U"形弯曲，凸面向前，房室结动脉多起自弯曲的顶端。房室结动脉起始后向前进入房室隔后部的间隙内，直达中心纤维体附近，由

后部进入房室结，在结处以直角向下发一较大分支，分布于肌性室间隔上部。此直角分支处就是房室结的部位。

2. 左心房后支 常起于旋支，由冠状窦口的前方进入房室交界区。

3. 房间隔前动脉（Kugel 动脉） 可起于右冠状动脉或旋支近侧端。经主动脉与心房间的脂肪组织，至房间隔前缘下部，由此穿入房间隔，分支分布于卵圆窝下方和房室交界区。

另外，冠状窦口支分布于房室交界区后部。室间隔前动脉分布于房室束。

房室交界区的静脉

房室交界区的静脉丰富，多汇成1~2支小静脉，开口于冠状窦口前方的房间隔上，也可向后汇入冠状窦或心中静脉。

束支的血液供应

左束支主干前半、左束支分支的前组和间隔组分支和后组分支的前半均由左冠状动脉的前穿支供应；左束支主干的后半部及左束支分支后组的后半部则由右冠状动脉发出的房室结动脉和后室间隔支供应。左、右束支的小静脉与同名动脉伴行，回流至心大静脉或心中静脉。

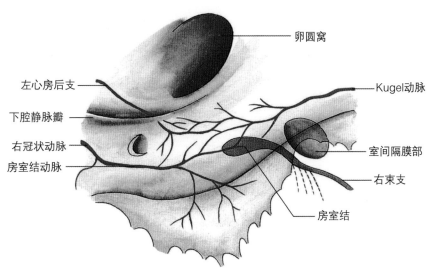

图15-21 房室结区的血供

心传导系的神经体液调节

心传导系的细胞具有自动发放冲动和传导冲动的生理功能，同时传导系组织本身又受到神经和体液因素的调控。经典的神经支配学说仅涉及交感、副交感神经。20世纪末，逐渐发现支配传导系的交感、副交感神经或一些传入纤维内存在许多肽类递质，参与对心传导系功能的调节。

■ 心传导系神经体液调节的形态学依据

心传导系神经调节的经典学说认为，交感、副交感和感觉神经共同支配传导系组织，但副交感神经占优势。在窦房结，交感神经末梢不仅支配P细胞，也分布到T细胞，但副交感神经主要支配P细胞，且窦房结内胆碱能神经末梢比心传导系其他部分胆碱能神经丰富。交感神经兴奋，窦房结发放冲动的频率增加，而副交感神经兴奋，则抑制P细胞的自律性。

20世纪80年代中期，心的内分泌功能和神经肽类递质被发现后，更新了经典的交感、副交感神经调控的观念。但这些肽和神经肽递质在心传导系的分布以及与交感、副交感神经的确切关系迄今尚未得到充分的认识。这些肽类递质主要存在于窦房结、房室结的交感、副交感神经或感觉传入纤维中，也可能存在于窦房结边缘或附近的神经元中。

心钠素（ANF）是心的内分泌物质，在窦房结、房室结却发现有ANF阳性反应细胞。分子生物学、电镜、放射免疫测定等方法研究表明，房室束及浦肯野纤维也有ANF物质，且比窦房结、房室结中的要丰富。另外，除传导系中有ANF样物质产生以外，有人观察到浦肯野纤维有ANF结合位点，表示心传导系组织不仅可表达、产生ANF，并可受ANF自身调节。在窦房结细胞，ANF分泌颗粒主要集中分布于核附近的某区域内，表明核旁为ANF合成的主要场所。但在结细胞内，ANF到底是在细胞内降解或通过胞吐作用出胞膜，或通过其他分泌机制分泌尚不十分清楚。此外，进一步用免疫双标染色发现，心副交感神经节内ANF反应阳性，且ANF免疫阳性末梢出现P物质（SP）免疫反应阳性，由此推测，ANF存在于心内副交感神经和传入神经终末内。

到目前为止，这些肽类物质如何参与对窦房结等心传导系组织的神经体液调节，尚不十分清楚。已有的资料认为，SP参与传入神经的反馈活动。血管活性肠肽（VIP）可能有提高心率的作用。神经肽酪氨酸（NPY）与去甲肾上腺素共存于交感神经中，为交感神经的辅递质，其在传导系中的作用可能是加强去甲肾上腺素的反应性。降钙素基因相关肽（CGRP）有正性变时变力作用，即提高心率，使心肌收缩力增强。

■ 心传导系各部的神经分布特点

窦房结

窦房结有丰富的交感和副交感神经分布，也有ANF、CGRP、NPY、VIP、SP肽类物质和肽能神经分布，副交感神经在结的周围有许多神经节细胞，在结的前、后缘和上端更为丰富，节细胞发出的节后纤维穿入结内，可沿结的长轴行走，发细支与结细胞交织，神经纤维与结细胞不密切，一般认为供应窦房结的迷走神经和交感神经以右侧来源者优势。窦房结区的肽能神经递质在结的外周边缘区多于中央区。

房室结和房室束

房室结的神经供应较窦房结的少，神经细

胞主要位于结的后端和浅层，沿房室结动脉也有神经节细胞存在。房室结内交感、副交感神经丰富，并由结伸入到房室束中。房室结周围区也存在感觉性神经元，这些神经元可能参与房室结局部神经调节机制。房室结的神经分布，迷走神经占优势，且以左侧的神经纤维较多。近年的研究证明，房室结区有较多的肽和肽能神经纤维分布，它们可能具有不同的功能，如传出功能、感觉功能或与某些神经调节机制有关。

束支和浦肯野纤维

左、右束支主干及主要分支也有少数神经束和分散的神经纤维支配，且主要为胆碱能神经。

浦肯野纤维一般无神经分布。

■ 血管活性物质的调节

目前已发现心血管组织释放和分泌的生物活性物质有几十种，血管紧张素Ⅱ（AGTⅡ）则是其中的一种。AGTⅡ对哺乳动物的心肌具有正性变时变力作用，这种作用可能通过两种途径：一种是促使交感神经兴奋，末梢增加释放去甲肾上腺素从而使心率增加，心肌收缩性增强；另一种是通过受体进行，在窦房结已发现有密度高于心房肌的Ⅰ型、Ⅱ型受体，且血管紧张素所有生物学作用是由Ⅰ型受体的亚型中介的。

先天性心畸形对传导系的影响

一些先天性心畸形，可伴有传导系发育不良和断裂等畸形改变，也会引起传导阻滞等心电图的异常。

■ Ⅰ孔型房间隔缺损和共同房室口

Ⅰ孔型房间隔缺损和共同房室口这两种畸形常与心内膜垫发育异常同时存在。这两种畸形所致缺损往往较大，且位置偏房间隔下部、冠状窦口的前方（图15-22），因此引起房室传导的主要改变为：①房室结向后移位靠近冠状窦口；②房室束穿右纤维三角的后部；③房室束沿缺损的下缘行走，约在下缘中央处分叉；④左束支后分支发出早而偏后方，有时走行一段后再分出左前分支和右束支，在共同房室口时，左后分支相对较小；⑤右束支可先散开再集中；⑥从房室束及束支上发出较多的Mahaim纤维到室间隔。由于左后分支早发出，房室束延伸一段后才分为左前分支和右束支，故心电图上可出现左前分支阻滞和右束支阻滞图形，且可合并Ⅰ度房室传导阻滞。Ⅰ孔型房间隔缺损时亦可发生房室结与房室束不

相连，从而引起完全性房室传导阻滞。

■ Ⅱ孔型房间隔缺损

第Ⅱ孔型房间隔缺损包括卵圆孔未闭、上腔型房间隔缺损等，由于缺损的位置较高，对心传导系的位置及行程一般无影响。如果缺损扩延到冠状窦口区（下腔型），则房室结的位置可以后移，在这种畸形中，心传导系的位置和行程虽然无异常，但可出现传导系的断裂和病变，如心房肌和房室结不相连，房室结退化或房室束支有出血等。产生这些病变的原因，一是由于传导系在发育中被阻断；二是由于房间隔缺损引起血流动力学改变，作用于房间隔及右纤维三角，使传导系受伤所致。

■ 二室三腔心（完全性房间隔缺损）

完全性房间隔缺损时，窦房结可不在原来的位置上，房室结位于冠状窦口处的后中间心房壁内，房室束短而分叉早，可有房室结与房室束不连。

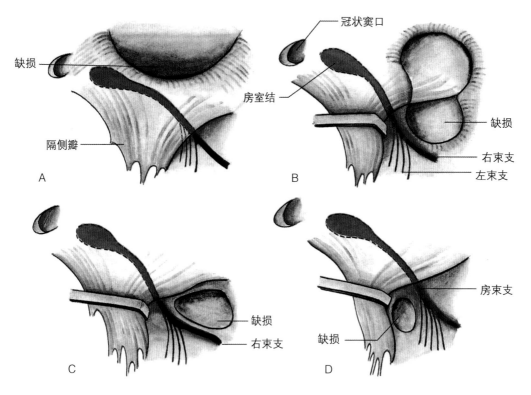

图15-22　间隔缺损时房室传导组织的位置
A.原发孔型房间隔缺损；B.共同房室口；C.膜性室间隔缺损；D.后上方肌性室间隔缺损

■ 膜性室间隔缺损

膜性室间隔缺损时，房室结的位置可无改变或可稍向后移位（图15-22）。房室束穿右纤维三角后行于缺损的后下缘，最后在下缘处分为左、右束支。房室束距缺损边缘的距离，随缺损的类型而不同，当缺损偏后，位于右心室流入道上时，房室束紧靠缺损边缘，包绕在隔膜的残迹中，距边缘约2 mm，因此缺损后下缘及房室束穿经右纤维三角的部位是手术缝合的危险区。当缺损前移，位于动脉圆锥乳头肌上方时，房室束距边缘的距离增加。当缺损再前移到漏斗部时，则房室束距边缘更远。房室束可以位于肌隔顶的中央或偏向一侧，其长度可有变异，左、右束支发出的形式亦可有变化，有的左束支发出的早，有的先分出右束支，有的左、右束支细小而有较多的Mahaim纤维至室间隔。

■ 肌性室间隔缺损

肌性室间隔缺损（图15-22），如果缺损的位置是在后上部近膜隔时，房室束位于缺损的前上缘处，分叉部在缺损的前上1/4。左束支可位于缺损的前缘，右束支则在缺损前方的肌肉内行走。缺损位于间隔中央部时，对房室传导束的行程和位置影响很小，少数可使左、右束支的某些纤维行程发生变化，缺损位于室上嵴或其前上方时，则对房室传导系无影响。后上部高位肌性室间隔缺损不要与膜性室间隔缺损相混。因为膜性室间隔缺损时，传导组织位于缺损的后下缘，故手术时后下缘是危险区。而后上部高位肌性室间隔缺损时，传导组织位于缺损的前上缘，故前上缘是危险区。在诊断和修补室间隔缺损时应区分这两种畸形。

■ 法洛四联症

法洛四联症时，房室结仍位于Koch三角内，但位置偏低，结的前端紧靠右房室瓣隔侧瓣的附着缘。房室束的起始部紧位于隔侧附着缘深面。房室束沿缺损后缘的左侧下行；左束支很快离开缺损，而右束支常穿过室间隔进入隔缘肉柱内。但有时房室束的分支骑跨于室间隔上，这种位置易于在手术中受到损伤。房室束在四联症时多位于室间隔嵴的左侧，位于室间隔缺损的后下缘，或很少情况下房室束直接位于室缺游离缘心内膜下。因此，缺损的后下缘仍应视为法洛四联症手术的危险区域。

心发育畸形时的房室传导系

最早出现的房室结为一界限清楚的细胞团，位于背侧心内膜垫后方的心房后壁上，它的位置不受间隔形成过程的影响，只是在心内膜垫缺损时可使其位置后移。当心内膜垫缺损或膜隔缺损时则房室束位于缺损的后下缘，而后上部的肌性室间隔缺损时，则房室束位于缺损的前上缘。左、右束支发生于室间隔两侧的心内膜下，除非肌性室间隔缺损正位于其行程上，否则与之无关。

（丁自海）

心律失常外科处理的解剖基础

心律失常分心动过速性和心动过缓性两大类，外科治疗主要针对前者。心动过速性心律失常又可分室上性心动过速（supraventricular tachycardia）和室性心动过速（ventricular tachycardia）。近年来，射频导管消融（radiofrequency catheter ablation，RFCA）治疗心动过速性心律失常已取得了很大成就，并已逐渐成为治疗单纯性心动过速性心律失常的首选方法。但是对一些由于解剖畸形或变异、病变较复杂或合并病变等因素，不适合射频消融或射频消融失败的心动过速性心律失常，仍需外科手术治疗。

■ 室上性心动过速

临床上主要开展预激综合征（preexcitation syndrome）、房室结折返性心动过速（atrioventricular node reentrant tachycardia）、心房纤维性颤动（atrial fibrillation）和自发性房性心动过速（automatic atrial tachycardia）的外科治疗。

预激综合征

预激综合征是指在正常心房室传导系统以外，还有附加传导旁路，形成快–慢传导通路折返环。在心房冲动沿着正常的传导系统下传尚未达到心室肌肉之前，由部分或全部附加快通路旁路激动心室，造成异常心室激动，而当正常房室传导激动到达心室肌时，先前的动作电位已过不应期，从而引起再次激动并将激动逆行传导至心房，从而导致发生室上性心动过速的一种综合征。该病首先在1930年由Wolf、Parkinson和White描述，所以又称伍–帕–怀三氏综合征（Wolf-Parkinson-White syndrome，WPW）。其发病率为0.03%~0.31%，其中60%~70%发生在正常人，余合并先天性心畸形或后天性心瓣膜病。该病首选射频导管消融治疗；对于不适合射频消融或射频消融失败者则可选外科手术切割术；对于同期合并其他心血管外科手术者可选术中射频消融或直接外科手术切割术。

1. 分型和解剖电生理基础　根据预激综合征的附加旁路不同，常分为以下3种类型（图15-23）。

（1）房室附加旁路：即Kent束，是最为常见的一种类型，其起源于心房，为与正常传导系统无关的从心房到心室的肌束。其主要分布在左心室游离壁（46%）、右心室游离壁（18%），前间隔（10%）和后间隔（26%）。Kent束可为单条，也可为多条，后者约占20%。典型的心电图特征为P-R间期＜0.12 s，QRS波起始部有顿挫称为预激波（Δ波）且QRS波增宽。尚有另一种Kent束，由于其只能传导逆向冲动，因此标准心电图正常，无Δ波，故称隐匿性Kent束。根据胸前导联QRS主波方向又可分A型和B型。A型为V$_{1\sim6}$导联的QRS波群主波向上和V$_1$导联的Δ波正向，B型为V$_{1\sim3}$导联的QRS波群负向，V$_{4\sim6}$导联

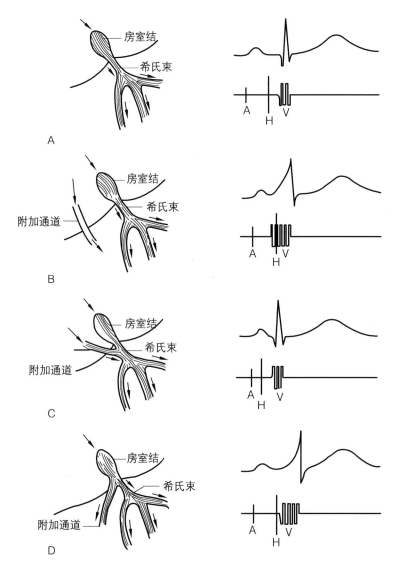

H.希氏束；A.心房电图；V.心室电图。

图15-23　预激综合征副传导束的位置及心电图特征

A.正常的无附加通道传导；B.连接心房肌及心室肌的附加通道，绕过房室结和希氏束激动心肌，与正常通道激动心肌的融合，A-H期间不变，但H波埋在V波中，因为H-V间期缩短，体表心电图P-R间期缩短，QRS宽大畸形，有△波；C.附加束连接心房肌和希氏束，超越房室结的延迟传导作用，使A-H间期缩短，但QRS正常，因为心室肌的激动顺序正常；D.附加通道从希氏束到心室，A-H间期正常，但H-V间期缩短，QRS有△波

QRS波群正向，V₁导联Δ波呈等电位或负向。电生理特点为A-H间期正常、H-V间期缩短，甚至H与V重叠。心房调搏时随预激频率的增快而A-H间期逐渐缩短，V波增宽。

Kent束经房室环进入心室壁的位置可划分为4个区段（图15-24）。经前间隔区的Kent束占10%，经后间隔区的Kent束占26%，经左游离壁区Kent束占46%，经右游离壁区的Kent束占18%。

（2）房室结附加旁路：即James束，由心房肌发出到希氏束或心房到房室结下部的肌束，它是窦房结发出的后结间束的一附加旁路，绕过房室结到房室结下部或希氏束，心电图显示P-R间期<0.12 s，QRS正常，无Δ波。电生理检查示A-H间期缩短，H-V间期正常，心房调搏时A-H间期延长不多，H-V间期无变化。

（3）Mahaim束：为房室结到心室或传导束支到心室之间的肌束。它直接由房室结下部发出肌束与希氏束或心室肌相连。心电图显示P-R间期正常，QRS波宽>0.12 s，有Δ波。电生理表现为A-H间期正常，H-V间期缩短，心房调搏时A-H间期延长，H-V间期和V波无变化。

2. 外科治疗方法　预激综合征的外科治疗即在体外循环下行附加旁路切断术。可经2个途径切断附加旁路：①心内膜途径，用于切断附加旁路心室端；②心外膜途径，用于切断附加旁路心房端。任一种途径均可达到同样的手术效果。对于左心部位的传导旁路需常规使用含钾停跳液使心脏停搏，对于右心部位的传导束可在心脏跳动下完成。手术应在电生理标测指导下进行，在术前或术中明确需切割的部位，并且切割后要再做心外膜标测以免遗漏。主要的术式根据其分布的解剖特点有以下几种。

（1）左侧游离壁附加旁路切断术（图15-25）：主要采用经左心房心内膜途径切断传导旁路。经房间沟或右心房-房间隔切口显露左心房和二尖瓣，在二尖瓣环上2 mm弧形切开左心房后壁，并向两侧延长至二尖瓣前后交界，用小圆刀分离左心房后壁外侧脂肪垫直至心外膜与心室交界。整个切口内，上侧为含有冠状血管的房室沟脂肪垫，下侧为左心室后壁顶部，应该在二者之间的平面进行分离，所见小血管均电凝止血，所有连接心房与心室的肌纤维组织均用神经钩锐性

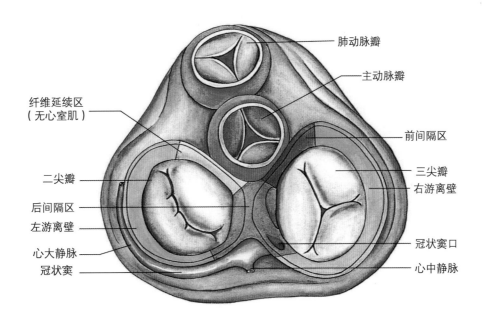

图15-24　旁路经房室环位置的外科分区

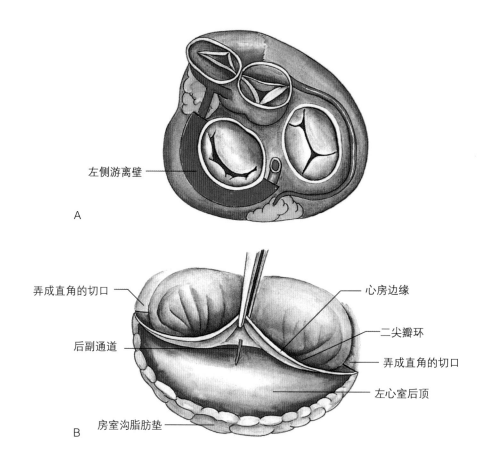

左侧游离壁

A

弄成直角的切口

后副通道

房室沟脂肪垫

B

心房边缘

二尖瓣环

弄成直角的切口

左心室后顶

图15-25　左侧游离壁附加旁路切断术
A.左侧游离壁范围；B.附加旁路的切断范围

分离后切断，注意不要损伤三尖瓣瓣环及左冠状动脉回旋支。

（2）右侧游离壁附加旁路切断术（图15-26）：通常选择经右心房心内膜途径，然后平行房间沟做右心房切口，显露三尖瓣，在三尖瓣前瓣和后瓣环上2 mm做切口，进一步分离右心室表面脂肪垫，切口范围后面达到后室间隔-右心房连接处，前面达到右心室流出道。清除切口范围内所有可见的小血管及肌性纤维联系，注意不要损伤三尖瓣瓣环及右冠状动脉。

此异常旁路也可选择经心外膜途径完成。首先在心外膜与右心房交界处做切口，经房室沟到右心室分离脂肪垫。此分离平面上侧为心房肌壁，下侧为房室沟内血管脂肪垫，同样需要切断所有可见的小血管及纤维索样结构。

（3）后间隔附加旁路切断术（图15-27）：后间隔区域位于室间隔后上方，此处毗邻房室结和His束，若损伤则造成永久性传导阻滞，另外与房室结动脉、Todaro腱、冠状静脉窦等重要部位关系密切，手术中应注意避免损伤。经平行房室间沟做右心房切口，在室间隔膜部心房部分之下1 cm处沿三尖瓣隔瓣环2 mm做切口直至右心房后部游离壁，分离后间隔间隙脂肪垫直至左心室后上角的二尖瓣环，切断所有穿过后室间隔的组织，重点注意防止损伤房室结和希氏束，最好在常温体外循环、心脏不停跳下做。

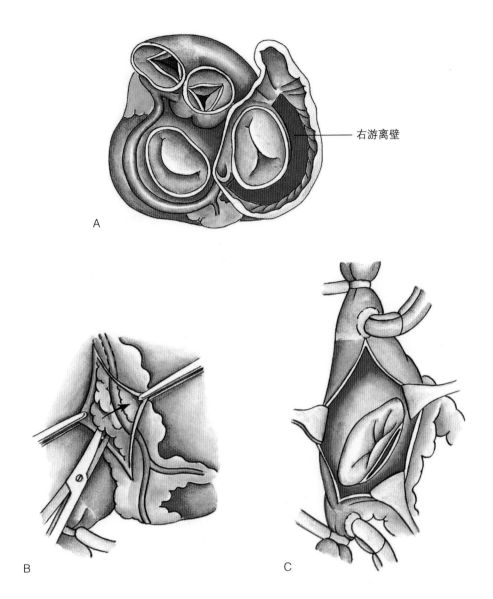

右游离壁

图15-26　右侧游离壁附加旁路切断术
A.右侧游离壁范围；B.心外膜房室沟切口；C.三尖瓣前、后瓣环切口

（4）前间隔附加旁路切断术（图15-28）：在右心耳的右侧切开心房侧心外膜，向右心室漏斗部分离脂肪垫至心外膜与右心室漏斗部肌肉交界，必要时可经右心房切口，从室间隔膜部的心房部上方顺时向沿三尖瓣前瓣环2 mm切开右心房直至前瓣环中部，分离脂肪垫至右心室漏斗部下方，注意在心室表面切割深1 mm，不要损伤希氏束及主动脉窦。

房室结折返

房室结折返性心动过速的发生率在室上性心动过速中占30%~40%，多见于成年人，女性较多。大多数不伴有器质性心脏病。在体表心电图上有时极难与没有心室预激的预激综合征相鉴别。

1. 解剖电生理基础　房室结心动过速折返环有两条传导通道，一慢一快，在房室结的周围或外面，且均通过房室结，故又称为房室结双径

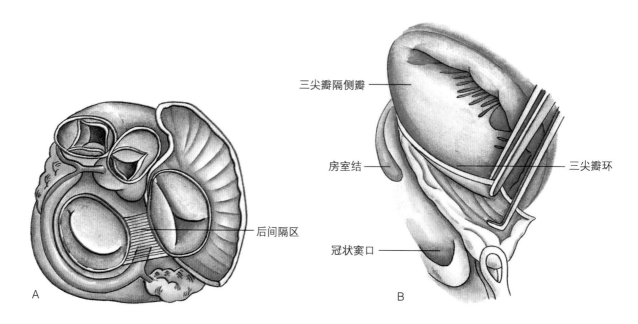

三尖瓣隔侧瓣

房室结

冠状窦口

后间隔区

三尖瓣环

A

B

图15-27　后间隔附加旁路切断术
A.后间隔范围；B.附加旁路的切断范围

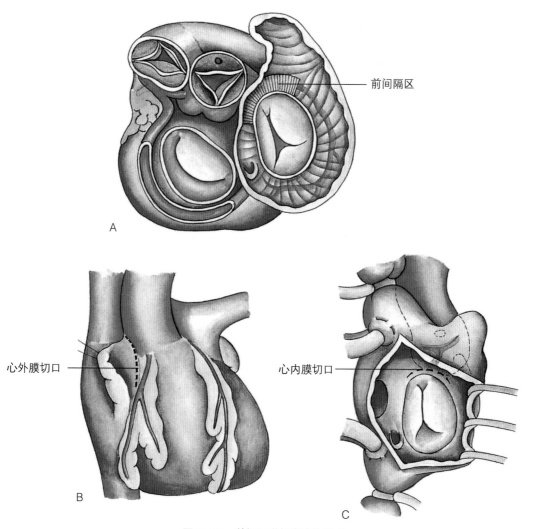

前间隔区

A

心外膜切口

心内膜切口

B

C

图15-28　前间隔附加旁路切断术
A、B.前间隔范围；C.附加旁路的切断范围

路，其主要的电生理特性有正常递增性心房调搏时出现不持续的房室传导曲线，存在两种A-H间期，A-H和H-V间期不应期短于正常，V-A间期<120 ms等。

2. 外科治疗方法　目前外科治疗主要适用于房室结折返性心动过速反复发作而药物治疗无效，射频治疗失败或合并其他心脏病需手术者。熟悉右侧房间隔的解剖是手术治疗此类心律失常成功的前提。房室结和His束位于Koch三角内，Koch三角上界为Todaro腱，下界为三尖瓣环，底部为冠状静脉窦。三角的尖端为膜部间隔的心房延伸部，His束位于膜部间隔后方，紧贴膜部间隔穿过心脏中心纤维体进入室间隔。

3. 外科直视下左房室结周边间断冷冻治疗　是内科治疗无效的房室结折返性心动过速的最佳治疗方法。常用的冷冻消融剂为液氮或压缩的氧化亚氮。当局部温度下降至0℃时，传导组织将发生可逆性传导阻滞；降温至-60℃~-70℃时将发生传导组织的永久性损伤。这一现象有助于准确找到需要加以永久消融的部位。冷冻消融方法的优点是不必进行组织切开和缝合，手术时间短，效果确切，副损伤发生少。

手术在常温体外循环心脏跳动下进行，冷冻探头降温至0℃，自冠状静脉窦口开始，先沿Todaro腱，再沿三尖瓣环完成Koch三角一周的消融。消融过程中监测A-V间期，一旦A-V间期延长至200~300 ms时表示即将发生完全性房室传导阻滞，立即停止冷冻后A-V间期可恢复正常。如此反复进行既可保证旁路的彻底消融，又可避免造成完全传导阻滞的发生。

■ 心房颤动

心房颤动是一种常见的心律失常类型，其发生率占总人数的0.15%~1%，在65岁以上的人中发病率达到6%，常合并其他心脏病，其中在慢性二尖瓣疾病中的发病率高达79%。持续性心房颤动容易造成慢性充血性心力衰竭及心房血栓形成。外科治疗的目的包括消除心房颤动，恢复正常窦性心律；重建和维持房室收缩同步性；恢复心房收缩功能。

解剖电生理基础

心房颤动属于心房激动异常的心动过速，发生机制酷似以大折返环为基础的室上性心动过速。大量实验研究和临床实践表明，心房颤动产生的电生理机制是由于存在房内折返。在心房内由于存在正常的无传导性解剖区域如房室瓣环、腔静脉及肺静脉开口等，称为解剖传导障碍区；此外心房内还有因病变如风湿导致的局部心房肌纤维化，此处心肌可存在传导异常而形成功能性传导障碍区。围绕解剖功能障碍区可产生大折返，围绕功能传导障碍区可产生微折返，多种折返复合作用产生房颤。动物实验证实，心房颤动的激动是经房间隔围绕肺静脉、下腔和上腔静脉径路并在界嵴产生功能性传导障碍。临床观察发现，人类心房颤动折返环和折返速率远较动物模型复杂得多，参与折返部位愈多，心房颤动的波阵变化愈大，波阵的折返环互不相连，而且不同病因引起的房颤动电生理表现也不相同。如三尖瓣下移畸形引起的心房颤动以右心房内折返环为主，而慢性风湿性心脏瓣膜病引起的心房颤动则以左心房内折返环占主导和优势。

心房颤动的迷宫手术

心房颤动的迷宫手术（maze operation）是Cox在20世纪80年代末开始进行并逐渐完善起来的一种治疗心房颤动的有效手术，现已发展到Cox Ⅲ型。其设计思路是制造一条从窦房结到房室结的特殊通道，并在心房内做多个切割形成心房内异位折返传导的盲区，从而保证窦房结的电激动只能通过唯一的特殊通道下传至房室结。达到恢复窦性心律、改善心房功能和减少血栓形成或发生血栓的危险性。在Cox Ⅲ基础上发展的使用冷冻、射频、激光或射频消融装置进行迷宫手术可避免切和缝操作，手术操作简化，时间短，出血少，转复成功率虽有所下降但仍得到广泛推广，目前临床上应用最广泛，称为Cox Maze Ⅳ手术。

Cox Maze Ⅳ手术主要内容包括：①双侧肺静脉环形消融隔离；②切除左心耳，完成左心耳切口至左上肺静脉消融线间连接消融；③完成经左房顶双侧上肺静脉消融线间连接消融；④完成双侧下肺静脉消融线间的连接消融，此时左房后壁及4个肺静脉开口间区域完全隔离，形成"Box"结构；⑤完成二尖瓣峡部即"Box"下缘与二尖瓣环间的连线消融；⑥完成右心房冠状静脉窦口至下腔静脉开口以及冠状静脉窦口至三尖瓣环的连线消融。

自发性房性心动过速

自发性房性心动过速是由于心房某一部位（正常窦房结区以外）的自律性病理性增高，使该部位成为一种异位激动起源病灶，自动地发出快速冲动所形成的一种室上性心动过速。这种异位自律性激动起源病灶可位于右心房、左心房或房间隔内的任何部位，其中以右心房内最多见，并且可有多个异位病灶。自发性房性心动过速的治疗方法有药物、射频和手术治疗，其中以射频治疗首选，当药物和射频治疗无效或失败时可考虑手术治疗。

自发性房性心动过速手术治疗的关键是手术中进行电生理标测明确异位病灶的数量和部位。目前常用的手术方法有以下几种。

1. 异位病灶单纯切除术（图15-29）　主要适合病灶较局限、部位手术易切除者。

2. 右心房隔离术（图15-30）　适合病灶位于右心房、存在多个病灶或病灶范围较大不易单纯切除者。但手术切割时需注意保护好窦房结动脉支。

3. 左心房隔离术（图15-31）　适合病灶位

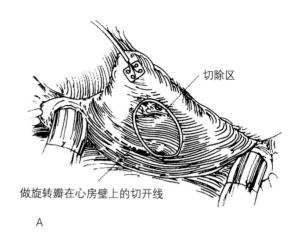

切除区

做旋转瓣在心房壁上的切开线

A

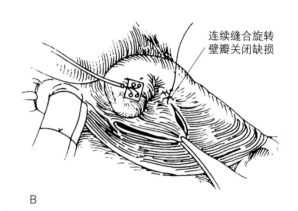

连续缝合旋转壁瓣关闭缺损

B

图15-29　异位病灶单纯切除术

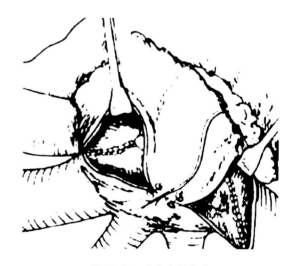

图15-30　右心房隔离术

于左心房、病灶难或不宜单纯切除者。在心房后切口的心内膜侧及与之相对应的房室沟的心外膜侧分别需用冷冻治疗（-60℃×2 min）。

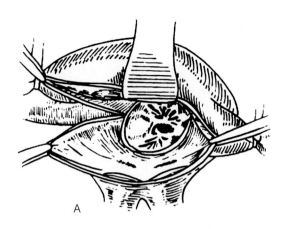

A

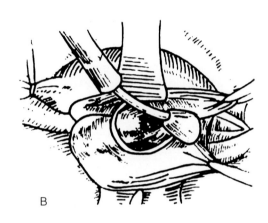

B

图15-31　左心房隔离术

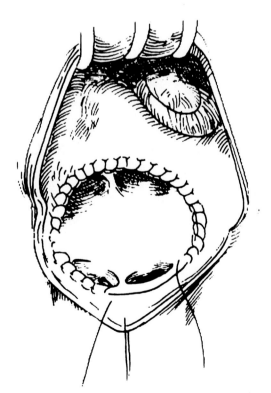

图15-32　肺静脉隔离术

4. 肺静脉隔离术（图15-32）　主要适用于病灶起源于肺静脉开口附近者。

■ 室性心动过速

室性心动过速（ventricular tachycardia）是由于希氏束系统以外的心室肌的任何部位产生连续3次以上的室性异常搏动，极易发展为心室颤动和心搏骤停。按病因可分为缺血型和非缺血型两大类型。临床上以缺血型多见，其他少见情况有：先天性心脏病如右心室流出道疏通手术后的室壁瘢痕、先天性心室发育不良、心肌病、心脏肿瘤、长Q-T间期综合征等。

缺血型室性心动过速

与缺血性心脏病有关的室性心动过速是一种电生理学上的折返现象。急性心肌梗死可引起梗死区心肌细胞死亡或形成室壁瘤或遗留瘢痕，特别是心肌梗死区域或室壁瘤与正常心肌间存在的电生理传导特性不一致并列区域，是引起顽固性折返室性心动过速的解剖基础。一般认为，要形成折返必须具有2条首尾相连的传导路径，且具有单向传导阻滞和慢传导的特性。具有这种折返线路的异常区域，主要位于正常心肌和梗死区之间交界的心内膜和心内膜下层。缺血型室性心动过速的心电图特征是心率100~250次/分，QRS波群呈规则而宽大畸形，多数宽度大于0.12 s，少数在0.10~0.12 s，有房室脱节现象。

外科手术即在术前电生理和术中心内、外膜标测指导和定位下，做纤维化心内膜局部或广泛切除，在主动脉环、二尖瓣环和乳头肌等部位难以做局部心内膜切除时可以进行冷冻处理，用液氮或氧化亚氮探头，将局部温度降至60℃，持续2~4 min即可达到永久性传导损伤，从而消除室性心律失常的起源点，主要适用于室性心动过速反复发作、药物无效、左心室功能基本正常，并且可在术前或术中电生理检查能诱发和标测定位者（图15-33）。

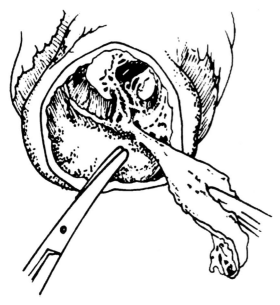

图15-33 纤维化心内膜切除术

非缺血型室性心动过速

临床上常见的有原发性室性心动过速和非缺血性心肌病等。前者是手术或尸检证实心无异常，后者则是心肌广泛片状纤维化，多见于右心室。

手术治疗必须在电生理检查能明确其起源处并能定位者，手术方法主要采取室性心律起源处的孤立和（或）冷冻术。此类室性心动过速已很少经外科手术治疗，更多的是植入永久性带有自动除颤复律功能的起搏器进行治疗。

■ 右心室发育不全性心律失常

右心室发育不全性心律失常（arrhythmogenic right ventricular dysplasia）是一种先天性心脏病，其特征为脂肪组织透心肌壁浸润，从而使右心室漏斗部、尖部和后基底部活动减弱和瘤样膨出，产生心律失常。手术治疗是在术前或术中电生理检查标测定位后予心律失常发源处透壁孤立术。此类室性心动过速已很少经外科手术治疗，更多的是植入永久性带有自动除颤复律功能的起搏器进行治疗，或建议患者接受心脏移植手术。

（张 振 郑少忆）

射频消融治疗心律失常的解剖学基础

20世纪80年代以前，临床上治疗快速性心律失常只能依赖药物，不仅疗效不满意和不能有效地预防发作，且无法达到根治，所用药物也有明显的副作用。近20多年来，随着射频导管消融技术的临床应用和逐渐成熟，治疗快速性心律失常取得了突破性进展。在用射频导管消融治疗的快速性心律失常病例中，大多数可达到根治。特别是对于药物治疗无效的某些心律失常，用此技术也可予以根治。 射频导管消融是介入心脏学的重要内容之一。消融的目的是打断异常传导路径，恢复正常心律。消融靶点的定位与心传导系的正常位置及变异或异常传导路径的解剖学结构特征有密切关系。

■ 射频消融机制

射频导管消融治疗快速性心律失常是将与参与形成心动过速的心肌或传导组织作为靶点，用导管电极施以射频电流，使之变性、损伤或坏死。射频电流为正弦波交流电，对组织的效应有法拉第效应、电离效应和热效应。心内消融术时主要用射频电流的热效应。导管消融以单极方式发放射频（350 KHz~1.5 MHz高频正强交流电），在导管电极远端、心肌组织和患者背部板状电极之间构成环路。射频通过组织时，在导管电极-组织界面能产生阻抗热，阻抗热的范围 < 1 mm²，但通过传导扩散可达组织深层4 mm。这种热损伤被

认为是射频消融导致组织损伤的主要机制，射频发放时，电极-组织界面理想温度为60~70℃。射频发射仪具有反馈控制，可不断调整电流强度，保持100℃以下的预设温度。射频热损伤可影响心肌细胞电生理特性。消融后几小时，心内膜损伤灶呈苍白色，中心部稍凹陷，表面附有纤维蛋白物，偶有出血或血栓。在界面温度≥100℃或阻抗突然升高的消融靶点，心内膜常焦化、破损并附有血栓。4~5 d后，显微病理见损伤灶界限分明，中心区凝固坏死，周边出血伴炎症细胞浸润。2个月后，损伤区缩小，瘢痕形成。

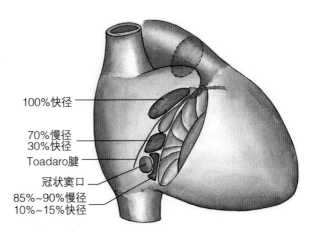

图15-34　房室结双径路定位

（图中标注）
100%快径
70%慢径
30%快径
Toadaro腱
冠状窦口
85%~90%慢径
10%~15%快径

■ 射频消融与传导系解剖

房室结折返性心动过速的射频消融

1. 解剖学基础　房室结呈扁椭圆形，位于Koch三角前部，二尖瓣环与三尖瓣环之间的房室隔内，大小约7 mm×4 mm×1 mm，其右房面位于三尖瓣隔环与冠状窦口之间的心内膜下约1 mm处。房室结主要由细长形过渡细胞组织交织排列，这样的结构特点使房室结传导易于发生纵向分离，形成双径路。房室结前上部位有一组纤维与心房肌连接，后下部位有一组纤维与冠状窦口相连，一般认为这2组纤维就是双径路的解剖基础，前上组纤维传导快，不应期较长，被称为快径；后下组纤维传导慢，不应期短，被称为慢径（图15-34），慢径纤维解剖变异较大，一些人无双径路现象，而另一些人却可表现出多径路电生理特征。房室结内折返性心动过速（AVNRT）的折返环路一般限于结内，可有部分结周组织参与，并可能通过上传共径和下传共径分别连结心房和心室，但前传的快、慢径不一定与逆传的快、慢径相同。

2. 消融靶点的定位（图15-35）

（1）解剖学分区：在右房间隔部，从冠状窦口到His束，即从Koch三角的底部到顶部，将三尖瓣隔环等分为后间隔区（P区）、中间隔区（M区）和前间隔区（A区），每一间隔区再分2段即P_1、P_2、M_1、M_2、A_1、A_2区。消融部位在Koch三角内，常选三尖瓣隔环心房侧P_1、P_2、M_1或M_2区，目的在于消融慢径。但是，P区和M区存在快径的可能性分别为10%和30%。P_1区：冠状窦口前下方，距窦口约10 mm范围内。P_2区：冠状窦口前上方，距窦口约10 mm范围内。M_1区和M_2区：冠状窦口与His束记录电极之间的中1/3区，约10 mm范围内。A_1区和M_2区：His束记录电极下后方，约10 mm范围内。

（2）靶点选择：根据消融标测电图，选择理想靶点测试消融，无理想靶点则再在P_1区内调整，寻找新靶点试消融。P_1区内至少2个靶点试消融不成功，可考虑将导管头抬高到P_2区，寻找至少两个新靶点，若试消融无效，则进一步抬高导管头端；和（或）轻前送导管至M_1区，继而M_2区。偶尔在必要时才至A_2区试消融。房室结的结构特点为选择性射频消融快径与慢径治疗AVNRT提供了解剖学基础。快径消融时，消融电极应放在房室结的前上部；而慢径消融时，消融电极应放在房室结的后下或房室结与冠状窦口之间。一般先消融慢径。慢径消融未成功时，再行消融快径，而不同时消融快、慢径，因同次术中既消慢

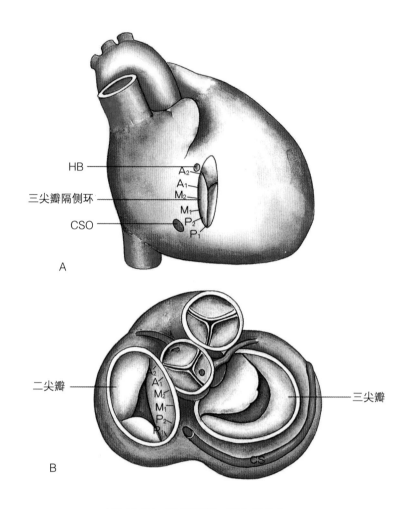

HB. His束；CS.冠状窦；CSO.冠状窦口。

图15-35　房室结消融的解剖和影像定位

径又消快径，可能会增加Ⅲ度AVB发生率。消融终点是快径逆传完全终止，且不能诱发AVNRT。快径消融Ⅲ度AVB发生率10%~19%或更低，约13%可转为快-慢型AVNRT，发作持续不止，只有再标慢径继续消融。

房室旁道的射频消融

1. 旁道解剖基础　房室结是正常房室传导的唯一通路，除此之外的房室传导通路称房室旁道。房室旁道是房室之间的异常电联系，是跨越房室环的心肌束，其本质是心脏先天性发育异常残留的微细肌桥，发生率约为3%，在心内膜与心外膜之间，邻近房室环，跨越房室沟、贯通房室肌，呈线、带或树状等，与房室环可垂直，

可斜交。斜交旁道的心房插入端靠近冠状窦口（CSO），心室插入端远离CSO，二者相距可达20 mm。人群发生率0.01%~0.03%，其临床意义主要在于构成房室折返性心动过速（AVRT）的折返环路。AVRT折返环由房室结、希-浦系、心室肌、旁道和心房肌构成。房室结顺传、旁道逆传构成顺向型AVRT，占90%，旁道顺传，房室结逆传或一旁道顺传另一旁道逆传构成逆向型AVRT，占10%。此外旁道患者合并心房颤动、心房扑动或房性心动过速的概率明显高于正常人。

2. 消融靶区的解剖学定位　房室旁道可存在于左、右房室环的任何部位，但主动脉前壁与二尖瓣前叶移行部例外。旁道最常见部位为左心室游离壁（65%），其次为间隔部位（约25%），

其余在右心室游离壁。间隔旁道又分为冠状窦口周围的后间隔旁道、位于冠状窦口与中心纤维体之间的中间隔旁道和位于希氏束记录电极稍上方的前间隔旁道。5%~10%的患者可能同时有多条旁道。旁道定位无严格标准，常以房室环做参照物。

（1）钟点定位法（图15-36）：常用于右侧旁道定位，取左前斜位35°~45°透视心，把充分展开的三尖瓣环想象成一个钟盘，12点为前壁方向，6点为后壁方向，9点为右侧壁方向，3点为间隔方向。His束在1点，CSO在5点。左侧旁道消融常取右前斜位，二尖瓣环未展开，故较少用钟点法定位。

（2）Akhtr氏12区定位法（图15-37）：1区为右前间隔旁道（RAS），2区为右前旁道（RA），3区为右前侧旁道（RAL），4区为右正侧旁道（RL），5区为右后侧旁道（RPL），6区为右后间隔旁道（RPPA），7区为右后间隔旁道（RPS），8区为中间隔旁道（MS），9区为左后间隔旁道（LPPS），10区为左后侧旁道（LPL），11区为左正侧旁道（LL），12区为左前侧旁道（LAL），左前及左前间隔无旁道。

国内一般认为右前间隔旁道（RAS）位于His束上、下5 mm内，称His束旁旁道。右中间隔旁道（RMS）位于His束下5 mm至CSO上5 mm之间，右后间旁道（RPS）位于CSO上5 mm至

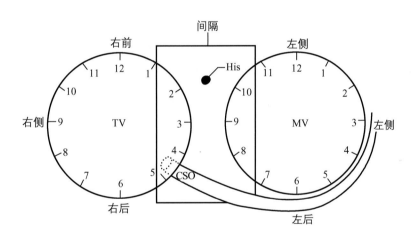

TV.三尖瓣；MV.二尖瓣；CSO.冠状窦口。

图15-36 房室环钟点定位法（左前斜位LAO，45°投照）

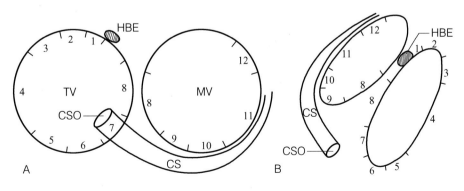

CS.冠状窦；CSO.冠状窦口。

图15-37 房室旁道12区定位法
A.左前斜位（LAO）；B.右前斜位（RAO）

三尖瓣环6点之间，左后间隔旁道（LPS）位于CSO远侧15 mm内且在左侧消融成功，左后侧旁道（LPL）位于CSO远侧15mm~30 mm，左正侧旁道（LL）位于CSO远侧30mm~50 mm，左前侧旁道（LAL）位于CSO远侧50 mm以上，其余大致同Akhtr氏分区法。实际上，旁道的解剖学定位与电生理学定位不完全对应，解剖学上只有中间旁道，电生理学描述的右前间隔在中心纤维体前方，已达右前游离壁，后间隔旁道位于中心纤维体后方，邻近冠状窦，已不属房室间隔部。

3. 消融点的解剖学定位　①根据体表心电图定位诊断；②心内膜标测定位：标测定位的目的，在解剖学上是确定旁道的心室或心房插入部位，在电生理学上是寻找最早顺传心室激动点或最早逆传心房激动点或旁道电位记录点。标测部位是在二尖瓣环或三尖瓣环的心室侧或心房侧。标测手段是在用标测导管电极粗标基础上，再用消融电极进行细标。起搏标测与AVRT标测结果有矛盾时，以AVRT标测为准。理想标测位点就是消融靶点，如：①最早顺传心室激动点；②最早逆传心房激动点；③旁道电位记录点。理论上，旁道电位记录点是最佳消融靶点。实际上，旁道电位难于寻找，难于识别，更难于鉴定，故不宜过分强调旁道电位记录点作为消融靶点的实用价值。

4. 左侧游离壁旁道消融　左侧旁道位于二尖瓣环同缘，冠状窦电极是左侧旁道消融定位的理想路标。鉴于许多旁道与瓣环斜交走行，房室两侧旁道插入位点相距可达2 mm。隐匿性旁道参与顺向型AVRT时，最好以房侧旁道电位记录点为消融靶点。若在室侧消融隐匿性旁道，则消融靶点选在最早逆传心房激动点远侧（远离冠状窦口）约1 mm处，易于成功。

5. 右侧游离壁旁道消融　右侧旁道纤维可能较宽，且远离瓣环，但大多数与瓣环平面垂直，斜交者少见。右侧旁道常规标测消融部位是三尖瓣环心房侧。

6. 间隔旁道消融

（1）后间隔旁道：位于间隔后部角锥间隙内，分为右后间隔旁道和左后间隔旁道。右后间隔旁道在冠状窦口附近，跨三尖瓣环插入心内膜下。一般认为左后间隔旁道在二尖瓣环后部距冠状窦口约15 mm内的心内膜下插入，少数在冠状窦近端或心中静脉附近插入心外膜下。大多数后间隔旁道可在右侧消融成功。

（2）中间隔旁道：中心纤维体后左心室后上隆起的前部与间隔侧心房下壁之间的区域称中间隔区。右中间隔旁道位于三尖瓣隔环附近，左中间隔旁道位于三尖瓣环间隔部，旁道也可靠近冠状窦口或靠近房室结，大多数中间隔旁道可在右侧消融成功，极少数需左侧消融。

（3）前间隔旁道：前间隔区以右纤维三角为后界，右心房外膜为外侧界，从主动脉根部和右室漏斗部到右心房的心外膜反折为前内侧界，以肌性室间隔和右心室漏斗部为下界。前间隔旁道走行于心内膜下十分表浅，心房端插入His束房间隔部，心室端远离His束，插入右心室漏斗部基底距膜部室间隔15~20 mm。消融标测可在房侧，也可在室侧，室侧消融不易损伤His束，却易损伤右束支。

（4）持续交界反复性心动过速（PJRT）：是一种少见型心律失常。其发生机制由房室结前传，慢旁道逆传，构成房室折返。慢旁道只能逆传，不能顺传。病理学检查提示，慢旁道肌桥纤细迂曲，大多位于后间隔区，射频消融治疗效果较好，治愈后心脏形态和功能可明显恢复或达正常。

7. Mahaim旁道消融　Mahaim旁道分为房室道和房束旁道2种类型，发生率4%~5%。解剖学上Mahaim旁道位于右游离壁，心房端插入三尖瓣环心房侧，房室旁道心室端插入三尖瓣环心室侧，房束旁道心室端插入右束支远端，大多在右侧或右后侧，走行>4 cm，位置浅表。

房性心律失常的射频消融

房性心律失常射频消融主要指房性心动过速、心房扑动和心房颤动的射频消融。

1. 房性心动过速消融 房性心动过速（AT）起源于房室结以上心房组织，有两种情况，一种由自律性增高导致的自律性房性心动过速（AA），一般都有器质性心脏病，另一种为由房内折返引起的折返性房性心动过速（RAT）。折返环形成与房内存在慢传导区有关，以阵发性为主，可有或无器质性心脏病基础。

（1）右侧房速：右侧房速标测定位以体表心电图为主要参照。若常规标测电极不能指示左、右定位，则以消融标测电极在右心房内膜按区顺序标测。右心房从上腔静脉开口至下腔静脉开口，将右心房等分5个水平层面，每个层面高约10 mm，分别记作第1、第2、第3、第4和第5层面。再把每个层面分为前中、前、前侧、侧、后侧、后、后中和间隔等8个区。消融前做粗标定位，从上至下逐层测标，在每一层面按同一方向逐区标测。注意对上腔静脉口区、右心耳区、卵圆窝区、三尖瓣环区、冠状窦口区、先天性或手术后心房结构异常区等应重点标测。

（2）左侧房束：左侧房束多位于肺静脉开口周围部或左心房心耳部。

2. 心房扑动消融 心房扑动［房扑（AF）］为右心房内形成的多个大折返激动，左心房仅为被动参与，窦房结到房室结的3条纵向连接的结间束，每两条束均可构成折返环路。并在冠状窦口周。下腔静脉开口和三尖瓣环之间的峡部为右心房缓慢传导区，是众多心房扑动折返环的共同通路。Ⅰ型房扑心房激动顺序呈逆时针向低位房间隔和左心房为脚头方向，右心房前侧壁为脚头方向。Ⅱ型房扑心房激动顺序与Ⅰ型房扑相交。但Ⅰ型和Ⅱ型房扑可交替出现。目前只有Ⅰ型房扑才考虑射频消融。Ⅰ型房扑消融部分为3个区，1区从三尖瓣后环到下腔静脉开口之间的线性区域，消融成功率70%。2区从三尖瓣隔环到冠状窦口之间的线性区域，消融成功率40%。3区从冠状窦口到下腔静脉开口之间的线性区域，消融成功率10%。

3. 心房颤动消融 心房颤动多见于器质性心脏病。心房颤动发生机制是众多路程长短不一，传导快慢不等的房内微折返环形成。

4. 室性心动过速消融 室性心动过速［室速（VT）］起源于希氏束分叉以下的异位激动连续3个，频率为100次/分。绝大多数患者有器质性心脏病或明确的病因，少数为特发性VT。VT可起源于左心室，也可起源于右心室，发生机制以折返激动为主，也有自律性增高和触发活动。

5. 特发性左心室室速消融 特发性左心室室速（VT），病灶起源于后支分支，浦肯野纤维内，多位于左心室心尖部下间隔区，也可在左心室中间隔区，起源于左前分支浦肯野纤维网，位于左心室心尖瓣前上游离壁。

6. 特发性右心室室速消融 可起源于右心室流出道或右侧室间隔或可在右心室游离壁。绝大多数起源于右心室流出道间隔部。

7. 束支折返性室速消融 多见于器质性心脏病，希-浦系病变是形成束支折返的前提，折返环由右束支→心室肌→左束支→希氏束→右束支构成，也可经左束支前传。

（王月刚　周忠江）

主要参考文献

1. 刘正津, 姜宗来, 殷玉芹. 胸心外科临床解剖学. 济南: 山东科学技术出版社, 2000.
2. Richard L. Drake. 格氏解剖学. 41版. 丁自海, 刘树伟主译. 济南: 山东科学技术出版社, 2017.
3. 丁自海, 张श. 临床解剖学·胸部分册. 第2版. 北京: 人民卫生出版社, 2014.
4. 凌凤东, 林奇. 心脏临床解剖学. 西安: 陕西科学技术出版社, 1996.

5. 谭允西. 心脏的传导系统. 见: 刘正津, 陈尔瑜主编. 临床解剖学丛书: 胸部和脊柱分册. 北京: 人民卫生出版社, 1994.

6. 陶寿淇. 心脏传导失常. 见: 董承琅, 陶寿淇, 陈灏珠主编. 实用心脏病学. 3版. 上海: 上海科学技术出版社, 1996.

7. 徐光亚, 艾德蒙. 心脏外科手术图谱. 济南: 山东科学技术出版社, 1996.

8. 赵学. 现代介入心脏病学实用技术. 重庆: 重庆出版社, 1997.

9. 汪曾炜, 刘维永, 张宝仁. 手术学全集: 心血管外科卷. 北京: 人民军医出版社, 1995.

10. 苏应衡. 心脏外科手术技巧. 济南: 山东科学技术出版社, 1991.

11. 周爱儒, 汤健. 细胞凋亡与心血管疾病. 高血压杂志, 1995, 3(3):176.

12. 张炎, 凌凤东. 窦房结应用基础研究进展. 解剖科学进展, 1998, 4(2): 104.

13. 张炎, 凌凤东. 窦房结形态学研究进展. 解剖科学进展, 1998, 4(3):205.

14. 李莉, 汪曾炜, 张宝仁, 等. 心房纤颤迷宫手术及其电生理评价. 中华心血管病杂志, 1996, 24:416-418.

15. 张朝佑. 人体解剖学（上册）. 2版. 北京: 人民卫生出版社. 1998.

16. 中国解剖学会体质调查委员会. 中国人解剖学数值. 北京: 人民卫生出版社, 2002.

17. 凌凤东, 林奇, 赵根然, 等. 心脏临床解剖学. 北京: 北京大学医学出版社, 2005.

18. 葛堪忆. 临床心脏电生理检查. 见: 华琦, 陈秉良主编. 心脏的临床检查. 北京: 人民卫生出版社, 1995.

19. 周爱儒, 汤健. 细胞凋亡与心血管疾病. 高血压杂志, 1995, 3(3):76.

20. 曹克将, 霍勇. 与时俱进发展介入心脏病学. 中国介入心脏病学杂志, 2003, 11(3):115.

21. Davis LM, Kanter HL, Beyer EC. Distinct gap junction protein in cardiac tissue with disparate conduction properties. J Am Cell Cardiol,1994, 24(4):1124.

22. Chow LT, Chow SS, Anderson RH. Innervation of human cardiac conduction system at birth. Br Heart J, 1993, 69(5):430.

23. Crick SJ, Wharton J, Sheppard MN. Innervation of the human cardiac conduction system. A qunatitative immunohistochemical and histochemical study.Cir, 1994, 89(4):1697.

24. James TN. Normal and abnormal consequences of apoptosis in the human heart. Cir, 1994, 90(1):556.

25. Elaine N. Marieb, Jon Mallatt. Human Anatomy. Third edition update. San Francisco. Benjamin Cummings, 2003.

26. Willams PL. Grays Anatomy. 37th ed. Edinbergh London Melburne and New York: Churchill Livingstone, 1989.

27. Davies MJ. Anatomy of the conduction tissue. In: Davies MJ, Dnderson RH, Becker AE, et al. The conduction system of the heart. London Butterworths, 1983.

心 包

心包（pericardium）是包裹心和出入心的大血管根部的纤维浆膜囊，对心具有保护和利于运动的功能（图16-1）。心包位于中纵隔，其体表投影大致与心相似而略大。心包的形状因年龄、体型的不同或病变而有所改变。婴儿的心包近似球形，随着年龄的增长，逐渐变为圆锥形；胸廓短而阔者，心近似横位，心包呈宽阔基底的低圆锥形，胸廓窄而长者，心接近垂直位，心包呈窄基底的长圆锥形；心包积血、积液时呈球形或圆形。心包形状的性别差异不大。

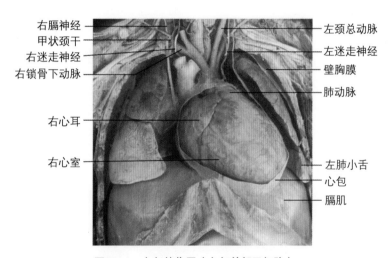

图16-1 心包的位置（心包前部已切除）

心包的构成及固定装置

■ 心包的构成

心包分纤维心包和浆膜心包两层（图16-2）。纤维心包正常厚1.0~1.5 mm，患化脓性或粘连性心包炎时可增厚至5.0~7.5 mm。

纤维心包

纤维心包（fibrous pericardium）是心包囊的外层，由坚韧的纤维性结缔组织构成，较厚，完全包绕心，但并不与心相附着，在上方包裹出入心的升主动脉，肺动脉干、上腔静脉和肺静脉的

473

根部，并与这些大血管的外膜相延续。纤维心包由3层胶原纤维以120°方向紧密交织而成。纤维心包可分为胸肋部、外侧部、膈部和后部。①胸肋部：大部分被左、右肺的前缘及胸膜覆盖，但在左第4~6肋软骨之间胸膜前界形成心包三角，使心包直接与左第4~6肋软骨内侧部、第4~5肋间隙及胸骨下部的左半相邻，该区域称心包裸区（图16-3）。②外侧部：与纵隔胸膜相贴，隔着纵隔胸膜与肺的纵隔面相邻，在纵隔胸膜与纤维心包之间有膈神经和心包膈血管经过。③膈部：与膈的中心腱紧密附着，下腔静脉穿过此部。④后部：以疏松结缔组织与食管和胸主动脉相邻。纤维心包的主要功能是防止心脏过度扩张和维持心脏的正常位置。

浆膜心包及其反折线

浆膜心包（serous pericardium）是心包囊的内层，又分脏、壁两层。其外层即壁层衬贴于纤维性心包的内面，与纤维心包紧密相贴。内层即脏层包于心的外表面，并参与构成心外膜，与心肌紧密粘连，强行分离时难免损伤心肌浅面。但在心室的前面及右侧，心外膜与心肌之间常含有一定量的脂肪。脏、壁两层在出入心的大血管根部互相移行，两层之间的潜在性腔隙称心包

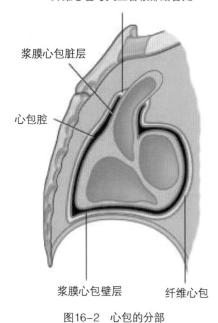

图16-2 心包的分部

纤维心包与大血管根部结合处

浆膜心包脏层

心包腔

浆膜心包壁层　　纤维心包

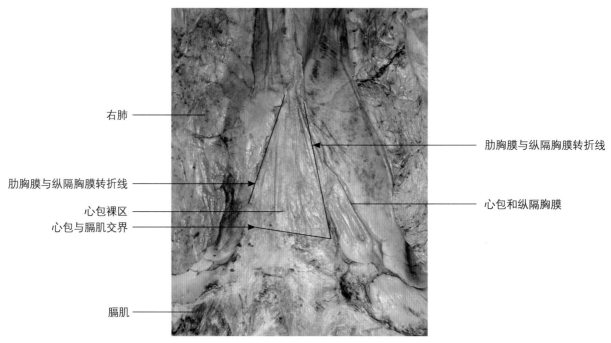

右肺

肋胸膜与纵隔胸膜转折线

肋胸膜与纵隔胸膜转折线

心包裸区

心包和纵隔胸膜

心包与膈肌交界

膈肌

图16-3 心包裸区

腔（pericardial cavity），内含少量浆液，即心包液，起润滑作用。

心包壁层与脏层相互移行的反折线，在出入心的大血管根部，可分为动脉部和静脉部。

1. 动脉部反折线　心包脏层在心的胸肋面上行至肺动脉及主动脉根部，形成管状鞘，包绕该二动脉，行至肺动脉分支处的附近，即沿肺动脉及主动脉反折至心包壁层（图16-4）。除主动脉、肺动脉根部外，右肺动脉的下面亦有心包脏层覆盖。动脉韧带（arterial ligament）多数（80%）没有被心包遮盖，少数（20%）韧带前面有心包的一个盲囊遮盖。在动脉导管未闭结扎术中，要注意动脉导管与心包的关系，以免损伤心包。

2. 静脉部反折线　心包脏层沿心的膈面上行至左心房，反折与心包壁层后部相续，向左包绕2个左肺静脉，向右包绕右肺静脉及下腔静脉，沿下腔静脉右侧上升，包绕上腔静脉的内侧面、前面及外侧面，然后与心包壁层的外侧部相移行。

浆膜心包壁层与脏层的反折，在心包后壁形成若干皱襞。围绕左肺上、下静脉者为左心包襞，上、下腔静脉口间为右心包襞，连接左、右心包襞上端者为连合心包襞。由于浆膜性心包

脏、壁两层反折线的差异，所形成的心包皱襞，可多于上述三处（图16-5）。

心包的血液供应及神经支配

心包的血液供应

1. 心包的动脉　虽然心包的动脉来源较多，但心包的血液供应约4/5来源于胸廓内动脉的分支。

纤维性心包的动脉供应来源于心包膈动脉和邻近动脉的分支。

（1）心包膈动脉（pericardia-cophrenic artery）：来源于胸廓内动脉，于心包两侧伴随膈神经下降，分支分布于心包外侧面。

（2）邻近动脉的分支：胸廓内动脉在纵隔内分出小支至心包前面，胸腺动脉的心包支、肋间动脉的心包支亦分布至心包前面；膈下动脉、支气管动脉、食管动脉的心包支分布于心包的外侧壁和后壁；膈上动脉心包支分布于心包膈部。

供应心包的各动脉之间吻合丰富，形成锁骨下动脉与胸主动脉之间、膈上动脉与膈下动脉之间、心包两侧血管之间的广泛潜在性的侧支循环通道（图16-6）。

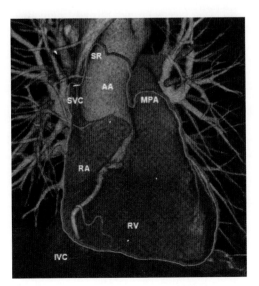

AA.升主动脉；MPA.主肺动脉；SVC.上腔静脉；IVC.下腔静脉；RA.右心房；RV.右心室；SR.心包反折线。

图16-4　心包反折线

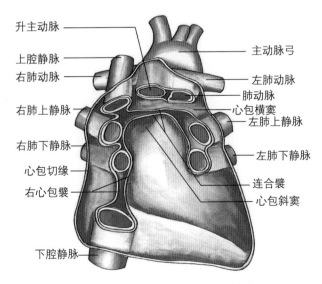

图16-5　心包后壁横窦、斜窦和皱襞

升主动脉　主动脉弓　上腔静脉　右肺动脉　左肺动脉　肺动脉　右肺上静脉　心包横窦　左肺上静脉　右肺下静脉　左肺下静脉　心包切缘　连合襞　右心包襞　心包斜窦　下腔静脉

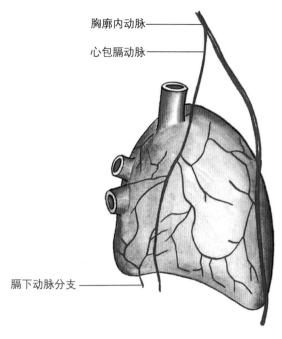

胸廓内动脉

心包膈动脉

膈下动脉分支

图16-6　心包的血供来源（右面观）

浆膜心包脏层的动脉供应来源于冠状动脉的分支。因此，冠状动脉与上述壁层动脉间的侧支吻合，大量存在于脏、壁两层的转折处。

2. 心包的静脉　心包的静脉一般皆与动脉伴行，分别汇入胸廓内静脉、奇静脉、半奇静脉及膈下静脉，静脉间的吻合及与纵隔其他静脉间的吻合，形成上腔静脉梗阻后产生的一部分侧支循环通道。

心包的淋巴引流

心包含有浅、深两组淋巴网，通过心包周围疏松结缔组织中的淋巴管，汇入前纵隔淋巴结、肺根部淋巴结及气管分叉部淋巴结，另有一部分淋巴管通过膈汇入腹腔淋巴结。

心包的神经支配

心包的神经来源较多。心包的自主神经，其交感神经纤维来自颈胸神经节、主动脉丛、心丛、膈丛、肺丛、食管丛等，副交感神经纤维来自迷走神经（左喉返神经）。膈神经是心包的主要感觉神经，肋间神经也分支至心包前壁。

由于心包感觉神经丰富，做心包切开、肺和食管手术时，都要对心包进行良好的麻醉。为避免损伤沿心包侧壁走行的膈神经和心包膈血管，心包切开的部位多选在前壁中部，做纵向切口。

■ 心包的固定装置

心包借出入心的大血管、膈肌和周围的韧带固定其位置。心包的前壁借上、下胸骨心包韧带（sternopericardial ligament）固定于胸前壁。胸骨心包上韧带起于胸骨柄后面，向下编入心包纤维层，该韧带长4~6 cm，宽约1 cm；胸骨心包下韧带连于心包纤维层与胸骨下端和剑突连结处，长2~3 cm，宽约0.5 cm。心包外侧部上端有纤维束连于第1肋软骨。心包后壁上部有纤维束环绕主动脉弓，向后上连于第3胸椎，移行于椎前筋膜，称脊柱心包韧带（vertebropericardial ligament）；也有少量纤维向上移行为气管前筋膜，称气管心包韧带（trachea pericardial ligament）。心包的下部借膈心包韧带（phrenicopericardial ligament）附着于膈的中心腱周围，因此，心包下部周边部分与膈粘连紧密而不易分离，中部则疏松易于分离。

（刘　芳）

心包窦

在心的大血管根部，心包脏、壁两层之间的移行转折较为复杂，在心包腔的某些部位形成较为扩大的心包窦和隐窝（图16-7）。

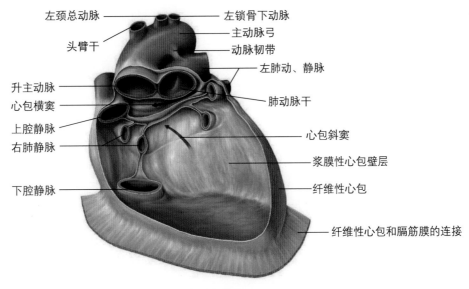

左颈总动脉
头臂干
升主动脉
心包横窦
上腔静脉
右肺静脉
下腔静脉

左锁骨下动脉
主动脉弓
动脉韧带
左肺动、静脉
肺动脉干
心包斜窦
浆膜性心包壁层
纤维性心包
纤维性心包和膈筋膜的连接

图16-7　心包横窦

■ 心包横窦

心包横窦（transverse sinus of pericardium）为心包腔在主动脉、肺动脉后方与上腔静脉、左心房前壁前方的间隙。窦的前壁为主动脉、肺动脉，后壁为上腔静脉及左心房，上壁为右肺动脉，下壁为房室间的凹槽。窦的左侧入口在左心耳与肺动脉左侧之间，窦的右侧入口在上腔静脉、左心耳与主动脉之间。刘正津观测到国人横窦长50.4 mm，内径17.9 mm；何娟娟观测到横窦长66 mm，右侧入口宽39 mm，左侧入口宽32 mm，中部高42 mm（图16-7）。从横窦左、右侧入口可伸入2个横指，当心直视手术需阻断主动脉、肺动脉血流时，可通过横窦从前、后方钳夹2个大动脉。患化脓性心包炎时可因粘连而致横窦成为独立的脓腔。

■ 心包斜窦

心包斜窦（oblique sinus of pericardial），又称Haller窦，为位于左心房后壁，左右肺静脉、下腔静脉与心包后壁之间的心包腔。其形状似一口向下的盲囊，上端闭锁，下端为连于心包腔本部的开口，稍偏左。心包斜窦的右侧界是浆膜性心包脏、壁两层在右肺上静脉、右肺下静脉、下腔静脉根部转折形成的右心包襞；左侧界为左肺上、下静脉根部的左心包襞；上界为心包连合裂；前界为左心房后壁；后界为心包后壁（图16-7）。刘正津统计斜窦入口处宽38.8 mm，深38.3 mm。何娟娟等观测斜窦高44 mm，入口宽40 mm。容积为15~35 mL。斜窦的大小因心的位置不同而各异，心为横位者高度较小，心为垂直位者高度较大。

手术需阻断下腔静脉血流时，可经过斜窦下部进行。炎症时可使斜窦入口处发生粘连，在窦内形成独立的脓腔。

■ 心包前下窦

心包前下窦（anterior inferior sinus of pericardium）亦称为心包腔前下隐窝，位于心包腔的前下部，心包前壁与膈之间的交角处，由心包前壁移行至下壁所形成。人体直立时，该处位置最低，心包腔积液常存于此窦中，是心包穿刺比较安全的部位。从剑突与左侧第7肋软骨交角处进行心包穿刺，恰可进入该窦。

■ 心包隐窝

浆膜心包脏、壁两层的复杂转折，使心包腔内除形成上述3个较大的窦以外，还在一些地方形成隐窝，常见的有3处：前上隐窝，又称动脉前隐窝，位于升主动脉和肺动脉干的前方；后上隐窝，又称主动脉上腔静脉隐窝，位于上腔静脉根部的前方及两侧，升主动脉的后方（属于心包横窦的一部分）（图16-8）；后下隐窝，为心包后壁转移至下壁所形成。另外还有左、右肺静脉隐窝，左、右肺动脉隐窝等。

临床要点一

心包腔内少量浆液，起润滑和减少心脏搏动时心包摩擦作用。渗出性心包炎时，心包腔内大量积液，但心包不能伸展而适应心包腔容量的变化，引起心脏受压，心室舒张期充盈受阻和周围静脉压升高，最终导致心排血量降低，血压下降。纤维蛋白性心包炎时，浆膜性心包变得粗

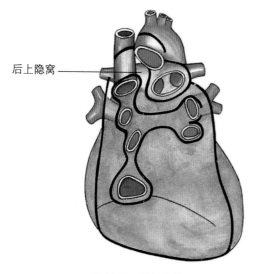

后上隐窝

图16-8　后上隐窝

糙，脏、壁两层心包在心脏活动时互相摩擦，出现心前区疼痛和心包摩擦音。急性心包炎时，心外膜下心肌可有不同程度的炎症变化，炎症也可累及膈、胸膜和纵隔内的其他器官和结构。急性心包炎后期，随着积液逐渐吸收可出现纤维增生，引起心包增厚和粘连，变为慢性缩窄性心包炎。心脏舒张不能充分扩展，心室舒张期充盈受限，导致血液循环障碍。

临床要点二

心包穿刺术（pericardiocentesis）主要用于引流心包腔内积液，降低心包腔内压，避免心脏压塞；通过穿刺抽取积液，行相关检查，以判断积液性质；鉴别诊断各种心包疾病；向心包腔内注射药物进行治疗。

常规穿刺点有2个。①剑突下途径：以左剑肋角为穿刺点，以30°角向左肩方向进针。穿经层次为：皮肤、浅筋膜、深筋膜、腹直肌、膈肌、纤维心包和浆膜心包的壁层；②心尖部途径：一般以左侧第5或第6肋间隙浊音界内侧2 cm处为穿刺点朝向后上方指向脊柱方向进针，穿刺层次为皮肤、浅筋膜、深筋膜、胸大肌、肋间肌、胸内筋膜、纤维心包和浆膜心包的壁层。近年来心包穿刺术可在超声引导下进行，安全、方便和准确。

穿刺时患者一般取坐位或半卧位。进针过程中抵抗感突然消失时，提示针已穿过心包壁，进入胸膜腔。如同时感到心尖搏动，应稍退针，以免伤及心尖。心包穿刺并发症发生率为3%~5%，主要有气胸、右心撕裂或心律失常。

（刘　芳）

大血管心包内段

出入心的大血管，其根部或多或少地被心包浆膜的脏层所覆盖，亦即位于心包腔内，这部分血管在手术中有其重要性（图16-9）。

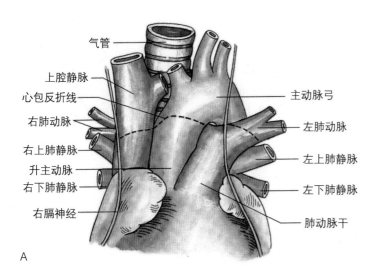
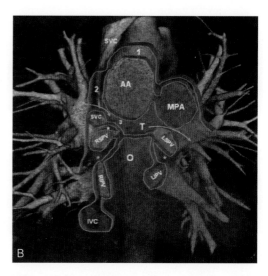

AA.升主动脉；MPA.主肺动脉；SVC.上腔静脉；IVC.下腔静脉；T.横窦；O.斜窦；LIPV.左下肺静脉；LSPV.左上肺静脉；RSPV.右上肺静脉；RIPV.右下肺静脉。

图16-9 大血管心包内段
A.示意图；B.CT影像图

■ 升主动脉

升主动脉根部与肺动脉主干皆位于心包腔内，同位于一个由心外膜形成的总鞘内，两血管除相互接触部分（占周径1/5）以外，皆有心外膜覆盖。

升主动脉心包内段直径28~30 mm。心包反折线至主动脉半月瓣游离缘距离：前壁48.8 mm，左侧壁41.3 mm，右壁56.9 mm。

■ 肺动脉

肺动脉干全长位于心包腔内，直径24~30 mm，干长42~45 mm，心包反折线至肺动脉半月瓣游离缘距离：前壁34.9 mm，左侧壁28.4 mm，右侧壁34.5 mm。左肺动脉起始部1/2可见于心包内。长5.9 mm，直径17.6 mm。右肺动脉全长的4/5位于心包内，长39.8 mm，直径19 mm。

■ 肺静脉

左上肺静脉周径的2/3有心外膜覆盖。而左下肺静脉被覆盖的面积更大，约有4/5周径突入心包腔内，刘正津报道50例中只有1例全居心包外。左上肺静脉长10~11 mm，直径16 mm；左下肺静脉长7 mm，直径14 mm。右肺静脉在心包内可见部分较小。62%的右肺上静脉周径2/3位于心包腔内，50%右下肺静脉不能从心包腔内见到，如能见到，最多也只有周径的1/3。右上肺静脉长7 mm，直径17 mm；右下肺静脉长4 mm，直径15 mm。除左上肺静脉稍长外，其余各支肺静脉平均长度都小于10 mm，因此，若从心包内结扎肺静脉会有一定的困难。

左、右侧上、下肺静脉，在注入左心房以前，分别汇合构成左、右肺静脉干的出现率左侧约为12%，右侧约为18%。

■ 上、下腔静脉

上腔静脉突入心包腔内的情况变化很大，72%上腔静脉突入心包腔形成上腔静脉隐窝，窝深约10 mm，在此窝内，可见右肺动脉。若无隐窝，则在心包腔内仅可见到上腔静脉的前面。上腔静脉直径19~20 mm，心包内段长度18 mm。上腔静脉根部心包反折线长度：前壁16.5 mm，后壁

15.7 mm，右壁16.6 mm。

下腔静脉胸段仅长2.5 cm，一部分位于心包外，另一部分位于心包内。下腔静脉直径23~

27 mm，心包内段长度11~12 mm。

（刘 芳）

心包先天性异常

先天性心包缺损

胚胎发育中，胸膜、心包膜使胸部体腔分隔成心包腔和胸膜腔，胸膜、心包膜中含有心总静脉（common cardinal vein），如心总静脉供应心包膜的血管发育不良，则影响膜的生长，心包膜发育不良而形成先天性心包缺损。

先天性心包缺损较少见，心包完全缺损者极少见。文献报道，心包缺损330例，其中左侧缺损70%，右侧缺损4%，膈面缺损17%，完全性缺损9%。心包缺损常伴有其他先天性畸形153例，合并其他先天性畸形者53%，其中2/3为先天性心血管病。若心包缺损较大并连带有相应的胸膜缺损，则可沟通心包腔及胸膜腔。心包缺损，往往可见到有不发达的褶皱，这是原始心包及纵隔胸膜所在。若此褶出现在胸前壁的后面，膈神经往往就在这里或在邻近的纵隔组织中。当心包和胸膜几乎完全缺损时，则膈神经位于胸前壁深面。

心包缺损偶可发生心包疝而致心绞窄，甚而发生心律失常或猝死。

心包囊肿

胚胎早期心包腔具有多个腔隙，以后各腔隙合并成一个心包腔。如个别腔隙存留到出生后，则形成先天性心包囊肿。它连接在心包上，壁较薄。如囊肿与心包腔相通，则称为心包憩室。

心包囊肿多位于心前面两侧心膈处，以右侧常见。如有蒂则随体位变动而移位、变形。多无自觉症状，很少自行破裂，容易误诊为心包脂肪垫、

食管裂孔疝、室壁瘤、心脏肿瘤及膈下脓肿。

心包憩室

先天性心包憩室多位于大血管出入心包处，右侧出现率高，长0.5~12 cm，多无症状，X线片上可以见到，易误诊。

（刘 芳）

主要参考文献

1. 刘正津，姜宗来，殷玉琴. 胸心外科临床解剖学. 济南: 山东科学技术出版社, 2000.
2. 刘正津，陈尔瑜. 临床解剖学丛书·胸部和脊柱分册. 北京: 人民卫生出版社, 1994.
3. 凌凤东，林奇，赵根然. 心脏解剖与临床. 北京: 北京大学医学出版社, 2005.
4. 何娟娟. 心包大血管根部及心包窦的观察. 中国解剖学会年会论文汇编, 1978: 28.
5. 江家元，何娟娟. 心包内肺静脉及Marshall皱裂的观察. 解剖学报, 1963, 6:397-402.
6. 于涯涛. 心包反射线和心底大血管根部的应用解剖学. 临床应用解剖学杂志, 1985, 3(1):25.
7. 金绍岐. 实用外科解剖学. 西安: 陕西科学技术出版社, 1987.
8. 尉挺. 现代临床心脏病学. 北京: 人民卫生出版社, 1992.
9. 顾恺时. 胸心外科手术学. 2版. 北京: 人民卫生出版社, 1993.
10. Richard L. Drake. 格氏解剖学. 41版. 丁自海，刘树伟主译. 济南: 山东科学技术出版社, 2017.
11. 丁自海，张希. 临床解剖学·胸部分册. 2版. 北京:人民卫生出版社, 2014.

胸部断层和影像解剖学

胸部断层解剖学

■ 颈静脉切迹层面

此层面后方经第2胸椎椎体上份，前方经胸骨柄的颈静脉切迹。此切迹居左、右锁骨胸骨端之间（图17-1）。

脊柱前方、颈静脉切迹后方、两侧纵隔胸膜之间为上纵隔。纵隔内，气管居中，其后方为食管，右前方有头臂干，左侧由前至后可见左颈总动脉和左锁骨下动脉。于纵隔的两前外侧角、锁骨胸骨端后方，两侧的锁骨下静脉与颈内静脉合成了头臂静脉。头臂静脉均在颈静脉切迹层面合成，其后方多数平对第2胸椎。

此段面出现左、右肺尖，此区手术易伤及肺尖和胸膜腔，故应注意锁骨与胸膜腔的关系。

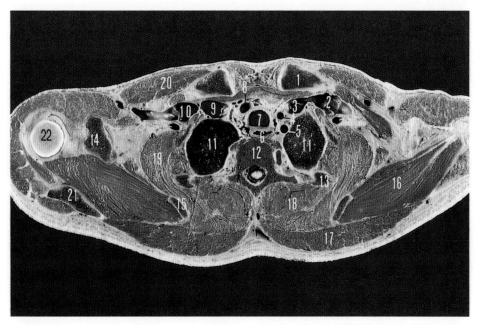

1.锁骨胸骨端；2.左锁骨下静脉；3.左头臂静脉；4.左颈总动脉；5.左锁骨下动脉；6.食管；7.气管；8.头臂干；9.右头臂静脉；10.右锁骨下静脉；11.肺尖；12.第2胸椎；13.第2肋；14.肩胛骨喙突；15.肩胛骨上角；16.冈上肌；17.斜方肌；18.竖脊肌；19.前锯肌；20.胸大肌；21.肩胛冈；22.肱骨头。

图17-1　经颈静脉切迹的横断层（断层一）

锁骨内1/3段的深面，两侧均见胸膜腔；中1/3段深面左侧见胸膜腔者占80%，右侧见胸膜腔者占90%，但多居中1/3段的内侧半深面；外1/3段深面均未见胸膜腔。胸膜腔的最前点适在颈内静脉与锁骨下静脉汇合处后方，此点距前体表的距离：左侧2.8 cm，右侧2.9 cm。在锁骨下手术时，应注意这一关系。

■ 胸锁关节层面

此层面后方经第2胸椎椎体下份；前方胸骨柄出现，其与锁骨胸骨端之间为胸锁关节，内有纤维软骨构成的关节盘（图17-2）。

左、右肺均为上叶尖段。胸骨柄后方、脊柱前方及两侧纵隔胸膜之间为上纵隔。在此层面上，上纵隔前宽后窄，大致呈倒三角形。左、右头臂静脉分别走行于纵隔的两前外侧角，食管

居纵隔尖部。气管与右头臂静脉之间可见一黑色的右上气管旁淋巴结，其短横径为3.7 mm（1.3~8.6 mm）。气管的后面恒定地与食管相邻，但大多数人的食管不在其正后方，而是居其左后方。Camsu在50例气管CT检查中，尚见食管完全位于气管左侧者，此时气管后面仅借少量疏松结缔组织与椎体相隔。胸段食管在CT图像上易于识别，至少60%的正常食管内存有气体，其管径及管壁依气体的多少而有变化，但管壁厚不应超过3 mm。

■ 上腔静脉合成处层面

此层面前方经第1胸肋结合，后方经第3胸椎椎体上份（图17-3）。

两肺上叶的断面较上一断层增大，仍为尖段。左头臂静脉右移，并与右头臂静脉合成上腔

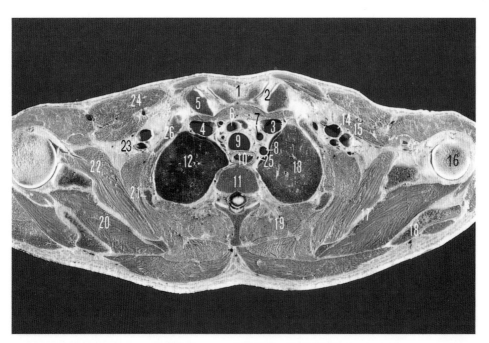

1.胸骨柄；2.胸锁关节；3.左头臂静脉；4.右头臂静脉；5.锁骨胸骨端；6.头臂干；7.左颈总动脉；8.左锁骨下动脉；9.气管；10.食管；11.第2胸椎；12.右肺上叶；13.左肺上叶；14.腋静脉；15.腋动脉；16.肱骨头；17.肩胛骨；18.肩胛冈；19.竖脊肌；20.冈上肌；21.第2肋；22.肩胛下肌；23.臂丛；24.胸大肌；25.胸导管；26.第1肋。

图17-2　经胸锁关节的横断层（断层二）

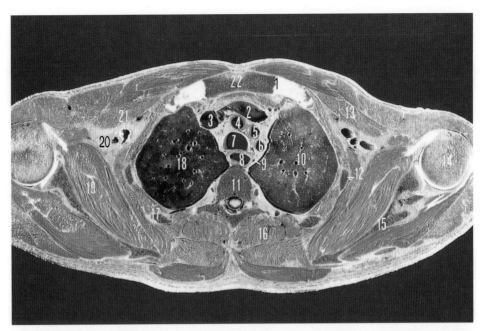

1.第1胸肋结合；2.左头臂静脉；3.上腔静脉；4.头臂干；5.左颈总动脉；6.左锁骨下动脉；7.气管；8.食管；9.胸导管；10.左肺上叶；11.第3胸椎；12.第2肋；13.胸小肌；14.肱骨头；15.肩胛骨；16.竖脊肌；17.第3肋；18.右肺上叶；19.肩胛下肌；20.臂丛；21.腋动脉；22.胸骨柄。

图17-3　经上腔静脉合成处的横断层（断层三）

静脉。据陈尔瑜报道，上腔静脉起点平第1肋的占91.4%，贴胸骨线走行的占86.5%。主动脉弓三大分支头臂干、左颈总动脉和左锁骨下动脉走行于气管左前方。

气管左、右侧距纵隔胸膜的距离不同，气管全段左侧不直接与左纵隔胸膜相邻，而隔以各种结构；但气管的右侧壁与右纵隔胸膜邻近，有的标本则直接与纵隔胸膜相贴，这种关系在放射学上对判断有无气管旁病变有意义，气管右壁的手术，亦有伤及胸膜腔的危险。气管的横断面形态变化很大。同一标本的不同平面，其形态亦不相同，但以马蹄形为多（60%），亦可呈三角形、卵圆形或梨形。儿童气管的横断面多呈卵圆形（60%），少数为马蹄形。气管的某些断面形态可与疾病有关，如"军刀鞘"气管（saber sheath trachea），即断面上矢状径大于冠状径1倍以上的气管，与慢性呼吸道阻塞性肺部疾患有关。

■ 主动脉弓上份层面

此层面前方经第1肋间隙上份，后方经第3胸椎体下份（图17-4）。

左、右肺上叶内的管道较上一断层明显增粗，主要为尖段及后段的支气管、动脉和静脉。

上纵隔内，左、右头臂静脉已合成上腔静脉，主动脉弓上份被切及。气管即将分叉，食管居气管的左后方。在主动脉弓右侧、上腔静脉后方和气管前方之间充满着脂肪组织和疏松结缔组织，在CT图像上，为一低密度三角区，称气管前间隙，常见短横径为5.3 mm的正常右下气管旁淋巴结。纵隔前方为尖朝胸骨的三角区，在CT图像上称血管前间隙，由胸腺充填。胸腺的形态、位置、大小、毗邻有明显的年龄及个体差异，成人多呈上尖下宽的锥体形或窄长形，多具不对称的两叶，通常左叶大于右叶。在CT图像上胸腺的形状主要有3种：箭头形（62%）、双叶形（32%）

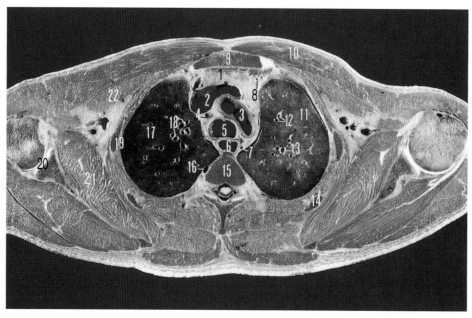

1.胸腺；2.上腔静脉；3.主动脉弓；4.右下气管旁淋巴结；5.气管；6.食管；7.胸导管；8.胸廓内动、静脉；9.胸骨柄；10.胸大肌；11.左肺上叶；12.前段支气管（BⅢ）和动脉（AⅢ）；13.尖后段静脉；14.第3肋；15.第3胸椎；16.肋间后静脉；17.右肺上叶；18.尖段支气管（BⅠ）和动脉（AⅠ）；19.第2肋；20.肩关节；21.肩胛下肌；22.胸小肌。

图17-4　经主动脉弓上份的横断层（断层四）

和单叶显影（6%）。据Baron 154例正常胸腺CT图像分析，30岁以下者均可见胸腺，30~49岁的CT显示率为73%，49岁以上者显示率仅为17%。

■ 奇静脉弓层面

此层面前方第1肋间隙下份，接近胸骨角，后方经第3胸椎间盘（图17-5）。

上腔静脉和主动脉弓下份前方为血管前间隙，其内可见脂肪组织、胸腺和主动脉肺淋巴结。在国人胸部横断层标本上，主动脉肺淋巴结的短横径为4.7±2.3 mm（1.5~12.0 mm）。主动脉弓右前端可见心包腔围绕，为心包上隐窝，据国人横断层标本研究：80%的心包上隐窝可高达主动脉弓头臂干起始处。气管权出现，其位置可变动于第4~6胸椎椎体平面，其中58%的位于第5胸椎椎体平面。奇静脉弓出现并向前注入上腔静

脉。据姜均本报道，50%的奇静脉弓出现于此平面。当奇静脉弓未被全部包括在一个层面上时，它的部分影像可类似气管旁淋巴结增大；奇静脉弓后部与奇静脉连接处，可表现为右主或右上叶支气管后方的圆形阴影，易误认为结节或肿大的淋巴结。

右肺上叶内血管众多，由前内向后外依次可见尖段静脉（ⅥＩ）、前段动脉（AⅢ）、尖段动脉（AⅠ）、尖段支气管（BⅠ）和后段静脉（Ⅶ）。ⅥＩ是尖段和前段的分界标志。Ⅶ通常位于右肺上叶支气管分前、后段支气管的夹角处，用之划分尖段和后段，在尖段消失的层面上，它分开后段和前段。左肺上叶内，尖后段静脉（Ⅵ+Ⅱ）出现，其前方为前段的支气管（BⅢ）和动脉（AⅢ），后方是尖后段支气管（BⅠ+Ⅱ）和动脉（AⅠ+Ⅱ）。故ⅥＩ+Ⅱ是区分尖后段与前段的标志。

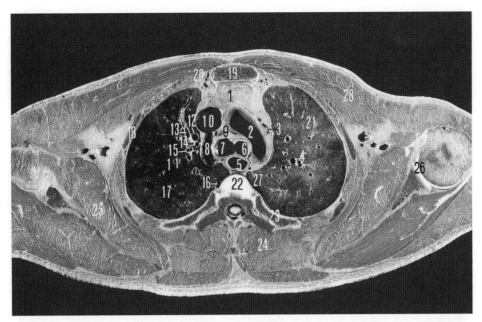

1.胸腺；2.主动脉弓；3.主动脉肺淋巴结；4.尖后段静脉（Ⅵ+Ⅱ）；5.食管；6.左主支气管；
7.右主支气管；8.奇静脉弓；9.心包上隐窝；10.上腔静脉；11.后段静脉（Ⅶ）；12.尖段静脉
（Ⅵ）；13.前段动脉（Ⅷ）；14.尖段动脉（AⅠ）；15.尖段支气管（BⅠ）；16.肋间后静
脉；17.右肺上叶；18.第2肋；19.胸骨柄；20.胸廓内动、静脉；21.左肺上叶；22.第3胸椎间
盘；23.第4肋；24.竖脊肌；25.肩胛下肌；26.肩关节；27.胸导管；28.胸大、小肌。

图17-5 经奇静脉弓的横断层（断层五）

■ 主动脉肺动脉窗层面

此层面前方经第2胸肋关节上份，后方经第4胸椎椎体上份（图17-6）。

胸腺居血管前间隙内。主动脉肺动脉窗出现，70%出现于该平面。主动脉升部与主动脉胸部之间至纵隔左缘，在CT图像上为一低密度空隙，放射学上称主动脉动脉窗。此区含有动脉韧带、动脉韧带淋巴结和左喉返神经。正常情况下CT难以显示该区淋巴结，有时可辨认出动脉韧带。左、右主支气管已分出，二者之间为隆嵴下间隙。该间隙的周界是：前为右肺动脉，后为食管，右是右主支气管和中间支气管，左侧由上而下依次为左肺动脉、左主支气管和左上肺静脉纵

隔段。隆嵴下间隙内通常有3~5个淋巴结，在国人横断层标本上其短横径为（6.1±3.2）mm（1.4~14.5 mm）。右主支气管前方可见一淋巴结，为右气管支气管淋巴结，其短横径为（5.7±2.8）mm（1.5~11.7 mm）。

两肺斜裂出现，将左、右肺均分为上、下叶。右肺门处右主支气管向外水平发出右肺上叶支气管，后者又分出尖段支气管（BⅠ）和后段支气管（BⅡ）。上腔静脉后方与右主支气管前壁之间可见右肺上叶动脉，稍内侧有尖段静脉（ⅥⅠ）下行。左肺上叶内尖后段静脉（Ⅵ+Ⅱ）居中，其前方可见前段的支气管（BⅢ）和动脉（AⅢ），后方有尖后段动脉（AⅠ+Ⅱ）和支气管（BⅠ+Ⅱ）。

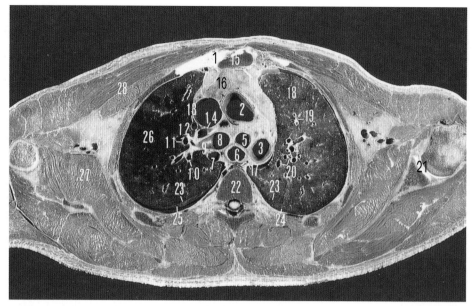

1.第2胸肋关节；2.升主动脉；3.胸主动脉；4.尖后段静脉（ⅥⅠ+Ⅱ）；5.左主支气管；6.食管；7.奇静脉；8.右主支气管；9.右肺上叶支气管；10.后段支气管（BⅡ）；11.后段静脉（ⅦⅠ）；12.尖段支气管（BⅠ）；13.尖段静脉（ⅥⅠ）；14.右肺上叶动脉；15.胸骨角；16.胸腺；17.胸导管；18.左肺上叶；19.前段支气管（BⅢ）和动脉（AⅢ）；20.尖后段支气管（BⅠ+Ⅱ）和动脉（AⅠ+Ⅱ）；21.肩关节；22.第4胸椎；23.斜裂；24.左肺下叶；25.右肺下叶；26.右肺上叶；27.肩胛下肌；28.胸大、小肌。

图17-6　经主动脉肺动脉窗的横断层（断层六）

■ 左肺动脉层面

此层面前方第2胸肋关节下份，后方经第4胸椎体下份（图17-7）。

上腔静脉和升主动脉前方为血管前间隙，其内可见胸腺和大量脂肪组织。升主动脉后方与胸主动脉前壁之间为主动脉肺动脉窗，左肺动脉构成其左界，内有一淋巴结称左支气管旁淋巴结，在国人横断层标本上其短横径为（3.5±1.5）mm（1.3~8.0 mm）。心包上隐窝围绕于升主动脉周围，是心包横窦向上的延伸，二者借右肺动脉上缘相分。在影像学诊断中，心包上隐窝会被误诊为胸腺、淋巴结增大、钙化的动脉硬化斑块和主动脉夹层的假腔等。

两肺斜裂较上一断层更趋明显，其前方为上叶、后方为下叶上段。在连续横断层里，两肺斜裂的走行呈现以下规律：上胸部层面，由后外走向前内；中胸部层面，由外向内，几乎呈冠状位；下胸部层面，由前外走向后内。在CT图像上，斜裂的显示率达90%~100%，通常为相对"乏血管带"或细线状高密度影，其显示率呈现"上>中>下"的规律。明确斜裂的位置，有助于肺内疾病的定位诊断和观察病变对邻叶的侵犯情况。右肺上叶支气管出现于其下份，其前外侧尖、后和前段的静脉（ⅥⅠ、ⅦⅠ、ⅧⅠ）靠拢，在下一层面上汇成右上肺静脉。右肺上叶动脉的外侧、上叶支气管的前方可见有2个肺门淋巴结，其短横径为4.6±2.5 mm（0.8~16.1 mm）。左肺门尖后段静脉（ⅥⅠ+Ⅱ）渐移向纵隔，前段内的前段静脉上支出现并向后内走行。尖后段静脉（ⅥⅠ+Ⅱ）的后方，可见左肺上叶支气管上干分出的前段支气管（BⅢ）和尖后段支气管（BⅠ+Ⅱ）。

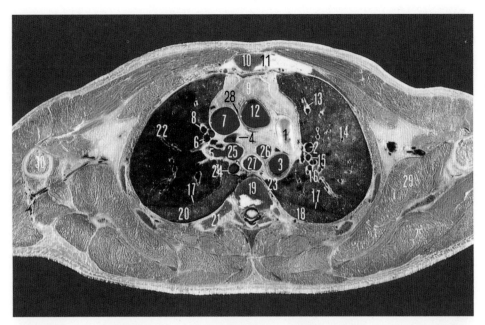

1.左肺动脉；2.尖后段静脉（Ⅵ+Ⅱ）；3.胸主动脉；4.右肺上叶动脉；5.右肺上叶支气管；6.后段静脉（ＶⅡ）；7.上腔静脉；8.前段静脉（ＶⅢ）；9.胸腺；10.胸骨角；11.第2胸肋关节；12.升主动脉；13.前段静脉（ＶⅢ）上支；14.左肺上叶；15.前段支气管（ＢⅢ）；16.尖后段支气管（ＢⅠ+Ⅱ）；17.斜裂；18.左肺下叶；19.第4胸椎；20.右肺下叶；21.第5肋；22.右肺上叶；23.胸导管；24.奇静脉；25.右主支气管；26.左主支气管；27.食管；28.心包上隐窝；29.肩胛下肌；30.肱骨。

图17-7　经左肺动脉的横断层（断层七）

■肺动脉叉层面

此层面前方经第2肋间隙上份，后方经第5胸椎椎体上份（图17-8）。

肺动脉叉的出现是本层面的重要特征。在多数横断层标本上，肺动脉由上而下出现的规律是：先出现左肺动脉，现出现"人"字形的肺动脉叉，最后出现右肺动脉。左、右肺动脉走行方向不同，二者的中轴线与正中矢状面成角：左侧41.2°±6.1°，右侧75.5°±6.8°，肺动脉叉在中线左侧1.52±0.24 cm。

斜裂后方为左、右上叶上段，向下逐渐增大。右肺门处，由前向后依次可见左上肺静脉、前段动脉（ＡⅢ）、前段支气管（ＢⅢ）、后段静脉（ＶⅡ）的段间支和叶间支。在ＶⅡ叶间支的内侧可见一管腔细小的血管，为升动脉，它发自叶间动脉，出现率为40.7%，81%的分布至上叶后段。中间支气管出现，其后壁直接邻肺，在CT图像上，其后壁应清晰锐利，如出现模糊或增厚是右肺门肿块的可靠特征。左肺门前方为前段静脉（ＶⅢ）的上支和左上肺静脉，左肺动脉及其向前发出的前段动脉（ＡⅢ）常呈鱼钩样勾绕它们。左肺动脉向上发出尖后段动脉（ＡⅠ+Ⅱ），其外侧可见左肺上叶气管的上干。

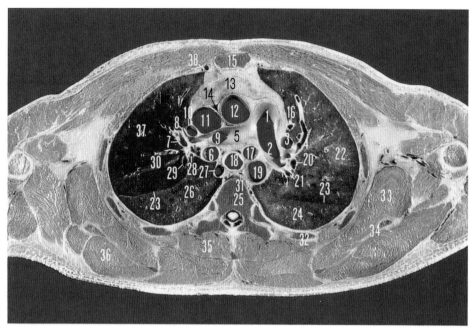

1.肺动脉干；2.左肺动脉；3.左上肺静脉；4.前段动脉（AⅢ）；5.右肺动脉；6.中间支气管；7.前段支气管（BⅢ）；8.前段动脉（AⅢ）；9.右肺上叶动脉；10.右上肺静脉；11.上腔静脉；12.升主动脉；13.胸腺；14.心包横窦；15.胸骨体；16.前段静脉（VⅢ）上支；17.左主支气管；18.食管；19.胸主动脉；20.左肺上叶支气管上干；21.尖后段动脉（AⅠ+Ⅱ）；22.左肺上叶；23.斜裂；24.左肺下叶；25.第5胸椎；26.右肺下叶；27.奇静脉；28.升动脉（AⅡ）；29.后段静脉（VⅡ）叶间支；30.后段静脉（VⅡ）段间支；31.胸导管；32.第5肋；33.肩胛下肌；34.肩胛骨；35.竖脊肌；36.冈下肌；37.左肺上叶；38.胸廓内动、静脉。

图17-8　经肺动脉叉的横断层（断层八）

■ 右肺动脉层面

此层面前方经第2肋间隙下份，后方经第5胸椎椎体下份（图17-9）。

胸腺居前纵隔内，其后方可见右心耳。肺动脉干居纵隔的左前方，向右后方发出右肺动脉。于二者的右前方可见上腔静脉和升主动脉。后纵隔内可见食管、奇静脉和胸主动脉及走行于三者之间的胸导管。

两斜裂渐趋冠状位，下叶上段内的管道亦较上一断层增粗。右肺门内由前向后可见后段静脉和右上肺静脉、叶间动脉、中间支气管。左肺门处，左肺上叶支气管发自左主支气管，其向上的分支为上干，向外的分支为舌干，上舌段支气管（BⅣ）多重叠于舌干的末端。左肺上叶支气管前方可见前段静脉（VⅢ）的上、下支汇合后注入左上肺静脉，后方为正对斜裂的左肺下叶动脉。VⅢ的下支为段间支，可用之区分前段和上舌段。在胸主动脉与左肺下叶动脉之间，左肺下叶肺组织呈小舌状伸入，达左主支气管后面，如果该舌状肺组织被推出两大动脉之间，则提示左肺门或下叶有病变。

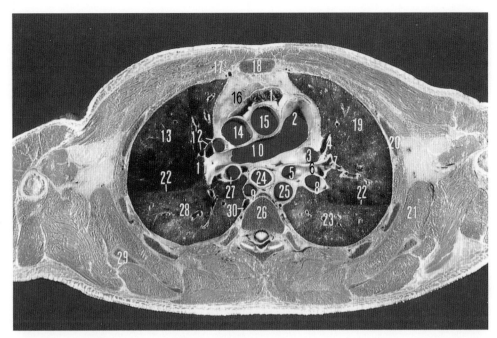

1.右心耳；2.肺动脉干；3.左上肺静脉；4.前段动脉（ⅧⅢ）下支；5.左主支气管；6.左肺上叶支气管；7.上舌段支气管（BⅣ）；8.左肺下叶动脉；9.奇静脉；10.右肺动脉；11.叶间动脉；12.右上肺静脉和后段静脉（ⅦⅡ）；13.右肺上叶；14.上腔静脉；15.升主动脉；16.胸腺；17.胸廓内动、静脉；18.胸骨体；19.左肺上叶；20.第3肋；21.肩胛下肌；22.斜裂；23.左肺下叶；24.食管；25.胸主动脉；26.第5胸椎；27.中间支气管；28.右肺下叶；29.肩胛骨；30.肋间后静脉。

图17-9　经右肺动脉的横断层（断层九）

■ 左、右上肺静脉层面

此层面前方经第3胸肋结合上份，后方经第5胸椎间盘（图17-10）。

中纵隔内，右心耳的断面增大，其后方由右向左依次为上腔静脉、升主动脉和肺动脉干。左、右上肺静脉汇入左心房。后纵隔内，食管、奇静脉和胸主动脉呈"品"字形排列，其间可见胸导管的细小断面。于食管左侧可见一淋巴结，称左食管旁淋巴结，其短横径国人为（4.2±1.7）mm（1.8~10.4 mm）。

右肺水平裂出现，由前至后依次为上叶、中叶、下叶。右肺门处中间支气管分为右肺中叶支气管和右肺下叶支气管，后者又水平向后发出下叶上段支气管（BⅥ）。于支气管的外侧，叶间动脉亦分为中叶的外、内侧段动脉（AⅣ、AⅤ）和右肺下叶动脉。右肺下叶上段内，上段动脉（AⅥ）居上段支气管（BⅥ）的上外侧，上段静脉（ⅤⅥ）则居后并下行。左肺门处左主支气管已分为左肺上、下叶支气管，在左肺上叶支气管的前方可见舌静脉干（ⅤⅣ+Ⅴ）汇入左上肺静脉，后方左肺下叶动脉正对斜裂并水平向后发出下叶上段动脉（AⅥ）。舌静脉干（ⅤⅣ+Ⅴ）或上舌段静脉（ⅤⅣ）是区分上、下舌段的标志。

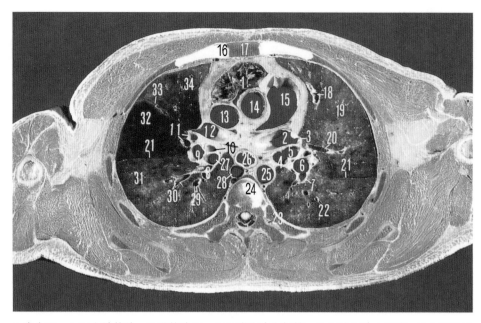

1.右心耳；2.左上肺静脉；3.舌静脉干；4.左肺下叶支气管；5.左肺上叶支气管；6.左肺下叶动脉；7.上段动脉（AⅥ）；8.上段支气管（BⅥ）；9.右肺下叶动脉；10.右肺中叶支气管；11.外、内侧段动脉（AⅣ、AⅤ）；12.右上肺静脉；13.上腔静脉；14.升主动脉；15.肺动脉干；16.第3胸肋关节；17.胸骨体；18.前段静脉（VⅢ）下支；19.左肺上叶；20.上舌段静脉（VⅣ）；21.斜裂；22.左肺下叶；23.第6肋；24.第5胸椎间盘；25.胸主动脉；26.食管；27.右肺下叶支气管；28.奇静脉；29.上段静脉（VⅥ）；30.上段动脉（AⅥ）；31.右肺下叶；32.右肺中叶；33.水平裂；34.右肺上叶。

图17-10　经左、右上肺静脉的横断层（断层十）

■ 肺动脉口层面

此层面前方经第3胸肋结合下份，后方经第6胸椎椎体（图17-11）。

此断面切及左心耳及左心房上壁、右心耳基部、右心室的肺动脉口和主动脉根部。左心房两侧有左、右上肺静脉汇入，其与主动脉根部之间可见心包横窦的最下份，即主动脉下隐窝。

右肺上叶仅为前段，于下一层里面消失。右肺中叶渐大，其肺门处由前内至后外可见内侧段静脉（VⅤ）、内侧段支气管（BⅤ）和动脉（AⅤ）、外侧段静脉（VⅣ）、外侧段支气管（BⅣ）和动脉（AⅣ），动脉居相应支气管的前外侧。右肺下叶肺门处右肺下叶支气管向内侧发出内侧底段支气管（BⅦ），其外侧右肺下叶动脉开始分支，其后方可见上段静脉（VⅥ）走向内下。左肺上叶内，下舌段支气管（BⅤ）居中，其前方可见下舌段静脉（VⅤ），后方有下舌段动脉（AⅤ）发自左肺下叶动脉。左肺下叶内，上段支气管（BⅥ）水平发自左肺下叶支气管，其后内侧有两个圆形血管，内侧的为上段静脉（VⅥ），外侧的为上段动脉（AⅥ）。VⅥ是区分上段与各底段的标志。

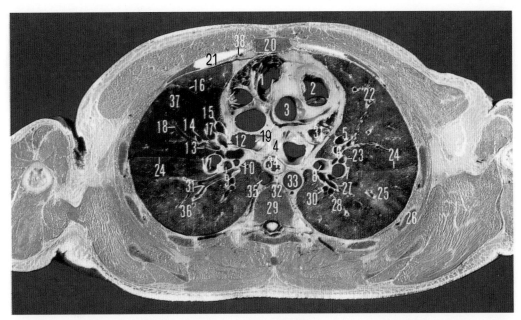

1.右心房；2.右心室；3.升主动脉；4.左心房；5.下舌段静脉（VV）；6.下舌段支气管（BV）；7.左肺下叶动脉；8.左肺下叶支气管；9.右肺下叶支气管；10.内侧底段支气管（BVII）；11.右肺下叶动脉；12.内侧段支气管（BV）；13.外侧支气管（BIV）；14.外侧段动脉（AIV）；15.内侧段静脉（VV）；16.水平裂；17.内侧段动脉（AV）；18.外侧段静脉（AIV）；19.主动脉下隐窝；20.胸骨体；21.第3肋软骨；22.左肺上叶；23.下舌段动脉（AV）；24.斜裂；25.左肺下叶；26.第5肋；27.上段支气管（BVI）；28.上段动脉（AVI）；29.第6胸椎；30.上段静脉（VVI）；31.左心耳；32.胸导管；33.胸主动脉；34.食管；35.奇静脉；36.右肺下叶；37.右肺中叶；38.胸廓内动、静脉。

图17-11 经肺动脉口的横断层（断层十一）

左、右下肺静脉层面

此层面前方经第3肋间隙，后方经第6胸椎间盘（图17-12）。

心出现了4个腔：左心房、右心房、右心室流出道和左心室流出道（主动脉口）。在心室壁与右心室之间的左前方为前室间沟，内有左冠状动脉前室间支和心大静脉走行。左心室与左心房之间为冠状沟，其内可见左冠状动脉旋支和心大静脉。右冠状动脉见于右心房与右心室之间，沿冠状沟右下行。

右肺中叶的管道由前内至后外依次可见内侧段静脉（VV）、内侧段支气管（BV）和动脉（AV）、外侧段静脉（VIV）、外侧段支气管（BIV）和动脉（AIV），动脉走行于相应支气管的前外侧。以VIV为界，可分右肺中叶为外、内侧段。右肺下叶内，可见右下肺静脉汇入左心房，支气管已为底段级支气管，由前向后分别为内侧底段支气管（BVII）、前底段支气管（BVIII）、外侧底段支气管（BIX）和后底段支气管（BX）。右肺下叶动脉也已分为底段级动脉，分别位于相应支气管的外侧。左肺下叶内，左下肺静脉汇入左心房。左肺下叶支气管的外侧，左肺下叶动脉已分为内前底段动脉（AVII+VIII）和外后底段动脉（AIX+X）。

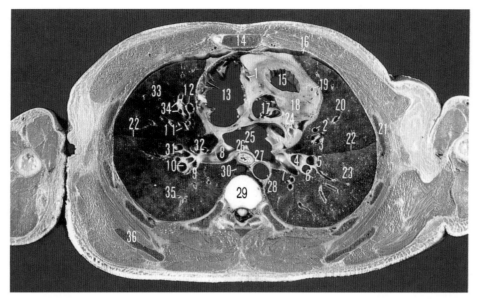

1.右冠状动脉；2.下舌段静脉（VV）；3.下舌段支气管（BV）和动脉（AV）；4.左肺下叶支气管；5.内前底段动脉（AVII+VIII）；6.外后底段动脉（AIX+X）；7.左下肺静脉；8.右下肺静脉；9.后底段支气管（BX）；10.后底段动脉（AX）；11.外侧段静脉（VIV）；12.内侧段静脉（VV）；13.右心房；14.胸骨体；15.右心室；16.胸膜腔；17.主动脉口；18.左心室；19.左冠状动脉前室间支和心大静脉；20.左肺上叶；21.第4肋；22.斜裂；23.左肺下叶；24.左冠状动脉旋支和心大静脉；25.左心房；26.食管；27.胸导管；28.胸主动脉；29.第6胸椎间盘；30.奇静脉；31.前底段支气管（BVIII）和动脉（AVIII）；32.内侧底段支气管（BVII）和动脉（AVII）；33.右肺中叶；34.内侧段支气管（BV）和动脉（AV）；35.右肺下叶；36.肩胛骨下角。

图17-12　经左、右下肺静脉的横断层（断层十二）

■ 底段总静脉层面

此层面前方经第4胸肋关节，后方经第7胸椎椎体（图17-13）。

心呈现4个腔，心中隔连续，呈"S"形，自右后斜向左前，左心室壁的断面较上一断层明显增大。据国人资料，右心房多数出现于第2肋间至第5肋间，75%的肺动脉口出现于第2肋间至第3肋平面，80%的主动脉口居第3肋至第3肋间。

右肺中叶的管道大致同上一断层，外侧段静脉（VIV）可作为区别内、外侧段的标志。左肺上叶为上、下舌段，但上舌段内的管道已细小难辨。双肺下叶内底段总静脉居肺门的最内侧，支气管和肺动脉已均为段级，动脉均位于相应支气管的外侧。

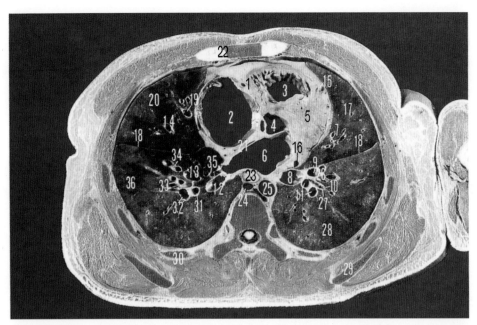

1.右冠状动脉；2.右心房；3.右心室；4.主动脉口；5.左心室；6.左心房；7.下舌段静脉（VV）；8.左底段总静脉；9.内前底段支气管（BⅦ+Ⅷ）；10.外侧底段支气管（BⅨ）；11.后底段支气管（BX）和动脉（AX）；12.底段下静脉；13.底段上静脉；14.外侧段静脉（VⅣ）；15.左冠状动脉前室间支和心大静脉；16.心大静脉；17.左肺上叶；18.斜裂；19.内侧段静脉（VV）；20.右肺中叶；21.房间隔；22.第4胸肋关节；23.食管；24.奇静脉；25.胸主动脉；26.内前底段动脉（AⅦ+Ⅷ）；27.外侧底段支气管（BⅨ）；28.左肺下叶；29.肩胛骨下角；30.第8肋；31.后底段支气管（BX）；32.后底段动脉（AX）；33.外侧底段支气管（BⅨ）和动脉（AⅨ）；34.前底段支气管（BⅧ）和动脉（AⅧ）；35.内侧底段支气管（BⅦ）和动脉（AⅦ）；36.右肺下叶。

图17-13　经底段总静脉的横断层（断层十三）

■ 卵圆窝层面

此层面前方经第4肋软骨，后方经第7胸椎椎间盘（图17-14）。

心仍为4个腔：左、右心室和左、右心房。房、室间隔基本上在同一轴线上。房间隔中份偏下方较薄，为卵圆窝所在处。室间隔膜部占室间隔的后1/3，分隔开左、右心室及左心室与右心房。右房室口及三尖瓣出现于右心房与右心室之间，其左后方可见左房室口及二尖瓣。据韩景茹等20例胸部断层标本分析：右心室最常出现于第2肋间至第5肋间，左心室最常出现于第3肋或第3肋间隙至第5肋，右房室口最常出现于第3肋间至第5肋，左房室口最常出现于第3肋间平面至第4肋间平面。这一结果有助于心超声选择显示某些结构的最佳平面或选择穿刺途径。

两肺斜裂继续前移，肺下叶变大。自上两个断层始，斜裂已由冠状位渐变为前外至后内走向。右肺中叶内，内、外侧段的支气管和血管仍可明显区分。右肺下叶内的管道渐走向外周，依位置和走向，各底段支气管、动脉和静脉容易辨别。前底段静脉（VⅧ）是识别前底段与外侧底段的标志，底段下静脉或外侧底段静脉（VⅨ）是外侧底段SⅨ和后底段SX之间的标志。左肺上叶仍为上、下舌段，左肺下叶内的管道均为段级。在底段上、下静脉及其以下层面，两肺下叶内管道结构的配布规律是：支气管居中，肺动脉呈周围性分布，肺静脉呈向心性分布。食管两侧，左、右下肺静脉的位置已被左、右肺韧带所占据。在左肺韧带内可见一淋巴结，其短横径国人为（4.0±2.1）mm（1.1~10.5 mm），当其肿大时应考虑肺下叶的病变。

冠状窦层面

此层面前方经第4肋间隙，后方经第8胸椎椎体上份（图17-15）。

心呈现3个腔，左心房消失。左心室肌层最厚，乳头肌发达。右心房壁薄，腔内光滑，经右房室口通向右心室。左心室右后方可见冠状窦。

左肺上叶和左肺中叶进一步变小，两肺下叶明显增大。相当于下肺静脉处，左、右肺韧带清晰可辨。当包线肺根的胸膜伸展到下肺静脉下方时，二者合在一起，并与其间的结缔组织共同形成肺韧带，肺韧带将肺固定于纵隔。肺韧带若向下延伸至膈肌，将肺门以下的胸膜腔分为前、后两部，则称完全型肺韧带，否则称不完全型肺韧带。一般左侧肺韧带较长，故其CT显示率几乎是右侧的2倍。在胸部CT图像上，约50%的病例至少可显示一侧肺韧带。肺韧带积气，便扩张为典型的三角形透明影，为肺泡破裂的征象；肺韧带增厚，则可能是肺下叶癌或食管癌侵入其中；肺韧带的作用为固定肺，因此可影响气胸、下叶肺不张和胸腔积液的CT表现。另外，它所产生的许多表现常被误认为发生在肺内或纵隔的异常。

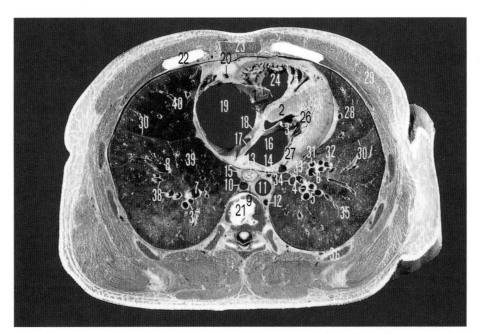

1.三尖瓣；2.室间隔；3.二尖瓣；4.后底段支气管（BⅩ）；5.外侧和后底段动脉（AⅨ、AⅩ）；6.内前底段静脉（VⅦ+Ⅷ）；7.底段下静脉（VⅨ+Ⅹ）；8.底段上静脉（VⅧ）；9.胸导管；10.奇静脉；11.胸主动脉；12.半奇静脉；13.食管；14.左肺韧带和左肺韧带淋巴结；15.右肺韧带；16.左心房；17.卵圆窝；18.房间隔；19.右心房；20.右冠状动脉；21.第7胸椎间盘；22.第4肋软骨；23.胸骨体；24.右心室；25.隔缘肉柱；26.左心室；27.冠状窦；28.左肺上叶；29.胸大肌；30.斜裂；31.内前底段支气管（BⅦ+Ⅷ）；32.内前底段动脉（AⅦ+Ⅷ）；33.外侧底段静脉（VⅨ）；34.后底段静脉（VⅩ）；35.左肺下叶；36.第7肋；37.后底段支气管（BⅩ）和动脉（AⅩ）；38.外侧底段支气管（BⅨ）和动脉（AⅨ）；39.右肺下叶；40.右肺中叶。

图17-14　经卵圆窝的横断层（断层十四）

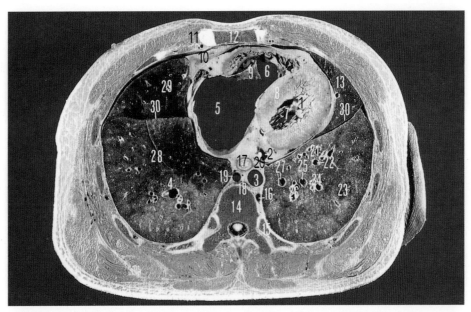

1.乳头肌；2.冠状窦；3.胸主动脉；4.底段下静脉（VⅨ+Ⅹ）；5.右心房；6.右心室；7.左心室；8.室间隔；9.三尖瓣；10.右冠状动脉；11.胸廓内动、静脉；12.胸骨体；13.左肺上叶；14.第8胸椎；15.第8肋；16.半奇静脉；17.食管；18.胸导管；19.奇静脉；20.左肺韧带；21.内前底段支气管（BⅦ+Ⅷ）和动脉（AⅦ+Ⅷ）；22.内前底段静脉（VⅦ+Ⅷ）；23.左肺下叶；24.外侧底段支气管（BⅨ）和动脉（AⅨ）；25.外侧底段静脉（VⅨ）；26.后底段支气管（BⅩ）和动脉（AⅩ）；27.后底段静脉（VⅩ）；28.右肺下叶；29.右肺中叶；30.斜裂。

图17-15　经冠状窦的横断层（断层十五）

冠状窦口层面

此层面前方经第5胸关节，后方经第8胸椎椎体下份（图17-16）。

心仍呈3个腔：左、右心室和右心房。右房室口处三尖瓣前尖借腱索连于前乳头肌，在三尖瓣中，后尖位置最低，于接近右心房最低部出现。下腔静脉穿过心包，开口于右心房。下腔静脉口与右房室口之间可见冠状窦口。食管自此断面以下逐渐向左移，最后越胸主动脉前方，穿食管裂孔进入腹腔。

右膈穹和肝右叶出现。右肺为中叶和下叶，左肺为上叶和下叶。

膈腔静脉孔层面

此层面前方经第6胸肋关节，后方经第9胸椎体上份（图17-17）。

心主要表现为左、右心室，右心房已出现下壁。下腔静脉正在向上穿越膈肌的腔静脉孔。

右膈穹和肝右叶扩大，外周被右肺呈"C"形环绕。右胸膜腔伸入奇静脉和食管之间形成了奇静脉食管隐窝。此隐窝向上至奇静脉弓，向下达膈肌，凸面向左，其深度因胸廓的发育程度而异，老年人较深，青年人较浅。在正常CT图像上，奇静脉食管隐窝的纵隔面常表现为内凹或平直，若这一隐窝外凸，多为肿瘤或食管旁淋巴结肿大所致。但Omitsuka报道30%的正常年轻人奇静脉食管隐窝外凸，应引起注意。

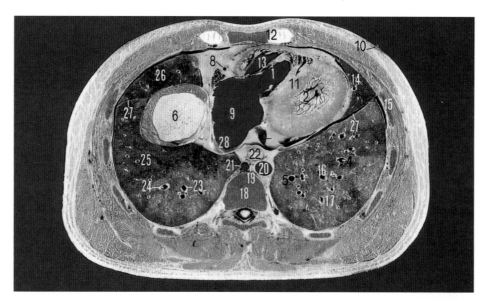

1.前乳头肌；2.左头室及乳头肌；3.冠状窦；4.内前底段静脉（ⅤⅦ+Ⅷ）；5.后底段静脉（ⅤⅩ）；6.肝右叶；7.膈肌；8.右冠状动脉；9.右心房；10.乳头；11.室间隔；12.第5胸肋关节；13.右心室；14.左肺上叶；15.第5肋；16.外侧底段静脉（ⅤⅨ）；17.左肺下叶；18.第8胸椎；19.胸导管；20.胸主动脉；21.奇静脉；22.食管；23.后底段静脉（ⅤⅩ）；24.外侧底段静脉（ⅤⅨ）；25.右肺下叶；26.右肺中叶；27.斜裂；28.下腔静脉口。

图17-16　经冠状窦口的横断层（断层十六）

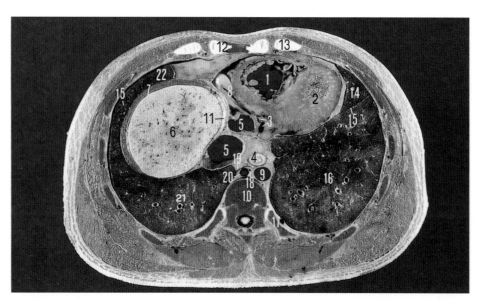

1.右心室；2.左心室；3.右冠状动脉后室间支和心中静脉；4.食管；5.下腔静脉；6.肝右叶；7.膈肌；8.右冠状动脉；9.胸主动脉；10.第9胸椎；11.膈中心腱；12.第6胸肋关节；13.第5肋软骨；14.左肺中叶；15.斜裂；16.左肺下叶；17.第9肋；18.胸导管；19.奇静脉食管隐窝；20.奇静脉；21.右肺下叶；22.右肺中叶。

图17-17　经膈腔静脉孔的横断层（断层十七）

■ 第二肝门上份层面

此层面前方经第7胸肋关节，后方经第9胸椎体下份（图17-18）。

心脏仅剩下左、右心室。肺的断面已明显变小。膈肌为胸、腹腔的分界线，腹腔内肝的断面明显增大，其后方为下腔静脉。于下腔静脉右后壁和左前壁分别可见肝右静脉口上份及肝左、中静脉口的上份。

（刘树伟）

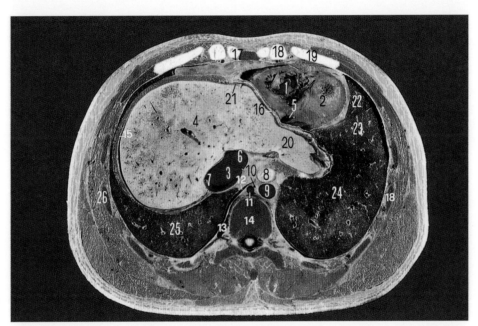

1.右心室；2.左心室；3.下腔静脉；4.肝右叶；5.心中静脉；6.肝左、中静脉口；7.肝右静脉口；8.食管；9.胸主动脉；10.胸导管；11.奇静脉；12.奇静脉食管隐窝；13.肋间后静脉；14.第9胸椎；15.膈；16.膈中心腱；17.第7胸肋关节；18.第6肋软骨；19.第5肋软骨；20.肝左叶；21.镰状韧带；22.左肺上叶；23.斜裂；24.左肺下叶；25.右肺下叶；26.第7肋。

图17-18 经第二肝门上份的横断层（断层十八）

胸部影像解剖学

由于胸部组织具有良好的自然对比性，CT、MR检查方便快捷并可提供丰富的诊断信息，是目前首选和最重要的检查方法。

▇ 横断位CT、MR图像

1. 经胸锁关节断面（图17-19）。

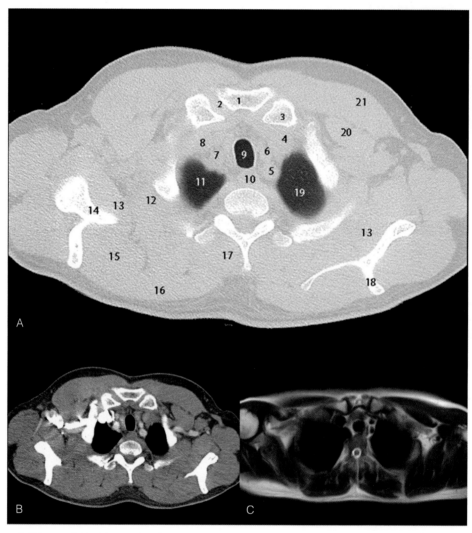

1.胸骨柄；2.胸锁关节；3.锁骨胸骨端；4.右头臂静脉；5.左头臂静脉；6.左锁骨下动脉；7.左颈总动脉；8.肺动脉干；9.气管；10.食管；11.右肺上叶；12.前锯肌；13.肩胛下肌；14.肩胛骨；15.冈上肌；16.斜方肌；17.竖脊肌；18.肩胛冈；19.左肺上叶；20.胸小肌；21.胸大肌。

图17-19 经胸锁关节断面
A. CT平扫，肺窗；B.增强CT，纵隔窗；C. MRI，T2WI

2. 经第1胸肋结合层面（图17-20）。

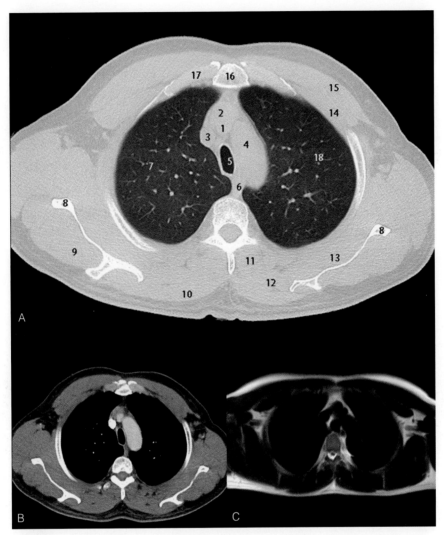

1.头臂干；2.左头臂静脉；3.上腔静脉；4.主动脉弓；5.气管；6.食管；7.右肺上叶；8.肩胛骨；9.冈下肌；10.斜角肌；11.竖脊肌；12.大菱形肌；13.肩胛下肌；14.胸小肌；15.胸大肌；16.胸骨柄；17.第1胸肋软骨；18.左肺上叶。

图17-20 经第1胸肋结合层面
A. CT平扫，肺窗；B.增强CT，纵隔窗；C. MRI，T2WI

3. 经主动脉弓上份层面（图17-21）。

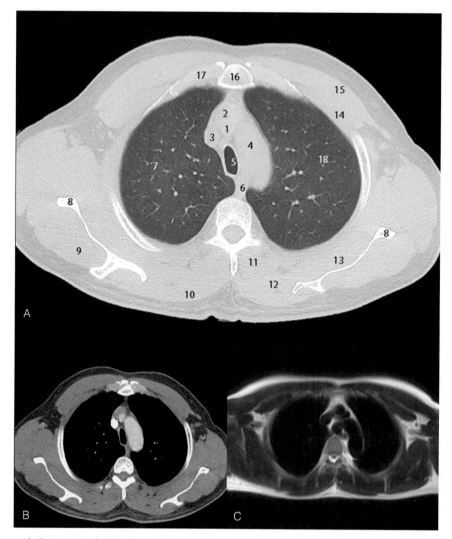

1.头臂干；2.左头臂静脉；3.上腔静脉；4.主动脉弓上份；5.气管；6.食管；7.右肺上叶；8.肩胛骨；9.冈下肌；10.斜方肌；11.竖脊肌；12.大菱形肌；13.肩胛下肌；14.左肺上叶；15.胸小肌；16.胸大肌；16.胸骨角；17.第2肋软骨；18.左肺上叶。

图17-21　经主动脉弓上份层面
A. CT平扫，肺窗；B.增强CT，纵隔窗；C. MRI，T2WI

4. 经奇静脉弓层面（图17-22）。

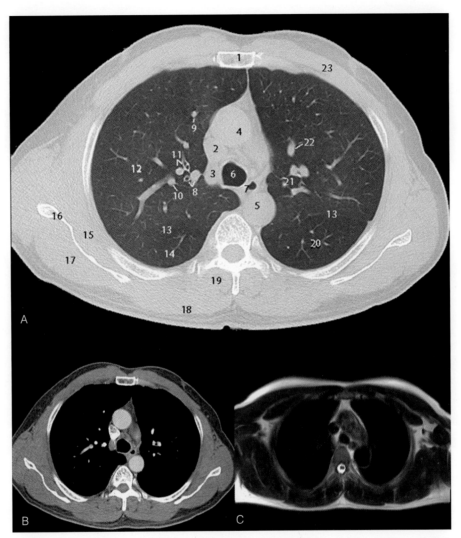

1.胸骨柄；2.上腔静脉；3.奇静脉弓；4.升主动脉；5.降主动脉；6.气管；7.食管；8.尖段支气管和动脉；9.尖段静脉；10.后段静脉；11.前段支气管和动脉；12.右肺上叶；13.斜裂；14.右肺下叶上段；15.肩胛下肌；16.肩胛骨；17.冈下肌；18.斜方肌；19.竖脊肌；20.左肺下叶；21.尖后段支气管及动、静脉；22.前段静脉；23.胸大肌。

图17-22　经奇静脉弓层面
A. CT平扫，肺窗；B. 增强CT，纵隔窗；C. MRI，T2WI

5. 经肺动脉杈层面（图17-23）。

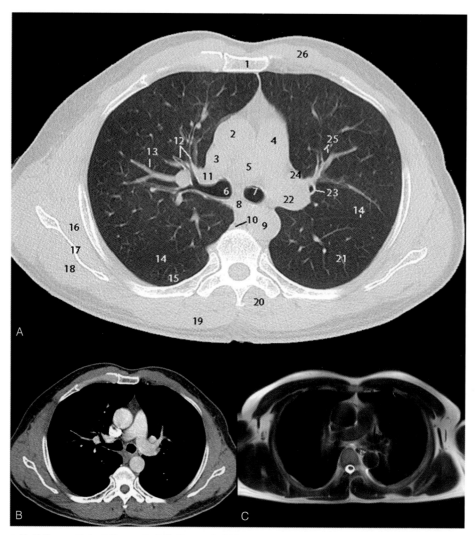

1.胸骨体；2.升主动脉；3.上腔静脉；4.肺动脉干；5.右肺动脉；6.右主支气管；7.左主支气管；8.食管；9.降主动脉；10.奇静脉；11.右肺上叶动脉；12.前段支气管和动脉；13.后段静脉段间支；14.斜裂；15.右肺下叶；16.肩胛下肌；17.肩胛骨；18.冈下肌；19.斜方肌；20.竖脊肌；21.左肺下叶；22.；左肺动脉；23.左肺上叶支气管上干；24.左上肺静脉；25.前段支气管和动脉；26.胸大肌。

图17-23　经肺动脉杈层面
A. CT平扫，肺窗；B.增强CT，纵隔窗；C. MRI，T2WI

6. 经右肺动脉层面（图17-24）。

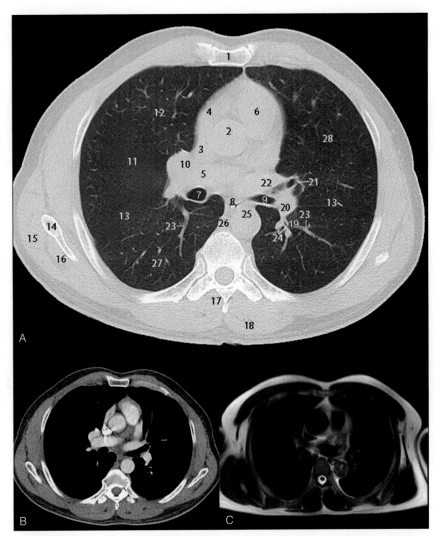

1.胸骨体；2.升主动脉；3.上腔静脉；4.右心耳；5.右肺动脉；6.肺动脉干；7.中间支气管；8.食管；9.左肺下叶支气管；10.右上肺静脉；11. 水平裂；12.右肺上叶；13.斜裂；14.肩胛骨；15.三角肌；16.冈下肌；17.竖脊肌；18.斜方肌；19.左肺下叶；20.左肺下叶动脉；21.左肺上叶支气管；22.左上肺静脉；23.下叶上段静脉；24.下叶上段支气管及动脉；25.降主动脉；26.奇静脉；27.右肺下叶；28.左肺上叶。

图17-24 经右肺动脉层面
A. CT平扫，肺窗；B.增强CT，纵隔窗；C. MRI，T2WI

7. 经左心房层面（图17-25）。

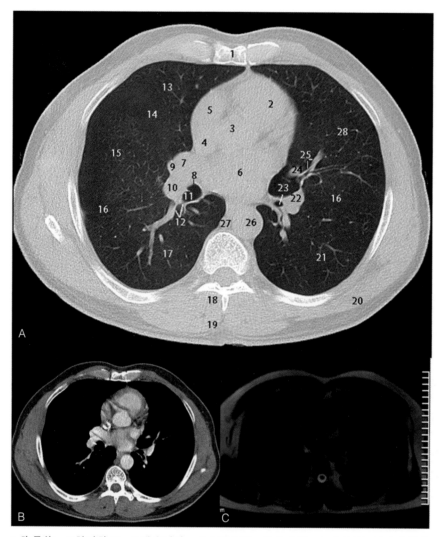

1.胸骨体；2.肺动脉口；3.升主动脉；4.上腔静脉；5.右心房；6.左心房；7.右上肺静脉；8.中叶支气管；9.中叶动脉；10.右下肺动脉；11.右肺下叶支气管；12.上段支气管及动、静脉；13.右肺上叶；14.水平裂；15.右肺中叶；16.斜裂；17.右肺下叶；18.竖脊肌；19.斜方肌；20.背阔肌；21.左肺下叶；22.左肺下叶动脉；23.左肺下叶支气管；24.舌静脉干；25.舌叶支气管及动脉；26.降主动脉；27.奇静脉；28.左肺上叶。

图17-25 经左心房层面
A.CT平扫，肺窗；B.增强CT，纵隔窗；C.MRI，T2WI

8. 经左、右下肺静脉层面（图17-26）。

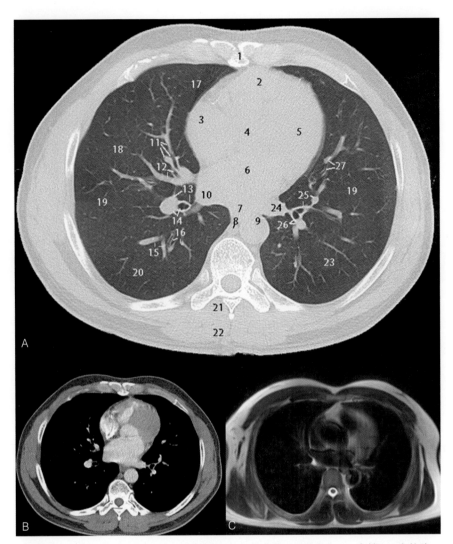

1.胸骨体；2.右心室；3.右心房；4.主动脉口；5.左心室；6.左心房；7.食管；8.奇静脉；9.降主动脉；10.右下肺静脉；11.中叶内侧段动、静脉及支气管；12.中叶外侧段支气管及静脉；13.内前底段支气管和动脉；14.外后底段支气管及动脉；15.上段静脉；16.上段动脉及支气管；17.水平裂；18.右肺中叶；19.斜裂；20.右肺下叶；21.竖脊肌；22.斜方肌；23.左肺下叶；24.左下肺静脉；25.内前底段支气管和动脉；26.外后底段支气管及动脉；27.下舌段支气管及动脉。

图17-26 经左、右下肺静脉层面
A. CT平扫，肺窗；B.增强CT，纵隔窗；C. MRI，T2WI

9.经主动脉前庭层面（图17-27）。

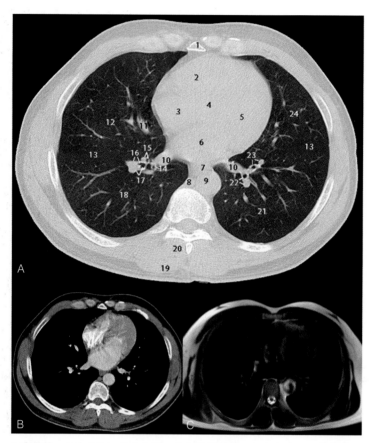

1.胸骨体；2.右心室；3.右心房；4.主动脉前庭；5.左心室；6.左心房；7.食管；8.奇静脉；9.降主动脉；10.底段总静脉；11.中叶内侧段静脉；12.右肺中叶；13.斜裂；14.内侧底段支气管和动脉；15.前底段支气管和动脉；16.外侧底段支气管及动脉；17.后底段支气管及动脉；18.右肺下叶；19.斜方肌；20.竖脊肌；21.左肺下叶；22.外后底段支气管和动脉底段总静脉；23.内前底段支气管及动脉；24.左肺上叶。

图17-27 经主动脉前庭层面
A.CT平扫，肺窗；B.增强CT，纵隔窗；C.MRI，T2WI

10. 经底段上、下静脉层面（图17-28）。

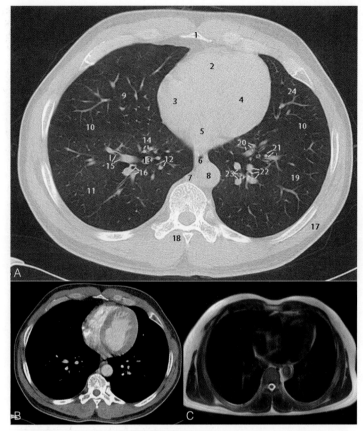

1.胸骨体；2.右心室；3.右心房；4.左心室；5.左心房；6.食管；7.奇静脉；8.胸主动脉；9.右肺中叶；10.斜裂；11.右肺下叶；12.内侧底段支气管及动脉；13.底段下静脉；14.前底段支气管及动脉；15.外侧底段支气管及动、静脉；16.后底段支气管及动、静脉；17.背阔肌；18.竖脊肌；19.左肺下叶；20.内侧底段支气管及动、静脉；21.前底段支气管及动、静脉；22.外侧底段支气管及动、静脉；23.后底段支气管及动、静脉；24.左肺上叶。

图17-28　经底段上、下静脉层面
A. CT平扫，肺窗；B.增强CT，纵隔窗；C. MRI，T2WI

■ 冠状位CT、MR断层影像解剖

1. 经胸锁关节冠状层面（图17-29）。

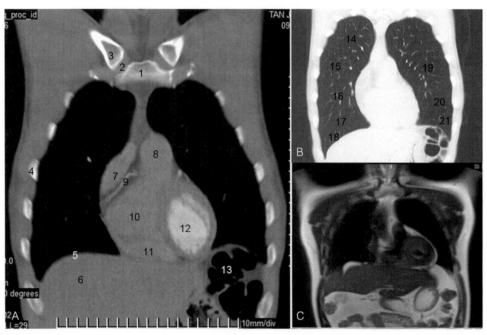

1.胸骨柄；2.胸锁关节；3.锁骨；4.肋骨；5.膈肌；6.肝；7.右心耳；8.升主动脉；9.右冠状动脉；10.右心房；11.右心室；12.左心室；13.结肠脾曲；14.右肺上叶；15.右水平裂；16.右肺中叶；17.右斜裂；18.右肺下叶；19.左肺上叶；20.左斜裂；21.左肺下叶。

图17-29　经胸锁关节冠状层面
A.增强CT，纵隔窗；B.CT平扫，肺窗；C.MRI，T2WI

2.经主动脉前庭冠状层面（图17-30）。

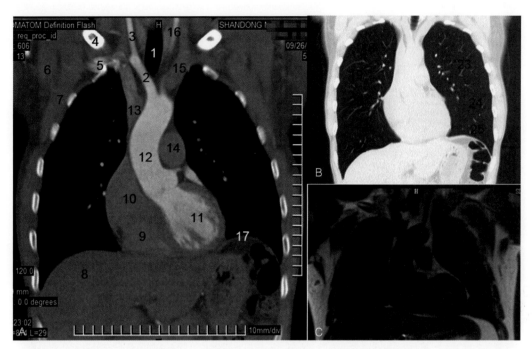

1.气管；2.头臂干；3.右颈总动脉；4.锁骨；5.右锁骨下静脉；6.胸大肌；7.胸小肌；8.肝；9.右心室；10.右心房；11.左心室；12.主动脉；13.上腔静脉；14.肺动脉干；15.左头臂静脉；16.左颈总动脉；17.膈肌；18.右肺上叶；19.右水平裂；20.右肺中叶；21.右斜裂；22.右肺下叶；23.左肺上叶；24.左斜裂；25.左肺下叶。

图17-30　经主动脉前庭冠状层面
A.增强CT，纵隔窗；B. CT平扫，肺窗；C. MRI，T2WI

3. 经肺静脉冠状层面（图17-31）。

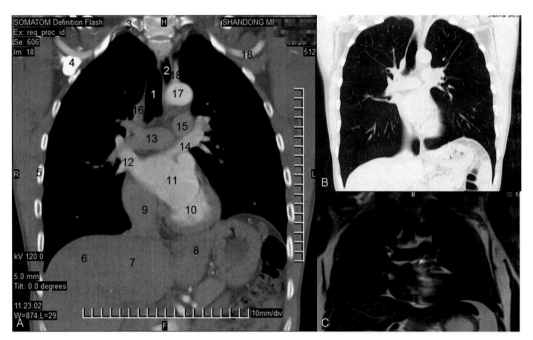

1.气管；2.食管；3.第1肋；4.右锁骨下静脉；5.肋骨；6.肝右前叶；7.肝左内叶；8.肝左外叶；9.右心房；10.左心室；11.左心房；12.右上、下肺静脉；13.右肺动脉；14.左上肺静脉；15.肺动脉干；16.奇静脉弓；17.主动脉弓；18.左锁骨下动脉；19.右肺上叶；20.右水平裂；21.右肺中叶；22.右斜裂；23.右肺下叶；24.左肺上叶；25.左斜裂；26.左肺下叶。

图17-31 经肺静脉冠状层面

A.增强CT，纵隔窗；B.CT平扫，肺窗；C.MRI，T2WI

4.经气管分叉冠状层面（图17-32）。

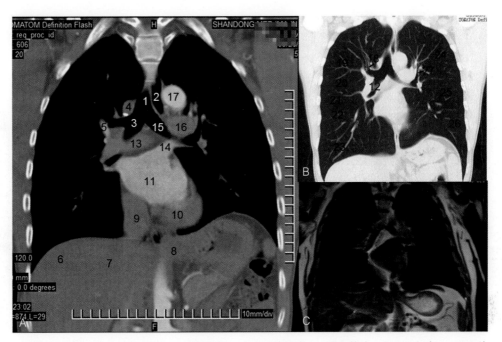

1.气管；2.食管；3.右主支气管；4.奇静脉弓；5.右上肺静脉；6.肝右前叶；7.肝左内叶；8.肝左外叶；9.右心房；10.左心室；11.左心房；12.右中间支气管；13.右肺动脉；14.左上肺静脉；15.左主支气管；16.左肺动脉；17.主动脉弓；18.右肺上叶尖段支气管；19.右肺上叶；20.右水平裂；21.右肺中叶；22.右斜裂；23.右肺下叶；24.左肺上叶；25.左斜裂；26.左肺下叶；27.左肺上叶尖后段支气管。

图17-32　经气管分叉冠状层面
A.增强CT，纵隔窗；B.CT平扫，肺窗；C.MRI，T2WI

5. 经胸主动脉冠状层面（图17-33）。

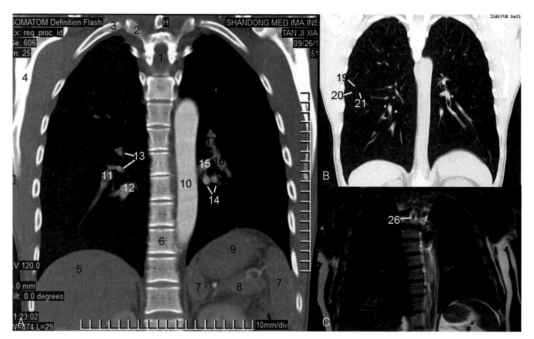

1.胸椎管；2.胸椎横突；3.肋骨；4.肩胛骨；5.肝右后叶；6.胸椎椎体；7.脾；8.胰尾；9.胃；10.胸主动脉；11.右下肺动脉及分支；12.右下肺静脉；13.右上肺静脉属支；14.左下肺静脉属支；15.左上肺静脉；16.左下肺动脉；17.左上肺动脉及分支；18.右肺上叶；19.右水平裂；20.右肺中叶；21.右斜裂；22.右肺下叶；23.左肺上叶；24.左斜裂；25.左肺下叶；26.脊髓。

图17-33　经胸主动脉冠状层面
A.增强CT，纵隔窗；B. CT平扫，肺窗；C. MRI，T2WI

6. 经胸椎管冠状层面（图17-34）。

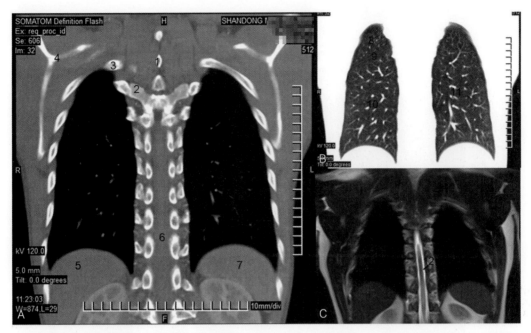

1. 胸椎棘突；2.胸椎横突；3.肋骨；4.肩胛骨；5.肝右后叶；6.胸椎管；7.脾；8.右肺上叶；9.右斜裂；
10.右肺下叶；11.左肺下叶；12.脊髓。

图17-34　经胸椎管冠状层面
A.增强CT，纵隔窗；B. CT平扫，肺窗；C. MRI，T2WI

■ 矢状位CT、MR断层影像解剖

1. 经右腋中线矢状层面（图17-35）。

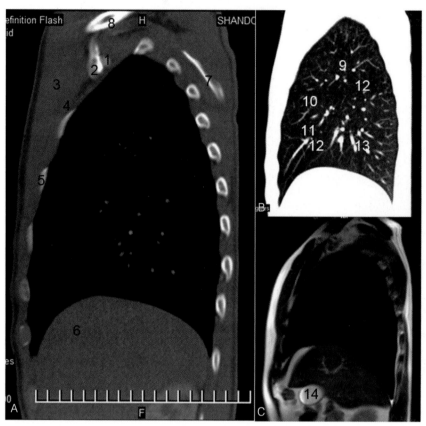

1.锁骨下动脉；2.锁骨下静脉；3.胸大肌；4.胸小肌；5.肋骨；6.肝；7.肩胛骨；8.锁骨；9.右肺上叶；10.右水平裂；11.右肺中叶；12.右斜裂；13.右肺下叶；14.胆囊。

图17-35　经右腋中线矢状层面
A. 增强CT，纵隔窗；B. CT平扫，肺窗；C. MRI，T2WI

2.经右肺门矢状层面（图17-36）。

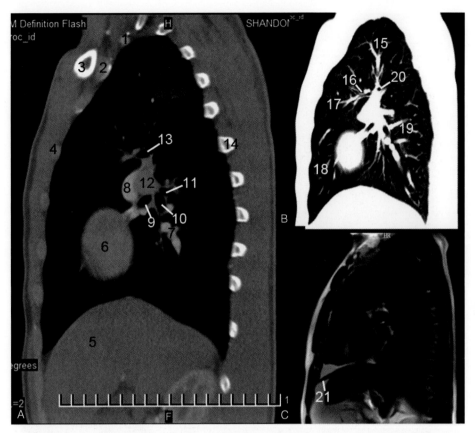

1.锁骨下动脉；2.锁骨下静脉；3.锁骨；4.肋软骨；5.肝；6.右心房；7.右下肺静脉属支；8.右上肺静脉；9.右肺中叶支气管；10.右肺下叶基底段支气管；11.右肺下叶上段支气管；12.右肺动脉；13.右肺上叶支气管；14.肋骨；15.右肺上叶尖段；16.右肺上叶前段支气管；17.右肺上叶前段；18.右肺中叶；19.右肺下叶；20.右肺上叶后段支气管；21.膈肌。

图17-36　经右肺门矢状层面
A.增强CT，纵隔窗；B.CT平扫，肺窗；C.MRI，T2WI

3. 经上腔静脉矢状层面（图17-37）。

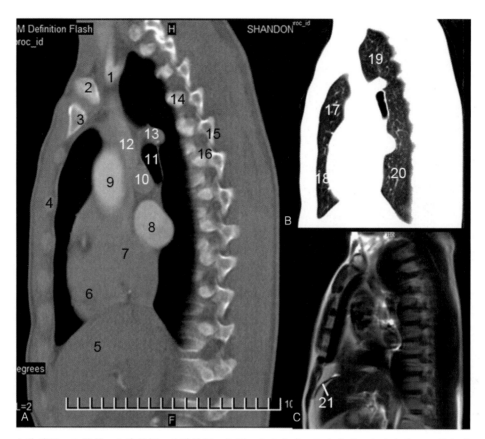

1.头臂干；2.锁骨；3.胸骨柄；4.肋软骨；5.肝；6.右心室；7.右心房；8.左心房；9.升主动脉；10.右肺动脉；11.右主支气管；12.上腔静脉；13.奇静脉弓；14.肋骨；15.胸椎下关节突；6.胸椎上关节突；17.右肺上叶前段；18.右肺中叶；19.右肺上叶尖段；20.右肺下叶。

图17-37 经上腔静脉矢状层面
A.增强CT，纵隔窗；B.CT平扫，肺窗；C.MRI，T2WI

4. 经胸部正中矢状层面（图17-38）。

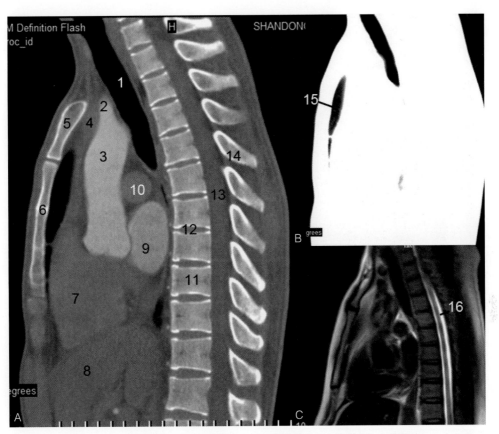

1. 气管；2. 头臂干；3. 升主动脉；4. 左头臂静脉（左无名静脉）；5. 胸骨柄；6. 胸骨体；7. 右心室；8. 肝；9. 左心房；10. 右肺动脉；11. 胸椎体；12. 胸椎椎间盘；13. 胸椎管；14. 胸椎棘突；15. 右肺上叶；16. 脊髓。

图17-38　经胸部正中矢状层面
A. 增强CT，纵隔窗；B. CT平扫，肺窗；C. MRI，T2WI

5. 经主动脉弓矢状层面（图17-39）。

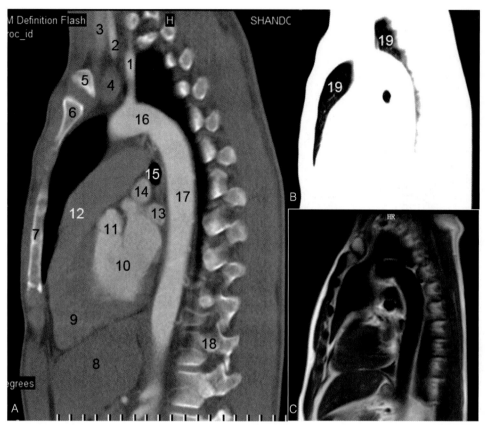

1.左锁骨下动脉；2.左颈总动脉；3.甲状腺；4.左锁骨下静脉；5.锁骨；6.胸骨柄；7.胸骨体；8.肝；9.右心室；10.左心室；11.升主动脉；12.肺动脉干；13.左下肺静脉；14.左上肺静脉；15.左主支气管；16.主动脉弓；17.胸主动脉；18.胸椎椎弓根；19.左肺上叶。

图17-39 经主动脉弓矢状层面
A.增强CT，纵隔窗；B.CT平扫，肺窗；C. MRI，T2WI

6. 经左肺门矢状层面（图17-40）。

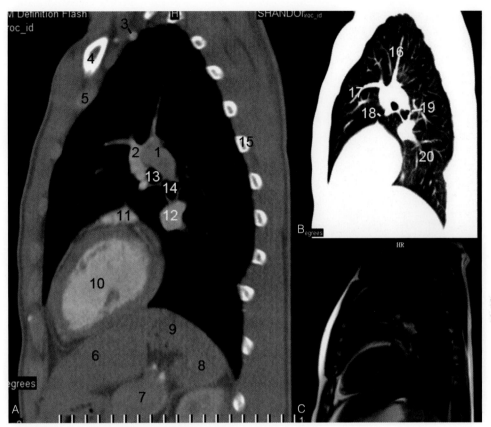

1.左肺动脉；2.左上肺静脉；3.左锁骨下动脉；4.锁骨；5.肋软骨；6.肝；7.胰腺；8.脾；9.胃；10.左心室；11.左心耳；12.左下肺静脉；13.左肺上叶支气管；14.左肺下叶支气管；15.肋骨；16.左肺上叶尖后段；17.左肺上叶前段；18.左斜裂；19.左肺下叶上段（背段）支气管；20.左肺下叶。

图17-40 经左肺门矢状层面
A. 增强CT，纵隔窗；B. CT平扫，肺窗；C. MRI，T2WI

7. 经左腋中线矢状层面（图17-41）。

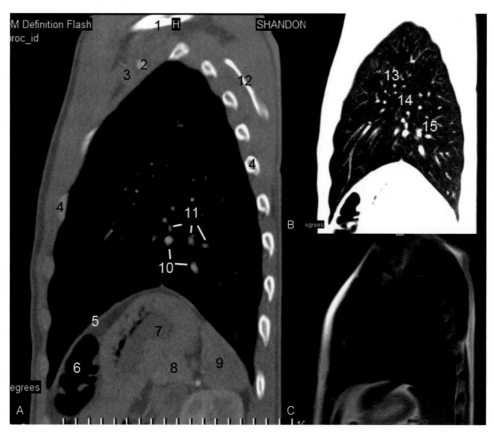

1.锁骨；2.左锁骨下动脉；3.左锁骨下静脉；4.肋骨；5.膈肌；6.横结肠；7.胃；8.胰尾；9.脾；
10.左下肺静脉属支；11.左下肺动脉分支；12.肩胛骨；13.左肺上叶；14.左斜裂；15.左肺下叶。

图17-41　经左腋中线矢状层面
A.增强CT，纵隔窗；B. CT平扫，肺窗；C. MRI，T2WI

（肖连祥　吴元魁）

主要参考文献

1. 沈宗文. 实用人体断层解剖学. 上海: 上海医科大学出版社, 1997. 98-159.

2. 韩景茹, 周庭永, 曾令权, 等. 断面解剖学观测心脏四腔、房室口、动脉口与体表的对应关系. 重庆医科大学学报, 1998, 13:251.

3. 姜均本, 周庭永, 韩景茹, 等. 纵隔上部主要结构的断面解剖学. 中国临床解剖学杂志, 1988, 6:5.

4. 刘汉明, 刘树伟, 孟海伟, 等. 肺局部淋巴结的横断层解剖学研究. 解剖学杂志, 1996, 19（增刊）:55.

5. 刘闽生. 正常肺门的CT解剖及测量. 宁夏医学杂志, 1987, 9:321.

6. 刘树伟. 气管、支气管的结构. 见:阎昱, 陈景寒主编. 气管外科学. 济南: 山东科学技术出版, 1997.

7. 刘树伟. 肺段在横断面上的划分. 见:刘树伟主编. 断层解剖学. 北京:人民卫生出版社, 1998.

8. 杨开清, 李光明, 羊惠君. 心包窦及其相邻结构横断层解剖学研究. 中国临床解剖学杂志, 1998, 16:221.

9. Ichiles C. CT of the pulmonary hilum. Radion Clin Nor Am, 1990, 28:539.

10. Glazer HS, Anderson DJ, Dicroce JJ, et al. Anatomy of the major fissure:evaluation with standard and thin section. CT. Rodiol, 1991, 180:839.

11. Jardin M and Remy J. Segmental bronchovascular amatomy of the lower lobes: CT analysis, AJR, 1986, 457.

12. Lee KS, Bae WK, Lee BH, et al. Bronchovascular anatomy of the upper lobes:evaluation with thin section.CT. Radiol, 191, 181:765.

13. Maciejewski R. The venous drainage of the apical segment of the right lower pulmonary lobe. Acta Anat, 1994, 150:217.

14. Naidich DP, Zinn WL, Ettenger NA, et al. Basilar segmental bronchi thin section CT evaluation. Radiol, 1988, 169:11.

15. 姜宗来, 于伟勇, 张炎. 胸心外科临床解剖学. 济南: 山东科学技术出版社, 2013.

16. 丁自海, 张希. 临床解剖学·胸部分册. 2版. 北京:人民卫生出版社, 2014.

17. Richard L. Drake. 格氏解剖学. 41版. 丁自海, 刘树伟主译. 济南: 山东科学技术出版社, 2017.

18. 陈炽贤. 实用放射学. 2版. 北京: 人民卫生出版社, 2005.

19. Donald A E, Hans L R, Thuridur A, et al. Management of Tuberculosis, A Guide for Low Income Count ries, Fifth edition, 2000. Union Against Tuberculosis and Lung Disease. Paris, 2000:3

20. WHO. Histological typing of lung and pleural tumours. 3ed. Berlin: Springer-Verlag, 1999, 103-106.

21. Battafarano RJ, Fernandez FG, Ritter J, et al. Large cell neuroendocrine carcinoma: an aggressive form of non-small cell lung cancer. J Thorac Cardiovasc Surg,2005,130(1):166-172.

22. Takei H, Asamura H, Maeshima A,et al. Large cell neuroendocrine carcinoma of the lung: a clinicopathologic study of eighty-seven cases. J Thorac Cardiovasc Surg, 2002, 124:285-292.

23. Battafarano RJ, Fernandez FG, Ritter J, et al. Large cell neuroendocrine carcinoma: an aggressive form of non-small cell lung cancer. J Thorac Cardiovasc Surg, 2005, 130(1):166-172.

24. Lo Muzio L, Staibano S, Parmone G, et al. Expression of the apoptosis inhibitor survivin in aggressive squamous cell carcinoma. Exp Mol Pathol, 2001, 70(3): 249-254.

25. Kulke MH. Carcinoid tumors. New England Journal of Medicine, 1999, 340(11): 858-865.

26. Hansell DM. Bronchiectasis. Radiol Clin North Am, 1998, 36(1):107-28.

27. Mc Guinness G, Naidich DP. CT of airways disease and bronchiectasis. Radiol Clin North Am, 2002, 40(1):1-19.